何氏
排毒排瘀疗法

主 编 何天有

全国百佳图书出版单位
中国中医药出版社
·北 京·

图书在版编目（CIP）数据

何氏排毒排瘀疗法 / 何天有主编 . -- 北京：中国
中医药出版社，2024.8.

ISBN 978-7-5132-8865-1

Ⅰ . R246

中国国家版本馆 CIP 数据核字第 2024J1X773 号

中国中医药出版社出版

北京经济技术开发区科创十三街 31 号院二区 8 号楼
邮政编码　100176
传真　010-64405721
万卷书坊印刷（天津）有限公司印刷
各地新华书店经销

开本 787×1092　1/16　印张 28　字数 531 千字
2024 年 8 月第 1 版　2024 年 8 月第 1 次印刷
书号　ISBN 978－7－5132－8865－1

定价　108.00 元
网址　www.cptcm.com

服 务 热 线　010-64405510
购 书 热 线　010-89535836
维 权 打 假　010-64405753

微信服务号　zgzyycbs
微商城网址　https://kdt.im/LIdUGr
官 方 微 博　http://e.weibo.com/cptcm
天猫旗舰店网址　https://zgzyycbs.tmall.com

如有印装质量问题请与本社出版部联系（010-64405510）

前　言

　　中医学有着数千年的发展历史，各种治疗方法更是源远流长，为人类的健康作出了巨大贡献。笔者从事中医工作 50 余年，发现很多病证都是因毒、瘀而致，严重的可危及生命，如中毒性疾病、心脑血管疾病等。故排毒排瘀是治疗各种病证的重要治法，对维护人类健康具有重要的意义。

　　首先，毒、瘀广泛存在，已成为最常见的致病因素。一是环境污染，如烟尘、雾霾、沙尘等空气污染；蔬菜、粮食的污染，如农药的超标与残留、垃圾食品等；还有水质的污染、化学制剂与有害塑料制品的使用等，这些毒素在体内聚积日久而致病。二是各种细菌、病毒的侵袭，可引起各种毒、瘀病证。三是现代人们生活压力大，情志不畅，容易郁结为毒或引起气滞血瘀。四是饮食不节而致高血压、高血脂、高血糖、高尿酸等，日久为毒成瘀。

　　其次，毒、瘀的致病范围很广，一是各种病邪日久聚积，均可化毒致瘀，如风毒、风瘀、寒毒、寒瘀、热毒、热瘀、湿毒、湿瘀等；二是病邪停滞脏腑，可引起脏毒与脏瘀，如病毒性肺炎、肺结节、病毒性心肌炎等；三是疾病代谢产物均可转化或发展为以毒、瘀为主的病证，如病毒性肝炎、肝硬化、肾功能衰竭、尿毒症、各种肿瘤等。综上所述，毒为百病之源，瘀为诸病之候，毒与瘀无处不在，可引发各种疾病的发生，严重危害人类的健康，故排毒排瘀非常重要。

　　什么是中医的排毒排瘀疗法？本法是在中医学理论的指导下，应用中医的方法治疗毒瘀而致的各种病证，并从众多治法中以中药方剂与刺络放血为重点，与艾灸、拔罐、刮痧相结合，形成了一整套排毒排瘀理论与治疗体系。

　　本书第一篇主要论述了排毒排瘀疗法的中西医理论基础，用以指导其临床，并介绍了排毒排瘀疗法的常用腧穴、中药、方剂，以及刺络放血、艾灸、刮痧的技术操作方法，便于临床应用；第二篇与第三篇分别介绍了常见毒、瘀病证的治疗，分析了病因病机，列举了有关证型进行辨证论治，并附有相关验案，具有较强的实用性；第四篇重点介绍了笔者应用排毒排瘀疗法的经验，供临床工作者与学习者参考。

如何提高排毒排瘀的疗效呢？一定要在中医学理论的指导下，强调辨证论治，做到辨证排毒、辨证排瘀，确立相应的治法，凝练有效的中药方剂与刺络放血的腧穴与部位，选用正确治疗方法，做到理、法、方、药一线贯通，并根据病情与中医的整体观，病证单一的可用一种治疗方法，病证复杂者，亦可多种治法配合应用，才能提高临床疗效。

笔者从事中医教学、科研与临床 50 余年，应用排毒排瘀疗法治疗毒瘀为主的病证近万例，都取得了很好的临床疗效，深有体会。现组织冯喜莲、万小英、宋雨菊等十余名专家，对排毒排瘀疗法进行系统的总结，历时 3 年、9 次修订，今日终于完稿，并得到中国中医药出版社的支持，在此表示感谢。愿本书的出版，能为人类的健康尽一份绵薄之力。

何天有

2024 年 5 月

目　录
CONTENTS
***

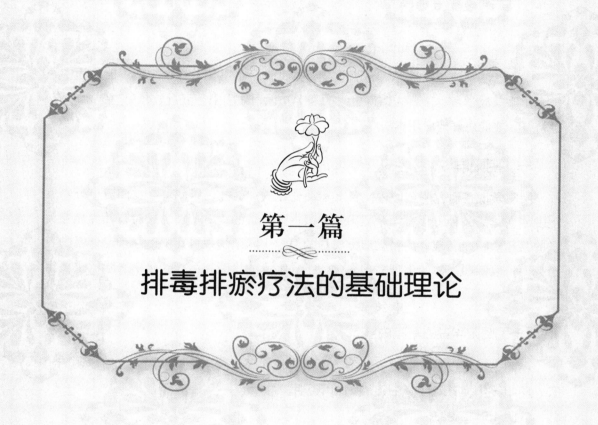

第一篇

排毒排瘀疗法的基础理论

第一章　中医学基础理论

中医疗法都应以中医学理论为指导，排毒排瘀也不例外，否则就不能称为中医排毒排瘀。故学习本法要先懂得中医的基本知识，如阴阳、五行、藏象、气血津液、经络等，才能更好地应用本法。

一、阴阳学说

阴阳学说是研究阴阳的内涵及其运动变化规律，并用以阐释宇宙间万事万物发生发展变化的一种古代哲学。阴阳是中国古代哲学的一对范畴，是对自然界相互关联的某些事物或者现象的对立双方属性的概括。阴阳学说贯穿中医学理论体系的各个方面，以阐明人体的生理病理变化，指导临床的诊断与治疗，是中医学的重要组成部分。

（一）阴阳学说的基本内容

阴阳学说可以从阴阳对立制约、阴阳互根互用、阴阳交感、阴阳互藏、阴阳消长、阴阳转化、阴阳自和几个方面加以说明。

1. 阴阳对立制约

阴阳对立制约是指属性相反的阴阳双方在一个统一体中相互斗争、相互制约和相互排斥的关系。人体处于正常生理状态下，阴阳双方并不是各不相干地共处于一个统一体中，而是处在相互制约、相互排除、相互消长的动态之中。人体中的阳气可以促进机体的生命活动，而阴气能够调控和抑制机体的代谢和各种生命活动。如果阴阳之间的对立制约关系失调，则标志着疾病的产生，如阴虚阳亢型失眠。

2. 阴阳互根互用

阴阳互根互用是指一切事物或现象中相互对立着的阴阳两个方面，具有相互依存、互为根本的关系。阴和阳任何一方都不能脱离另一方而单独存在，每一方都以相对的另一方的存在为自己存在的前提和条件。

3. 阴阳交感

阴阳交感是指阴阳二气在运动中相互感应而交合，亦即相互发生作用，阴阳交感是宇宙万物赖以生成和变化的根源。

4. 阴阳互藏

阴阳互藏是指相互对立的阴阳双方中的任何一方都包含着另一方，即阴中有阳，阳中有阴。阴阳互藏是阴阳双方交感合和的动力根源，又是构筑阴阳双方相互依存、相互为用的基础和纽带，同时还是阴阳消长与转化的内在依据。

5. 阴阳消长

阴阳消长是指对立互根的阴阳双方不是一成不变的，而是处在不断地增长与削减的变化之中。阴阳双方在彼此的消长运动过程中保持着动态平衡，表现为阴阳互为消长，阴与阳之间可出现某一方增长而另一方消减，或者某一方消减而另一方增长的互为消长的变化。如以四时气候变化而言，从冬至春及夏，气候从寒冷逐渐转暖变热，这是"阳长阴减"的过程，由夏至秋及冬，气候由炎热逐渐转凉变寒冷，此是"阴长阳消"的变化。另一表现为阴阳皆消皆长，在阴阳双方互根互用的过程中，阴阳之间又会出现一方面增长而另一方面亦增长的现象，例如春夏气温逐渐升高而降雨量也逐渐增多。

6. 阴阳转化

阴阳转化指事物的总体属性在一定条件下可以向其相反的方向转化，即属阳的事物可以转化为属阴的事物，属阴的事物也可以转化为属阳的事物。阴阳相互转化一般都发生在事物发展变化的"物极"阶段，即所谓的"物极必反"。在疾病大发展过程中，阴阳的转化常表现在一定条件下，寒证与热证的相互转化。比如邪热壅肺的患者，表现为高热、面红、咳喘、脉数有力，属于实热证的阳证；邪热伤正，耗损正气，可导致正不敌邪，突然出现面色苍白、四肢厥冷、精神萎靡、脉微欲绝的表现，转化为具有一派虚寒性表现的阴证。

7. 阴阳自和

阴阳自和是指阴阳双方自动维持和自动恢复其协调平衡状态的能力和趋势。对于生命体来说，阴阳自和是生命体内的阴阳二气在生理状态下自我协调和在病理状态下自我维持平衡的能力。

（二）阴阳学说在排毒排瘀疗法中的应用

1. 说明人体的组织结构

人体是一个有机整体，组成人体的所有脏腑经络形体组织，相互联系又可以依据其所在部位、功能特点划分为相互对立的阴阳双方。脏腑形体分阴阳，就大体部位来说，上部为阳，下部为阴，体表属阳，体内属阴等；经络系统分阴阳，督脉行于背，总督一身之阳经，称为"阳脉之海"，任脉行于腹，总任一身之阴经之用，称为"阴脉之海"；疾病病变部分分阴阳；治疗部位亦分阴阳。

2. 概括人体的生理功能

人体内的阴阳二气，清阳主升，出上窍；浊阴主降，出下窍；清阳主出，发于腠理、四肢；浊阴主入，走于五脏、六腑。人体正气是由于阴阳二气的升降出入运动，推动和维持着人的生命活动，也正是阴阳二气的升降出入协调平衡，才可以推动和维持各种生理活动的正常进行。如人体的功能活动和组织结构等物质基础相对而言，则功能活动为阳，物质基础为阴，两者缺一不可，互相为用。

3. 阐释人体的病理变化

分析病因的阴阳属性，病邪可以分为阴、阳两大类；分析病理变化的基本规律，疾病的发生发展过程就是邪正斗争的过程，阴阳失调的主要表现为阴阳的偏盛偏衰和互损。瘀、毒的发生即是各种原因导致阴阳失调而引起。

4. 指导疾病的诊断

分析四诊资料，可以通过色泽、气息、呼吸、动静、喜恶、脉象来判别阴阳；概括疾病的证候，辨证论治是中医学的基本特点之一。确定证候是中医学诊断疾病的核心，在临床辨证中，阴阳学说用阴阳来概括分析错综复杂的各种证候，只有分清阴阳，才可以抓住疾病的本质。八纲辨证、脏腑辨证、气血津液辨证均有阴阳之分。

5. 指导疾病的防治

阴阳失调是疾病的基本病机，恢复阴阳的平衡是治疗疾病的基本原则之一，阴阳偏盛的治则即是"实则泻之"及"损其有余"；阴阳互损应采用阴阳双补的治疗原则。

二、五行学说

五行学说是研究金、木、水、火、土五行的概念、特性、生克制化乘侮规律，并用于阐释宇宙万物的发生、发展、变化及相互关系的一种古代哲学思想，属于中国古代唯物论和辩证法范畴。

五行即木、火、土、金、水五种物质及其运动变化。五行各具特性，"木曰曲直"，即具有生长、升发、条达、舒畅等性质或作用的事物和现象归属于木；"火曰炎上"，凡具有温热、上升、光明等性质或者作用的事物或者现象均属于火；"土爰稼穑"，具有生化、承载、受纳等性质作用的事物或者现象归属于土；"金曰从革"，即存在沉降、肃杀、收敛等性质或作用的事物和现象归属于金。"水曰润下"，即具有滋润、下行、寒凉、闭藏等性质或作用的事物和现象归属于水。

（一）五行学说的基本内容

五行学说包括五行相生与相克（图 1）、五行制化与胜复、五行相乘与相侮及五行母子相及四个方面。其中五行的相生与相克是指五行之间存在着动态有序的相互资助和相互制约的关系；五行的制化和胜复，是指五行系统中具有的自我调节机制。正是由于五行之间存在着相生相克与制化胜复的关系，才能维持五行结构系统的平衡与稳定，促进事物的生生不息。五行的相乘相侮与母子相及是五行之间异常的生克变化，主要用于阐释某些异常的气候变化和人体的病理变化。

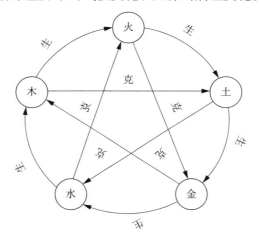

图 1　五行相生相克关系图

（二）五行学说在排毒排瘀疗法中的应用

1. 说明五脏的生理功能及其相互关系

五行学说能说明五脏的生理特点，例如木具有生长、舒畅、条达的特性，肝喜条达而恶抑郁，具有疏通气血、调畅情志的功能，所以肝属于木等。

2. 构建天人一体的五脏系统

五行学说除以五行特性类比五脏的生理特点，确定五脏的五行属性外，还以五脏为中心，推演整个人体的各种组织结构与功能，将人体的形体、官窍、精神、情志等分归于五脏，构建以五脏为中心的生理病理系统。同时又将自然界的五方、五气、五色、五味等与人体的五脏联系起来，建立以五脏为中心的天人一体的五脏系统，将人体内外环境联结成一个密切联系的整体。

3. 说明五脏之间的生理联系

五脏的功能活动不是孤立的，而是互相联系的。五行学说不仅用五行特性说明五脏的功能特点，而且还运用五行生克制化理论来说明脏腑生理功能的内在联系，即五脏之间存在着既相互资生又相互制约的关系。

在排毒排瘀疗法应用中，可将五行所属的脏腑、组织、器官、自然现象等有机地联系起来，正确认识其生理功能。

4. 说明五脏病变的相互影响

五行学说不仅可用于说明生理情况下脏腑间的相互联系，还可以说明病理情况下脏腑间的相互影响。某脏有病可以传至他脏，他脏疾病也可以传至本脏，这种病理上的相互影响称为传变。以五行学说阐释五脏病变的相互传变，可分为相生关系的传变和相克关系的传变两类。

相生关系的传变包括母病及子和子病及母。母病及子，即母脏之病传及子脏。例如肾属于水，肝属于木，肾为母脏，肝为子脏，肾病及肝，即属于母病及子，临床表现为肾阴不足不能涵养肝木而导致的肝阳上亢证，或肾阳不足不能资助肝阳而致的少腹冷痛证等。子病及母，指疾病的传变，从子脏传及母脏，例如肝属于木，心属于火，木能生火，故肝为母脏，心为子脏，心病及肝，即是子病及母。

相克关系的传变包括相乘和相侮两个方面。相乘是相克太过致病，引起五脏相乘的原因一是某脏过盛，而致其所胜之脏受到过分克伐；二是某脏过弱，不能耐受其所不胜之脏正常的克制。相侮是反向的克制致病。形成五脏相侮亦有两种情况，即太过相侮和不及相侮。

在排毒排瘀疗法应用中，对刺络放血的取穴中，可依据五行关系选取相应的腧穴。

5. 指导疾病的诊断

人体是一个有机整体，当内脏有病时，其功能活动及其相互关系的异常变化，可以反映到体表，出现色泽、声音、形态、脉象等诸方面的异常变化，即所谓"有诸内者，必形诸外"。五行学说将人体五脏与自然界的五色、五音、五味等都做了相应的联系，构成了天人一体的五脏系统，因而客观分析望、闻、问、切四诊所收集到的外在表现，依据事物属性的五行归类和五行生克乘侮规律，可确定五脏病变的部位，推断病情进展和判断疾病的预后。在确定五脏病变部位方面，五行学说以事物的五行属性归类和生克乘侮规律确定五脏病变的部位，包括以本脏所主之色、味、脉来诊断本脏之病和以他脏所主之色、味、脉来确定五脏相兼病变。

6. 指导疾病的治疗

这主要表现在依据药物的色、味，按照五行归属指导脏腑用药；按照五行的生克乘侮规律，控制疾病的传变和确定治则治法；指导针灸取穴和情志疾病的治疗等几个方面。

三、藏象

藏象学说是以脏腑的形态和生理病理研究为目标的中医学基本理论。藏象也写作"脏象"，是藏于体内的内脏及其表现于外的生理病理征象及与自然界相通应的事物和现象。藏象学说的主要特点是以五脏为中心的整体观，主要体现在以五脏为中心的人体自身的整体性及五脏与自然环境的统一性两个方面。脏腑分为脏、腑和奇恒之腑三类。脏有心、肺、脾、肾、肝，合称"五脏"。腑有六，即胆、胃、膀胱、大肠、小肠、三焦，合称"六腑"。奇恒之腑有六，即脑、髓、骨、脉、胆、女子胞。中医学以生理功能特点的不同作为区分脏、腑的主要依据。五脏的共同生理特点是生化和贮藏精气，六腑的生理特点是受盛和传化水谷；奇恒之腑，形同六腑而功同五脏。

（一）心

心主血脉，指心气推动血液在脉道中运行，流注全身，发挥营养和滋润的作用，该作用包括两方面，一方面是主血，是心气推动血液运行于全身的作用，同时心具有生血的作用，饮食水谷经脾胃之气的运化，化为水谷之精，水谷之精再化为营气和津液，营气和津液入脉，经心火的作用，化为赤色血液；另一方面即指心主脉，指心气推动和调控心脏的搏动和脉管的舒缩，使脉道通利，血液流畅。只有心气充沛，血液才可以在脉管中正常运行，若心气不足或者阴阳失调，经脉壅塞不通，不能正常地输送血液，将会出现心悸怔忡、心胸憋闷疼痛等症状。心藏神，是指心具有统率全身脏腑、经络、形态、官窍的生理活动和主司意识、思维、情志等精神活动的作用。

心位于胸中，在五行属于火，为阳中之阳，故称为阳脏，又称火脏。心为阳脏，其意义在于说明心以阳气为用，心之阳气有推动心脏搏动、温通全身血脉、兴奋精神、以使生机不息的作用。心主通明，是指心脉以通畅为本，心神以清明为要。若心的阳气不足，失于温煦鼓动，既可导致血液运行迟缓、瘀滞不通，又可以引起精神萎靡。

心在体合脉，其华在面。心在体合脉，是指全身的血液统属于心，由心主司。

其华在面，是指心脏精气的盛衰，可从面部色泽表现出来。由于头面部血脉极其丰富，全身血气皆上注于面，故心的精气盛衰及其生理功能的正常与否，可以显露于面部的色泽变化。例如心脉痹阻，则可见面色青紫。

心在窍为舌。指心之精气盛衰及其功能变化可从舌的变化得以反映，主要依据为心与舌体通过经脉相互联系，心主血脉，而舌体血管又极其丰富。

心在志为喜，是指心的生理功能与喜志有关，喜乐愉悦有益于心主血脉的功能，但五志过极均能损伤心神。心在液为汗，汗液的生成、排泄与心血、心神的关系十分密切。

心气充沛，血液才可以正常运行，心的精气盛衰又可以通过舌脉来显现。在排毒排瘀疗法应用中，常取心俞、膈俞、血海，或循经取手厥阴心包经、手少阴心经的腧穴以调养心脉，化瘀可进行刺络放血、重点腧穴拔罐、刮痧等。

（二）肺

肺主气司呼吸，包括主呼吸之气和主一身之气。肺主呼吸之气，即肺是气体交换的场所。肺主一身之气，是指肺有主司一身之气的生成和运行的作用。肺主一身之气的生成，体现于宗气的生成。

肺主行水，是指肺气的宣发肃降功能推动和调节全身水液的输布和运行、排泄。肺主行水功能失调，日久可产生瘀、痰湿。

肺朝百脉，全身的血液都通过百脉流经于肺，经肺的呼吸，进行体内外清浊之气的交换，然后通过肺气的宣降作用，将富有清气的血液通过百脉输送至全身。肺气充沛，气机畅通，则血运正常；肺气虚弱或者壅塞，不能助心行血，则导致心血运行不畅，甚至血脉瘀滞而产生瘀，出现心悸胸闷、唇舌青紫等。

肺主治节。肺气具有治理调节肺之呼吸及全身之气、血、水的作用，即调节呼吸运动，调理全身气机，治理调节血液运行和津液代谢。肺主治节功能失调，则气、血、津液运行失调，瘀滞不通而产生疼痛、胸闷等症状。

肺为华盖，覆盖于五脏六腑之上，可以将卫气宣发于体表，保护诸脏免受外邪侵袭，同时也因肺位置最高，与外界相通，故外邪侵袭，首先犯肺。肺为娇脏，邪必伤肺；肺为清虚之脏，不耐邪侵。肺气宣降，二者相互协调，维持着肺的呼吸和行水功能。宣发与肃降失常是相互影响的，也可引起肺气的肃降失常而出现咳嗽喘息。

肺在体合皮，其华在毛。皮毛，即皮肤、汗腺、毫毛等组织，为一身之表。它们依赖卫气和津液的温养和润泽，具有防御外邪、调节体温和辅助呼吸的功能。肺对皮毛，一则可以通过肺宣发卫气于皮毛，发挥卫气的温分肉、充皮肤、肥腠理的功效；二则可以输精于皮毛，使皮毛润泽。皮毛于肺，一则可以宣散肺气以调节呼吸；二则可以因皮毛受邪而内合于肺。如皮肤科病证，若卫气不足，营卫不和，则皮肤易产生风毒、火毒、湿毒等，致皮肤瘀、毒疾病。

肺在窍为鼻，喉为肺之门户。鼻为呼吸道的最上端，通过肺系与肺相连，具有通气与主嗅觉的功能；喉位于肺系的最上端，为呼吸之门户、发音之器官。若因各种内伤或者过用，耗损肺津、肺气，以致喉失滋养，发音失常，可见声音嘶哑等。如外邪犯肺，肺热壅盛，可致酒渣鼻等瘀毒性疾病，治疗应从肺着手。

（三）脾

脾的主要生理功能为主运化、统摄血液。脾胃同居中焦，是人体对饮食进行消化、吸收并输布其精微于全身的主要脏器。人的生命活动继续和精气血津液的化生和充实，均依赖脾胃运化的水谷精微，因此脾胃为后天之本。

脾主运化。脾具有把饮食水谷转化为水谷精微和津液，并将其吸收、转输至全身各脏腑的功能。主运化包括运化食物和水液的功能，脾气的运化功能健全，则可以为精、气、血的化生提供充足的养料，脏腑、经络、形体官窍等组织才可以得到丰富的营养物质而发挥正常的功能；反之，脾气的运化功能减退，必然影响饮食水谷的消化和吸收，从而产生痰、浊、湿，进而产生瘀。

脾主统血。脾气具有统摄、控制血液在脉中正常运行而不逸出脉外的功能，这实际上是气的固摄作用的体现。若脾气虚弱，气生乏源，气衰而导致固摄作用减退，则血液失去统摄而出现离经之血而成为瘀。

脾气主升。此指脾气的升腾运动以上输水谷精微于心肺及维持内脏位置稳定的生理特性。若脾胃虚弱而不能升清，故浊气亦不得下降，则上不得精微之滋养而头晕目眩，中有浊气而将腹胀满闷，下有精微下流而见泄泻。

脾喜燥恶湿。脾喜燥恶湿与其运化水谷的生理功能密切相联系。若脾气虚弱，则运化水液的功能减退，从而痰饮水湿内生，又可以反过来困遏脾气，致使脾气不升，由于内湿、外湿皆易困遏脾气，致使脾气不升，影响正常功能的发挥，故脾欲求干燥清爽。

脾在体合肉，主四肢。脾在体合肉，脾气的运化功能与肌肉的壮实及其二者相关功能的发挥之间有着密切的联系，全身的肌肉都有赖脾胃运化的水谷精微及其津液的营养滋润；四肢是人体之末，脾气健运，则四肢的营养充足，活动轻劲有力；若脾失健运，则四肢痿软无力。

脾主运化水湿，若脾失健运，水湿内停而生痰饮、湿浊等病理产物，久则生瘀，流于脏腑、经络、组织、器官而产生相关疾病。在排毒排瘀疗法应用中，常用补脾、健脾、醒脾、利湿等中药组方；刺络放血常取脾俞、胃俞、关元、中脘、足三里、三阴交等腧穴，或循经取足太阴脾经与其相表里的足阳明胃经的腧穴；或者选取胃肠穴区、背俞中穴区进行铺灸疗法；在调护时，可配合补脾健脾、利湿的食物食疗。

（四）肝

肝主疏泄，是指肝气具有疏通、畅达全身气机，进而促进精血津液的运行输布、脾胃之气的升降、胆汁的分泌排泄及情志的舒畅等作用。肝气的疏泄功能正常发挥，则气机调畅，气血和调，经络通利，脏腑、形体、官窍等的功能活动也稳定有序。肝气的疏泄功能失常，可引起肝气郁结，多因情志抑郁，郁怒伤肝而致，临床表现为闷闷不乐、胸胁少腹胀痛等；另外可引起肝气亢逆、疏泄太过，临床表现为急躁易怒、失眠头痛、面红目赤，或者血随气逆而吐血等。

肝主藏血。肝脏具有贮藏血液、调节血量和防止出血的功能。其生理意义有以下几个方面：化生和涵养肝气，使之冲和畅达，发挥其正常的疏泄功能，防止疏泄太过而亢逆；调节血量，当机体剧烈活动或者情绪激动时，肝脏就通过肝气的疏泄作用将所贮藏的血液向外周输布，以供机体的需要；当人体处于安静状态时，机体外周血液的需求量相对减少，部分血液又归藏于肝；濡养肝及筋目；为女子月经来潮的重要保障；防治出血。

肝为刚脏，是指肝气主升主动，具有刚强躁急的生理特性。肝具有疏泄的功能，肝气性喜条达而恶抑郁；肝内寄相火，主升主动，皆反映了肝为刚脏的生理特性。

肝气升发，是指肝气的向上向外的升动和发散以调畅气机的生理特性而言。肝气升发，决定了肝气之病变以升泄太过为多见，临床上表现为肝阳上亢、肝气上逆的病理变化。

肝主疏泄，一有疏泄气机、调畅情志的作用，若肝失疏泄，则心情郁闷、愁眉苦脸；气机不畅，则精神活动异常，气血不调，出现胸胁胀痛等。二有疏泄肝胆、助胃消化吸收的作用，若肝失疏泄，胆汁的分泌、排泄异常，胆汁淤积，则出现面色发黄，甚至面色黄染；胆汁排泄不畅，则消化不良进而影响脾胃功能。

肝血瘀滞，则易产生疼痛等症状；肝为女子之本，与月经、孕育、内分泌等有着密切的关系，若肝血不足，冲任失调，则会有月经不调、不孕不育等。

肝主筋，其华在爪，若肝的疏泄失常，肝血不足，则影响筋的运动而筋弱无力，屈伸不利，甚则肢体震颤、面肌痉挛等；肝开窍于目，肝受血则目能视，若肝之气血不足，则两目干涩、视物不清、两眼无神。

以上病症均从肝论治。在排毒排瘀疗法的应用中，常用养肝、保肝、疏肝利胆、理气化瘀的中药组方；刺络放血常取肝俞、胆俞、期门、阳陵泉、太冲等腧穴，或循经取足厥阴肝经及与其相表里的足少阳胆经的腧穴；还可以在背部膀胱经选择肝俞、胆俞重点拔罐、闪罐、刮痧；在调护时，可配养肝、疏肝、利胆、理气的食物进行食疗。

（五）肾

肾的主要生理功能是主藏精，主水，主纳气。肾藏先天之精，主生殖，为人体生命的本源，故肾为先天之本。

藏精，主生长发育生殖与脏腑气化。精藏于肾而不无故流失，主要依赖于肾气的闭藏作用和激发作用的协调。如果肾气虚衰，闭藏精的功能减退，可导致精的无故流失，出现遗精、早泄等失精的病理变化；但若肾气的激发作用减退，或者肝气的疏泄功能失常，可导致生殖之精不得化生的精亏或者施泄不行的精瘀病变。

肾主水。肾气具有主司和调节全身水液代谢的功能，肾气对参与水液代谢的脏腑具有促进作用，肾气在尿液的生成和排泄中发挥着重要作用。

肾主藏精，肾气的激发作用减退，或者肝气的疏泄功能失常，可导致生殖之精不得化生的精亏或者疏泄不行的精瘀病变。肾主水液，肾气化功能失调则可见水液聚集而产生水肿等疾病。肾开窍于耳，若他病及肾于耳，则听力减退，甚则耳鸣耳聋。以上病症均可从肾论治。常用补肾、养肾、补精髓的中药组方；刺络放血常取肾俞、命门、膀胱俞、关元、三阴交、太溪等腧穴，或循经取足少阴肾经或与其相表里的足太阳膀胱经的腧穴；在养生调护时，可配补肾、养肾、益精利水的食物食疗。

（六）胆

胆的生理功能是贮藏和排泄胆汁。胆汁来源于肝，由肝血化生。若肝胆功能失常，胆汁的分泌排泄受阻，就会影响脾胃的受纳腐熟功能而出现厌食、腹胀等症状；若湿热蕴结肝胆，致肝失疏泄，则发生黄疸。

胆主决断。胆具有判断事物、作出决定的作用。胆的这一功能，对防御和消除某些精神刺激的不良影响，维持精气血津液的正常运行，确保脏腑之间的协调关系发挥着重要作用。

胆储藏和排泄胆汁。胆汁在肝的疏泄作用下排入胃与肠，促进消化。若肝失疏泄，则可影响脾胃运化进而生痰、生湿、产瘀；若胆汁淤积，则见面黄、黄疸等。在排毒排瘀疗法的应用中，第一，要调情志，节饮食，以免伤害脏腑；第二，经常按摩胁肋部与阳陵泉，有疏肝利胆的作用；第三，常用疏肝利胆的中药调理；第四，放血、拔罐、刮痧等常取肝俞、胆俞、阳陵泉、膻中、太冲等。

（七）胃

胃是机体对饮食物进行消化吸收的重要场所，主受纳腐熟水谷，有"太仓""水谷之海"之称。

胃主受纳。胃气具有接受和容纳饮食水谷的作用，胃气的受纳水谷，既是其主腐熟的基础，又是饮食水谷消化吸收的基础。

胃主腐熟水谷。胃气将饮食水谷进行初步消化，并形成食糜。容纳于胃中的饮食物，经过胃气的腐熟作用后，精微物质被吸收并且由脾气传输而营养全身，未被消化的食糜则下传肠道进一步消化。

胃气通降，即胃气向下通降运动以下传水谷糟粕的生理特性。脾宜升则健，胃宜降则和，脾升胃降协调，共同促进饮食物的消化吸收。降浊是受纳的前提条件，所以胃失通降，则出现纳呆脘闷、胃脘胀满疼痛等症状。

胃的功能正常，水谷得以消化，气血津液得以化生而避免生痰浊瘀血。在排毒排瘀疗法的应用中，第一，要做到饮食有节；第二，常用养胃、健胃、降气的中药调理治疗；第三，放血、刮痧、拔罐等常取胃俞、脾俞、三焦俞等，药物铺灸疗法选择背俞中穴区、胃肠穴区、神阙穴区等。

（八）小肠

小肠包括十二指肠、空肠和回肠，是机体对饮食物进行消化，吸收其精微，下传其糟粕的重要场所。小肠主受盛化物，一是指小肠接受由胃腑下传的食糜而受纳，二是指食糜在小肠内必须停留一定的时间，由脾气与小肠共同作用，对其进行进一步的消化。小肠受盛化物功能失调，表现为腹胀、腹泻、便溏等症状。

泌别清浊。小肠中的食糜在进一步的消化过程中，随之分为清浊两部分，清者，即水谷精微和津液，由小肠吸收，经脾气的传输作用输布全身；浊者，即食物残渣和部分水液，经胃和小肠之气的作用通过阑门传送到大肠。小肠泌别清浊的作用正常发挥，则水液和糟粕各走其道而二便正常。

小肠接受经胃初步消化的食物，进一步消化吸收，分为清浊两部分，清者是水谷精微，以营养人体，浊者是糟粕与水液而下传大肠与膀胱，排出体外。若小肠功能失调，不能分清泌浊，则会出现腹泻、便秘及小便短少，久之也会影响其他脏腑功能。在排毒排瘀疗法应用中，第一，要重视饮食调养，做到定时定量，不要暴饮暴食，多食蔬菜，忌过食辛辣与生冷食物，慎防小肠受凉；第二，根据辨证，服用调理小肠的中药治疗；第三，放血疗法、刮痧等常取小肠俞、上巨虚、下巨虚等腧穴。

（九）大肠

大肠包括直肠和结肠，是对食物残渣中的水液进行吸收，形成粪便并有度排出的器官。大肠主要传化糟粕，即接受由小肠下传的食物残渣，经肛门有节制地排出体外，又称"传导之官"；大肠接受由小肠下传的含有大量水液的食物残渣，通过大肠的燥化作用将其中的水液吸收，使之形成粪便。这一过程中，大肠吸收水液、参与体内水液代谢的功能，称为"大肠主津"。

长期大便秘结，毒素不能及时排除，可损伤大肠或其他脏腑功能。在饮食方面，多食纤维食物，如粗粮、青菜、胡萝卜、鲜豆类等；多运动或做提肛运动，经常按摩腹部，以增强大肠的蠕动；治疗时常取大肠俞、支沟、上巨虚、下巨虚等穴。

（十）膀胱

膀胱是贮存和排泄尿液的器官。此二者依赖肾气与膀胱之气的升降协调。肾气上升，膀胱之气主通降。肾气之升，激发尿液的生成并控制其排泄；膀胱之气通降，推动膀胱收缩而排尿；若肾气和膀胱之气的激发作用和固摄作用减退或者失常，膀胱开合失常，即可出现小便失禁或者癃闭。

在排毒排瘀治疗应用时，第一，要适量饮水，促进代谢物的排出，同时养成良好的排尿习惯，及时排尿，不要长时间憋尿，以免影响膀胱功能；第二，有膀胱功能失调时，可用中药、针刺、药物铺灸、刮痧等法及时治疗，以免日久影响其他脏腑。

（十一）三焦

三焦是上焦、中焦、下焦的合称。六腑之三焦，大多认为是腹腔中的肠系膜及大小网膜等组织。

六腑之三焦，其功能为疏通水道、运行水液。部位之三焦，包含了上至头、下至足的整个人体。总体而言，三焦的主要功能为通行诸气，运行水液，是全身上下水液输布运行的通道。

四、气血津液

气是人体内活力很强的运行不息的极精微物质，是构成人体和维持人体生命活动的基本物质之一。人体之气，由精化生的先天之气，并与肺吸入的自然界的清气和水谷所化生的谷气相融合而成。人体之气的充足与否有赖于全身各个脏腑的综合协调作用，其中肾为生气之根，脾胃为生气之源，而肺为生气之主。气的运动形式主要是升、降、出、入，气必须有畅通无阻的运动。同时，气的运动之间协调平衡，这种状态称为气机协调。当气的运动出现异常变化，即气机失调，如气滞、气逆、气脱、气陷、气闭等。

血是循行于脉中而富有营养的红色液态物质，是构成人体和维持人体生命活动的基本物质之一。生成血液的基本物质是水谷之精，肾精也是化生血液的基本物质。血液的化生是在各个脏腑共同作用的条件下完成的，其中脾胃的生理功能尤为重要。营气和津液是血液化生的主要物质基础，而二者又都是饮食水谷经脾胃运化转输所产生的，所以脾胃是血液化生之源。心肺在血液的化生过程中，将脾胃传输至心肺的营气和津液，在心气的化赤作用下而成为血液。肾藏精，精生髓，精髓是化生血液的基本物质之一。

血液的运行受诸多因素的影响，同时也是多个脏腑共同作用的结果。血液的运行需要动力，这种动力主要依赖于气的推动和温煦作用，但是血液循行于脉中未溢出脉外，同样需要气的固摄作用。气的温煦与凉润、固摄与推动之间的协调发挥，保证血液在脉中正常运行。脉为"血府"，脉管具有"壅遏营气，令无所避"的特点，故脉道的完好无损与通畅也是保证血液正常运行的重要因素。血液的质量，即清浊及黏稠状态，亦可影响血液自身的运动。若血液中痰浊较多，致使血液黏稠，可致血行不畅而瘀滞。血液运行从脏腑功能讲，心气的充足与推动功能的正常与否在血液运行中起着主导作用；肺朝百脉，辅助心脏管理全身血脉，尤其是宗气贯心脉而行血气的功能，更突出了肺气在血行中的推动和促进作用；肝藏血，可调节血量，同时通过肝气疏泄功能的协调，调节脉道中循环的血量，维持血液循环及流量的平衡；脾主统血，脾气健旺则能控摄血液在脉中运行，防止血液溢出脉外。

津液是机体一切正常水液的总称，包括各脏腑形体官窍的内在液体及其正常的分泌物。津液是构成人体和维持生命活动的基本物质之一。津液来源于饮食水谷，通过脾胃的运化、小肠的泌别清浊、大肠的主津功能等，通过脾、肺、肾、肝等脏腑的传输作用布散到全身。脾对津液的输布，一方面，脾气将津液上输于肺，通过肺的宣发作用再将津液布散于全身；另一方面，脾气也可将津液直接向四周布散于全身各脏腑，若脾失健运，津液输布代谢失常，水液停聚，或为痰饮，或为水肿。肺主宣发肃降，通调水道，为水上之源。肾对津液输布代谢起着主宰作用，一方面，肾气对人体整个水液输布代谢具有推动和调控作用；另一方面，肾脏本身也是参与津液输布的一个重要环节。肝主疏泄，调畅气机，气行则水行，保持了水道的畅通，促进了津液输布的通畅，若肝失疏泄，气机郁滞，往往影响津液的输布，水液停滞，产生痰饮、水肿及痰气交阻的疾患。三焦为水液和诸气运行的通路，三焦的通利保证了诸多脏腑输布津液的道路通畅，于是津液才能升降出入。

气与血是人体内的两大基本物质。气血是互根互用的关系。气为血之帅，气可以行血，血液的运行离不开气的推动作用，血液的运行需要心气、肺气的推动及肝气的疏泄调畅；气充盛，气机调畅，气行则血行，血液的正常运行得以保证，反之，气亏少，则无力推动血行，或者气机郁滞不通则不能推动血行，将会产生血瘀的病变。气能生血，血液的化生离不开气作为动力，血液的化生以营气、津液和肾精作为物质基础，在这些物质本身的生成及转化为血液的过程中，每一个环节都离不开相应脏腑之气的推动和激发作用，这是血液生成的动力。气可以摄血，血液正常循行于脉中离不开气的固摄作用，气的摄血主要体现在脾的统血生理功能中。血为气之母，血可以养气，气的充盛及其功能的发挥离不开血液的濡养；血又可以载气，气存于血中，依附于血而不致散失，赖血之运载而运行全身。

气与津液相对而言，气属阳，津液属阴。气与津液的关系类似于气与血的关系。气可以生津，气是津液生成的动力，津液的生成依赖于气的推动作用，如脾胃的运化、小肠的泌别清浊等；气可以行津，气是津液在体内正常输布运行的动力，津液的输布、排泄和代谢等活动离不开气的推动作用和升降出入的运动；气可以摄津，气的固摄作用可以防止体内津液无故大量流失，气通过对津液排泄的有节控制，维持着体内津液量的相对恒定。津可以生气，津液在输布过程中，受到各脏腑阳气的蒸腾温化，可以化生为气，以敷布于脏腑、组织、形体、官窍，促进正常的生理功能活动；津可以载气，气的运行必须依附于津液，否则会使气漂浮失散而无所归。

在排毒排瘀疗法的应用中，一是以补气、行气、养阴、化瘀等为法，针对不同的气虚、气滞、阴虚津亏、血瘀等证型而治之。二是根据辨证，选用相关的中药、食疗、经络腧穴调理治之。三是要调理气机，以推动气化，如适量运动，使气机流畅；辅以调理法，如调呼吸，守丹田，以培育真气，推动气的运行。

五、经络

经络是经脉和络脉的总称，是运行全身气血、联络脏腑形体官窍、沟通上下内外、感应传导信息的通路系统，是人体结构的重要组成部分。

人体的经络系统由经脉、络脉及其连属部分组成。经络是经络系统的主干，主要有十二经脉、经别及奇经八脉三大类。十二经脉是气血运行的主要通道。经别，又称十二经别，是从十二经脉别出的重要分支，分别起于四肢肘膝关节以上的部位，具有加强十二经脉中相为表里的两条经脉的联系和补充十二经脉不足的作用。奇经八脉是任脉、督脉、冲脉、带脉、阴跷脉、阳跷脉、阴维脉、阳维脉的总称，奇经八脉与五脏六腑没有直接的属络关系，相互之间也没有表里关系，主要作用是密切十二经脉的联系，调节十二经脉气血及加强与某些脏腑的关系。络脉系统主要有别络、浮络与孙络。连属部分主要有十二经筋、十二皮部及内属的五脏六腑。

经络系统可以阐述病理的变化。经络的功能活动正常，则联系调节、感应传导等作用正常发挥，可以运行气血，濡养脏腑形体官窍，起到抗御外邪、保卫机体的作用，但在病理状态下，经络又是病邪传入的途径。经络是外邪由表传里的通道。由于经络内属于脏腑，外布于肌表，因此当体表受到病邪侵袭时，可以通过经络由表及里，由浅入深，逐次向里传变而波及脏腑。经络是体内病变反映于外的途径，临床上可以用经络学说阐释五脏六腑病变所出现的体表特定部位或者相应官窍的症状和体征，并且可以用"以表知里"的思维方法诊察疾病。经络也是脏腑病变相互传变的途径。经络系统可以指导疾病的诊断。首先，循经诊断，依据疾病表现的症状和体征，结合经络循行分布部位及其属络脏腑进行诊断，例如两胁肋疼痛，多为肝胆疾病。其次，分经诊断，依据病变所在部位，详细区分疾病所属经脉进行诊断，例如头痛，痛在前额多与阳明相关，痛在颠顶与足厥阴肝经相关等。最后，指导疾病的治疗。针灸推拿是以经络学说作为理论基础的常用治病及保健方法，经络不仅可以通气血，沟通上下内外，联络脏腑形体官窍，协调阴阳，还是病邪出入的通道，运用针刺、推拿等方法，可以达到调理经络气血及脏腑功能、扶正祛邪的目的。针刺处方中的配穴原则，也是以经络学说为指导的，取穴的基本原则之一即是"经脉所过，主治所及"，耳针、头针、穴位注射、刺络放血也是在经络学说的指导下发展起来的。

1. 手太阴肺经

手太阴肺经起于中焦，下络大肠，还循胃口，通过横膈至胸中，属于肺脏，再上行咽喉，横行到胸部上方（中府），向下沿上臂内侧前缘下行，过肘窝中到腕部寸口，经过鱼际，沿鱼际的边缘，出拇指内侧端（少商）。手腕后方的支脉，从列缺处分出，一直走向食指内侧端（商阳），与手阳明大肠经相接（图2）。

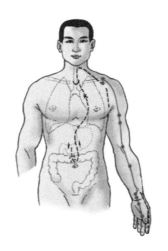

图 2　手太阴肺经

本经可用于肺经功能失调相关疾病、症状，如咳嗽、气喘、胸闷、气短、咽喉疾病、缺盆痛、手臂内侧前缘疼痛等。

本经共有 11 个腧穴，其中，少商、尺泽在排毒排瘀疗法中常用，可刺络放血，也可刮痧。

2. 手阳明大肠经

手阳明大肠经起于食指桡侧端，沿食指内（桡侧）上行，通过第一、第二掌骨之间（合谷），向上进入两筋（拇长、短伸肌腱）之间，沿前臂桡侧进入肘外侧，再沿上臂外侧前缘，走上肩端（肩髃），沿肩峰前缘向上出于颈椎"手足三阳经聚会处"（大椎，属督脉），再向下进入缺盆（锁骨上窝部），联络肺脏，通过横膈，入属大肠。缺盆部支脉，上走颈部，通过面颊，进入下齿龈，回绕至上唇，在人中左右交叉，上夹鼻孔两旁（迎香），与足阳明胃经相接（图 3）。

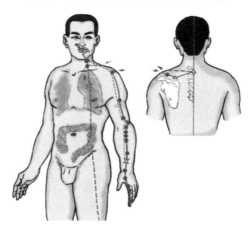

图 3　手阳明大肠经

本经可用于大肠经功能失调所致的疾病、症状，如腹痛、肠鸣、泄泻、便秘、咽喉肿痛、牙痛、鼻塞流涕、鼻衄和上肢本经循行部位的疼痛。

本经共有20个腧穴，其中，商阳、合谷、曲池、肩髃在放血、刮痧、拔罐排毒排瘀疗法中常用。

3. 足阳明胃经

足阳明胃经是十二经脉中一条大的经脉，其循行路线长，分支多。本经起于鼻翼两侧，上行至鼻根部，旁行入目内眦，与足太阳经交会，向下沿着鼻的外侧（承泣），入上齿中，回出环绕口唇，在颏唇沟承浆（任脉）处左右相交，再向后沿着口腮后方，出于下颌大迎穴处，沿下颌角颊车，上行耳前，经过上关（足少阳胆经），沿着发际，到达前额（神庭）；其分支从大迎前下走人迎，沿着喉咙向下进入缺盆部，下行穿过膈肌，属胃，络于脾；从缺盆直行一支，沿乳中线下行，向下夹脐旁（脐旁2寸），进入少腹两侧的气冲。又一分支从胃下口分出，沿腹内下行到气冲，与直行之脉会合，再由此下行至髀关，直抵伏兔部，至膝髌，沿下肢胫骨前缘下行至足背，进入足第二趾外侧端（厉兑）；另一支从膝下三寸（足三里）处分出，下行入足中趾外侧端（隐白），与足太阴脾经相接（图4）。

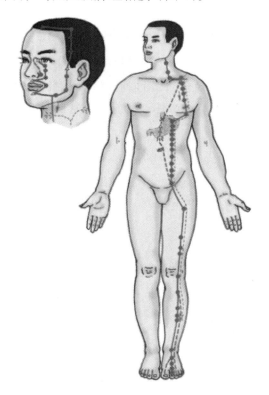

图4　足阳明胃经

本经可用于治疗胃经功能失调所致的疾病、症状，如胃痛胃胀、恶心呕吐、腹胀肠鸣、泄泻、便秘、发热、消谷善饥、口渴咽干、咽喉肿痛、鼻衄，以及胸、腹、下肢部位疼痛等。

本经共有 45 个腧穴，其中，地仓、颊车、天枢、足三里、上巨虚、下巨虚、丰隆在排毒排瘀疗法中常用。

4. 足太阴脾经

本经起于足大趾内侧端（隐白），沿着赤白肉际，经过大趾上行至内踝前缘，再上小腿，沿着胫骨内侧正中线上行，到了内踝上 8 寸的地方，交出厥阴之前，经膝股内侧前缘，进入腹部，属于脾脏，络于胃，通过横膈上行，沿食道两旁，连系舌根，散于舌下。胃部的支脉，向上通过膈肌，流注于心中，与手少阴心经相接（图 5）。

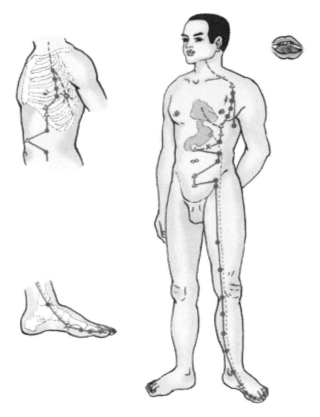

图 5　足太阴脾经

本经可用于脾经功能失调所致的疾病、症状，如脘腹胀痛、恶心呕吐、嗳气、泄泻、便秘、身重乏力、水肿、黄疸等，以及妇科病、男科病和经脉循行所经过部位的病证。

本经共有 21 个腧穴，其中，隐白、血海、阴陵泉、三阴交常在排毒排瘀疗法中应用。

5. 手少阴心经

手少阴心经起于心中，出属心系（心与其他脏器相联系的部位），通过横膈，下络小肠。从心系向上有一支脉，上夹咽喉，连系于目系（眼球连系于脑的部位）。从心系直行的一条支脉，上行于肺部，再向下出腋窝部（极泉），下循上臂内侧后缘，行于手太阴经和手厥阴经之后，下肘窝，沿前臂内侧后缘，抵掌后豌豆骨进入掌内，沿小指内侧出其端（少冲），与手太阳小肠经相接（图 6）。

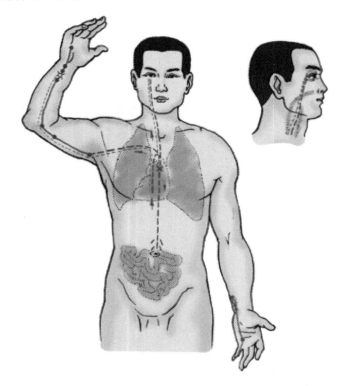

图 6 手少阴心经

本经可用于心经功能失调所致的疾病、症状，如胸痹、神志病、心烦、口渴、手心发热、上肢内侧疼痛。

本经共有 9 个腧穴，其中，少冲在排毒排瘀疗法中常用。

6. 手太阳小肠经

手太阳小肠经起于手小指尺侧端，沿手背外侧至腕部，出于尺骨茎突，沿前臂外侧后缘，经尺骨鹰嘴与肱骨内上髁之间向上，沿上臂外侧后缘，出于肩关节，绕行肩胛部，在大椎处与督脉相会，又向下进入缺盆部，联络心脏，沿着食管，通过横膈，到胃部，属于小肠。其分支从缺盆沿着颈部，上达面颊到眼外角，转入耳中（听宫）。另一支从面颊分出，上行目眶下，达鼻根部内眼角（睛明），与足太阳膀胱经相接，然后斜行到颧部（图 7）。

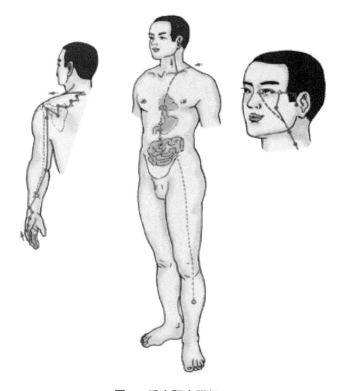

图 7　手太阳小肠经

本经可用于小肠经功能失调所致的疾病、症状，如耳聋、耳鸣、目黄、颊肿、咽喉肿痛、肩背痛与肩臂外侧后缘的疼痛等。

本经共有 19 个腧穴，其中刺络放血、刮痧、拔罐可选择少泽、天宗、秉风、曲垣、肩外俞、肩中俞等。

7. 足太阳膀胱经

足太阳膀胱经是十二经脉中循行路线最长、穴位最多的一条经脉。本经起于目内眦（睛明），上行额部，交于颠顶（百会）。它的分支从头顶分出到耳上角。直行的脉从头顶入里，络于脑，复出下行项后部，沿肩胛部内侧，夹脊旁 1.5 寸，到达腰部，进入脊旁肌肉，联络于肾，属于膀胱。分出，向下通过臀部，进入腘窝中。背部另一支脉通过肩胛骨内缘直下，经过臀部（环跳）下行，沿大腿后外侧，与腰部下来的支脉会合于腘窝中，由此向下通过腓肠肌，出于外踝的后面，沿第五跖骨粗隆至小趾外侧端（至阴），与足少阴肾经相交（图 8）。

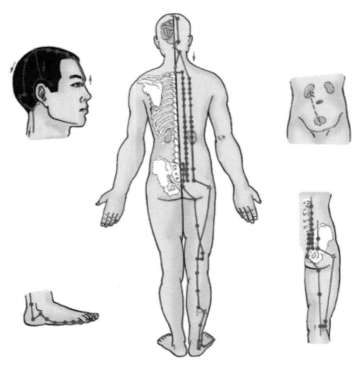

图 8　足太阳膀胱经

本经可用于膀胱经功能失调所致的疾病、症状，如小便不通、尿频、尿急、遗尿、尿失禁、目疾、头痛、项背、腰臀及下肢循行部位的疼痛等，并可防治相关脏腑病证。

本经共有 67 个腧穴，其中肺俞、心俞、肝俞、膈俞、脾俞、肾俞、胆俞、胃俞、大肠俞、小肠俞、三焦俞、膀胱俞、膏肓俞、委中、承山在排毒排瘀疗法中常用。

8. 足少阴肾经

足少阴肾经起于足小趾之下，斜行于足心（涌泉），出行于舟骨粗隆下，沿着内踝的后方上行进入足跟，再向上行到小腿内侧后缘，出腘窝内侧，上股内侧后缘，通向脊柱（长强），属于肾，络膀胱。还出入前，向上行腹部正中线旁开 0.5 寸，胸部前正中线旁开 2 寸，进入肺，沿喉咙，到舌根两旁。其支者从肺出来络心，注于胸中，与手厥阴心包经相交接（图 9）。

本经可用于肾经功能失调所致的疾病、症状，如腰痛、腿脚痿软无力、精力不足、头晕耳鸣、阳痿、早泄、遗精、水肿、小便不利、泄泻等，以及男科、妇科及前阴病证、下肢后侧痛。

本经共有 27 个腧穴，其中阴谷在排毒排瘀疗法中常用。

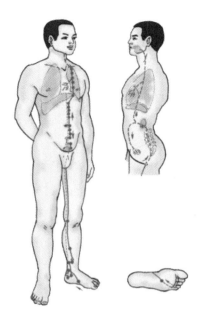

图 9 足少阴肾经

9. 手厥阴心包经

手厥阴心包经起于胸中，出属心包络，向下通过横膈，从胸至腹依次联络上、中、下三焦。胸部有一支脉，沿着胸部行于胁部，至腋下 3 寸处（天池），再上行到腋窝中，向下沿着上臂内侧，行于手太阴经和手少阴经的中间，进入肘窝中，向下行于前臂两筋之间，进入掌中，沿着中指直达其指端（中冲）。掌中还有一支脉，从劳宫分出，沿无名指到指端（关冲），与手少阳三焦经相接（图 10）。

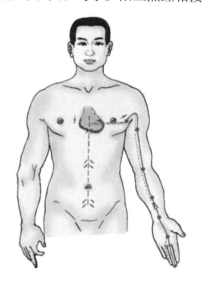

图 10 手厥阴心包经

本经可用于心包经功能失调所致的疾病、症状,如胸闷、心痛、心烦、五心烦热、面赤、目黄、心悸、失眠、癫狂、喜笑无常,以及经脉走行部位的胁痛、腋下痛、上肢痛、手掌痛及麻木等。

本经共有 9 个腧穴,其中,中冲、曲泽、内关、劳宫在排毒排瘀疗法中常用,尤其刺络放血常选择。

10. 手少阳三焦经

手少阳三焦经起于无名指末端(关冲),向上行于小指与无名指之间,沿着手背至腕关节,出于前臂桡骨与尺骨之间,向上通过肘尖,沿上臂外侧到肩关节,交出于足少阳经的后面,进入缺盆部,分布于胸中,脉气散布联络心包,向下通过横膈,从胸至腹,统属于上、中、下三焦。本经有一分支,从胸廓向上,出于锁骨上窝,上走颈部至耳后,沿耳后上行至耳上额角,再屈而下行至面颊部及眼眶下部。另一分支从耳后进入耳中,出行至耳前,在面颊部与前条支脉相交,到达目外眦(丝竹空之下),与足少阳胆经相交接(图 11)。

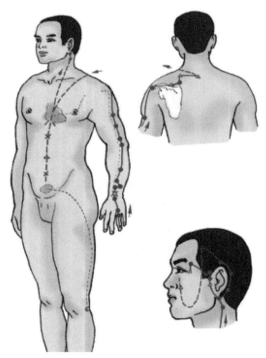

图 11　手少阳三焦经

本经可用于三焦经功能失调而致的疾病、症状,耳鸣、耳聋、咽喉肿痛、偏头痛、眼外角病、面瘫、面痛,以及胸胁、肩后、肩臂、肘外侧等经络循行部位的疼痛等。

本经共有 23 个腧穴，其中，关冲、阳池、耳门、翳风、支沟、外关常用在以刺络放血为主的排毒排瘀疗法中。

11. 足少阳胆经

足少阳胆经起于目外眦（瞳子髎），向上行到额角，下耳后，沿颈部向后交会于大椎；再向前入缺盆部，入胸过膈，络于肝，属于胆，沿着胁肋内，出于腹股沟动脉部，绕阴部毛际，横行进入髋关节部（环跳）。一分支从耳后入耳中，出走耳前，达目外眦后向下经颊车，在颈部向下与前脉会合于缺盆，从缺盆下行腋下，沿胸侧，经过季肋，下行与前脉会合于髋关节部，再向下沿着大腿外侧，出膝外侧，下行经腓骨前面，直下达腓骨下端到外踝前，从足背部进入第四趾外侧端（足窍阴）。另一支从足背分出，沿第一、第二跖骨之间，出于大趾端（大敦），与足厥阴肝经相交接（图 12）。

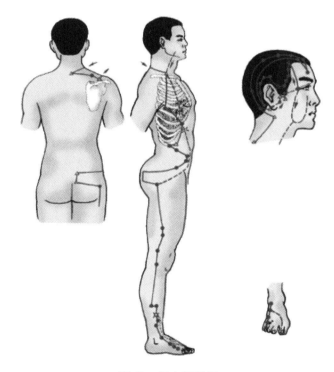

图 12　足少阳胆经

本经可用于胆经功能失调所致的疾病、症状，如胁痛、口苦、黄疸、耳鸣耳聋、外眼病、头痛、下颌痛、咽喉病，以及其循行路线的缺盆痛、胸胁痛、腹股沟痛、髋关节痛、下肢外侧与足外侧疼痛等。

本经共有 44 个腧穴，其中，风池、肩井、日月、环跳、风市、阳陵泉、膝阳关、光明、足窍阴在排毒排瘀疗法中常用。

12. 足厥阴肝经

足厥阴肝经起于足大趾（大敦），沿着足背上行到内踝前 1 寸处，沿着小腿内侧行至内踝上 8 寸处，交出足太阴脾经的后面，上行过膝内侧，沿着大腿内侧进入阴毛中，环绕阴部，上达少腹，挟胃旁，属于肝，络于胆。向上通过横膈，分布于胁肋部，沿着喉咙的后面，向上进入鼻咽部，上行连接"目系"（眼球连接于脑的部位），向上出于前额，与督脉交会于颠顶部。一分支从目系分出，下行颊里，环绕在口唇内。又一分支从目出，通过横膈，上注于肺，与手太阴肺经相连接（图 13）。

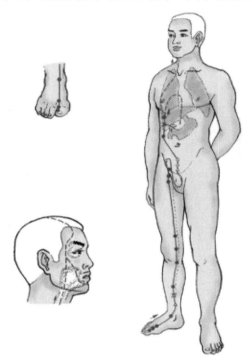

图 13　足厥阴肝经

本经可用于肝经功能失调所致的疾病、症状，如胁痛、嗳气、呕逆等；肝阳上亢而致的头痛头晕、耳鸣、耳聋、目赤肿痛等；肝风内动而致的癫痫、惊风等；妇科病、男科病、前阴病；经脉循行部位的病证。

本经共有 14 个腧穴，其中，大敦、太冲、膝关、曲泉、期门在排毒排瘀疗法中常用。

13. 任脉

任脉起于少腹内，下出会阴，向上行于阴毛部，沿着腹内，向上经过关元等穴，通过上腹，经胸部正中线至咽喉部，再向上环绕口唇，经过面部，进入目眶下（承泣）（图 14）。

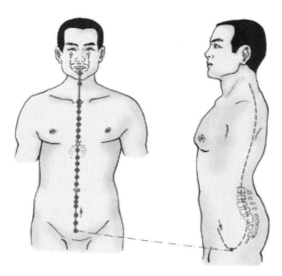

图 14　任脉

　　本经可用于任脉功能失调所致的疾病、症状，如不孕不育、月经不调、痛经、闭经、带下、阴挺、阳痿、早泄、遗精、遗尿、睾丸，以及前列腺疾病、疝气、女性盆腔炎症及肿块等。

　　本经共有 24 个腧穴，其中，天突、膻中在排毒排瘀疗法中常用，以放血为主。另外，其他腧穴为铺灸穴区，可进行药物铺灸疗法。

14. 督脉

　　督脉起于少腹内，下出于会阴部，向后行于脊柱的内部，沿后正中线上达项后风府，进入脑内，上行颠顶，沿前额下行至鼻柱（图 15）。

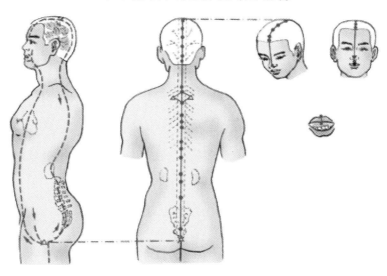

图 15　督脉

本经可用于督脉功能失调所致的疾病、症状，如腰脊强痛、头痛头重和癫痫、中风、惊风、痴呆、耳鸣、眩晕、健忘等。

本经共有 29 个腧穴，其中，百会、大椎、至阳、命门、腰阳关在排毒排瘀疗法中常用，可刺络放血、拔罐、刮痧。同时，本经极其适用于药物铺灸疗法。

经络是人体气血的通路，在排毒排瘀疗法的应用中，第一，要保证经络的畅通，以保证脏腑、组织、官窍的气血津液等营养物质的供应，故瘀、毒以疏通经络为大法。第二，放血、刮痧、拔罐等用于排毒排瘀疗法，是以经络学说为依据的，均选择相关腧穴或者阿是穴，以疏通经络，调整脏腑功能，扶正祛邪。第三，根据经络辨证，辨相应疾病属何经，有针对性地用药、选穴，其效更佳。

（冯喜莲）

第二章　西医学理论

一、血液

血液是一种在心血管系统内周而复始循环流动的液体，具有运输、缓冲、防御等多种生理功能，对于维持内环境的稳态、保证机体内各种生理功能的正常进行起着极为重要的作用。一旦血液循环发生障碍，并且超过了神经体液调节的范围时，可引起相应组织器官的代谢障碍、功能障碍和形态改变，并且出现各种临床表现，严重者可导致机体死亡。

血液循环障碍可分为全身性和局部性两大类。全身性血液循环障碍是整个心血管系统功能失调（如心功能不全、休克等）的结果；局部性血液循环障碍是指某个器官或局部组织循环异常，表现为局部血管内血量的异常，如充血或者缺血；局部血管内容物的异常，如血栓形成、栓塞及梗死；血管壁通透性和完整性的异常，如出血、水肿等。局部性血液循环障碍和全身性血液循环障碍是密切相关、相互影响的。全身性血液循环障碍可以通过局部表现出来，如右心衰可引起肝淤血；局部性血液循环障碍也可影响全身血液循环，如冠状动脉粥样硬化可引起心肌缺血，进而导致全身性血液循环。动脉性充血简称充血，主要表现为细小动脉和毛细血管扩张。动脉性充血在大多数情况下是一种暂时的现象，由于动脉性充血时，局部氧和营养物质增多，代谢及功能活动增强，故充血多对机体是有利的。但若动脉已有病变，如高血压或动脉粥样硬化，充血可能会使血管破裂，造成严重的后果。由于静脉回流受阻，使血液淤积在小静脉和毛细血管内，称为静脉性充血，静脉受压、静脉管腔狭窄或者阻塞、心力衰竭等都可造成静脉性充血，静脉性持续充血将会引起水肿、出血及组织硬化等。

血液内容物的异常，如血栓形成，是在活体的血管内，血液有形成分形成固体质块的过程，而所形成的固体质块称为血栓。血管内膜的损伤、血流缓慢或者涡流形成及血液凝固性增高，是血栓形成的条件。相应地，血栓形成又会堵塞血管。动脉血栓未完全堵塞血管时，可引起局部组织的缺血而萎缩。完全阻塞而又缺乏有效的侧支循环形成时，可引起局部组织的缺血性坏死，如冠状动脉血栓形成造成心肌梗死、脑动脉血栓形成引起脑梗死。静脉性血栓形成后，如果没有及时地建立有效的侧支循环，可引起局部组织的水肿、出血甚至坏死。血栓部分或者整体脱落可成为栓子，随血流运行而引起栓塞。血栓形成可引起心瓣膜病变，还可引起继发性出血。

二、血管

血管系统与心脏共同构成一个基本密闭的循环管道，主要起着运输血液和物质交换的作用。血管可分为动脉、毛细血管、静脉，不论体循环或者肺循环，由心室射出的血液运行的途径都是大动脉—动脉—小动脉—微动脉—毛细血管—微静脉—静脉—大静脉，再回到心房。在体循环中，供应各器官的血管相互间又呈并联关系。各类血管在整个血管系统中所处的部位不同，各具不同的结构和功能特点。主动脉和肺动脉主干及其发出的最大分支，血管管壁厚，壁内含有丰富的弹性纤维，具有弹性和可扩张性，称为弹性贮器血管，发挥着缓冲收缩压和维持舒张压的作用。分配血管是从弹性大动脉至小动脉之间的动脉管道，其管壁主要由平滑肌构成，故而收缩性较强，具有将血液输送至各组织器官的功能。阻力血管是指小动脉和微动脉，其管壁富有平滑肌，收缩性好，其在神经体液的调节下，通过平滑肌的舒缩活动可改变其管径大小，从而改变血流阻力。交换血管即真毛细血管，其管壁最薄，口径最小，通透性好，数量多，分布广，与组织细胞的接触面积大，有利于血液与组织液进行物质交换。静脉口径较大而管壁较薄，易扩张，容量大，循环系统中的血量有60%~70%容纳于静脉系统中，故静脉称为容量血管。静脉的管壁有一定数量的平滑肌，其舒缩活动可使静脉容量发生明显的变化，从而改变回心血量而影响心输出量。血液在血管内流动的一系列物理力学称为血流动力学，血流动力学是流量、阻力与压力及其相互的关系。在单位时间内流过血管某一截面的血量称为血流量，血流量的大小取决于血管两端的压力差和血管对血流的阻力，血流在血管内流动所遇到的阻力称为血流阻力，与血液内部的摩擦力、血流与血管之间的摩擦力相关，而血液黏滞度又是决定血流阻力的另一个因素。

三、淋巴

淋巴系统由淋巴管道、淋巴器官和淋巴组织组成。淋巴结的淋巴窦和淋巴管道内含有淋巴液。淋巴器官包括淋巴结、脾、胸腺和腭扁桃体。淋巴组织为含有大量淋巴细胞的网状组织。淋巴系统的主要功能是产生淋巴细胞、滤过淋巴和参与免疫反应等。淋巴管道可分为毛细淋巴管、淋巴管、淋巴干和淋巴导管。毛细淋巴管是淋巴管道的起始部，以膨大的盲端起始于组织间隙。毛细淋巴管壁的通透性较大，一些不易透过毛细血管的大分子物质，如蛋白质、细菌、异物、癌细胞等较易进入毛细淋巴管。毛细淋巴管分布广泛，除上皮、角膜、晶状体、牙釉质、软骨、脑、脊髓等处外，毛细淋巴管遍及全身各处。淋巴管由毛细淋巴管汇合而成，管壁内面有丰富的瓣膜，可分为浅、深淋巴管两组。浅淋巴管位于浅筋膜内，与浅静脉伴行；深淋巴管位于深筋膜深面，多与深部的血管、神经伴行。淋巴干由淋巴管汇合而成，全身各部的浅、深淋巴管汇合成 9 条淋巴干，9 条淋巴干又汇集成 2 条淋巴导管，即胸导管和右淋巴导管，分别注入左右静脉角。淋巴在向心流动中主要通过一系列的淋巴结。淋巴结为圆形或者椭圆形、大小不等的小体。

机体每个细胞都浸润在组织液中，所以组织液是细胞和血液进行物质交换的中介。部分组织液进入毛细血管成为淋巴液，淋巴液经过淋巴循环最后又回到血液。从毛细血管动脉端滤过而产生的组织液，约 10% 进入毛细血管，最后形成淋巴液，由于淋巴液来自组织液，因此，凡影响组织液生成的因素也可影响淋巴液的生成。淋巴液回流有以下作用：①回收组织液中的蛋白质。②运输脂肪及其他营养物质：食物消化后，经小肠黏膜吸收的营养物质，特别是脂肪，由小肠绒毛的毛细淋巴管吸收；由肠道吸收的脂肪，80%～90% 经过这一途径被输送入血液。③调节血浆和组织液之间的液体平衡。④淋巴结的防御屏障作用。

四、神经

神经系统是由脑、脊髓及其相连的脑神经和脊神经组成，在机体各器官、各系统中处于主导地位。其基本功能如下：①神经系统调节并控制其他各系统的功能活动，使机体成为一个完整的统一体。②神经系统通过调整机体的功能活动，使机体适应不断变化的外界环境，维持机体与外环境的平衡。③人类在长期的进化发展过程中，神经系统特别是大脑皮质得到了高度的发展，产生了语言和思维，人类不仅能被动地适应外界环境的变化，而且能主动地认识客观世界，改造客观世界，使自然界为人类服务。神经系统依据位置和功能，可分为中枢神经系统和周围神经系统，中枢神经系统包括脑和脊髓，周围神经系统包括与脑相连的 12 对脑神经和与脊髓相连的 31 对脊神经。按照分布对象可分为躯体神经系统和内脏神经系统，躯体神经主要分布于皮肤和运动系统，管理皮肤的感觉和运动的感觉及运动；内脏神经主要分布于内脏、心血管和腺体，管理它们的感觉和运动。神经系统主要由神经组织构成，神经组织由神经细胞和神经胶质组成。

机体所处的环境千变万化，机体的功能状态又是多种多样的，但是，一个正常的机体在任何时候都是以一个完整、协调、统一的整体而存在的。机体的完整统一性可表现为组成人体的各器官、各系统功能活动的协调统一，以及机体和环境的统一。中医学更强调人体整体观念及人与自然界的协调统一。但是，人体在生存活动中，其功能活动状态及生存的环境都是在不停变化的，因此，这种自身及其与环境的协调统一随时都在被破坏。为了使生命活动能够正常进行，机体就必须不断地对组成机体的各部分功能活动进行调整，使其相互配合，协调一致，维持稳态，实现统一。人体感受内、外环境的变化，并相应地调整各种功能活动，使其相互配合、保持稳态，以适应环境的改变，这种功能活动被称为调节。调节方式主要有神经调节、体液调节和自身调节。神经调节是机体最主要的调节方式，它是通过反射来实现的。神经系统的功能活动十分复杂，但其基本的活动方式是反射。反射是神经系统对内、外环境的刺激所做出的反应。反射活动的形态基础是反射弧，其基本组成部分为感受器、传入神经、反射中枢、传出神经、效应器。神经调节反应迅速、精准，但是作用局限而短暂。

五、细胞

细胞是人体最基本的结构和功能单位，机体所有的生理活动都是在细胞及其产物的基础上进行的。

六、体液

体液是机体内液体的总称。正常成年人的体液约占体重的60%，其中40%分布于细胞内，称为细胞内液，另外20%分布于细胞外，称为细胞外液。细胞外液中，组织液约占15%，血浆约占5%。此外，还有少量的淋巴液、脑脊液也属于细胞外液。

（冯喜莲）

第三章　排毒排瘀疗法的常用腧穴与主治范围

一、头面部腧穴

1. 百会

【定位】

在头顶之正中央，为多条经脉之交会，故名百会，两耳尖头顶部连线的中点。

【解剖】

由皮下组织通过帽状腱膜到腱膜下组织；布有枕大神经分支、前头神经及侧头神经；血管有左右颞浅动、静脉，以及左右枕动、静脉吻合网。

【主治】

本穴有急救开窍、升阳固脱、平肝息风、健脑安神作用，能治疗昏厥休克、精神分裂症、癫痫发作、神经衰弱、心悸怔忡、失眠健忘、头痛眩晕及高血压等疾病，为治疗脑出血的特效穴。

注：与四神聪并用效果尤佳。四神聪即百会前后左右旁开 1 寸，针尖朝向百会方向 15° 斜刺进针 1 分。

【施术】

患者坐位低头，三棱针由前向后和皮肤成 15° 斜刺进针 0.5~1cm，如刺一针不出血，可调整针头方向，在原刺点上由后向前加刺一针，患者低头让血顺流而下，医生用卫生纸或用盆接住，出血量 10~20mL。此处有头发无法拔火罐，出血停止后消毒针孔即可。

2. 顶颞前斜线

【定位】

位于头顶部侧面，头部前神聪（百会前 1 寸）与颞部胆经悬厘之间的连线。

【解剖】

上部是帽状腱膜，下部是颞肌，有颞浅动、静脉等；布有滑车上神经、眶上神经、枕大神经和耳颞神经。

【主治】

中风脑病运动不利者，本线上 1/5 治对侧下肢和躯干瘫痪，中 2/5 治上肢瘫痪，下 2/5 治中枢性面瘫、运动性失语、流涎、脑动脉硬化等。

【施术】

患者坐位，医者按压寻找明显瘀阻点，取上、中、下各 1 点，共 3 点，三棱针由下至上和皮肤成 15° 斜刺进针 1~2cm，让血自然流出，出血量 10~20mL。此处有头发无法拔罐，出血量较少时可用手由上至下挤压，排出瘀血，出血停止后消毒针孔即可。

3. 顶颞后斜线

【定位】

位于头顶部侧面，顶颞前斜线之后 1 寸，与其平行的线，即督脉百会与颞部胆经曲鬓之间的连线。此线斜穿 3 条经脉，自督脉的百会经足太阳膀胱经到胆经的曲鬓。

【解剖】

上部是帽状腱膜，下部是颞肌，有颞浅动、静脉等；布有滑车上神经、眶上神经、枕大神经和耳颞神经。

【主治】

中风、脑病、感觉不利等。全线分 5 等份，上 1/5 治疗对侧下肢和躯干感觉异常，中 2/5 治疗上肢感觉异常，下 2/5 治疗头面部感觉异常。

注：刺对侧。临床顶颞前、后斜线配合使用，疗效尤佳。

【施术】

患者坐位或俯卧位，医者按压寻找明显瘀阻点，取上、中、下各 1 点，共 3 点，三棱针由下至上和皮肤成 15° 斜刺进针 1~2cm，让血自然流出，出血量 10~20mL。此处有头发无法拔罐，出血量较少时，可用手由上至下挤压，排出瘀血，出血停止后消毒针孔即可。

4. 枕上正中线

【定位】

位于后头部，枕外隆凸上方正中的垂直线，自强间至脑户，属督脉。

【解剖】

在帽状腱膜的后下部，有枕动、静脉，布有枕大神经的分支。

【主治】

中风下肢麻痹、神经无力、腰部脊椎骨痛、后头痛、枕骨痛、眼病。

【施术】

取坐位或俯卧位，三棱针由下至上 15° 斜刺进针 1~2cm。在此线上可同时选取 2~3 个点，出血量 10~20mL，血止消毒针孔。

5. 枕上旁线

【定位】

位于后头部，由枕外隆凸督脉脑户旁开 0.5 寸起，向上引一条长 1.5 寸的线，即枕上正中线平行向外 0.5 寸，属足太阳膀胱经。

【解剖】

在帽状腱膜的后下部，有枕动、静脉，布有枕下神经的分支。

【主治】

皮层性视力障碍、白内障、近视眼、目赤肿痛、后头痛、中风。

【施术】

取坐位或俯卧位，三棱针由下至上 15° 斜刺进针 1~2cm。在此线上可同时选取 2~3 个点，出血量 10~20mL，血止消毒针孔。

6. 枕下旁线

【定位】

位于后头部，为枕外隆凸下方两侧各 1 寸长的垂直线，相当于玉枕到天柱段，属足太阳膀胱经。

【解剖】

有枕额肌枕腹，有枕动、静脉，布有枕大神经和第 3 枕神经。

【主治】

小脑疾病引起的平衡障碍、后头痛等。

【施术】

患者取坐位低头或俯卧位，医者在用手按压此处寻找明显瘀堵点，三棱针由下至上 15° 斜刺进针 1~2cm，让血自然流。此处有头发无法拔罐，出血不畅可加刺 2~3 针，出血量 10~20mL，血止消毒针孔即可。

7. 太阳

【定位】

颞部眉梢与眼外眦连线中点，向后约 1 横指略凹陷处。太，高、大、极之意；阳，阴阳之阳。本穴因位于太阳经之部位而得名。

【解剖】

血管：颞浅动、静脉的额支；肌肉：颞肌、骨膜；神经：面神经的颞支，三叉神经的颞支，三叉神经第2、第3支。

【主治】

此穴治疗范围广泛，包括脑血管及脑部的炎症疾病、精神科及中枢神经系统疾病，即所有头、面、脑、颈、五官、中枢神经相关联疾病，颈部以上的病均可治疗，对各种头痛及高血压疗效尤佳。

【施术】

（1）坐位，背倚或仰卧位，取穴处血络明显，避开额动脉，可用食指指腹扣之，指下脉跳者是颞动脉，须避开。局部皮肤消毒后，右手持针，斜向速刺，进针0.2～0.5cm，刺入静脉血管壁，血出低头，让血滴入受血器，血止拔6号平罐，出血量5～10mL，去罐，酒精消毒针孔，贴封穴贴。

（2）仰卧位，当穴处瘀络不明显时，取三头采血笔，6号平罐常规施术，出血量5～10mL。

注：①进针的深浅要掌握好。太阳处肌肉层较薄，颞肌下是骨膜，进针不宜过深。刺达骨膜，疼痛较重。进针的方向也有讲究，不同的疾病进针的方向各有不同：头颅疾病，进针时针尖向上；耳鸣、耳聋、头后、颈部等疾病，针向耳尖方向进针；眼部疾病，针向眼部方向进针。具体操作时，还要根据穴位上血络延伸方向灵活掌握。②太阳及其上、下均无显现血络者，嘱患者紧捏衣领，显现紫脉，刺之出血。③误刺动脉：太阳上方是颞动脉，刺血时一定要避开，有时太阳处血络不显，向上方血络取之，偶尔不慎误刺动脉，血液呈喷射状而出，局部隆起小包（针孔小，力大所致）。医者此时须镇定，迅速用消毒干棉球压迫针孔上方止血。隆起小包用手挤出余血，可不拔罐，若行拔罐，罐口须贴近针孔，防止再出血。

8. 印堂

【定位】

位于额头正中处，在两眉连线的中点。

【解剖】

肌肉：前头肌及前头筋；血管：额动、静脉分支；神经：额神经分支。

【主治】

本穴有镇静作用，能治疗精神错乱、失眠、震颤、各种鼻炎、三叉神经痛、面肌痉挛、前额痤疮、高血压、前额痛等。

【施术】

患者取坐位，微低头，消毒后三棱针由下向上和皮肤成 15°，斜刺入显现的静脉血管中，让血液顺额流下，用卫生纸或器具接血。血止后拔 6 号平罐，出血量 5~10mL，取罐，酒精消毒针孔，贴封穴贴。

9. 素髎

【定位】

取穴时仰卧或正坐，头稍仰起，在鼻之尖端以手摸之左右各有小软骨，中有陷凹处是穴。于鼻之尖端中取之。

【解剖】

在鼻尖软骨中；血管：有面动脉、静脉鼻背支；神经：布有节前神经鼻外支（眼神经分支）。

【主治】

本穴在督脉上，并邻近手足阳明经（阳明经多气多血），因此，本穴调理气血及通阳急救作用极强，具有开窍提神醒脑、回阳救逆之功，能治酒醉、酒渣鼻、鼻黏膜肥大、鼻塞、鼻炎、足跟痛等。

【施术】

三头采血笔常规点刺，手挤出血即可。

注：勿刺伤软骨。

10. 水沟

【定位】

在面部，当人中沟的上 1/3 与中 1/3 交点处。

【解剖】

依次有皮肤、皮下组织、口轮匝肌；布有眶下神经的分支和上唇动、静脉。

【主治】

昏迷、晕厥、中风、癫痫、抽搐，唇肿、牙关紧闭、闪挫腰痛、脊痛、消渴、黄疸、遍身水肿。

11. 下关

【定位】

其部位在颧下缘凹陷处，下颌骨髁突之前方，合口有孔，张口即闭，闭口取穴。"关"，指开合之枢机，即机关。穴居下颌关节处，与上关相对，故名下关。

【解剖】

肌肉：皮下有腮腺，为咬肌起始部。血管：浅层有面横动、静脉，深层为下颌动、静脉及翼静脉丛。神经：面神经颧眶支，下颌神经、耳颞神经的分支。

【主治】

颞下颌关节紊乱综合征、面神经麻痹、三叉神经痛、面颊痤疮等。

【施术】

（1）仰卧位，穴位局部皮肤消毒后，右手持三棱针，直刺瘀络，进针0.3~0.5cm退针血出，血止拔6号平罐，出血量5~10mL，取罐，酒精消毒针孔。

（2）仰卧位，瘀络不明显时，取三头采血笔，6号罐常规施术，出血5~10mL。

12. 地仓

【定位】

口角外侧约4分许，上直瞳孔。地，土地；藏谷之器曰仓；土生五谷，谷从口入，如进粮仓。

【解剖】

血管：分布有面动、静脉主干。肌肉：在口轮匝肌中，深层为颊肌。神经：浅层分布有面神经的分支和眶下神经的分支，深层为颊神经的末支。

【主治】

口角外的皮肤疾病、面神经炎（麻痹）、三叉神经痛等。

【施术】

（1）仰卧位，取血络明显处皮肤消毒，右手持三棱针，直刺进针0.3~0.5cm，退针血出，血止拔6号平罐，出血量5~10mL，取罐，酒精消毒针孔，贴封穴贴。

（2）仰卧位，瘀络不明显时，取三头采血笔，6号罐常规施术，出血量5~10mL。

13. 内颊车（何氏奇穴）

【定位】

张口，口腔内唇咬合线即是。

【主治】

面神经麻痹、面肌痉挛。

【施术】

坐位，张口，医者一手捏住患者嘴角，一手持采血笔（12号注射针头），成45°进针0.3~0.5cm，点刺3~5针，血出止后淡盐水漱口即可。

14. 金津、玉液

【定位】

口腔内，舌系带两侧静脉上，左为金津，右为玉液。

【解剖】

布有面神经鼓索、三叉神经第 3 分支、舌神经舌下神经分支。

【主治】

中风、舌强语塞、喉炎、心脑血管疾病、高血压、高脂血症。

【施术】

观察舌下瘀络，有横络的先刺横络，没有横络的直接刺纵络，患者舌头伸出，咬住舌根使舌头放松，医者左手将患者舌头捏住上翻，右手持专用舌下取栓刀片竖向刺 0.2~0.3cm，无须刺深。大多瘀络明显的血即涌出，嘱患者像吸奶一样吸出血栓，术后淡盐水漱口，1 小时内不进食即可。

15. 率谷

【定位】

用手压耳抵头，在耳尖上 1.5 寸。

【解剖】

肌肉：在颞肌中；血管：有颞动脉、静脉顶支；神经：布有颞神经和枕大神经会合支。

【主治】

本穴在运动区感觉区，可支配对侧肢体的运动和感觉，能治心脑血管疾病、中风后遗症所致四肢无力、腰痛、坐骨神经痛等。

【施术】

坐位或侧卧位，取穴位附近的瘀络，常规消毒后，三棱针直刺 0.2~0.5cm，5 号平罐拔罐，出血量 5~10mL，取罐消毒针孔。

16. 听宫

【定位】

其位于耳屏的前方，下颌骨髁状突后，耳门与听会之间，张口呈陷窝状。宫，五音之首，此穴在耳屏前，深居于耳轮之内，而以宫相喻，故名听宫。

【解剖】

血管：颞浅动、静脉的耳前支；神经：布有面神经及三叉神经第 3 支的耳颞神经；肌肉：咬肌筋膜。

【主治】

急慢性中耳炎、耳鸣耳聋、眩晕。

【施术】

（1）坐位，取耳屏与下颌关节之间的血络，皮肤消毒后，右手持针，直刺进针

1～1.5 分深，退针让血自然流出，血止拔 6 号平罐，出血量 5～10mL，取罐，酒精消毒毒针孔。

（2）血络不明显时取仰卧位，头略偏向一侧，取三头采血笔，6 号平罐常规施术，出血量 5～10mL。

注：该穴处有耳前动脉，注意针刺深度。

17. 耳门

【定位】

在耳屏上切迹的前方，下颌骨髁突后缘，张口有凹陷处。

【解剖】

在腮腺后缘，布有颞浅动、静脉耳前支，有耳颞神经、面神经颞支分布。

【主治】

耳聋、耳鸣、中耳炎、牙痛、下颌关节紊乱综合征、面瘫、面痛、头痛。

【施术】

（1）坐位或仰卧位，取穴位附近的瘀络，常规消毒后，三棱针直刺 0.2～0.5cm，6 号平罐拔罐，出血量 5～10mL，取罐消毒针孔。

（2）仰卧位：取三头采血笔，6 号平罐常规施术，出血量 5～10mL。

18. 听会

【定位】

该穴位于人体的面部，当耳屏间切迹的前方，下颌骨髁突的后缘，张口有凹陷处。

【解剖】

有颞浅动脉耳前支，深部为颈外动脉及面后静脉，布有耳大神经，皮下为面神经。

【主治】

耳聋、耳鸣、齿痛、下颌关节紊乱综合征、面瘫、头痛。

【施术】

（1）坐位或仰卧位，取穴位附近的瘀络，常规消毒后，三棱针直刺 0.2～0.5cm，6 号平罐拔罐，出血量 5～10mL，取罐消毒。

（2）仰卧位，取三头采血笔，6 号罐常规施术，出血量 5～10mL。

注：临床中耳门、听宫、听会 3 穴常配合运用，疗效尤佳。

19. 耳三穴（耳尖、耳中、耳垂）

【定位】

在耳轮之外缘，上端一穴（耳上穴，即耳尖穴）、中央一穴（耳中穴）、下端一穴（耳下穴）。

【解剖】

血管：外颈动脉之后耳支、浅颞动脉之前耳支、上颌动脉之深耳支合成血管网。神经：有迷走神经之耳支与下颌神经之耳颞支，分布在耳软骨上。

【主治】

本穴组以耳尖穴为主，耳尖穴是临床最常用的穴位之一。三穴并用，可调和脏腑阴阳，调济水火，平肝息风，通经活络，活血化瘀，能治感冒、发热、扁桃体炎、咽炎、高血压、急性结膜炎、腮腺炎、倒睫、失眠、心悸、皮肤痒疹、痤疮、腰痛、泌尿系疾病。

【施术】

坐、立、俯卧、仰卧均可，单头采血笔常规点刺，手挤出血色浅即止。

20. 耳背穴（降压沟）

【定位】

本穴在耳背处，可以不找穴位，观察细小紫筋瘀络即可，因其刺血治疗高血压效果极佳，故又名降压沟。

【解剖】

血管：外颈动脉之后耳支、浅颞动脉之前耳支、上颌动脉之深耳支合成血管网。神经：有迷走神经之耳支与下颌神经之耳颞支，分布在耳软骨上。

【主治】

高血压、痤疮、黄褐斑、偏头痛、张口困难、扁桃体炎、喉炎、结膜炎。

【施术】

坐位或俯卧位，找准细小紫筋瘀络数条消毒后，小号三棱针斜刺出血，让血自动流出，血尽消毒针孔即可。

21. 廉泉

【定位】

位于人体颈部，当前正中线上，结喉上方，舌骨上缘凹陷处，在颈部正中线与喉结正上方横皱纹交叉处。

【解剖】

布有颈皮神经的分支、舌下神经及舌咽神经的分支，有颈前浅静脉、颈静脉弓、甲状腺下动脉分支。

【主治】

喉痛、喉痒、喉塞、甲状腺炎、中风失语、舌强、咽炎、哮喘、口舌生疮、舌干口燥。

【施术】

患者取仰卧位，医者将穴位皮肉捏起，以免扎伤筋及软骨，取五头采血笔，5 号平罐常规施术，出血量 5~10mL。

注：临床常配合利咽（廉泉旁开嘴角直下连线处）运用，疗效更佳。

22. 天突

【定位】

在颈部，当前正中线上，胸骨上窝中央。

【解剖】

左右胸锁乳突肌之间，深层左右为胸骨舌骨甲状肌，布有皮下颈静脉弓、甲状腺下动脉分支，再深层为气管，再向下，在胸骨柄后方为无名静脉及主动脉弓，布有锁骨上神经前支。

【主治】

气喘、咳嗽、暴喑、咽喉肿痛、呕逆、瘿瘤、梅核气。

【施术】

患者取仰卧位，医者将穴位皮肉捏起，取五头采血笔，5 号平罐常规施术，出血量 5~10mL。

23. 总枢（董氏奇穴）

【定位】

在头部，后发际上 8 分。在风府与哑门中间取穴。此处是头至上背的活动中枢，头部总管人之心智活动，故名为总枢。

【解剖】

在枕骨和第 1 颈椎之间。血管：有枕动脉分支及棘突间静脉丛。神经：为第 3 枕神经与枕大神经分支分布处。

【主治】

本穴在哑门、风府中间，在督脉上，镇静作用甚强，可治疗梅尼埃病、中风后不语、吞咽困难、后头痛、恶心呕吐、醉酒头痛、中风后肢体活动不利等。

【施术】

本穴进针不可超过 3 分，故不采用三棱针刺血，五头采血笔常规点刺，手挤出血即可。

24. 风池

【定位】

在项部，当枕骨之下，与风府相平，胸锁乳突肌与斜方肌上端之间的凹陷处。

【解剖】

依次通过皮肤、皮下组织、斜方肌和胸锁乳突肌之间、头夹肌、头半棘肌、后头大直肌与头上斜肌之间。浅层布有枕小神经和枕动、静脉的分支与属支，深层有枕大神经。

【主治】

头痛、眩晕、失眠、癫痫、中风，目赤肿痛、视物不明、鼻塞、耳鸣、咽喉肿痛、感冒、热病、颈项强痛。

【施术】

五头采血笔常规点刺，手挤出血即可。

25. 颈百劳

【定位】

颈部，第 7 颈椎棘突下直上 2 寸，后正中线旁开 1 寸。

【解剖】

浅层布有第 4、第 5 颈神经后支的皮支，深层布有第 4、第 5 颈神经后支的分支。

【主治】

颈项强痛、咳嗽气喘、瘰疬。

【施术】

俯卧位，取 6 号平罐定罐，取罐消毒后，五头采血笔快速点刺 3 下，复拔罐，出血 5~10mL 后，取罐消毒。

二、背腰部腧穴

背腰部腧穴均属放血疗法范围，脏腑病变及其有关经络之病，刺其背俞穴出血。

1. 大椎

【定位】

其穴在背部正中线上，第 7 颈椎与第 1 胸椎棘突之间的凹陷处，约与肩相平。本穴属督脉，是手、足三阳与督脉交会处，故有诸阳之会之称。

【解剖】

血管：椎后静脉丛、颈横动脉分支、棘突间静脉丛。肌肉：棘上韧带及棘间韧带。神经：第 1 胸神经后支的内侧皮支、第 8 颈神经的后支。

【主治】

发热、颈椎病、支气管哮喘、高血压、中风后遗症、面神经麻痹、三叉神经痛、脑血栓、头痛、耳鸣、精神疾病。

注：颈百劳主治与大椎相近，临床大椎配合颈百劳疗效更佳。

【施术】

（1）端坐微俯首，或俯卧位，颈项后正中最突出的椎棘下缘即是本穴。观察可见患者在此处有瘀络，大多数瘀络不显现，一般是局部皮肤消毒，对准穴位，直刺进针 0.5~1cm，退针血出，血止拔 1 号大罐，出血量 20~50mL，取罐，碘伏消毒针孔，贴封穴贴。

（2）俯卧位，取五头采血笔，2 号罐常规施术，出血量 20~50mL。

2. 背俞穴

【定位】

位于脊椎两旁，从第 3 胸椎棘突下至第 5 腰椎棘突下各向左旁开 1.5 寸处，依次排下共有 14 对穴位，均属足太阳膀胱经，依次为肺俞、厥阴俞、心俞、督俞、膈俞、肝俞、胆俞、脾俞、胃俞、三焦俞、肾俞、气海俞、大肠俞、关元俞。

【解剖】

在胸椎两侧的背俞穴处布有肋间动、静脉后支的内侧支，并有胸神经后支的内侧皮支，以及深层的外侧支通过。在腰椎两侧的背俞穴布有腰神经后支的外侧皮支，以及腰动、静脉后支。

【主治】

背俞穴是临床最常运用的穴位之一，一般用背俞穴治疗相对应的脏腑病变，以及其有关经络之病。

【施术】

（1）俯卧位，选取相关的 1~2 对穴位，消毒皮肤，用三棱针直刺穴位，进针深度根据患者的胖瘦而定，0.3~0.5cm。背部取穴时一定要用中指控制进针深度，以免进针太深引起气胸。针刺时，有的穴位能流出很多血液，血止后用 1 号大罐拔罐，出血量 20~50mL，取罐，消毒针孔，贴封穴贴。

（2）俯卧位，选取相关 1~2 对穴位，取五头采血笔，5 号平罐常规施术，单罐出血量 5~10mL。

3. 夹脊穴

【定位】

在背腰部，当第 1 胸椎至第 5 腰椎棘突下两侧，后正中线旁开 0.5 寸，一侧 17 个穴位。

【解剖】

穴下有皮肤、皮下组织、浅肌层（斜方肌、背阔肌、菱形肌、上后锯肌、下后锯肌）、深层肌（竖脊肌、横突棘肌）。分布有第 1 胸神经至第 5 腰神经的内侧皮支和伴行的动、静脉。深层布有第 1 胸神经至第 5 腰神经后支的肌支，肋间后动、静脉背侧支的分支或属支。

【主治】

主治范围比较广，其中上胸部穴位治疗心肺、上肢疾病，下胸部位治疗胃肠疾病，腰部的穴位治疗腰、腹及下肢疾病。

4. 定喘

【定位】

俯卧位或正坐低头，穴位在背部，第 7 颈椎棘突下，旁开 0.5 寸处，即大椎左右各 1 穴。

【解剖】

在斜方肌、菱形肌、头夹肌、最长肌中，浅层主要布有第 8 颈神经后支的内侧皮支，深层有颈横动静脉的分支或属支及第 8 颈神经，以及第 1 胸神经后支的肌支。

【主治】

咳嗽、哮喘、支气管炎、颈椎病、肩背痛。

【施术】

（1）取坐位低头或俯卧位，常规消毒后，三棱针直刺 0.3~0.5cm，2 号罐拔罐，出血量 5~10mL，取罐消毒。

（2）俯卧位，取五头采血笔，5 号平罐常规施术，出血量 5~10mL。

5. 至阳

【定位】

在背部，当后正中线上，第 7 胸椎棘突下凹陷中。

【解剖】

浅层主要布有第 7 胸神经后支的内侧皮支和伴行的动、静脉。深层有棘突间的椎外（后）静脉丛，第 7 胸神经后支的分支和第 7 肋间后动、静脉背侧支的分支或属支。

【主治】

胸肋胀痛、呃逆、脊强、腰背疼痛、黄疸、胆囊炎、胃肠炎、肋间神经痛。

【施术】

（1）俯卧位，常规消毒后，三棱针浅刺 0.1~0.3cm，取 2 号罐拔罐，出血量

10～20mL，取罐消毒。

（2）俯卧位，取五头采血笔，2 号罐常规施术，出血量 10～20mL。

6. 中枢

【定位】

在背部，当后正中线上，第 10 胸椎棘突下凹陷中。

【解剖】

浅层主要布有第 10 胸神经后支的内侧皮支和伴行的动、静脉。深层有棘突间的椎外（后）静脉丛，第 10 胸神经后支的分支和第 10 肋间后动、静脉背侧支的分支或属支。

【主治】

腰背疼痛、胃痛、呕吐、腹满、腰背神经痛、视神经衰弱、感冒发热恶寒、黄疸。

【施术】

（1）俯卧位，常规消毒后，三棱针浅刺 0.1～0.3cm，取 2 号罐拔罐，出血量 10～20mL，取罐消毒。

（2）俯卧位，取五头采血笔，2 号罐常规施术，出血量 10～20mL。

7. 命门

【定位】

在腰部，后正中线上，第 2 腰椎棘突下凹陷中。

【解剖】

此处有腰动、静脉后支，命门穴深处有一对粗大的肾动脉干，起于腹主动脉水平走向两侧，再分支入肾实质，肾动脉分支至肾上腺处。此外，还有一对动脉直达睾丸处。

【主治】

腰骶疼痛、下肢痿痹、月经不调、赤白带下、盆腔炎、遗精、阳痿、泄泻。

【施术】

（1）在穴位附近常因病情的变化有不同状态的静脉血管显现，患者取坐位或俯卧位，尽量避开棘突，三棱针直刺 0.5～1cm 深度，1 号大罐拔罐，此处大部分瘀血都会喷射而出，出血量较大，医者应控制好出血量，把握出血量在 100mL 左右。

（2）俯卧位，取五头采血笔，5 号平罐常规施术，单罐出血量 10～20mL。

8. 腰阳关

【定位】

在腰部，后正中线上，第 4 腰椎棘突下凹陷中。

【解剖】

依次有棘上韧带、棘间韧带、弓间韧带，浅层主要布有第 4 腰神经后支的内侧支和伴行的动、静脉，深层有棘突间的椎外静脉丛，第 4 腰神经后支的分支和第 4 腰动、静脉的背侧支的分支和属支。

【主治】

腰骶疼痛、下肢痿痹、月经不调、带下、遗精、阳痿。

【施术】

同命门。

9. 腰俞

【定位】

在骶部，后正中线上，骶管裂孔处。

【解剖】

依次有骶尾背侧韧带、骶管，浅层主要布有第 5 骶神经的后支，深层有尾丛。

【主治】

腰脊强痛、下肢痿痹、月经不调、痔疮、脱肛、便秘、癫痫。

【施术】

同命门。

10. 长强

【定位】

在尾骨端下，当尾骨端与肛门连线的中点处。

【解剖】

浅层主要布有尾神经的后支。深层有阴部神经的分支，肛神经，阴部内动、静脉的分支或属支，肛动、静脉。

【主治】

痔疾、便血、大小便不利、阴部湿痒、尾骶骨疼痛、腰神经痛、颈项疼痛、后头痛。

【施术】

（1）俯卧位，寻找瘀络，常规消毒后，三棱针浅刺 0.1~0.3mL，1 号大罐拔罐，出血量 10~20mL，取罐消毒。

（2）俯卧位，此处应提捏起穴位皮肉（此处皮肉薄，应避免刺及骨膜，减轻疼痛），取五头采血笔，2 号罐常规施术，出血量 10~20mL。

11. 天宗

【定位】

在肩胛区，肩胛冈中点与肩胛骨下角连线上 1/3 与下 2/3 交点凹陷中。

【解剖】

在冈下窝中央冈下肌中，有旋肩胛动、静脉肌支，布有肩胛神经。

【主治】

肩胛疼痛、肩背部损伤、气喘。

【施术】

（1）俯卧位，常规消毒后，三棱针直刺 0.3~0.5cm，2 号平罐拔罐，出血量 5~10mL，取罐消毒针孔。

（2）俯卧位，取五头采血笔，5 号平罐常规施术。出血量 5~10mL。

12. 肩外俞

【定位】

第 1 胸椎棘突下旁开 3 寸。

【解剖】

在肩胛骨内侧角边缘，表层为斜方肌，深层为肩胛提肌和菱形肌，有颈横动、静脉，布有第 1 胸神经后支内侧皮支，肩胛背神经和皮神经。

【主治】

肩背疼痛、颈项强急等肩背、颈项痹证。

【施术】

（1）俯卧位，常规消毒后，三棱针直刺 0.3~0.5cm，2 号平罐拔罐，出血量 5~10mL，取罐消毒针孔。

（2）俯卧位，取五头采血笔，5 号平罐常规施术，出血量 5~10mL。

13. 解毒穴（董氏奇穴）

【定位】

在肩胛骨与肱骨连接之叉口下。

【解剖】

肌肉：在肩关节后下方，肩胛骨外侧缘三角肌后缘，下层是大圆肌。血管：有旋肩胛动脉。神经：分布有腋神经分支、肩胛神经。

【主治】

本穴能泌别清浊，利尿利湿，疏利三焦，调整内分泌，增强免疫功能，具有强大的解毒功效，是临床最常用的解毒要穴，能治疗药物中毒、各种虫毒、狐臭、食物中毒、各种疗疮走毒。

14. 三金穴（董氏奇穴）

【定位】

此穴组有 3 个穴：金斗、金吉、金陵，全为"金"开头，故名"三金"。金斗、金吉、金陵分别位于第 3、第 4、第 5 胸椎棘突下旁开 3 寸处，相当于膀胱经之魄户、膏肓、神堂。

【解剖】

肌肉：有斜方肌、菱形肌，深层为最长肌。血管：布有第 3~5 肋间脉、静脉。神经：正当第 3~5 胸神经后支内侧皮支，第 2~5 胸神经后支外侧皮支。

【主治】

膝关节痛。

【施术】

俯卧位，取五头采血笔，5 号平罐常规施术，单罐出血量 5~10mL。

15. 精枝穴（董氏奇穴）

【定位】

此穴组包括金精、金枝 2 穴，即以两穴之"精"与"枝"，取名"精枝"。两穴分别位于第 2 胸椎及第 3 胸椎旁开 6 寸处。

【解剖】

肌肉：在肩胛冈内端边缘，有斜方肌、菱形肌，深层为髂肋肌。血管：有第 3~5 肋臂动脉背侧支、颈横动脉降支。神经：胸神经、肩胛背神经、最深层为肋间神经干。

【主治】

治疗小腿酸胀疼痛，效果极为迅速而突出。

【施术】

俯卧位，取五头采血笔，5 号平罐常规施术，单罐出血量 5~10mL。

16. 金林穴（董氏奇穴）

【定位】

此穴组由金神、木原、木太组成，系一金加二木，故称"金林"。金神、木原、木太 3 穴分别位于第 4、第 5、第 6 胸椎外开 6 寸处，亦即紧接于精枝穴下。

【解剖】

肌肉：在肩胛冈内端边缘，有斜方肌、菱形肌，深层为髂肋肌。血管：有第 3~6 肋间动脉背侧支。神经：有胸神经后支内侧皮支，胸神经后支外侧皮支，并有肩胛背神经分布。

【主治】

治疗大腿及坐骨神经痛确有卓效。

【施术】

俯卧位，取五头采血笔，5号平罐常规施术，单罐出血量5~10mL。

17. 冲霄穴（董氏奇穴）

【定位】

包括第20椎下之妙巢穴，第21椎下之上对穴及上对穴下之1寸之上高穴，共3穴。

【解剖】

肌肉：小臀肌。神经：尾骨神经、臀上神经、坐骨神经。血管：骶中动、静脉后支及棘突间静脉丛。

【主治】

头骶对应，能治疗小脑痛、小脑发胀、项骨正中胀痛。

【施术】

（1）俯卧位，找到穴位附近瘀络点，常规消毒后，三棱针刺入0.5~1cm，退针血出，1号大罐拔罐，此处血量大易喷射，控制出血量在50~100mL，取罐消毒针孔，贴封穴贴。

（2）俯卧位，取五头采血笔，5号平罐常规施术，单罐出血量5~10mL。

18. 八髎穴

【定位】

八髎穴均属足太阳膀胱经，即上髎、次髎、中髎、下髎，因是两侧对称取穴，简称"八髎"。八髎穴分别位于第1~4骶骨后孔中。取4穴附近显现的静脉血管，因4穴紧靠在一起，所以取静脉刺血时只要在此范围内即可。

【解剖】

有髂外侧动、静脉后支。布有第1~4骶神经后支，有脊神经骶第1~2的皮神经节段分布，骶骨前方的盆腔内有丰富的血管和自主神经丛，布有骶交感干、腹下丛、骶丛、盆丛、直肠丛、膀胱丛等。

【主治】

直肠下垂、子宫脱垂、膀胱结石、子宫内膜炎、痛经、继发性闭经、不孕症、阳痿、早泄、不射精、前列腺炎、前列腺增生、睾丸炎、坐骨神经痛、骶髂关节炎等。

【施术】

（1）以坐位最佳，身体前倾腰部弓起，这样腰骶部血管易显现，常规消毒后，三棱针直刺血管，深度可因人而异，一般在 0.4~1cm，如刺一针出血不理想，可在附近再刺，刺激量大、效果好，血止拔 1 号大罐。总出血量 50~100mL，取罐消毒针孔。

（2）俯卧位，观察病变血络，消毒后，三棱针直刺出血，深度 0.4~1cm，1 号大罐拔罐，总出血量 50~100mL，取罐消毒。

（3）俯卧位，取五头采血笔，5 号平罐常规施术，单罐出血量 5~10mL。

三、胸腹部腧穴

1. 喉蛾九穴（董氏奇穴）

【定位】

在喉结及其上 1 寸与下 1 寸 5 分处，另加该 3 处各左右旁开 1 寸 5 分处，共九穴。

【解剖】

神经：布有颈皮神经的分支、舌下神经及舌咽神经的分支。血管：颈前浅静脉、颈静脉弓、甲状腺下动脉分支。

【主治】

此穴治疗之喉蛾、喉痛、甲状腺炎、喉痒、痰塞喉管不出（呼吸困难，状如哮喘），皆为喉部病变。此为局部取穴治病，系以急症为主。

【施术】

仰卧抬头，此处应将穴位部皮肉提捏起，取五头采血笔，6 号罐常规施术，单罐出血量 5~10mL。

2. 金五穴（董氏奇穴）

【定位】

在胸骨上端半月状之下陷凹处，每下 1 节为 1 穴，共 5 穴。

【解剖】

肌肉：胸大肌、胸小肌，深层则为肋间内外肌。血管：有胸肩峰动脉、静脉，以及胸外侧动脉、静脉分支。神经：有胸前神经分支。

【主治】

此穴组顺气功能极强，能治疗食道病、气管不顺、咳喘、呃逆、甲状腺疾病、消化不良、食积、胸痛等。

【施术】

仰卧位，取五头采血笔，6 号罐常规施术，单罐出血量 5~10mL。

3. 膻中

【定位】

位于前正中线上，平第 4 肋间，两乳头连线的中点。

【解剖】

在胸骨体上，有胸廓（乳房）内动、静脉的前穿支，布有第 4 肋间神经前皮支的内侧支。

【主治】

胸痹心痛、腹部疼痛、心悸、心烦、呼吸困难、呃逆、咳嗽、气喘、乳腺炎、甲状腺疾病、围绝经期综合征。

【施术】

（1）仰卧位，观察局部瘀络，常规消毒后，三棱针浅刺 0.1~0.2cm，取 4 号罐拔罐，出血量 10~20mL，取罐消毒。

（2）仰卧位，提捏起穴位皮肉，取五头采血笔，2 号平罐常规施术，出血量 10~20mL。

4. 中府

【定位】

位于胸部，横平第 1 肋间隙，锁骨下窝外侧，前正中线旁开 6 寸。

【解剖】

当胸大肌、胸小肌处，内侧深层为第 1 肋间内、外肌；上外侧有腋动、静脉，胸肩峰动、静脉；布有锁骨上神经中间支、胸前神经分支及第 1 肋间神经外侧皮支。

【主治】

咳嗽、气喘、胸满胀痛等肺部疾病。

【施术】

（1）仰卧位，观察局部瘀络，常规消毒后，三棱针浅 0.1~0.2cm，取 4 号罐拔罐，出血量 10~20mL，取罐消毒。

（2）仰卧位，此处应提捏起穴位皮肉，取五头采血笔，5 号平罐常规施术，出血量 5~10mL。

5. 乳腺四穴（何氏奇穴）

【定位】

以乳头为中点，上下左右旁开 3 寸各 1 穴。

【解剖】

深层有肋间内、外肌；有肋间动脉、胸壁浅静脉；有第 5 肋间神经外侧皮支，深层为肋间神经干。

【主治】

胸下满闷、乳腺增生、乳腺炎、咳逆、臂肿痛。

【施术】

仰卧位，观察瘀络或脓包点，常规消毒，三棱针直刺 1~1.5cm，退针拔 2 号罐，出血量 50~100mL，取罐消毒，若还有脓液流出，可复拔 1 次。

6. 期门

【定位】

位于胸部，当乳头直下，第 6 肋间隙，前正中线旁开 4 寸。

【解剖】

有腹直肌、肋间肌；有肋间动、静脉；布有第 6、第 7 肋间神经。

【主治】

胸胁胀满疼痛、呕吐、呃逆、吞酸、腹胀、胸中热、喘咳、奔豚。

【施术】

（1）仰卧位，此处有明显反应点，常规消毒，三棱针直刺 0.2~0.4cm，2 号罐拔罐，出血量 10~20mL，取罐消毒。

（2）仰卧位，提捏起穴位皮肉，取五头采血笔，2 号罐常规施术，出血量 10~20mL。

7. 胃七穴（董氏奇穴）

【定位】

从歧骨下缘凹陷处起，直下 1 寸 1 穴，共 3 穴，旁开 1 寸 5 分各 2 穴（两边 4 穴）。

【解剖】

肌肉：在腹直肌内缘。血管：有腹壁上静脉。神经：分布有第 7 肋间神经。右侧当立位时为肝下缘，卧位时为胃幽门部，左侧当胃幽门部，左为肝左叶，右为肝右叶。

【主治】

急慢性胃炎、胃胀、胃痛。

【施术】

仰卧位，取五头采血笔，5 号平罐常规施术，单罐出血量 5~10mL。

8. 中脘

【定位】

在上腹部，前正中线上，脐中上 4 寸。

【解剖】

依次有腹白线、腹横筋膜、腹膜外脂肪、壁腹膜，浅层主要有第 8 胸神经前支的前皮支和腹壁浅静脉的属支，深层主要有第 8 胸神经前支的分支。

【主治】

胃痛、呕吐、吞酸、腹胀、食不化、泄泻、黄疸、咳喘痰多、失眠。

【施术】

（1）仰卧位，常规消毒，观察腹壁静脉血管显露时，三棱针直刺 0.2～0.4cm，2 号罐拔罐，出血量 5～10mL，取罐消毒。

（2）仰卧位，取五头采血笔，5 号平罐常规施术，出血量 5～10mL。

9. 天枢

【定位】

位于腹部，横平脐中，前正中线旁开 2 寸。

【解剖】

当腹直肌及其鞘处，有第 10 肋间动、静脉分支及腹壁下动、静脉分支，布有第 10 肋间神经分支，深部为小肠。

【主治】

腹痛、腹泻、腹胀、便秘、痢疾、月经不调、痛经。

【施术】

（1）仰卧位，常规消毒，观察腹壁静脉血管显露时，三棱针直刺 0.2～0.4cm，2 号罐拔罐，出血量 5～10mL，取罐消毒。

（2）仰卧位，取五头采血笔，5 号平罐常规施术，出血量 5～10mL。

10. 带脉

【定位】

侧腹部，当第 11 肋骨游离端下方垂线与脐水平线的交点上。

【解剖】

浅层布有第 9、第 10、第 11 胸神经前支的外侧皮支和伴行的动、静脉，深层有第 9、第 10、第 11 胸神经前支的肌支和相应的动、静脉。

【主治】

闭经、月经不调、赤白带下、腹痛、疝气、腰胁痛、子宫内膜炎、附件炎、盆腔炎、肥胖症。

【施术】

（1）仰卧位，常规消毒，观察腹壁静脉血管显露时，三棱针直刺 0.2～0.4cm，2 号罐拔罐，出血量 5～10mL，取罐消毒。

（2）仰卧位，取五头采血笔，5 号平罐常规施术，出血量 5～10mL。

11. 气海

【定位】

下腹部前正中线上，脐下 1.5 寸。

【解剖】

在腹白线上，依次有腹横筋膜、腹膜外脂肪、壁腹膜，浅层主要有第 11 胸神经前支的前皮支和脐周静脉网，深层主要有第 11 胸神经前支的分支。

【主治】

腹痛、泄泻、便秘、遗尿、阳痿、遗精、闭经、痛经、崩漏、带下、中风脱证、虚劳。

【施术】

（1）仰卧位，常规消毒，观察腹壁静脉血管显露时，三棱针直刺 0.2～0.4cm，2 号罐拔罐，出血量 5～10mL，取罐消毒。

（2）仰卧位，取五头采血笔，5 号平罐常规施术，单罐出血量 5～10mL。

12. 关元

【定位】

下腹部，前正中线上，脐中下 3 寸。

【解剖】

依次有腹白线、腹横筋膜、腹膜外脂肪、壁腹膜，浅层主要有第 12 胸神经前支的前皮支和腹壁浅动、静脉的分支和属支，深层主要有第 12 胸神经前支的分支。

【主治】

腹痛、泄泻、便秘、遗尿、阳痿、遗精、闭经、痛经、崩漏、带下、中风脱证、虚劳。

【施术】

同气海。

13. 中极

【定位】

下腹部，前正中线上，脐中下 4 寸。

【解剖】

依次有腹白线、腹横筋膜、腹膜外脂肪、壁腹膜，浅层主要有髂腹下神经的前支和腹壁浅动、静脉的分支和属支，深层有髂腹下神经的分支。

【主治】

癃闭、遗尿、尿频、月经不调、带下、痛经、崩漏、阴挺、遗精、阳痿、疝气。

【施术】

同气海。

14. 曲骨

【定位】

在前正中线上，耻骨联合上缘的中点处。

【解剖】

依次有腹白线、腹横筋膜、腹膜外脂肪、壁腹膜，浅层主要有髂腹下神经的前皮支和腹壁浅静脉的属支，深层有髂腹下神经的分支。

【主治】

月经不调、痛经、带下、小便不利、遗尿、遗精、阳痿、阴囊湿疹。

【施术】

同气海。

15. 水道

【定位】

下腹部，脐中下 3 寸，前正中线旁开 2 寸。

【解剖】

当腹直肌及其鞘处，有第 12 肋间动、静脉分支，外侧为腹壁下动、静脉，布有第 12 肋间神经（内部为小肠）。

【主治】

小腹胀满、小便不利、痛经、不孕、疝气。

【施术】

（1）仰卧位，常规消毒，观察腹壁静脉血管显露时，三棱针直刺 0.2~0.4cm，2 号罐拔罐，出血量 5~10mL，取罐消毒。

（2）仰卧位，取五头采血笔，5 号平罐常规施术，出血量 5~10mL。

16. 子宫、卵巢

【定位】

两穴均位于下腹部。子宫在脐中下 4 寸，前正中线旁开 3 寸；卵巢在曲骨旁开

5寸。

【解剖】

在腹内，外斜肌中。穴区浅层有髂腹下神经和腹壁下动脉分布。再深层进入腹腔刺及小肠。

【主治】

盆腔炎、月经不调、痛经、卵巢囊肿、阴挺、不孕症、子宫肌瘤等妇科疾病。

【施术】

（1）仰卧位，常规消毒，观察腹壁静脉血管显露时，三棱针直刺0.2~0.4cm，2号罐拔罐，出血量5~10mL，取罐消毒。

（2）仰卧位，取五头采血笔，5号平罐常规施术，出血量5~10mL。

17. 三阴穴（夹阴穴、重阴穴）（何氏奇穴）

【定位】

重阴穴在会阴穴和前阴连线的中点；夹阴穴即腹股沟的中点，平阴根的水平线上。

【解剖】

浅层布有股后皮神经会阴支，阴部神经的会阴神经分支，深层有阴部神经的分支和阴部内动、静脉的分支或属支。

【主治】

前列腺炎、遗精、阳痿、月经不调、不孕不育等。

【施术】

（1）仰卧位，常规消毒，观察腹壁静脉血管显露时，三棱针直刺0.2~0.4cm，2号罐拔罐，出血量5~10mL，取罐消毒针孔。

（2）仰卧位，取五头采血笔，5号平罐常规施术，单罐出血量5~10mL。

18. 气冲

【定位】

在腹股沟稍上方，当脐中下5寸，距前正中线2寸。

【解剖】

浅层：腹壁浅动、静脉，第12胸神经前支和第1腰神经前支的外侧皮支及前皮支。深层：下外侧在腹股沟管内有精索（或子宫圆韧带）、髂腹股沟神经和生殖股神经生殖支。

【主治】

疝气、偏坠、睾丸肿痛、小便淋沥、月经不调、带下、遗精、阳痿。

【施术】

（1）仰卧位，常规消毒，观察腹壁静脉血管显露时，三棱针直刺 0.2~0.4cm，2号罐拔罐，出血量 5~10mL，取罐消毒。

（2）仰卧位，取五头采血笔，5号平罐常规施术，出血量 5~10mL。

四、上肢部腧穴

1. 肩髃、肩髎

【定位】

肩髃、肩髎均位于肩部。肩髃在锁骨肩峰端与肱骨大结节之间，三角肌上部中央凹陷处；肩髎在肩髃穴后 1 寸凹陷中，位于肩峰突起之后下方。

【解剖】

肩髃下有三角肌、三角肌下囊、冈上肌腱。肩髎下有肱三头肌、小圆肌、大圆肌、背阔肌腱，浅层分布着锁骨上外侧神经，深层有腋神经和旋肱后动、静脉。

【主治】

肩臂疼痛、臂丛神经炎、肩关节周围炎、类风湿关节炎、风湿性关节炎、肱二头肌长头腱鞘炎等。

【施术】

（1）俯卧位，取两穴附近显现的小静脉血管，消毒皮肤后，三棱针直刺 0.3~0.5cm，退针血出，拔 4 号 U 形罐，单罐出血 10~20mL 后，取罐消毒。

（2）俯卧位，穴位附近小静脉血管不明显时，按压寻找疼痛点、反应点、敏感点。取五头采血笔，4 号 U 形罐常规施术，出血量 10~20mL。

2. 臂臑

【定位】

在臂外侧，三角肌止点处，当曲池与肩髃连线上，曲池上 7 寸。

【解剖】

在臂外侧，三角肌处，浅层有臂外侧上、下皮神经，深层有肱动脉的肌支。

【主治】

肩臂疼痛、颈项强急、瘿气、瘰疬、肩关节周围炎、急性结膜炎等。

【施术】

（1）仰卧位，观察局部瘀络，常规消毒后三棱针直刺 0.2~0.3cm，取 4 号 U 形罐拔罐，出血量 10~20mL，取罐消毒。

（2）仰卧位，医者用手按压寻找明显疼痛反应点，取五头采血笔，4 号平罐常规施术，出血量 10~20mL。

3. 肘髎

【定位】

位于肘区，肱骨外上髁上缘，髁上嵴的前缘。

【解剖】

在肱骨外上髁上缘肱桡肌起始部，肱三头肌外缘，有桡侧副动脉，布有前臂背侧皮神经及桡神经。

【主治】

肘臂部疼痛、麻木、挛急等。

【施术】

（1）俯卧位，常规消毒，三棱针直刺 0.2~0.3cm，4 号 U 形罐拔罐，出血量 10~20mL，取罐消毒针孔。

（2）俯卧位，取五头采血笔，4 号 U 形罐常规施术，出血量 10~20mL。

4. 曲泽

【定位】

位于肘横纹中，在肱二头肌腱尺侧缘处显现的静脉血管上取穴。

【解剖】

此处浅静脉有肘正中静脉和贵要静脉通过，深层有肱动、静脉，所以在针刺时一定要避开肱动脉血管，布有正中神经主干，针刺时碰到正中神经有触电样麻感。

【主治】

心脑血管病，肝、胆、脾、胃疾病，高血压，部分传染病、精神及神经系统疾病，结缔组织及过敏性疾病，周围血管病，胸部及乳房疾病，不孕症与闭经，腋窝处炎症，颈、肩、上肢骨病等。

【施术】

（1）仰卧位，掌心朝上，止血带扎住手肘上方，观察穴位附近显现的静脉血管，消毒皮肤后，用三棱针直刺 0.3~0.5cm，退针血出，血尽拔 4 号 U 形罐，出血 10~30mL 后，取罐消毒针孔。

（2）仰卧位，掌心朝上，观察病变静脉不明显时，取五头采血笔，4 号 U 形罐常规施术，出血量 10~30mL。

5. 曲池

【定位】

取肘横纹外端凹陷处，当尺泽与肱骨外上髁连线之中点。肘骨曲角内缘凹陷中，当屈肘之时，穴处有凹形似浅池，故名曲池。

【解剖】

血管：桡返动、静脉的分支。肌肉：桡侧腕长伸肌起始部，肱桡肌的桡侧。神经：前臂外侧皮神经，内侧深层为桡神经本干。

【主治】

高血压、皮肤病、头痛、鼻炎、面肌痉挛、三叉神经痛、肘部关节病、肩关节周围炎等。

【施术】

（1）俯卧位，双手屈肘向前，观察穴位附近病变浅静脉，止血带扎住肘关节上方，消毒皮肤后，三棱针直刺 0.3~0.5cm，退针出血，血止拔 4 号 U 形罐，单罐出血 10~30mL 后，取罐消毒。

（2）俯卧位，双手屈肘向前，观察穴位附近病变静脉不明显时，取五头采血笔，4 号 U 形罐常规施术，出血量 10~30mL。

6. 少海

【定位】

位于肘横纹内侧端，此处有时有静脉显现，但不如曲泽处多见。

【解剖】

此处浅静脉可见贵要静脉，并有尺侧下副动、静脉和尺侧返动、静脉通过。浅层神经有前臂内侧皮神经，深层有尺神经，偏桡侧处有正中神经通过。

【主治】

基本上同于曲泽，但更偏重于心脏的疾患，另可治疗上肢尺侧及腋窝处疼痛，如尺神经损伤及肩关节周围炎导致的肱三头肌处疼痛等。

【施术】

（1）仰卧位，止血带扎住肘部上方，观察穴位附近病变浅静脉，常规消毒后，三棱针直刺 0.2~0.4cm，退针血出，血止拔 4 号 U 形罐，出血 10~30mL 后，取罐消毒针孔。

（2）仰卧位，观察穴位附近病变静脉不明显时，取五头采血笔，4 号 U 形罐常规施术，出血量 10~30mL。

7. 尺泽

【定位】

平手取穴，在肘窝横纹上，有一大筋，在大筋之外侧，屈肘时有一大凹陷处是穴。取穴时将肘稍弯向上，可见大筋隆起，贴筋取穴。

【解剖】

肌肉：在肘关节当肱二头肌腱之外方肱桡肌始部。血管：有桡侧返动、静脉之分支，头静脉。神经：布有前臂外侧皮神经，直下为桡神经本干。

【主治】

头面部疾病、气喘、咳嗽、扁桃体炎、肺炎、发热、咽喉肿痛、头痛、肩痹痛、颈椎病、手胀、手麻、高血压、精神病、心脏病变、胃炎、腹痛、遗尿、闪腰、岔气、筋挛拘急之病、半身不遂、腰痛、膝关节痛。

【施术】

（1）仰卧位，用止血带扎紧手肘上部，观察颜色变异、形态扭曲之静脉，消毒皮肤后，三棱针进针 0.3~0.5cm，退针血出，此处出血量大、易喷射，医者应做好防护，血止拔罐，出血 10~30mL 后，取罐消毒针孔。

（2）仰卧位，静脉瘀络观察不明显时，取五头采血笔，4 号 U 形罐常规施术，出血量 10~30mL。

8. 支沟

【定位】

在前臂背侧，当阳池与肘尖的连线上，腕背横纹上 3 寸；伸臂俯掌，尺骨与桡骨之间，与间使相对处取穴。

【解剖】

在尺骨与桡骨之间，深部有小指伸肌、拇长伸肌和前臂骨间膜；布有头静脉、贵要静脉的属支，以及骨间后动、静脉；有前臂后皮神经和骨间后神经分布。

【主治】

头痛、耳鸣、耳聋、中耳炎、目赤、目痛、暴喑、咽肿、咳引胁痛、胸膈满闷、逆气、便秘、呕吐、泄泻、经闭、胁肋痛、肩臂腰背酸痛、手指震颤、腕臂无力、缠腰火丹、丹毒。

【施术】

（1）仰卧位，观察局部瘀络，常规消毒后三棱针直刺 0.2~0.3cm，取 4 号平罐拔罐，单罐出血量 10~20mL。

（2）仰卧位，取五头采血笔，4 号平罐常规施术，出血量 10~20mL。

9. 外关

【定位】

位于前臂背侧，在前臂后区，当阳池与肘尖的连线上，腕背侧远端横纹上 2 寸，尺骨与桡骨间隙中点。

【解剖】

在尺骨与桡骨之间，深部有小指伸肌、指伸肌、拇长伸肌和食指伸肌；布有头静脉和贵要静脉的属支，骨间后动、静脉；布有前臂后皮神经和骨间后神经。

【主治】

头痛、偏头痛、颊痛、目赤肿痛、耳鸣、耳聋等头面五官疾患，热病，胁肋痛，上肢痹痛，肘部酸痛，手臂疼痛，肋间神经痛，瘰疬。

【施术】

（1）仰卧位，观察局部瘀络，常规消毒后三棱针直刺 0.2~0.3cm，取 4 号平罐拔罐，出血量 10~20mL，取罐消毒针孔。

（2）仰卧位，取五头采血笔，4 号平罐常规施术，出血量 10~20mL。

10. 内关

【定位】

在前臂掌侧，当曲泽与大陵的连线上，腕横纹上 2 寸，掌长肌腱与桡侧腕屈肌腱之间。

【解剖】

在掌长肌腱与桡侧腕屈肌腱之间，深部为旋前方肌。有前臂正中静脉、正中动脉和骨间前动、静脉分布；布有前臂内、外侧皮神经，深层有正中神经干及骨间前神经分布。

【主治】

心痛、心悸、胸闷、胸痛、胃痛、呕吐、呃逆、失眠、上肢痹痛、手胀、手麻。

【施术】

仰卧位，提捏起穴位皮肉，取五头采血笔，5 号平罐常规施术，出血量 5~10mL。

11. 神门

【定位】

位于腕部，腕掌侧横纹尺侧端，尺侧腕屈肌腱的桡侧凹陷处。

【解剖】

在尺侧腕屈肌与指浅屈肌之间，深层为指深屈肌；有尺动脉通过；布有前臂内侧皮神经，尺侧为尺神经。

【主治】

心痛、心烦、惊悸、怔忡、健忘、失眠、痴呆、癫狂痫、晕车等心与神志病证。

【施术】

仰卧位，提捏起穴位皮肉，取五头采血笔，5 号平罐常规施术，出血量 5~10mL。

12. 阴郄

【定位】

在前臂掌侧，当尺侧腕屈肌腱的桡侧缘，腕横纹上 0.5 寸。

【解剖】

在尺侧腕屈肌与指浅屈肌之间，深层为指深屈肌；有尺动脉通过，布有前臂内侧皮神经，尺侧为尺神经。

【主治】

心痛、惊悸、骨蒸盗汗、失眠。

【施术】

仰卧位，提捏起穴位皮肉，取五头采血笔，5 号平罐常规施术，出血量 5～10mL。

13. 三阳穴（阳溪、阳池及阳谷）

【定位】

位于腕关节背横纹上，阳溪在背横纹桡侧，阳池位于背横纹中央，阳谷在背横纹尺侧。

【解剖】

阳溪处有头静脉分支，桡动、静脉及其腕背支分布，布有桡神经浅支。阳池处有腕背静脉网，腕背动、静脉，布有尺神经手背支和前臂背侧皮神经末支。阳谷处有腕背侧动、静脉，布有尺神经手背支。

【主治】

风湿性关节炎、类风湿关节炎、反应性关节炎、创伤性关节炎的腕部肿胀疼痛，以及腕管综合征和上肢的瘫痪。

【施术】

（1）仰卧位，手背向上伸出，观察穴位附近颜色青紫的小静脉，止血带扎住手腕上方，常规消毒后，三棱针直刺 0.2～0.4cm，退针血出，血止拔 5 号 U 型罐，出血 5～10mL 后，取罐消毒针孔。

（2）仰卧位，观察穴位附近病变静脉不明显时，取五头采血笔，5 号 U 形罐常规施术，出血量 5～10mL。

14. 戒烟穴

【定位】

在手部，列缺和阳溪连线的中点处，双手虎口交叉，食指指腹搭在手臂上，能感觉到一个凹陷的位置就是戒烟穴。

【主治】

烟草依赖。

【施术】

仰卧位，提捏起穴位皮肉，取五头采血笔，5号平罐常规施术，出血量5~10mL。

15. 合谷

【定位】

在手背，第1、第2掌骨间，当第2掌骨桡侧的中点处；或以一手的拇指指间关节横纹，放在另一手拇、食指之间的指蹼缘上，当拇指尖下是穴。

【解剖】

有桡神经浅支，深部有正中神经的指掌侧固有神经，并有手背静脉网，近侧为桡动脉从手背穿向手掌之处。

【主治】

发热、头痛、目赤肿痛、鼻衄、血渊、咽喉肿痛、齿痛、耳聋、面肿、口眼㖞斜、中风口噤。

【施术】

（1）仰卧位，此处病变青筋明显，常规消毒后，三棱针直刺0.2~0.3cm，取5号平罐拔罐，出血量5~10mL，取罐消毒针孔。

（2）仰卧位，提捏起穴位皮肉，取五头采血笔，5号平罐常规施术，出血量5~10mL。

16. 中渚

【定位】

手背部，掌指关节的后方，第4、第5掌骨间凹陷处。

【解剖】

血管：手背静脉网及第4掌背动脉。肌肉：第4骨间肌。神经：尺神经分布的手背皮支。

【主治】

腕关节软组织损伤、炎症、囊肿，上肢神经损伤，耳聋，耳鸣。

【施术】

（1）仰卧位，观察穴位附近明显血络，常规消毒后，三棱针斜刺0.2~0.3cm，退针血出，血止拔6号平罐，出血5~10mL后，取罐消毒针孔。

（2）仰卧位，如观察穴位附近无明显瘀络，取五头采血笔，6号罐常规施术，出血量 5～10mL。

注：本穴刺血后容易出现血肿，嘱患者保持半握拳状，可避免之。

17. 鱼际

【定位】

手掌大鱼际处，第 1 掌骨中点赤白肉际处，取显露的青蓝色小静脉血管。

【解剖】

有头静脉的小静脉支，布有桡神经浅支。

【主治】

肺系疾病，如咳嗽气喘、咽喉肿痛、失音、发热等。

【施术】

患者仰掌，医者左手托住患者手掌，右手持三棱针直刺小静脉血管 0.2～0.3cm，要快而准，退针血出，血止拔罐，出血 5～10mL 后，取罐消毒针孔。

18. 四缝

【定位】

在第 2、第 3、第 4、第 5 指的掌面，当第 2 指关节横纹中点。

【解剖】

有指浅、深层肌腱，指腱鞘，指十字韧带，指关节腔；布有指掌侧固有动、静脉；布有指掌侧面固有神经。

【主治】

四缝是治疗疳积的经验特效穴，有健运脾胃、补益气血、通调腑气、理气消疳、祛痰导滞之功，主要用于治疗小儿疳积、消化不良、小儿腹泻、百日咳、脾胃口臭、痤疮等。

【施术】

（1）从食指的四缝开始，经中指、无名指、小指循环往复地来回按揉，常规消毒后，用注射针头（大人 12 号，小孩 7 号）点刺小青筋或穴位，挤出少量乳黄色透明状黏液或出血后，消毒即可。

（2）提捏起穴位皮肉，单头采血笔常规施术，手挤血至出血色浅即止。

19. 十宣

【定位】

位于手指十指尖端，距离指甲游离端缘 0.1 寸。

【解剖】

有皮肤和皮下组织。分别布有正中神经和尺神经。

【主治】

十宣是人体的经外奇穴，是最常运用的穴位之一。十宣放血有清热开窍醒神的功效，治疗高热、卒中、心脑血管疾病、中风后遗症、咽喉肿痛、高血压、手胀、手麻、头昏脑涨，是闭证、厥证的急救穴。

【施术】

仰卧位或任何体位均可，揉搓十指，一手捏紧指尖，单头采血笔常规施术，手挤血色浅即止。

20. 手井穴

【定位】

即位于手部的十二经络之井穴。对应经络指甲根角侧上方 0.1 寸。

【解剖】

布有指掌侧固有动、静脉，以及指背动、静脉形成的动、静脉网。分布有指掌侧固有神经、指背神经及前臂外侧神经。

【主治】

急救要穴，泄诸经之热。主要用于热性病的急救，主治一切痧暑急症、中风猝倒、人事不省、高血压、急性炎症、心脏麻痹、发热、头痛、脏腑内科疾病、局部和经循所至疾病。

【施术】

仰卧位或任何体位均可，揉搓手指头，一手捏紧手指头，一手持单头采血笔常规施术，手挤血至出血色浅即止。

21. 八邪

【定位】

别名八关、八关大刺。在手背侧，微握拳，第 1～5 指间，指蹼缘后方赤白肉际处，左右共 8 穴。

【解剖】

在拇收肌和骨间肌中。穴区浅层有桡神经浅支的手背支、尺神经手背支和手背静脉网分布；深层有尺神经肌支和掌背动脉分布。

【主治】

手背肿痛、手指麻木、手指关节疾患、头项五官病证、头痛、项痛、咽痛、目痛、牙痛，还可用于烦热、疟疾、毒蛇咬伤等。

【施术】

患者取仰卧位，观察此处有细小瘀络，常规消毒后，三棱针斜刺 0.1～0.2cm，手挤出血，色浅即止。

22. 制污（董氏奇穴）

【定位】

制污位于大指背中央线，计 3 穴，取穴采用四点三分法。制污者，本穴以作用命名。

【解剖】

血管：指掌侧及背侧固有动脉形成之血管网。肌肉：伸指总肌。神经：桡、正中神经之背侧固有神经。

【主治】

各种炎症、疮疡、刀伤、烫伤或伤口溃疡出水，久不收口，还可治疗中耳炎及带状疱疹。

【施术】

消毒皮肤后，三棱针斜刺出血，手挤血至血出色浅即止。

五、下肢部腧穴

1. 环跳

【定位】

在臀区，股骨大转子最凸点与骶管裂孔连线上的外 1/3 与 2/3 交点处。简便取穴：于股骨大转子后方凹陷处，约当股骨大转子与骶管裂孔连线的外、中 1/3 交点处取穴；或取侧卧位，伸下腿，屈上腿成 90°，以小指关节横纹按在大转子上，拇指指向脊柱，当拇指指尖止处即是穴。

【解剖】

皮肤、皮下组织、臀肌筋膜、臀大肌、坐骨神经、闭孔内肌（腱）与上孖肌、下孖肌。有髂腹下神经的外侧支和臀上皮神经的双重分布。皮下筋膜发达，富有纤维和脂肪组织，臀部的后下部有肥厚而致密的脂肪形成脂肪垫。在臀大肌深面，坐骨神经由骨盆出闭孔内肌上方的梨状肌下孔。该点的体表定位在髂后上棘与坐骨结节连线的中点；向下则投影在坐骨结节与股骨大转子连线中点稍内侧。坐骨神经的内侧有股后皮神经，臀下神经、血管，以及阴部神经、血管等。神经下方的闭孔内肌腱及其上、下方的上、下孖肌均由骶丛的肌支支配。

【主治】

此穴具有祛除风湿、活血化瘀、散寒止痛之功，为治疗腰腿痛要穴，主治腰胯疼痛、半身不遂、下肢痿痹、挫伤腰痛、膝踝肿痛不能转侧等。

【施术】

（1）俯卧位，观察穴位附近瘀络点，常规消毒后，三棱针直刺 0.5~1cm，退针血出，血止拔 1 号大罐，出血 10~30mL 后，取罐消毒针孔，贴封穴贴。

（2）俯卧位，观察穴位附近瘀络不明显时，按压寻找疼痛点、反应点、敏感点，取五头采血笔，1 号大罐常规施术，出血量 10~30mL。

2. 殷门

【定位】

在大腿后面，承扶与委中的连线上，承扶下 6 寸。

【解剖】

在半腱肌与股二头肌之间，深层为大收肌；有股深动、静脉穿支；布有股后皮神经，深层正当坐骨神经。

【主治】

腰痛、下肢痿痹。

【施术】

（1）仰卧位，观察局部瘀络，常规消毒，三棱针直刺 0.2~0.3cm，取 2 号罐拔罐，出血量 10~20mL，取罐消毒针孔。

（2）仰卧位，取五头采血笔，2 号平罐常规施术，出血量 10~20mL。

3. 风市

【定位】

在大腿外侧部的中线上，当腘横纹水平线上 7 寸。简便定位法：直立，手下垂于体侧，中指尖所到处即是。

【解剖】

在阔筋膜下、股外侧肌中；有旋股外侧动、静脉肌支；布有股外侧皮神经、股神经肌支。

【主治】

中风、半身不遂、下肢痿痹、麻木、遍身瘙痒、阴囊肿、目赤肿痛、头痛等。

【施术】

（1）仰卧位，观察局部瘀络，常规消毒，三棱针直刺 0.2~0.3cm，取 2 号平罐拔罐，出血量 10~20mL，取罐消毒。

（2）仰卧位，取五头采血笔，2 号平罐常规施术，出血量 10~20mL。

4. 委中（人体解毒第一大穴）

【定位】

于腘窝横纹正中取穴，当股二头肌腱与半腱肌的中间。穴在腘窝中央，当膝足委折之中，弯曲而取之，故名委中，又名郄中、血郄。

【解剖】

血管：皮下有股静脉，深层内侧为腘静脉，最深层为腘动脉。肌肉：腘肌。神经：股后皮神经，正当股神经处。

【主治】

脑部疾病所出现的下肢功能障碍，精神及神经系统疾病，脊柱及下肢的骨病、骨伤，先天性骨发育异常及退行性骨病，结缔组织及过敏性疾病，钩端螺旋体肾病，慢性肝病，颈、背、腰、臀、肛门等处的痈疽疖肿等化脓性感染，周围血管病，腰、背及下肢软组织损伤等。

【施术】

（1）站立，背对光线明亮处，手扶椅背，亦可俯卧。取穴位处明显青紫血络，若穴位处血络不显，可向上或左右 1~2 分处取之。但不宜向下取。局部皮肤消毒，右手持针，左手拇指固定穴位下方，余四指托住膝盖，直刺进针 0.2~0.3cm，退针血出，血止拔罐，出血 10~30mL 后，取罐消毒针孔，贴封穴贴。

（2）仰卧位，取五头采血笔，2 号平罐常规施术，出血量 10~30mL。

5. 委阳

【定位】

位于膝关节后腘横纹外侧，股二头肌腱内侧缘处。

【解剖】

浅静脉血管有小隐静脉分支及膝上外侧静脉，布有股后皮神经、腓总神经。

【主治】

基本和委中相同。

【施术】

有些以委中为主治的病种，如在委中上找不出显露的血管，即可在委阳周围寻找，进针施术法同委中。

6. 百虫窝

【定位】

屈膝，在大腿内侧，髌底内侧端上 3 寸（血海穴上 1 寸）。

【解剖】

穴下有皮肤、皮下组织、股内侧肌和大收肌；分布有股前皮神经。

【主治】

荨麻疹、风疹、皮肤瘙痒症、湿疹等。

【施术】

（1）仰卧位，观察局部瘀络，常规消毒，三棱针直刺 0.2~0.3cm，取 2 号罐拔罐，出血量 10~20mL，取罐消毒。

（2）仰卧位，取五头采血笔，2 号平罐常规施术，出血量 10~20mL。

7. 血海

【定位】

在股前区，髌底内侧端上 2 寸，股内侧肌隆起处。

【解剖】

在股骨内上髁上缘，股内侧肌中间；有股动、静脉肌支；布有股前皮神经及股神经肌支。

【主治】

月经不调、痛经、闭经等妇科疾病，瘾疹、湿疹、丹毒等血热性皮肤病，膝股内侧痛。

【施术】

（1）仰卧位，观察局部瘀络，常规消毒，三棱针直刺 0.2~0.3cm，取 2 号罐拔罐，出血量 10~20mL，取罐消毒针孔。

（2）仰卧位，取五头采血笔，2 号平罐常规施术，出血量 10~20mL。

8. 阴谷

【定位】

位于膝内侧横纹头，半腱肌腱与半膜肌腱之间凹陷处，病变时有静脉显现。

【解剖】

浅层有大隐静脉分支，深层有膝上内侧动、静脉通过，布有股内侧皮神经。

【主治】

肾病综合征、肾盂肾炎、性功能障碍、子宫脱垂、盆腔静脉血栓形成、不孕症、痔疮等。

【施术】

（1）站立，背对光线明亮处，手扶椅背，亦可俯卧。取穴位处明显青紫血络，若穴位处血络不显，可向上或左右 1~2 分处取之，但不宜向下取。局部皮肤消毒，右手持针，左手拇指固定穴位下方，余四指托住膝盖，直刺进针 0.2~0.3cm，退针血出，血止拔罐，出血 10~30mL 后，取罐消毒针孔，贴封穴贴。

（2）仰卧位，取五头采血笔，2 号平罐常规施术，出血量 10~30mL。

9. 阳陵泉

【定位】

穴在膝下 1 寸，腓骨小头前下方凹陷中取之。外侧为阳；陵，指高处；泉，指凹陷处，故名阳陵泉。

【解剖】

血管：胫前动、静脉，膝下外侧动、静脉。神经：腓总神经干、腓浅神经及腓深神经处。肌肉：腓骨长、短肌，趾长伸肌。

【主治】

肝、胆、脾脏疾患，肋骨损伤，炎症及肋间神经痛，股骨下端骨髓炎，膝关节损伤、炎症、骨质增生，腓总神经损伤等。

【施术】

（1）坐位，背靠椅背，双足平放，亦可仰卧位治疗。取膝下外下方，胫腓关节凹陷处，局部皮肤消毒，右手持针，左手拇指固定穴位下方，余四指托住后方，对准明显血络直刺进针 0.2~0.5cm，退针血出，血止拔 4 号 U 形罐，出血 10~30mL后，取罐消毒针孔，贴封穴贴。

（2）仰卧位，取五头采血笔，4 号 U 形罐常规施术，出血量 10~30mL。

10. 阴陵泉

【定位】

小腿内侧，胫骨内侧髁下方的凹陷处。

【解剖】

血管：前方有大隐静脉的主干，深层有胫后动、静脉。肌肉：腓肠肌内侧比目鱼肌起点上方。神经：小腿内侧皮神经本干，深层后方有胫神经。

【主治】

泌尿生殖道的炎症、结石，丝虫病，妇科病，周围血管病，下肢淋巴结炎，丹毒，肝硬化腹水，骨髓炎，膝关节损伤，胫骨疾患等。

【施术】

（1）坐位，背靠椅背，或仰卧伸足，在膝下胫骨内侧髁下缘凹陷处，取明显血络，皮肤消毒，右手持针，左手拇指固定穴位下方，直刺进针 0.3~0.5cm，退针血出，血止拔 4 号 U 形罐，出血 10~30mL 后，取罐消毒针孔，贴封穴贴。

（2）仰卧位，取五头采血笔，4号U形罐常规施术，出血量10~30mL。

11. 足三里

【定位】

位于小腿前外侧，髌韧带外侧凹陷处直下3寸，胫骨前缘外1横指，在此位置的上下左右可有静脉血管显现。

【解剖】

血管：有胫前动、静脉。肌肉：胫骨前肌与趾长伸肌之间。神经：腓肠外侧皮神经及隐神经的皮支分布处，深层正当腓深神经。

【主治】

食管、胃、肝胆疾病，阑尾炎，腹皮痛，膝关节骨伤，关节炎等。

【施术】

（1）患者可取坐位或仰卧位，主要是选取胫前浅静脉出血。三棱针可以直刺血管，进针深度为0.3~0.5cm，血止拔罐，出血量10~20mL。

（2）仰卧位，取五头采血笔，4号U形罐常规施术，出血量10~20mL。

12. 地机

【定位】

位于小腿内侧，当内踝尖与阴陵泉的连线上，阴陵泉下3寸。

【解剖】

在胫骨后缘与比目鱼肌之间；前方有大隐静脉及膝最上动脉的末支，深层有胫后动、静脉；布有小腿内侧皮神经，深层后方有胫神经。

【主治】

痛经、崩漏、月经不调等妇科病，腹痛、腹泻等脾胃病证，疝气，小便不利、水肿等脾不运化水湿病证。

【施术】

（1）仰卧位，观察局部瘀络，常规消毒，三棱针直刺0.2~0.3cm，取4号平罐拔罐，出血量10~20mL，取罐消毒针孔。

（2）仰卧位，取五头采血笔，4号平罐常规施术，出血量10~20mL。

13. 上巨虚、下巨虚

【定位】

上巨虚位于足三里下3寸，下巨虚位于足三里下6寸。

【解剖】

在胫骨前肌中，有胫前动、静脉；布有腓肠外侧皮神经及隐神经的皮支，深层为腓深神经。

【主治】

下肢痿痹、膝痛，泄泻、痢疾、肠鸣、便秘等肠胃病证。

【施术】

（1）仰卧位，观察局部瘀络，常规消毒，三棱针直刺 0.2~0.3cm，取 4 号平罐拔罐，出血量 10~20mL，取罐消毒。

（2）仰卧位，取五头采血笔，4 号 U 形罐常规施术，出血量 10~20mL。

14. 丰隆

【定位】

都位于小腿前外侧，外踝尖上 8 寸，距胫骨前缘 2 横指。

【解剖】

在胫骨后肌，浅层有腓肠外侧皮神经，深层有胫前动、静脉的分支和属支，以及腓深神经的分支。

【主治】

急、慢性支气管炎，支气管哮喘，肺炎，胸膜炎，脑血管疾病及后遗症，精神分裂症，癫痫，胫骨骨髓炎，神经性皮炎，胫、腓骨折及后遗症等。

【施术】

同足三里。

15. 阳交

【定位】

小腿外侧，外踝尖直上 7 寸，腓骨后缘处。

【解剖】

浅层布有腓肠外侧皮神经，深层有腓动、静脉，胫后动、静脉和胫神经。

【主治】

胸胁胀痛、下肢痿痹、癫狂。

【施术】

（1）三棱针常规施术。如靠近腓骨时，就要由下向上斜刺进针，出血量 5~10mL。

（2）仰卧位，取五头采血笔，4 号 U 形罐常规施术，出血量 5~10mL。

16. 光明

【定位】

小腿外侧，当外踝尖上 5 寸，腓骨前缘。

【解剖】

在趾长伸肌和腓骨短肌之间；有胫前动、静脉分支；布有腓浅神经。

【主治】

咳嗽、目痛、夜盲、乳胀痛、膝痛、下肢痿痹、颊肿、视神经萎缩、视物不明。

【施术】

（1）仰卧位，观察局部瘀络，常规消毒，三棱针直刺 0.2~0.3cm，取 4 号平罐拔罐，出血量 10~20mL，取罐消毒针孔。

（2）仰卧位，取五头采血笔，4 号平罐常规施术，出血量 10~20mL。

17. 悬钟

【定位】

小腿外侧，外踝尖上 3 寸，腓骨前缘。

【解剖】

在小腿骨间膜，浅层有腓肠外侧皮神经，深层有腓深神经的分支。

【主治】

颈项强痛、偏头痛、咽喉肿痛、胸胁胀痛、痔疮、便秘、下肢痿痹。

【施术】

（1）三棱针常规施术。如悬钟处的静脉靠近腓骨时，就要由下向上斜刺进针，出血量 5~10mL。

（2）仰卧位，取五头采血笔，4 号 U 形罐常规施术，出血量 5~10mL。

18. 跗阳

【定位】

在小腿后面，外踝后，昆仑穴直上 3 寸。本穴又名付阳、附阳。

【解剖】

在腓骨的后部，跟腱外前缘，深层为拇长屈肌；有小隐静脉，深层为腓动脉末支；布有腓肠神经。

【主治】

头痛、腰骶痛、下肢痿痹、外踝肿痛。

【施术】

（1）仰卧位，观察局部瘀络，常规消毒，三棱针直刺 0.1~0.2cm，取 5 号 U 形罐拔罐，出血量 5~10mL，取罐消毒针孔。

（2）仰卧位，取五头采血笔，4 号 U 形罐常规施术，出血量 5~10mL。

19. 中封、解溪及丘墟

【定位】

三穴位于足背横纹处。中封位于足背横纹内侧，胫骨前肌腱内侧缘凹陷处。解溪位于足背横纹中央，当踇长伸肌与趾长伸肌之间凹陷处。丘墟位于足背外侧，外踝前下缘趾长伸肌腱外侧凹陷处。应用排毒排瘀疗法时均要取穴位处的血络，即小静脉血管出血。

【解剖】

中封处有大隐静脉的分支，布有足背内侧皮神经的分支及隐神经。解溪穴有胫前静脉，可触及足背动脉搏动，布有腓浅神经、腓深神经、足背中间皮神经。丘墟处有小隐静脉的分支及足背静脉网，布有足背中间和外侧皮神经的分支和腓浅神经的分支。

【主治】

踝关节扭伤、踝关节骨折、踝关节结核、风湿性关节炎、痛风性关节炎、坐骨神经痛、下肢瘫痪、血栓闭塞性脉管炎。

【施术】

（1）中封、丘墟都可以用三棱针直刺穴位处的静脉血管，而解溪处有足背动脉通过，针刺时一定要避开动脉，斜刺法刺静脉血管使之出血，血止拔 6 号平罐，出血 5～10mL 后，取罐消毒针孔，贴封穴贴。

（2）仰卧位，取五头采血笔，5 号 U 形罐常规施术，出血量 5～10mL。

20. 然谷

【定位】

位于在内踝前下方，足舟骨粗隆下方凹陷中。

【解剖】

在踇展肌处；有趾内侧动、静脉分布；布有跗内侧神经和足底内侧神经。

【主治】

月经不调、带下、阴挺等妇科病证，遗精、阳痿、小便不利等泌尿生殖系疾病，咽喉肿痛，下肢痿痹，足跗痛。

【施术】

（1）仰卧位，观察局部瘀络，常规消毒，三棱针直刺 0.1～0.2cm，取 5 号 U 形罐拔罐，出血量 5～10mL，取罐消毒针孔。

（2）仰卧位，取五头采血笔，5 号 U 形罐常规施术，出血量 5～10mL。

21. 八风

【定位】

第 1～第 5 趾间，趾蹼缘后方赤白肉际处，一侧 4 穴，左右共 8 个穴位。

【解剖】

穴下有皮肤、皮下组织，第 3、第 4 趾的趾长、短伸肌腱；分布有腓浅神经和腓肠神经。

【主治】

足背红肿、足趾麻木、趾痛、脚气、头痛、牙痛、疟疾、毒蛇咬伤、月经不调。

【施术】

患者取仰卧位，观察此处有细小瘀络，常规消毒后，三棱针斜刺 0.1～0.2cm，手挤出血，血出色浅即止。

22. 太冲

【定位】

第 1、第 2 跖骨间隙前陷中，足背大趾本节后 2 寸。太，大也；冲，指冲盛。穴为肝经之原，为冲脉合而盛大，故曰太冲。

【解剖】

血管：跖动、静脉，足背静脉网。肌肉：踇短屈肌腱，踇长屈肌腱。神经：腓深神经及腓浅神经的皮支、跖背神经。

【主治】

血栓闭塞性脉管炎足趾溃疡，足背骨伤、骨病，脑血管病，青光眼，高血压，颠顶头痛。

【施术】

（1）坐位，足平放，左手拇指固定穴位前方，余四指托住足底，右手持针，取穴位处暴张血络，皮肤消毒，斜向进针 0.1～0.2cm，退针血出，血止拔 6 号平罐，出血 5～10mL 后，取罐消毒针孔，贴封穴贴。

（2）仰卧位，取五头采血笔，6 号罐常规施术，出血量 5～10mL。

23. 足井穴

【定位】

位于足部的十二经络之井穴。对应经络趾甲根角侧上方 0.1 寸。

【解剖】

布有趾背动脉，分布有趾背神经及足底内侧皮神经、足背外侧皮神经。

【主治】

足井穴为急救要穴，泄诸经之热，主要用于热性病的急救，主治一切痧暑急症、中风卒倒、人事不省、高血压、急性炎症、心脏麻痹、发热、头痛、脏腑内科疾病、局部和经循所至疾病。

【施术】

仰卧位或任何体位均可，揉搓脚趾头，一手捏住脚趾头，一手持单头采血笔常规施术，手挤出血，血出色浅即止。

24. 气端

【定位】

位于足十趾尖端，距趾甲游离缘 0.1 寸，左右两侧共 10 穴。气，此指经脉之气；端，为趾端。足十趾是经脉之气所出之处，穴在其上，故名气端，别名足十宣。

【解剖】

布有趾底动、静脉所形成的动、静脉网；布有趾底神经。

【主治】

此穴具有开窍苏厥、通络止痛的功效，治疗中风急救、脑出血、神昏、高血压、足背红肿、足趾麻木、脚气、麦粒肿等。

【施术】

仰卧位或坐位，揉搓十趾，左手捏紧脚尖，单头采血笔常规施术，挤出血，血出色浅即止。

注：此处较不易出血，术前需揉搓。

（万小英）

第四章　常用的排毒排瘀方法

一、刺络放血

（一）刺络放血疗法的取穴特点

刺络放血治疗痛证取患侧，脏腑病取双侧。依辨证首选瘀络，次选阿是穴，再据经络取穴，抑或根据穴性取穴。

1. 瘀络取穴

瘀络的范围，一般可指三大类，即经脉、络脉和孙络。络脉是小静脉，孙络是末梢毛细脉管。这些血管没有病变时不甚显著，有病变时才会出现，形如小红虫状或成红丝条状，或成白条状，隐在皮里或露在皮外，也有的成细小红点，漫散全身各处。经脉则指较大的静脉，形状特别明显，颜色紫蓝，常呈怒张状态，俗称"青筋"。此种情况多发生在委中、尺泽、四肢外侧，也有发生在肩胛与腹壁的。

2. 阿是穴取穴

此即根据疼痛点、反应、敏感点取穴。

3. 经络取穴

经络取穴有本经取穴、表里经取穴及他经取穴。

本经取穴：又称循经取穴，病在何经就取何经穴位刺血。异经取穴：主要以表里经为主，取与该经相表里的经脉腧穴。他经取穴：某经有病除了单纯取本经和表里经，还要根据病情选择其他经脉穴位。

4. 穴性取穴

临床还可根据穴位的穴性灵活运用治疗，例如在百会刺血升阳活血，太阳（风袭高位）刺血能祛风活血，在耳尖刺血能清火活血，耳背刺血能降压活血，在背部刺血（阳之所在）能温阳活血，在委中刺血解毒活血，阴陵泉、三阴交刺血利湿活血，丰隆附近刺血化瘀活血，十宣刺血泄热活血，十二井刺血开窍活血。刺血疗法之灵活，不胜枚举。此外，还可根据五输穴、特定穴、子午流注取穴。

（1）五输穴：①井穴。井主心下满，病在脏，取之于井。井穴最适于急症及热证。井穴为十二经的起止点，相表里的阴阳两经在手足末端相合，刺之能接阴阳，因此，井穴治厥逆甚效，尤适于急救、开窍醒神。②荥穴、输穴。荥输主外经，外邪侵袭、痹阻经脉，或跌打损伤，瘀血壅滞之证可取荥穴、输穴刺血。③经穴、合穴。合主逆气而泄，病在腑，取之合。合穴放血治病范围广，对各种实证、血瘀病证疗效显著。自古合穴属刺血大穴、常用穴。

（2）特定穴：①何氏经验用穴，如内颊车、重阴、卵巢穴等。②董氏奇穴，如三金、金五、胃毛七穴等。经外奇穴，如太阳、金津、玉液等。临床中，特定穴刺血运用范围广泛，既能治急症，也能治慢性久病，疗效尤为显著。

（3）子午流注：根据子午流注取穴治疗时间性病证，不论何病，只要是发病或加重固定在某一时间，就看看这个时间，营气流注于哪一条经脉，然后在这条经脉上取穴即可。"病时间时甚者，取之于输"，除了用"输"穴外，又"合主逆气而泄"，故取该经合穴、输穴治疗为佳。

（二）刺络放血疗法的使用工具

1. 常用刺血针

（1）三棱针：常规用大号，身体瘀络、穴位皆可用。小号用于耳背青筋。

（2）12号注射针头：配专用刺血笔，用于口腔内刺血。

（3）采血笔：①五头采血笔（配21号采血针）：常用于身体肌肉丰厚部位。②三头采血笔（配28号采血针）：常用于颜面部位。③单头采血笔（配23号采血针）：常用于耳尖，手足十井、十宣。

（4）舌下瘀络专用刀片：用于舌下瘀络。

2. 刺血用气罐、气枪

1号平罐（150mL）：用于后背瘀络，三棱针刺血拔罐。

2号平罐（100mL）：用于大椎，五头采血笔点刺拔罐，常规点刺4下。

5号平罐（30mL）：用于后背所有腧穴，五头采血笔点刺拔罐，常规点刺3下，或三棱针点刺颜面部位瘀络拔罐。

4号平罐（50mL）：用于上、下肢肌肉丰厚处，五头采血笔点刺拔罐，常规点刺4下，或三棱针刺瘀络拔罐。

4号U形罐（50mL）：用于肘窝、膝盖窝，五头采血笔点刺拔罐，常规点刺4下，或三棱针刺瘀络拔罐。

6号平罐（15mL）：用于头面部，三头采血笔点刺拔罐，常规点刺3下。

气枪：所有气罐均可使用。玻璃火罐临床运用不多，如无气罐可用玻璃罐代替使用。

3. 其他

碘伏、酒精、棉签、棉球、封穴贴、创可贴、止血带、一次性外科手套、围裙、短裤、拖鞋、床单、枕巾、纸杯、医用垃圾袋、卫生纸、湿巾、皮筋、发卡、小手电筒、云南白药粉、糖果等。

（三）刺络放血疗法操作

1. 刺血前的要求

环境要求：要求诊室环境安静、清洁、温度适宜，灯光柔和，晚上尽量不刺眼。

患者要求：心境平和，精神安宁，进餐、饮水后来治疗。

医者要求：高度的责任心，精心周到的治疗和服务，取得患者的信赖和合作，通过四诊登记患者信息，并确定治疗方案（取穴少而精）。

2. 体位的选择

临床治疗：一般分站位、坐位、卧位3种。原则上是医患都能感受到舒适自然，并能保持一定的时间。

站位：如刺委中出血，一般取站位治疗。其优点是出血流畅，能达到一定的出血量，治疗效果好；其缺点是因站立出血，血往下行，头部血供减少，容易晕针，不能疏忽。

坐位：头面太阳、印堂，上肢穴位及小腿外侧和内侧及足面的穴位，均可取坐位治疗，腰背部刺血亦可取坐位。

卧位：卧位治疗适合所有患者，让其卧位治疗有利于身心放松，可有效防止晕针出现。卧位又分仰卧与俯卧和侧卧，是最常用的体位，适合各部位的刺血。

3. 常规施术手法

（1）三棱针常规施术：针刺时，右手拇指、食指夹持针柄，中指在下、在前，托住针体，可掌握进针的深浅。左手用持针钳夹75%酒精棉球消毒所取血络处的皮肤，即可进针，刺入静脉壁内，血液自行溢出。针刺的深浅要准确掌握，勿针刺过深、过浅。过深则刺穿血管壁，形成血肿，增加患者痛苦；过浅则不出血，影响疗效。头面部穴位，尤其是太阳处肌肉层较薄，过深则刺痛骨膜；上肢曲泽进针成45°，让血顺势流出；下肢委中可直刺进针；手背足面肌肉不丰，宜浅刺、斜刺。

（2）采血笔常规施术：应根据身体不同部位，选取相应的采血笔，掌握点刺次数，以期达到合理的出血效果。

①五头采血笔：多运用于身体躯干部位及四肢肌肉丰厚部位，常规快速点刺3~4次。

②三头采血笔：多运用于颜面部位，常规快速点刺3~4次。

③单头采血笔：多运用于耳尖、十宣、十井部位，常规快速点刺1次。

注：临床首选三棱针刺瘀络，瘀络不明显时用采血笔刺皮肤，同一部位选取1种施术手法即可。

（3）刺血拔罐：包括三棱针刺血拔罐和采血笔刺血拔罐。

1）三棱针刺血拔罐

四肢瘀络处消毒，用三棱针刺血，血若喷射而出，用纸杯接住，血止选取相应的罐拔罐5分钟左右，取罐消毒针孔，贴上封穴贴。后背部消毒，三棱针刺瘀络，针出即选取最大号罐拔罐（吸力大，出血顺畅），达到一定出血量，取罐消毒针孔，贴上封穴贴。

2）采血笔刺血拔罐

第一步：选取相应的穴位，定罐（即所有穴位都先统一拔上罐，穴位定在罐中央）。这一步操作很重要，目的：①可以准确定位所有穴位；②有利于出血顺畅；③缩短针刺时间，减少患者痛苦（定罐后针刺疼痛感明显减轻）；④通过观察罐印参考留罐时间（寒湿体质留罐时间过长会起水疱）。

第二步：将罐全部取下，消毒，采血笔快速点刺，复拔上罐，5分钟左右（根据出血量决定）。

第三步：取罐消毒。留罐时间5分钟左右，不超过10分钟，临床根据病情、体质、出血量多少准确把握，寒湿体质容易起水疱，血小板减少患者凝血差，应随时观察出血量，及时取罐止血。去罐后用卫生纸擦去针眼外的血污。肢体穴位所刺针孔，全部用3%碘酒棉球消毒。头面部血迹，用生理盐水棉球擦洗干净后，用75%酒精棉球消毒针孔。面部针眼不用碘酒棉球消毒，因碘酒着色，针孔处会留下褐色痕迹。

（四）刺血出血量的掌握

如何正确地掌握出血量是一个关键问题，在治疗中，每位医者都要做到心中有数。正常成人的血液总量为4~5L，是体重的8%~9%，出血量超过全血量的20%时（约500~1000mL），可出现口渴、恶心、乏力、手足厥冷、心率加快、血压降低，站立或轻微活动时会发生晕倒。若失血量超过30%（1000~1500mL），则缺氧严重，脉搏微弱，皮肤苍白湿冷，患者即可发生出血性休克或者死亡。

出血量太多时会造成肌肉无力、食欲减退、肠蠕动减慢、懒动卧床的表现，严重影响组织的供氧量，可以发生代谢失调，出现循环紊乱。刺血疗法在治疗时，出血总量不超过 400mL（这也是献血者抽取的总量）对人体是无伤害的，机体能很快地调整和恢复。一般情况下，出血量控制在 200mL 以下。

【临床出血量分类】

出血量大：青壮年、实证、热证、急症刺血出血量可大一些，一般 100~200mL，对成年人而言，这样的出血量占总血量的 2%~5%，对人体是无伤害性的。

出血量中等：治疗时出血量在 50~100mL，这是刺血疗法一般常见的出血量。这样的失血占人体总血量的 1%~2%，不会影响身体健康，患者只要除去紧张状态或晕血，是根本不会有任何不适感和危险性的。如初使用者还不能熟练掌握运用刺血时，出血量以此为限比较安全。但是在中等出血量时，有些人出现类似失血过多的表现，如头晕、乏力、心悸，多因患者心理因素造成，可嘱咐患者多卧床休息，补充营养 2~3 天即能恢复。

出血量少：治疗时出血量在 10~50mL，年老体弱、久病体虚、儿童、新近失血过多的患者，暂时不能多出血，只能在穴位上点刺血，以少出血为宜。天气热、流汗多时，因体液损耗过多，出血量亦应适当控制。

（五）刺络放血疗法的禁忌及注意事项

1. 刺络放血疗法的禁忌

（1）体虚大汗之后、久泻、贫血、阴阳气血两虚者禁刺。

（2）过饥、过饱、过劳、醉酒者禁刺。

（3）经期慎刺，孕妇及产后、习惯性流产者禁刺。

（4）易出血者及血友病、紫癜、糖尿病、凝血功能障碍者禁刺。

（5）传染病患者、心肝肾功能损害者、严重创伤大出血者、脑出血不稳定者、重度静脉曲张者禁刺，可先选取边上的小静脉刺血。

（6）颜面部位禁用割刺法。

（7）静脉血管充盈不足甚至塌陷的不宜刺血。

（8）动脉勿刺，要小心有几个容易刺到动脉的穴位。太阳处有颞浅动脉，耳门前有耳前动脉，四白有面动脉分支，曲泽有肱动脉，神门有桡动脉，委中有腘动脉，髀关有股动脉，解溪和冲阳有足背部动脉经过。这些地方需谨慎。

（9）小腿肚禁刺，小心刺到肌腱，后背部勿刺深。

（10）对血压暴涨或血压非常高的患者，应让患者休息、服药降压后再刺血治疗，但发生脑血管意外的就要立刻刺血抢救。

（11）有心脏起搏器的，做过心脏搭桥、支架介入，以及需要透析的患者禁刺。

（12）近期有做过重大手术的患者禁刺。

（13）实验室检查指标偏低的患者，如低血压、低血糖、低血钾等者禁刺。

（14）心动过速、心律不齐患者禁刺。

2. 刺络放血疗法的注意事项

（1）刺血后不吹风，不行房，多休息，避免肢体接触凉水，不宜待在温度过低的环境中。

（2）刺血后补充营养，注意忌口，不宜吃公鸡、鲤鱼、猪头肉、鹅肉、海鲜、酒等食品；急性炎症期忌鱼、肉类食品，以清淡饮食为宜；痛风患者忌酒，尤忌啤酒、海鲜、动物内脏、豆制品。

（3）刺血后大多患者感觉浑身轻松，睡眠质量改善，少数患者出现失血反应、疲倦无力、头昏头痛，有些部位出现皮下血肿、伤口发痒，均属正常现象，1周后即可消失。

（4）刺血治疗如遇晕针现象，医者应保持镇定，立刻止血，让患者平躺，喝白开水或服用口服葡萄糖。

（5）刺血后配合艾灸，可以处理伤口瘀青等现象，毛孔舒张渗透性强，且可以温通经络，驱寒除湿，改变内环境，让瘀血不再生，还可以补充阳气能量，让虚弱的人培补正气。

（6）治疗间隔时间：急症、实证间隔时间较短，如急性炎症、感冒等，可两三天或三五天即刺血1次。慢性病间隔时间相对可长些，如风湿性关节炎、慢性腰腿痛、鼻炎、粉刺、中风后遗症、癫痫等，可间隔两周刺血1次。多数疾病于第一二次治疗时，间隔时间较短，之后病情好转，可适当延长间隔时间。多数患者经刺血治疗一两次后即有明显效果，也有少数患者需要刺血治疗四五次始见效果。应根据患者病情、体质、出血情况决定下一次治疗时间，避免频繁就医导致失血过度，且患者应按照医生所嘱咐时间按时就诊，以免延误病情。

（万小英）

二、中药、方剂

（一）排毒中药、方剂

毒为百病之源，中医学中毒的概念非常广泛，古之典籍论述毒者甚多，如风毒、火毒、湿毒、痰毒、瘀毒、虫毒、时行毒等数十种。毒素的形成，无外乎外来与内生，现代生活饮食结构改变、工作压力增大、精神紧张、大气环境污染等因素，更促使了毒素的形成。毒既是一种对人体脏腑经络及气血阴阳均能造成严重损害的致病因素，又是由多种原因导致脏腑功能紊乱、气血运行失常，机体内产生的代谢产物不能及时正常排出，蕴积体内而化生的病理产物。医之为道，在扶正祛邪，在平衡阴阳，使人体渐至"中和"之臻境，通过排毒，使人体邪去正安，阴平阳秘，达到"中和"的理想状态。

1. 常用排毒中药

（1）透表排毒药

1）麻黄

【性味归经】

辛、微苦，温。归肺、膀胱经。

【功效应用】

①发汗解表。用于风寒感冒、发热无汗的表实证，风湿痹痛，阴疽。

②宣肺平喘。用于胸闷喘咳、支气管哮喘等证。

③利水消肿。用于各种原因导致的浮肿。

2）桂枝

【性味归经】

辛、甘，温。归心、肺、膀胱经。

【功效应用】

发汗解肌，温通经脉，助阳化气，平冲降逆。用于风寒感冒、风寒湿痹、经闭、脘腹冷痛、痰饮、水肿、心悸、奔豚等。治疗外感风寒，与麻黄比较，桂枝的发汗作用较和缓，常与生姜配伍，并在服药后喝热粥，方能助其发汗，方如桂枝汤，尤宜平素体质虚弱的患者；因其具有温经止痛作用，故可治疗风湿痹痛，尤其是肩臂肢节疼痛（风湿性关节炎、神经痛等），对素体虚弱复外感风寒而引起的痹痛，更为合适，有时单用桂枝汤即能收效；风寒较重者，常与麻黄、附子等配伍，如桂枝附子汤；治疗水湿停留所致的痰饮、水肿，桂枝能助阳化气，促进血液循环，加强发汗和利尿的作用，从而减轻局部体液的郁积，常与利水、化湿药配伍，如茯苓、白术等，如苓桂术甘汤；桂枝助心阳、通血脉、止悸动，每与甘草、人参、麦冬等配伍，如炙甘草汤；治疗经闭、痛经，常与当归、白芍等合用，可活血通经，治疗虚寒性月经不调、闭经等；虚寒下痢（如慢性结肠炎）伴腹痛时，在止泻方剂内加用桂枝可以止痛；夏天身体湿困、肢体重坠时，用桂枝煎水洗澡后，可觉轻快。

【注意】

由于桂枝能旺盛血行，属于温热药物，所以，在治疗风温等热性传染病时，有高热、脉洪大而汗不出者，不宜用桂枝，如果错用了，即使只用上 0.6~0.9g，也会引起鼻出血。至于原来已有口舌干燥、吐血、咯血等所谓内火的患者，更不宜用桂枝；此外，孕妇慎用。

3）荆芥

【性味归经】

辛，微温。归肺、肝经。

【功效应用】

①祛风解表。用于风寒感冒，恶寒发热、无汗、头痛、身痛；风热感冒，发热、目赤肿痛等症。

②祛风止痉。用于产后为风邪所中，项背强直、口噤痉挛之症。

③透疹。用于麻疹透发不畅，风疹瘙痒。

④消痈。用于疮疡初起而有表证者。

4）紫苏

【性味归经】

辛，温。归肺、脾经。

【功效应用】

①发表散寒。用于风寒表证，症见恶寒发热、头痛鼻塞、无汗而兼有咳嗽者；或表寒兼有气滞，症见胸闷不舒等。

②行气宽中。用于脾胃气滞，症见胸闷不舒、恶心欲吐。

③安胎。用于妊娠恶阻，气滞而胎动不安者。

④解鱼蟹毒。用于治疗进食鱼蟹而引起的腹痛、吐泻。

5）柴胡

【性味归经】

苦、辛，微寒。归肝、胆、心包络、三焦经。

【功效应用】

①疏散退热。用于感冒发热。本品辛散苦泄，微寒退热，善于祛邪解表退热和疏散少阳半表半里之邪。对于感冒发热，无论风寒、风热表证，皆可使用。现代用柴胡制成的单味或复方注射液，对于外感发热有较好的解表退热作用。若伤寒邪在少阳，寒热往来、胸胁苦满、口苦、口干等，本品用之最宜。

②疏肝解郁。用于肝郁气滞，胁肋胀痛、疲乏、食少、叹息、脉弦；肝胆湿热

郁结，发热、口苦、胁痛、纳差、身目发黄；肝郁不舒，月经不调、腹胀腹痛、乳房胀痛、经来量少。

6）桑叶

【性味归经】

甘、苦，寒。归肺、肝经。

【功效应用】

①疏散风热。用于外感风热之发热、头痛、咳嗽，伍黄菊花、杏仁，水煎服；风热头痛发热、目赤咽痛、口渴心烦，伍黄菊、淡竹叶、白茅根、薄荷，即桑菊薄竹饮。

②清肺润燥。用于燥热伤肺之干咳无痰，伍沙参、麦冬、川贝母，水煎服。

③平肝明目。用于肝阳上亢之头痛眩晕，伍白菊花、白芍，水煎服；肝肾不足之眼目昏花，伍黑芝麻制丸，名桑麻丸。

7）牛蒡子

【性味归经】

辛、苦，寒。归肺、胃经。

【功效应用】

疏散风热，宣肺祛痰，利咽透疹，解毒消肿。用于外感风热、咽喉肿痛、麻疹不透、风热发疹、热毒疮疡、痄腮肿痛。治外感风热、咽喉肿痛等，常配伍荆芥、薄荷等，如牛蒡汤；治麻疹初起透发不畅，常与升麻、葛根等配伍；治热毒疮肿、痄腮肿痛，常与板蓝根、野菊花等同用。现代药理研究认为牛蒡子可增强免疫功能，抗病原微生物，抗肿瘤及改善肾功能。

8）菊花

【性味归经】

辛、甘、苦，微寒。归肺、肝经。

【功效应用】

疏散风热，清肝明目。

①治疗风热表证、温病初起，每与性能功用相似的桑叶相须为用，并常配伍连翘、薄荷、桔梗等，如桑菊饮（《温病条辨》）。

②治疗目赤肿痛、昏花。肝经风热者，常与蝉蜕、木贼、白僵蚕等疏散风热明目药配伍；肝火上攻所致者，常与石决明、决明子、夏枯草等清肝明目药同用；若肝肾精血不足，目失所养，眼目昏花，视物不清，又常配伍枸杞子、熟地黄、山茱萸等滋补肝肾、益阴明目药，如杞菊地黄丸（《医级》）。

③治疗肝阳眩晕、肝风实证，每与石决明、珍珠母、白芍等平肝潜阳药同用。若肝火上攻而眩晕、头痛，以及肝经热盛、热极动风者，可与羚羊角、钩藤、桑叶等清肝热、息肝风药同用，如羚角钩藤汤（《通俗伤寒论》）。

④治疗疮痈肿毒，常与金银花、生甘草同用，如甘菊汤（《揣摩有得集》）。

9）葛根

【性味归经】

味甘、辛，性凉。归肺、胃经。

【功效应用】

解肌退热，透疹，生津止渴，升阳止泻。葛根轻扬升散，善发表解肌退热，故用治外感表证，头痛身热、项背强痛等症；若属风热兼里热者，常与柴胡、黄芩等同用，如柴葛解肌汤；若属风寒者，可与麻黄、桂枝等配伍，如葛根汤；葛根能透发麻疹，用治麻疹初起，疹出不畅，常与升麻、芍药等同用，如升麻葛根汤。

（2）祛风排毒药

1）防风

【性味归经】

辛、甘，微温。归膀胱、肝、脾经。

【功效应用】

祛风解表，胜湿止痛，止痉。用治风寒湿邪客于肌肉、经络、关节所致的风湿痹证、关节疼痛，常与羌活、秦艽等同用，如蠲痹汤；治风寒或风寒夹湿所致的恶寒发热、头痛、身痛，或肢体关节疼痛等症，常与荆芥、羌活等同用，如荆防败毒散；若与连翘、黄芩等配伍，亦可用治风热表证；用治破伤风引起的牙关紧闭、抽搐痉挛、角弓反张等症，常与天南星、白附子等配伍，如玉真散；用于治风疹瘙痒，常与荆芥、蝉蜕等同用。

2）海风藤

【性味归经】

辛、苦，微温。归肝经。

【功效应用】

祛风湿，通经络，止痹痛。治风湿痹痛、关节不利、筋脉拘挛、腰膝疼痛及跌打损伤疼痛，常与独活、威灵仙、川芎等祛风湿、活血通络之品同用。

3）青风藤

【性味归经】

苦、辛，平。有毒。归肝、脾经。

【功效应用】

祛风除湿，利尿消肿。主治风湿痹痛，历节风，鹤膝风，心胃气痛，水肿，脚气，痈肿恶疮，皮肤痒疹。

【注意】

本品有毒，内服可出现瘙痒皮疹、头昏头痛、皮肤发红、腹痛、畏寒发热、过敏性紫癜、血小板减少、白细胞减少等副反应。内服：煎汤，9~15g；或泡酒或熬膏。外用：适量，煎水洗。

4）羌活

【性味归经】

辛、苦，温。归膀胱、肝、肾经。

【功效应用】

祛风散寒，胜湿止痛。长于治上半身风湿疼痛，常与防风、姜黄等同用，如蠲痹汤；治外感风寒夹湿所致的发热、恶寒、头痛、身痛等症，常与白芷、防风等配伍，如九味羌活汤。

5）独活

【性味归经】

辛、苦，微温。归肾、膀胱经。

【功效应用】

祛风除湿，通痹止痛。用于治疗风寒湿痹、腰膝疼痛；少阴伏风头痛，风寒夹湿头痛；皮肤瘙痒，内服或外洗皆可。

6）豨莶草

【性味归经】

辛、苦，寒。归肝、肾经。

【功效应用】

祛风湿，利关节，解毒。用于治疗风湿痹痛、筋骨无力、腰膝酸软、四肢麻痹；中风半身不遂；风疹湿疮。

7）徐长卿

【性味归经】

辛，温。归肝、胃经。

【功效应用】

祛风止痛，活血通络，止痒。用于治疗风湿痹痛，配威灵仙、五加皮等同用；治跌打瘀肿疼痛，可单用鲜品适量，捣烂外敷患处，亦可与乳香、没药等活血止痛之品配用；治疗风疹、湿疹、皮肤瘙痒、顽癣等皮肤病，可单味煎汤外洗或内服，亦可与苦参、白鲜皮、地肤子等清热利湿之品同用。

8）蝉蜕

【性味归经】

甘，寒。归肺、肝经。

【功效应用】

发散风热，透疹止痒，明目退翳，息风止痉。治外感风热、温病初起之发热头痛等症，常与生石膏、薄荷等辛凉泄热之品同用；治风热郁肺、发热咽痛、声音嘶哑等，常配伍胖大海、桔梗等；治风热疹毒郁闭肌表所致的麻疹不透，常与葛根、牛蒡子等配伍应用；治风疹瘙痒兼热者，常与牛蒡子、蒺藜等同用；治肝火上扰所致的目赤翳障，常与菊花、谷精草等同用，如蝉花散；治肝火扰心所致的小儿惊哭或夜啼，常配朱砂、钩藤等同用。治破伤风，可与蜈蚣、全蝎等同用。

（3）散寒排毒药

1）干姜

【性味归经】

辛，热。归脾、胃、心、肺经。

【功效应用】

温中散寒，温肺化饮，回阳通脉。用于寒入脾胃，脘腹冷痛、呕吐泄泻，可与高良姜同用，即二姜丸；若脾胃虚寒，运化失职，腹痛吐泻者，又常与人参、白术等同用，如理中丸；治寒邪犯肺，内有伏饮，咳嗽气喘、痰多清稀等寒饮咳喘之证，常与细辛、五味子等同用，如小青龙汤；与附子相须为用，可增强回阳救逆之功，并可减低附子的毒性，如四逆汤。

2）附子

【性味归经】

辛、甘，大热。归心、肾、脾经。

【功效应用】

回阳救逆，补火助阳，散寒止痛。用于亡阳虚脱、肢冷脉微、心阳不足、胸痹心痛、虚寒吐泻、脘腹冷痛、肾阳虚衰、阳痿宫冷、阴寒水肿、阳虚外感、寒湿痹痛。

3）肉桂

【性味归经】

辛、甘，大热。归肾、脾、心、肝经。

【功效应用】

补火助阳，引火归原，散寒止痛，温通经脉。用于阳痿、宫冷、腰膝冷痛、肾虚作喘、虚阳上浮、眩晕目赤、心腹冷痛、虚寒吐泻、寒疝腹痛、痛经、经闭。

4）吴茱萸

【性味归经】

辛、苦，热。有小毒。归肝、脾、胃经。

【功效应用】

散寒止痛，疏肝下气，燥湿降逆。用治肝寒犯胃，脘腹冷痛、吞酸嘈杂，常与干姜同用；若肝郁化火，肝火犯胃，胁痛口苦、呕吐吞酸者，常与黄连同用，以辛升苦降，共奏疏肝泻火、降逆止呕之功，即左金丸；用治肝胃虚寒，浊阴上逆，颠顶痛甚，干呕、吐涎沫之厥阴头痛，常与人参、生姜等同用，如吴茱萸汤；治寒滞肝脉，疝气疼痛者，常与小茴香、川楝子等同用，如导气汤；若冲任虚寒，月经不调、少腹冷痛者，又常与桂枝、当归配伍，如温经汤；用治脾肾阳虚，五更泄泻，常与补骨脂、五味子等同用，如四神丸；用于寒湿脚气，肿胀麻木，常与木瓜、槟榔等同用，如鸡鸣散。此外，以本品研末醋调敷足心，可治口疮、口疳。

5）生姜

【性味归经】

辛，微温。归肺、脾、胃经。

【功效应用】

解表散寒，温中止呕，温肺止咳，解毒。用于风寒感冒、脾胃虚寒、胃寒呕吐、肺寒咳嗽、解鱼蟹毒等。生姜入脾胃经，能温中散寒，止呕吐，所以有呕家圣药之称。

6）小茴香

【性味归经】

辛，温。归肝、肾、脾、胃经。

【功效应用】

散寒止痛，理气和胃。用治胃寒呕吐食少、脘腹胀痛，常与木香、干姜等同用。外用本品炒热，布包温熨腹部，亦可治腹冷胀痛；用治寒滞肝脉，疝气疼痛、牵引睾丸者，常与肉桂、乌药等同用，如暖肝煎；用治睾丸偏坠胀痛者，常与橘核、山楂同用，即香橘散；若女性少腹冷痛，经闭痛经，又常与肉桂、川芎等同用，以温经散寒，活血调经，如少腹逐瘀汤。

7）川椒

【性味归经】

辛，温。有小毒。归脾、胃、肾经。

【功效应用】

温中，止痛，杀虫。本品辛辣而温，善散阴冷之气，为健胃及解毒驱虫药，内服外用皆可。用于胃腹冷痛、呕吐不能食，可与干姜、党参等同用，如大建中汤；用于久寒腹痛、腹泻冷沫者，可与附子、干姜同用；用于胃脘寒痛、脊背凉痛，可与附子、半夏同用；用于类风湿及风湿性关节炎，属于寒湿性者，多与其他化湿温经散寒药同用；用于风寒牙痛呈抽搐样痛，受冷则甚者，可以本品煎汤漱口，或少许内服。

【注意】

阴虚火旺者忌服。孕妇慎服。

（4）清暑排毒药

1）藿香

【性味归经】

辛，温。归脾、胃、肺经。

【功效应用】

化湿醒脾，辟秽和中，解暑，发表。用于湿阻脾胃、脘腹胀满、湿温初起、呕吐、泄泻、暑湿、发热恶寒、恶寒发热、胸脘满闷等症。

2）佩兰

【性味归经】

辛，平。归脾、胃经。

【功效应用】

解暑，化湿醒脾。《神农本草经》称佩兰为兰草，鲜品用于夏令作用尤佳，常配合藿香、厚朴、荷叶同用，以治疗暑湿证；治疗湿阻脾胃证，往往与藿香相须为用；治疗湿温证，常与藿香、黄芩、薏苡仁等药配合应用。

3）薄荷

【性味归经】

辛，凉。归肺经、肝经。

【功效应用】

清热解暑，疏风散热，利咽清喉。夏日食用薄荷可以帮助人们解除暑热，缓解中暑症状。夏日将薄荷做成薄荷水、薄荷粥等食物不仅可以帮助人们清热解暑。薄荷对于风热感冒所导致的头痛、头晕、打喷嚏、流鼻涕、发热具有缓解作用；用于肺燥、肺热、咽喉干燥等情况也有比较好的缓解作用。

4）香薷

【性味归经】

辛，微温。归肺、胃经。

【功效应用】

发汗解表，化湿和中，利水消肿。用于治夏季乘凉饮冷，阳气被阴邪所遏之阴暑证，多与扁豆、厚朴等同用，如香薷散；若单用，宜水煎凉服；若兼脾虚者，又常与白术同用，有行水健脾之效，即香薷丸。

5）白扁豆

【性味归经】

甘，微温。归脾经、胃经。

【功效应用】

健脾化湿，和中消暑。用治夏日暑湿伤中，脾胃不和，而致吐泻，如《备急千金要方》单用本品水煎服；偏于暑热夹湿者，宜与荷叶、滑石等清暑、渗湿之品配伍；若属暑月乘凉饮冷，外感于寒，内伤于湿之阴暑，宜配伍散寒解表、化湿和中之品，如香薷散（《和剂局方》）以之与香薷、厚朴同用。

6）荷叶

【性味归经】

苦，平。归肝、脾、胃经。

【功效应用】

清暑化湿，升发清阳，凉血止血。用于暑热烦渴、暑湿泄泻、脾虚泄泻、血热吐衄、便血崩漏。荷叶炭用于出血证和产后血晕。

7）西瓜皮

【性味归经】

甘，凉。归脾、胃经。

【功效应用】

清暑解热，止渴，利小便。治暑热烦渴、小便短少、水肿、口舌生疮。

（5）利湿排毒药

1）苍术

【性味归经】

辛、苦，温。归脾、胃、肝经。

【功效应用】

燥湿健脾，祛风散寒，明目。用于湿阻中焦之脘腹胀满、泄泻、水肿，脚气痿躄、风湿痹痛、风寒感冒、夜盲、眼目昏涩。

2）茯苓

【性味归经】

甘、淡，平。归心、肺、脾、肾经。

【功效应用】

利水渗湿，健脾，宁心。用于水肿尿少、痰饮眩悸、脾虚食少、便溏泄泻、心神不安、惊悸失眠。

3）薏苡仁

【性味归经】

甘、淡，微寒。归脾、胃、肺经。

【功效应用】

利水渗湿，健脾止泻，祛湿除痹，清热排脓。治小便不利、水肿、脚气，常与猪苓、茯苓、木瓜等配用，亦可与粳米煮粥食；治脾虚泄泻，常与党参、白术、茯苓等配伍，如参苓白术散；用于湿邪留滞肌肉筋脉之风湿痹痛、筋脉挛急，常与苍术、黄柏、牛膝等配伍，如四妙散；亦可与防己、络石藤、桑枝等同用；《食医心镜》单用薏苡仁为末煮粥，日日食之，治久风痹痛、筋脉挛急；若偏于寒湿者，则配麻黄、杏仁、甘草等，即麻杏苡甘汤；用治肠痈脓成，可配附子、败酱草、牡丹皮等，如薏苡附子败酱散；用治肺痈吐脓，可配苇茎、冬瓜仁、桃仁等，如苇茎汤。

【注意】

孕妇慎用，清热利湿宜生用，健脾止泻宜炒用。

4）赤小豆

【性味归经】

甘、酸，平。归心、小肠经。

【功效应用】

利水消肿，解毒排脓。用于水肿腹满、脚气浮肿，可单用，或与白茅根、桑白皮等利水消肿之品同用；对于虚性水肿，还可与鲤鱼或田鸡煮食，亦可与小枣煮食；还可治湿热黄疸，如麻黄连翘赤小豆汤；用治肠痈，可与薏苡仁、冬瓜仁、桃仁等同用。

5）萆薢

【性味归经】

苦，平。归肝、胃、膀胱经。

【功效应用】

利湿浊，祛风湿。用于下焦湿热所致之膏淋、白浊等，常与益智仁、石菖蒲、乌药配用，如萆薢分清饮，亦可用于湿盛之带下证，多与其他燥湿止带药同用；用于感受风湿之邪所致痹证、腰痛，若偏湿热者，可配桑枝、秦艽、薏苡仁等，若属寒湿者，可配桂枝、附子、川乌等。

6）土茯苓

【性味归经】

甘、淡，平。归肝、胃经。

【功效应用】

利湿，解毒，通利关节。用于湿热淋浊、带下、热毒疮痈、梅毒、肢体拘挛。常与金钱草、萆薢配伍，以治疗湿热淋证、小便涩痛，以及尿浊、小便如米泔者；与清热燥湿的黄柏、苍术配伍，用于治疗湿热带下。

（6）化痰排毒药

1）半夏

【性味归经】

辛，温。有毒。归脾、胃、肺经。

【功效应用】

燥湿化痰，降逆止呕，消痞散结。用于湿痰咳嗽、风痰眩晕、痰厥头痛、呕吐反胃、胸脘痞闷、梅核气、瘿瘤痰核、痈疽肿毒。本品常与散寒止呕的生姜同用，如小半夏汤，以治痰湿犯胃或胃寒呕吐者；若胃虚不纳，反胃呕吐者，可配伍补气和中的人参、白蜜等同用，如大半夏汤；治胃热呕吐，配黄连、竹茹、橘皮同用，如黄连橘皮竹茹半夏汤；用于妊娠呕吐，可配伍人参、干姜同用，如干姜人参半夏丸，亦可配伍紫苏梗、砂仁等理气安胎、和胃止呕之品同用；用于湿痰犯肺而见咳嗽痰多、胸膈满闷、呕恶不适、苔腻脉滑，常与橘皮、茯苓、甘草同用，如二陈汤；若寒饮犯肺，咳嗽气喘、痰液清稀者，可配细辛、桂枝、麻黄等同用，如小青龙汤；若痰热内结，咳嗽痰黄者，则配伍黄芩、瓜蒌、胆南星等清化热痰之品同用，如清气化痰丸；治脾湿生痰、肝风内动所致的风痰头痛、眩晕，兼见胸膈胀闷、苔腻脉滑，与天麻、白术等同用，如半夏白术天麻汤；寒热互结而见脘痞呕恶者，可与黄芩、干姜、人参等配伍，以寒热互用，如半夏泻心汤；痰热互结，痞闷呕吐者，可配伍黄连、瓜蒌等同用，即小陷肠汤；痰气互结，梗于咽中，如有异物，吞之不下、吐之不出者，称为梅核气，可配伍厚朴、茯苓、紫苏叶等同用，如半夏厚朴汤。

2）陈皮

【**性味归经**】

辛、苦，温。归脾、胃、肺经。

【**功效应用**】

理气和中，燥湿化痰，利水通便。用于治疗脾胃不和，脘腹胀痛、不思饮食、呕吐哕逆等症。食积不化，胃失和降，脘腹胀痛、嗳腐呕逆者，可与山楂、神曲、半夏等相配；湿浊阻中，脾胃气滞，脘腹胀痛、食少便溏者，多与苍术、厚朴、甘草配伍，以燥湿健脾和胃；若脾虚气滞，症见腹痛喜按、不思饮食、食后腹胀者，宜与党参、白术、茯苓等同用，以益气健脾调中；脾虚气滞较甚，饮食不消、脘腹痞闷者，可与枳实、白术相伍，以健脾消积除痞；用于痰湿阻肺，咳嗽痰多、胸膈满闷、头目眩晕等症；凡痰湿壅肺，肺失宣降，而致咳嗽痰多、胸膈胀闷者，多与半夏、茯苓配伍，以燥湿化痰止咳；若治寒痰留饮，胸闷咳嗽者，宜与干姜、良姜等同用，以温中化痰止咳。

3）胆南星

【**性味归经**】

苦、微辛，凉。归肺、肝、脾经。

【**功效应用**】

清热化痰，息风定惊。用于痰热咳嗽、咳痰黄稠、中风痰迷、癫狂惊痫。治痰涎喘急：胆南星、天竺黄各 15 克，雄黄 2.5 克，朱砂 2.5 克，牛黄、麝香各 2 克。上药共为末，甘草水为丸，如梧桐子大。每服 2 丸，淡姜汤稍冷服（《痧症汇要》牛黄丸）。

4）桔梗

【**性味归经**】

苦、辛，平。归肺经。

【**功效应用**】

宣肺，利咽，祛痰，排脓。治肺痈胸痛、咳吐脓血、痰黄腥臭之症，常与鱼腥草、冬瓜仁、芦根等药同用；用治咳嗽痰多者，无论肺寒、肺热，皆可应用；治风寒犯肺所致的咳嗽痰多者，常与杏仁、紫苏叶、橘皮等同用，如杏苏散；用治风热犯肺所致的咳嗽痰多者，则可配伍桑叶、菊花、连翘等同用，如桑菊饮；亦可用治痰阻气滞所致的咳嗽痰多、胸膈痞满，常与枳壳、瓜蒌、半夏等理气化痰之品同用。

5）前胡

【性味归经】

苦、辛，微寒。归肺经。

【功效应用】

降气祛痰，宣散风热。用治风热郁肺、咳嗽痰多，可配伍白前、桔梗等同用，如二前汤；用于风寒犯肺之咳嗽多痰，配伍杏仁、半夏、紫苏等宣肺散寒、温化寒痰之品；用治痰热郁肺，肺气不降所致的咳喘气急、痰黄黏稠、苔黄、脉数等，常与桑白皮、贝母、杏仁等同用，如前胡散。

6）瓜蒌

【性味归经】

甘，寒。归肺、胃、大肠经。

【功效应用】

清肺化痰，利气宽胸，润肺化痰，滑肠通便，散结消肿。用治胸阳不振、痰阻气滞所致胸痛彻背、咳唾短气之胸痹证，常与薤白、半夏、白酒配伍，以通阳散结，行气祛痰，如瓜蒌薤白白酒汤、瓜蒌薤白半夏汤；若用治痰热互结所致胸膈痞闷、按之则痛、吐痰黄稠之结胸证，则可配伍黄连、半夏等清热化痰、散结消痞之品，如小陷胸汤；用治痰热阻肺所致咳嗽痰黄、黏稠难咳之证，常与黄芩、枳实、胆南星等清肺化痰药同用，如清气化痰丸。

7）贝母

【性味归经】

川贝母：苦、甘，微寒；浙贝母：苦，寒。归肺、心经。

【功效应用】

化痰止咳，清热散结。用治肺热咳嗽之证，常与知母相须为用，如二母散。然川贝母兼有甘味微寒，尚能清润肺燥，长于润肺化痰止咳，多用于治阴虚燥咳，常与杏仁、麦门冬、紫菀等药同用，如贝母丸；还可用治劳嗽咯血，常与天冬、沙参、百部等药同用，如月华丸。浙贝母苦寒之性较强，开郁散结，故善治痰火郁结所致的痰热咳嗽、吐痰黄稠、胶结难咳之症，常配伍黄芩、瓜蒌、枳实等药同用，如二母宁嗽丸；还可用治风热咳嗽或外感燥热咳嗽，可配伍前胡、桑白皮、天花粉或桑叶、杏仁、沙参等同用。

8）海浮石

【性味归经】

咸，平。入肝经。

【功效应用】

清肺化痰，软坚散结。用于痰热咳嗽，咳痰稠黏、咯血等症，可配伍瓜蒌仁、青黛等同用；用于瘰疬结核，可配合海藻、昆布等药同用。

9）紫苏子

【性味归经】

辛，温。归肺、大肠经。

【功效应用】

降气化痰，止咳平喘，润肠通便。用于痰壅气逆，咳嗽气喘，常与白芥子、莱菔子同用，即三子养亲汤；若痰涎壅肺而致喘咳上气、胸膈满闷，可与厚朴、橘皮、半夏等配伍同用，如苏子降气汤。

10）白芥子

【性味归经】

辛，温。归肺经。

【功效应用】

温肺祛痰，利气散结，通络止痛。用于寒痰凝滞筋脉所致的痰湿流注、阴疽肿毒等症，可配伍鹿角胶、肉桂、炮姜等药同用，如阳和汤。若痰滞经络而致肩臂疼痛、肢体麻木者，可配伍木鳖子、没药等同用，如白芥子散；用治寒痰阻肺所致咳嗽气喘、痰多清稀、胸胁满闷，常与紫苏子、莱菔子同用，即三子养亲汤；若痰饮停滞胸膈所致的胸胁胀痛、不能转侧、喘满实证，则可配伍甘遂、大戟同用，即控涎丹；对于寒饮咳喘反复发作者，亦可以本品配伍甘遂、细辛、延胡索为末，于夏日三伏以生姜捣汁调敷背部的肺俞、心俞、膈俞等穴位，每伏贴敷 1 次。

11）杏仁

【性味归经】

苦，温。有小毒。归肺、脾、大肠经。

【功效应用】

祛痰止咳，平喘，润肠，下气开痹。用于外感咳嗽、喘满、伤燥咳嗽、寒气奔豚、惊痫、胸痹、食滞脘痛、血崩、耳聋、疳肿胀、湿热淋证、疥疮、喉痹、肠燥便秘。

12）紫菀

【性味归经】

辛、苦，温。归肺经。

【功效应用】

润肺下气，化痰止咳。用治痰多喘咳、新久咳嗽、劳嗽咯血。

（7）清热排毒药

1）蒲公英

【性味归经】

苦、甘，寒。归肝、胃经。

【功效应用】

清热解毒，利湿。用于疮痈肿痛，常与金银花、野菊花配伍，如五味消毒饮；用于乳痈肿痛，常与清热散结、解毒的瓜蒌、贝母配伍，亦可单用鲜品内服或捣烂外敷。还可用于肺痈、肠痈。用于湿热黄疸，常与清热利湿、退黄的茵陈、栀子配伍。用于热淋，小便赤涩疼痛者，常与金钱草、白茅根配伍。

2）紫花地丁

【性味归经】

苦、辛，寒。归心、肝经。

【功效应用】

清热解毒。用于疔疮、乳痈、肠痈、丹毒，常与蒲公英、野菊花配伍，亦可单用本品鲜药捣汁服，并以其渣敷患处。用于毒蛇咬伤，常与解毒的雄黄配伍，捣烂外敷，亦可单用鲜品捣汁内服。此外，紫花地丁归肝经，亦用于肝火目赤肿痛。

3）板蓝根

【性味归经】

苦，寒。归心、胃经。

【功效应用】

清热解毒，凉血利咽。主要用于温热病发热、头痛、咽痛、斑疹及痄腮、疮疡、大头瘟等。

【注意】

体虚而无实火热毒者忌服板蓝根。

4）大青叶

【性味归经】

苦，大寒。归心、肺、胃经。

【功效应用】

清热解毒，凉血消斑。用于温病热入血分，壮热、神昏、发斑者，常与犀角（水牛角替代）、栀子等凉血解毒药配伍，如犀角大青汤。亦可用于外感风热、温病初起之发热、头痛、口渴等症，常与金银花、牛蒡子等疏散风热、清热解毒药配伍。用于热毒所致之喉痹咽痛、口舌生疮，可单用本品之鲜药打汁内服，或配玄参、山豆根等。用于丹毒赤痛，可用鲜品捣汁外敷，或与蒲公英、紫花地丁等清热解毒药配伍。此外，大青叶亦常用于治疗和预防肝炎。

【注意】

脾胃虚寒者，纵有热邪，亦当慎用。

5）虎杖

【性味归经】

苦，寒。归肝、胆、肺经。

【功效应用】

清热利湿，解毒，化痰止咳。用于水火烫伤，可以本品100%浓煎液湿敷或制成粉剂，植物油调涂。用治疮痈肿毒，可与其他清热解毒药配伍，亦可用鲜品捣烂外敷。用于湿热黄疸，常与茵陈蒿、金钱草等同用。用于淋浊带下，常与萆薢、薏苡仁等同用。用于肺热咳嗽，可与黄芩、金银花、枇杷叶等同用。

【注意】

孕妇忌用。

6）苦参

【性味归经】

苦，寒。归心、肝、胃、大肠、膀胱经。

【功效应用】

清热燥湿，祛风杀虫，利尿。用于带下、阴痒，常与清热燥湿止痒的黄柏、蛇床子配伍。用于热淋，小便赤热涩痛，常与清热解毒、利水通淋的蒲公英、石韦等配伍。若治妊娠小便不利，常与养血的当归配伍，如当归贝母苦参丸。用于皮肤瘙痒，常与清利湿热、杀虫止痒的白鲜皮、土茯苓配伍。用于疥疮、癣疾，常与枯矾、硫黄制成软膏外用，亦可治脓疱疮、麻风。

7）金银花

【性味归经】

甘，寒。归肺、心、胃、大肠经。

【功效应用】

清热解毒，疏散风热。用于治疗外感风热，温病初起，身热、微恶风寒，头痛、口渴、咽喉肿痛等症，常与清热解毒、疏散风热的连翘、薄荷配伍，如银翘散。若热入气分，壮热、烦渴、脉洪大者，常与清泻气分热邪的石膏、知母配伍，则泻火解毒力更强。用于热入营血，斑疹、心烦少寐、舌绛、神昏者，常与清泻营血的犀角（水牛角替代）、生地黄配伍，共奏清营凉血、养阴解毒之效，如清营汤。用于疮疡初起，红肿热痛者，常与消肿散结的白芷、皂角刺配伍，如仙方活命饮。用于疔疮肿痛，常与清热解毒的紫花地丁、蒲公英配伍，如五味消毒饮。肠痈、肺痈亦常作用。用于热毒痢疾，下痢脓血，常与清热燥湿、解毒的黄连、黄芩配伍。若治血痢，可用金银花炒炭，配伍仙鹤草，以增强凉血止痢之效。制成银花露，可清热解暑、清利头目，用于暑热烦渴、咽喉肿痛、头痛、目赤。

8）连翘

【性味归经】

苦，微寒。归肺、心、胆经。

【功效应用】

清热解毒，消痈散结。用于外感风热，温病初起之发热、头痛、口渴、咽痛者，常与金银花相须为用，并与薄荷、牛蒡子等疏散风热的药物配伍，如银翘散。若邪入营血，舌绛神昏，常与犀角（水牛角替代）、玄参配伍，如清营汤。若热陷心包，高热、烦躁，甚则神昏者，常用连翘心与犀角（水牛角替代）、莲子心配伍，如清宫汤。用于热毒壅结之疮疡肿痛，常与蒲公英、野菊花等解毒消肿药配伍。用于瘰疬肿痛，常与夏枯草、玄参等清热散结药配伍。

9）野菊花

【性味归经】

苦、辛，微寒。归肺、肝经。

【功效应用】

清热解毒。治疮毒可单用，内服或鲜品捣烂外敷患处，或与蒲公英、紫花地丁等配伍应用。治目赤肿痛，常与夏枯草、桑叶等同用。此外，内服煎汤外洗，可用于皮肤瘙痒。

10）芦根

【性味归经】

甘，寒。归肺、胃经。

【功效应用】

清热生津，止呕，利尿。用于胃热之呕吐，或气逆干哕者，常与降逆止呕的竹茹、生姜汁配伍，如芦根饮子，亦可单用浓煎饮服；用于温热病津伤口渴、烦热、舌干少津者，常与养阴生津的沙参、麦冬配伍；用于下焦湿热之淋证，以及小便黄赤者，常与其他清热利湿药配伍，以增强药效；用于肺痈胸痛、咳吐脓痰腥臭者，常与清肺排脓之薏苡仁、冬瓜仁配伍；用于肺热咳嗽、痰黄不利者，常与化痰止咳的瓜蒌、贝母配伍。

11）重楼

【性味归经】

微苦，凉。有小毒。归肝经。

【功效应用】

清热解毒，息风定惊。用于一切疔疮肿毒，可单用或与金银花、黄连、蒲公英同用；用于乳蛾肿痛，急、慢性扁桃体炎，常与板蓝根、射干、山豆根同用；用于温毒腮肿、腮腺炎，常与夏枯草、大青叶等同用；用于湿热黄带，常与苦参、黄柏等同用。

12）穿心莲

【性味归经】

苦，寒。归肺、胃、大肠、小肠经。

【功效应用】

清热解毒，燥湿。用于湿热泻痢，可单用或与马齿苋、黄柏配伍；用于热淋，小便涩痛者，常与车前子、白茅根配伍；用于咽喉肿痛，常与玄参、板蓝根配伍；用于肺热咳喘，常与黄芩、桑白皮配伍。此外，穿心莲鲜品捣烂外敷，用于疖肿及毒蛇咬伤，可解毒消肿；研末，甘油调涂，可治湿疹瘙痒。

（8）凉血解毒药

1）犀角（水牛角替代）

【性味归经】

苦、酸、咸，寒。归心、肝经。

【功效应用】

清热，凉血，定惊，解毒。主治伤寒瘟疫热入血分，见惊狂、烦躁、谵妄、斑疹、发黄、吐血、衄血、下血、痈疽肿毒。

2）生地黄

【性味归经】

甘、苦，寒。归心、肝、肾经。

【功效应用】

清热凉血，养阴生津。用于热病心烦，舌绛，血热吐衄，斑疹紫黑；热病伤阴，消渴多饮。

3）牡丹皮

【性味归经】

苦、辛，微寒。归心、肝、肾经。

【功效应用】

清热凉血，活血化瘀。用于热入营血，温毒发斑，吐血衄血，夜热早凉，无汗骨蒸，经闭，痛经，跌仆伤痛，痈肿疮毒。

4）赤芍

【性味归经】

苦，微寒。归肝经。

【功效应用】

清热凉血，散瘀止痛。用于热入营血，温毒发斑，吐血衄血，目赤肿痛，肝郁胁痛，经闭，痛经，癥瘕腹痛，跌仆损伤，痈肿疮疡。

5）地骨皮

【性味归经】

甘、淡，寒。归肺、肝、肾经。

【功效应用】

清热凉血，退骨蒸劳热。用于阴虚发热，肺热咳嗽，血热出血，消渴。

6）紫草

【性味归经】

甘、咸，寒。归心、肝经。

【功效应用】

清热凉血，活血解毒，透疹消斑。用于血热毒盛，斑疹紫黑，麻疹不透，疮疡，湿疹，水火烫伤。

7）大蓟

【性味归经】

甘、苦，凉。归心、肝经。

【功效应用】

凉血止血，散瘀消痈。用于血热吐衄，尿血，崩漏，疮痈肿毒。

8）白茅根

【性味归经】

甘，寒。归肺、胃、膀胱经。

【功效应用】

凉血止血，清热利尿。用于血热出血证、热淋、水肿、黄疸、热病烦渴。

9）地榆

【性味归经】

苦、酸，微寒。归肝、胃、大肠经。

【功效应用】

凉血止血，解毒敛疮。用于血热吐衄、便血、崩漏、烫伤、湿疹。

（9）泻火排毒药

1）石膏

【性味归经】

甘、辛，大寒。归肺、胃经。

【功效应用】

生用：清热泻火，除烦止渴。用于胃火上炎之头痛、牙龈肿痛、口疮、烦渴者，常与生地黄、知母、牛膝等配伍，如玉女煎；用于肺热咳嗽、气喘、发热者，常与止咳平喘的麻黄、杏仁等配伍，如麻杏石甘汤；用于温病邪在气分之高热、烦渴、汗出、脉象洪大者，常与清热泻火、养阴生津的知母相须配用，如白虎汤；气分不解，热入血分，气血两燔之高热、吐衄、发斑者，常与清热凉血的犀角（水牛角替代）、生地黄等配伍，如清瘟败毒饮。

2）知母

【性味归经】

苦、甘，寒。归肺、胃、肾经。

【功效应用】

清热泻火，滋阴润燥。用于肺热咳嗽、发热、痰黄不利，或阴虚肺燥。干咳无痰，口干舌燥者，常与清肺、润燥、化痰止咳的贝母配伍，如二母散；用于温病邪入气分，热邪亢盛，津液受损之高热、汗出、烦渴者，常与生石膏、甘草配伍，如白虎汤；用于阴虚火旺，耗伤津液之消渴病，症见口渴、多饮、多尿者，常与生津止渴的天花粉、五味子配伍，如玉液汤。

3）栀子

【性味归经】

苦，寒。归心、肺、三焦经。

【功效应用】

泻火除烦，清热利湿，凉血解毒；外用消肿止痛。用于火热炽盛之高热、烦躁、神昏谵语者，常与清热泻火的黄连、黄芩配伍，如清瘟败毒饮；用于热扰胸膈之失眠、躁扰不宁、郁闷者，常与除烦的淡豆豉配伍，以增强清热除烦之功，如栀子豉汤。

4）天花粉

【性味归经】

甘、微苦，微寒。归肺、胃经。

【功效应用】

清热泻火，生津止渴，消肿排脓。用于疮疡痈肿、红肿疼痛，常与活血止痛、消肿的当归尾、乳香配伍，如仙方活命饮；用于温热病邪伤津之口干舌燥、烦渴者，常与养阴清热之芦根、麦冬配伍；用于消渴病之口渴、多饮、多尿者，常与生津止津的葛根、知母配伍，如玉液汤；用于肺热咳嗽、痰黄不利者，常与清肺化痰的射干、马兜铃配伍，以增强药效，如射干马兜铃汤；用于肺燥干咳无痰、咯血者，常与滋阴润燥的生地黄、麦冬配伍，如滋燥饮。

5）黄连

【性味归经】

苦，寒。归心、胃、肝、大肠经。

【功效应用】

清热燥湿，泻火解毒。用于胃肠湿热之呕吐、泻痢，高热神昏，心烦不寐，血热吐衄，疮疡肿毒，脓耳，湿疮，胃火牙痛。黄连大苦大寒，善清中焦湿热，对胃肠湿热所致的泄泻、痢疾、呕吐最为常用，用于泄泻、痢疾发热者，常与黄芩、葛根配伍，如葛根黄芩黄连汤；兼气滞腹胀疼痛、大便不爽者，与木香配伍，即香连丸；用于胃热呕吐，常与陈皮、竹茹配伍，如黄连橘皮竹茹半夏汤；由肝火犯胃而致呕吐者，常与吴茱萸配伍，即左金丸；黄连清热泻火力强，尤以泻心经实火见长，且能解毒，用于温热病、热邪内盛、高热神昏等，常与黄芩、黄柏配伍，如黄连解毒汤；用于心火亢盛，扰动心神，心烦失眠，甚则狂躁不宁者，常与阿胶、黄芩配伍，如黄连阿胶鸡子黄汤；用于热邪迫血妄行，吐血、衄血者，常与大黄、黄芩配伍，以清心泻火、凉血止血，如泻心汤。

6）黄柏

【性味归经】

苦，寒。归肾、膀胱、大肠经。

【功效应用】

清热燥湿，泻火解毒，退虚热。用于湿热泻痢、黄疸、带下、热毒疮疡、湿疹、阴虚发热。黄柏清热燥湿、泻火解毒的作用类似黄连，作用部位则与黄连不同，善清除下焦湿热。用于湿热泻痢，常与清热燥湿、止痢的黄连、白头翁配伍，如白头翁汤。用于黄疸，常与栀子、甘草配伍，如栀子柏皮汤。用于带下黄稠，常与清利湿热、收敛止带的车前子、芡实配伍。还可用于湿热下注之足膝肿痛，常与燥湿和通利关节的苍术、牛膝配用，即三妙丸。

（10）涌吐排毒药

1）常山

【性味归经】

苦、辛，寒。有毒。归肺、心、肝经。

【功效应用】

涌吐痰涎，杀虫截疟。用于胸中痰饮积聚等，可以常山与甘草、蜂蜜同用，煎汤温服取吐；用于痰湿内蕴、疟邪内伏所致的多种疟疾证，可与草果、槟榔、厚朴等燥湿化痰截疟之品同用，如截疟七宝饮；用治疟疾久发不止，湿热偏重者，与知母、草果等化痰截疟之品同用，如常山饮。

【注意】

常山毒性较强，易损伤正气，体虚者忌服。治疗疟疾应于寒热发作前服用。宜冷服。常山抗疟宜配草果、半夏等，以减轻呕吐反应。

2）甜瓜蒂

【性味归经】

寒，苦。归脾、胃、肝经。

【功效应用】

涌吐痰食，除湿退黄。内服：煎汤，3~6克，或入丸、散，0.3~1.5克。外用：适量，研末吹鼻。主治中风、癫痫、喉痹、痰涎壅盛、呼吸不利、宿食不化、胸脘胀痛、湿热黄疸。

【禁忌】

体虚、失血及上部无实邪者禁服。本品有毒，不宜大量服用，过量则易出现头晕眼花、脘腹不适、呕吐、腹泻，严重者可因脱水，造成电解质紊乱终致循环衰竭及呼吸中枢麻痹而死亡。

3）胆矾

【性味归经】

酸、辛，寒。归肝、胆经。

【功效应用】

涌吐，解毒，去腐。用治中风、癫痫、喉痹、喉风、痰涎壅塞、牙疳、口疮、烂弦风眼、痔疮、肿毒。内服：0.3~0.6克，温汤化服；外用：适量，研末撒或调敷，或吹喉，或以水溶化外洗患处。

【禁忌】

体虚者忌服。

4）藜芦

【性味归经】

辛、苦，寒。有毒。归肺、胃、肝经。

【功效应用】

涌吐风痰，杀虫疗疮。用治中风不语、痰涎壅盛，可配伍天南星，研末为丸，温酒服；用治中风痰壅、癫狂烦乱、不省人事，或误服毒物尚未吸收者，配瓜蒂、防风，即三圣散。

【注意】

藜芦毒性强烈，内服宜慎。藜芦反人参、沙参、丹参、细辛、芍药、玄参。服用之后呕吐不止时，可用葱汤解。

（11）通窍排毒药

1）麝香

【性味归经】

辛，温。归心、脾经。

【功效应用】

开窍醒脾，活血化瘀，止痛，催产。用于窍闭神昏、心腹暴痛、跌打损伤、经闭、癥瘕、疮疡、咽喉肿痛、难产、死胎。临床用于热陷心包、中风痰壅、小儿惊风出现的神志昏迷，常需与清热凉血解毒的牛黄等配伍，如至宝丹、安宫牛黄丸；用于寒邪、痰浊蒙闭心窍、神昏身凉，可与散寒行气的苏合香、沉香、丁香等配伍，如苏合香丸。

2）冰片

【性味归经】

辛、苦，微寒。归心、脾、肺经。

【功效应用】

开窍醒神，清热止痛。用于窍闭神昏、疮疡、咽喉肿痛、口舌生疮。临床用于热陷心包的神志昏迷，常与牛黄等配伍；若与辛温开窍、芳香辟浊之品配伍，亦可用于寒邪、痰浊内闭之神志昏迷。

3）苏合香

【性味归经】

辛，温。归心、脾经。

【功效应用】

开窍，辟秽，止痛。用于窍闭神昏、胸腹冷痛。临床用于寒痰内闭、中风、痰厥或痫证之寒闭证，常与行气开窍的麝香、丁香配伍，如苏合香丸。用于寒湿、气滞所致的胸腹满闷、冷痛，常与行气开窍的檀香、冰片配伍，如冠心苏合丸。现代多用冠心苏合丸治疗冠心病心绞痛，能较快地缓解症状。

4）安息香

【性味归经】

辛、苦，平。归心、脾经。

【功效应用】

开窍清神，活血止痛。用于中风痰厥、气郁暴厥、中恶昏迷、心腹疼痛。

5）樟脑

【性味归经】

辛，热。有小毒。归心、脾经。

【功效应用】

通窍醒神，辟秽利气，消肿止痛，杀虫止痒。主治热病神昏、中恶猝倒、暑湿吐泻、心腹疼痛、风热目痛、咽喉肿痛、牙痛龋齿、寒湿脚气、疮疡疥癣、冻疮、烧烫伤、跌打伤痛。

6）白芷

【性味归经】

辛，温。归肺、胃、大肠经。

【功效应用】

辛散祛风，温燥除湿，芳香通窍，善能止痛。用于鼻渊、鼻塞流涕、不闻香臭，伍鹅不食草水煎服以宣通鼻窍。

7）细辛

【性味归经】

辛，温。归心、肺、肾经。

【功效应用】

解表散寒，祛风止痛，通窍，温肺化饮。用于风寒感冒、头痛、牙痛、鼻塞流涕、鼻衄、鼻渊、风湿痹痛、痰饮喘咳。细辛辛香透窜、解表通窍温脉之力皆强，临床用于宣通鼻窍，治疗鼻渊，常配合白芷等应用；用于口舌生疮，可单用一味细辛，研末敷于脐部。

【禁忌】

气虚多汗、血虚头痛、阴虚咳嗽等者忌服。细辛反藜芦。

8）辛夷

【性味归经】

辛，温。归肺、胃经。

【功效应用】

散风寒，通鼻窍。用于感冒鼻塞、鼻渊头痛，为治鼻塞头痛或流浊涕之要药。临床治外感风寒头痛、鼻塞、香臭不闻、流浊涕，可与荆芥、紫苏等配伍应用；治鼻渊头痛、鼻塞、流浊涕，偏寒者，多与细辛、苍耳子同用；若偏热者，多与黄芩、薄荷等同用。

9）苍耳子

【性味归经】

辛、苦，温。有小毒。归肺经。

【功效应用】

散风通窍，祛风湿。用于鼻渊头痛、风湿痹痛。临床用治鼻渊头痛，常与白芷、辛夷等配伍，如苍耳散。对于外感风寒所致的头痛及头风，常与防风、白芷等同用。

10）石菖蒲

【性味归经】

辛，温。归心、胃经。

【功效应用】

祛痰开窍，化湿开胃，宁神益智。用于神志昏迷、惊悸、失眠、痴呆、健忘、胸腹胀痛、风寒湿痹、疥癣。临床用于湿温病湿热蒙闭心窍、神失昏迷，常与郁金、竹沥配伍，如菖蒲郁金汤；治痫证突然昏倒、抽搐、口吐白沫，常与竹茹、远志配伍；治痰厥突然昏迷、舌苔厚腻，常与行气化痰的半夏、郁金配伍。

（12）利尿排毒药

1）车前子

【性味归经】

甘，寒。归肝、肾、肺、小肠经。

【功效应用】

清热利尿通淋，渗湿止泻，明目，祛痰。用于热淋涩痛、水肿胀满、暑湿泄泻、目赤肿痛、痰热咳嗽。

2）猪苓

【性味归经】

甘、淡，平。归肾、膀胱经。

【功效应用】

利尿渗湿。用于小便不利、水肿、泄泻、淋浊、带下。

3）泽泻

【性味归经】

甘、淡。寒。归肾、膀胱经。

【功效应用】

利尿渗湿，泄热。用于小便不利、水肿、泄泻、淋浊、带下。

4）木通

【性味归经】

苦，寒。归心、小肠、膀胱经。

【功效应用】

利尿通淋，清心除烦，通经下乳。用于淋证、水肿、心烦尿赤、口舌生疮、经闭、乳少、湿热痹痛。

5）滑石

【性味归经】

甘、淡，寒。归胃、膀胱经。

【功效应用】

利尿通淋，清解暑热。用于小便不利、淋沥涩痛、暑热烦渴、湿温胸闷、湿热泄泻、湿疹、痱子，为治湿热淋证的要药。临床治热淋，可用木通煎汤送服滑石粉，即滑石散。又治疗石淋、热淋的八正散中，亦用滑石为伍。

6）萹蓄

【性味归经】

苦，微寒。归膀胱经。

【功效应用】

利尿通淋，杀虫止痒。用于热淋、血淋、皮肤湿疹、阴部湿疹。临床用于下焦湿热所致的热淋、血淋、小便短赤、淋沥涩痛，可与瞿麦、木通、滑石等配用，如八正散。

7）瞿麦

【性味归经】

苦，寒。归心、小肠经。

【功效应用】

利尿通淋，活血通经。用于热淋、血淋、石淋、小便不通、淋沥涩痛、经闭。临床用于湿热淋证，常与萹蓄、木通、滑石等配伍，如八正散；若属血淋，可与大蓟、白茅根、石韦等通淋止血之品配用。

8）石韦

【性味归经】

苦、甘，微寒。归肺、膀胱经。

【功效应用】

利尿通淋，化痰止咳。用于热淋、石淋、血淋、水肿、肺热咳嗽，为治热淋、石淋所常用，因其兼可止血，故血淋用之尤为适宜，可与蒲黄同用。

9）大腹皮

【性味归经】

辛，微温。归脾、胃、大肠、小肠经。

【功效应用】

利尿消肿，下气宽中。用于治疗水肿、浮肿、小便不利、湿阻气滞、腹胀。

10）金钱草

【性味归经】

甘、咸，微寒。归肝、胆、肾、膀胱经。

【功效应用】

利尿通淋，利湿退黄，解毒消肿。用于热淋、石淋、湿热黄疸、恶疮肿毒、毒蛇咬伤，为治石淋要药。临床用治热淋、石淋、小便不利，可单用大剂量煎水代茶饮，或配伍海金沙、鸡内金等同用。

11）海金沙

【性味归经】

甘，寒。归小肠、膀胱经。

【功效应用】

利尿通淋。用于热淋、石淋、全身肿满。临床用治多种淋证，常与滑石、车前子配伍，如《世医得效方》以海金沙、滑石、甘草共为细末，麦冬汤或灯心汤调服，治膏淋；亦可用海金沙为末，甘草汤调服，治热淋急痛；治脾湿太过，通身肿满、喘不得卧、腹胀如鼓等症，可配牵牛子、甘遂等同用，即海金沙散。

12）淡竹叶

【性味归经】

甘、淡，寒。归心、胃、小肠经。

【功效应用】

清心除烦，利尿。用治热病烦渴、小便赤涩淋痛、口舌生疮。

13）玉米须

【性味归经】

甘、淡，平。归肾、肝、胆经。

【功效应用】

利尿消肿，清肝利胆。用于水肿、小便淋沥、黄疸、胆囊炎、胆结石、高血压、糖尿病、乳汁不通。

（13）通腑排毒药

1）大黄

【性味归经】

苦，寒。归脾、胃、大肠、肝、心包经。

【功效应用】

泄热毒，破积滞，行瘀血。用于实热便秘、谵语、食积痞满、痢疾初起、里急后重、瘀停经闭、癥瘕积聚、时行热疫、暴眼赤痛、吐血、衄血、阳黄、水肿、淋浊、溲亦、痈疡肿毒、疔疮、烫火伤。

【禁忌】

凡表证未罢，血虚气弱，脾胃虚寒，无实热、积滞、瘀结，以及胎前、产后，均应慎服。

2）芒硝

【性味归经】

咸、苦，寒。归胃、大肠经。

【功效应用】

①泄热通便。用于胃肠实热积滞之大便秘结、腹胀腹痛。

②清热解毒。用于咽喉肿痛、口舌生疮、目赤肿痛、疮痈、湿疹、肠痈。

3）火麻仁

【性味归经】

甘，平。归脾、胃、大肠经。

【功效应用】

润肠通便。用于血虚津亏之肠燥便秘。

4）郁李仁

【性味归经】

辛、苦、甘，平。归脾、大肠、小肠经。

【功效应用】

润燥滑肠，下气行滞，利水消肿。用于津枯肠燥、食积气滞之腹胀、便秘，水肿，脚气，小便不利。

5）番泻叶

【性味归经】

甘、苦，寒。归大肠经。

【功效应用】

泻下导滞，行水消肿。用于热结便秘、水肿腹水。临床用治大便秘结，大多单用泡水服。其泻下通便之效，随用量而变化，小剂量可起缓泻作用，大剂量则可峻下。如配伍枳实、厚朴等同用，更可增强其泻下导滞作用。

6）芦荟

【性味归经】

苦，寒。归肺、大肠经。

【功效应用】

泄热通便，清肝除烦，杀虫消疳。用于热结便秘、小儿疳积、皮肤瘙痒。临床用于治热结便秘，尤宜于兼有肝火偏盛，证见烦躁失眠者，常与朱砂同用，以收清热通便、泻火安神之效，如更衣丸；若肝经实热，大便燥结，兼有头痛面赤、眩晕耳鸣、烦躁易怒，甚则抽搐者，常与龙胆草、栀子、青黛等清肝火的药物同用，如当归龙荟丸；用于小儿疳积、虫积腹痛，兼见面黄身瘦、腹大青筋暴露、烦躁便秘等症，常与使君子、党参等消积杀虫、健脾的药物同用，如肥儿丸。

7）茵陈

【性味归经】

苦、辛，微寒。归脾、胃、肝、胆经。

【功效应用】

清利湿热，利胆退黄。用于黄疸尿少、湿温、暑湿、湿疮瘙痒、传染性黄疸性肝炎等。用于湿热熏蒸而发生的黄疸，可单用一味，大剂量煎汤内服；亦可配合大黄、栀子等同用。若小便不利显著者，又可与泽泻、猪苓等配伍。本品退黄疸之效甚佳，故除用于湿热黄疸之外，对于因受寒湿或素体阳虚发生的阴黄证，也可应用，但须配合温中祛寒之品，如附子、干姜等药同用，以奏除阴寒而退黄疸之效。

（14）逐水排毒药

1）甘遂

【性味归经】

苦、甘，寒。有毒。归肺、肾、大肠经。

【功效应用】

①泻水逐饮。用于胸腹积水，痰饮积聚；热结大肠，津伤便秘；痰热蒙蔽心窍，癫狂发作。

②消肿散结。用于痈肿疮毒。

2）大戟

【性味归经】

苦，寒。有毒。归肺、肾、大肠经。

【功效应用】

①泻水逐饮。用于水肿喘满、胸腹积水、二便不利、精神病、精神分裂症及躁狂症。

②攻毒消肿。用于热毒痈肿及痰火结聚所致瘰疬痰核。

3）芫花

【性味归经】

辛、苦，温。有毒。归肺、肾、大肠经。

【功效应用】

①泻水逐饮。用于腹水胀满、二便不通、痰饮积聚、喘咳胸痛、心下痞硬。

②杀虫攻毒。用于蛔虫腹痛。

4）牵牛子

【性味归经】

苦，寒。有毒。归肺、肾、大肠经。

【功效应用】

①泻水逐饮。用于水肿臌胀、痰饮喘咳。

②去积杀虫。用于虫积腹痛。

5）巴豆

【性味归经】

辛，热。有大毒。归胃、大肠、肺经。

【功效应用】

①峻下寒积。用于寒积食滞，阻结肠胃，症见腹满胀痛、大便秘结，或猝然心腹胀痛、面色青紫、呼吸急迫、牙关紧闭。

②逐水消肿。用于腹水胀满、二便不通、水肿实证、血吸虫病晚期腹水。

③祛痰利咽。用于痰阻咽喉，症见气急喘促、胸膈胀满、窒息欲死；肺痈咳嗽胸痛、痰多腥臭。

④蚀疮消痈。用于疮疡脓成未溃。

（15）杀虫排毒药

1）使君子

【性味归经】

甘，温。归脾、胃经。

【功效应用】

杀虫消积。用于蛔虫病、蛲虫病、虫积腹痛、小儿疳积。

2）槟榔

【性味归经】

苦、辛，温。归胃、大肠经。

【功效应用】

杀虫，消积，行气，利水，截疟。用于绦虫病、蛔虫病、姜片虫病、积滞泻痢、里急后重、水肿脚气、疟疾。槟榔辛散苦泄温通，广泛用于驱杀绦虫、蛔虫、蛲虫、钩虫等多种肠道寄生虫，其中对绦虫病疗效最佳，且以驱杀猪肉绦虫尤为有效。由于槟榔兼有泻下作用，更有助于虫体排出。用治绦虫病，可与南瓜子同用，以提高驱绦药效。用治蛔虫、蛲虫病，可与使君子、苦楝皮等同用，如化虫丸。患姜片虫、绦虫、蛔虫时，用槟榔、南瓜子各 15~25g，将南瓜子研细后，加适量白糖拌匀，将槟榔煎汁后饮服，每天 1 次，空腹时饮服；或将南瓜子 60g，炒熟后去壳，空腹食用 1 次，隔 2 小时后，用槟榔 45g 煎汤服用，30 分钟后再用玄明粉 9~12g，化水后饮服。小儿用量酌减。

3）苦楝皮

【性味归经】

苦，寒。有毒。归脾、胃、肝经。

【功效应用】

杀虫，清热解毒。用于虫积腹痛、疥癣湿疮。苦楝皮驱杀肠道寄生虫作用显著，为驱杀蛔虫之良药。用治虫积腹痛，可单用煎水熬膏服，亦可与槟榔同用煎服，能增强杀虫之力。用治蛲虫病，常与苦参、蛇床子同用。

4）川楝子

【性味归经】

苦，寒。用小毒。归肝、胃、小肠、膀胱经。

【功效应用】

杀虫，行气止痛。用于胁肋疼痛、脘腹疼痛、疝气疼痛、虫积腹痛、头癣。临床用治虫积腹痛，常与槟榔、使君子等驱虫药同用。

5）南瓜子

【性味归经】

甘，平。归胃、大肠经。

【功效应用】

驱虫。用于绦虫病、血吸虫病。

（16）清脏排毒药

1）黄芩

【性味归经】

苦，寒。归肺、胆、胃、大肠经。

【功效应用】

清热燥湿，泻火解毒，尤善清肺热，止血，安胎。用于湿温、黄疸、泻痢、热淋、高热烦渴、肺热咳嗽、血热吐衄、痈肿疮毒、胎热不安。黄芩苦能燥湿，寒能清热，善清胃肠、肝胆湿热，为多种湿热病证的常用药，用于湿温发热、胸脘痞闷、苔腻脉滑，常配伍滑石、白蔻仁等渗利化湿药，如黄芩滑石汤；治中焦胃肠湿热、泄泻、痢疾，常与黄连、葛根配用，如葛根芩连汤；治下焦湿热，热淋涩痛，常与生地黄、木通配用，如火府丹。黄芩有清热泻火作用，尤善清肺热，用于温热病之壮热烦渴、苔黄脉数，常与栀子、黄连等配伍，如黄连解毒汤；治肺热咳嗽、痰黄不利，与半夏、天南星配用，如小黄丸。

2）龙胆草

【性味归经】

苦，寒。归肝、胆经。

【功效应用】

清热燥湿，泻肝火。用于湿热黄疸、阴肿、带下、目赤耳聋、高热惊风。龙胆草为清泻肝胆实火要药。用于肝胆实火，症见头痛、胁痛、目赤、口苦、耳聋，常与清泄肝胆热邪的柴胡、栀子配伍，如龙胆泻肝汤；用于热盛动风之手足抽搐，常与清热泻火、息风止痉的牛黄、钩藤配伍，如凉惊丸；用于湿热黄疸，常与清热退黄的茵陈、栀子配伍；用于下焦湿热之阴肿、阴痒，常与清利下焦湿热的苦参、黄柏配伍；亦可用于湿热带下。

3）莲子心

【性味归经】

苦，寒。归心、肺、肾经。

【功效应用】

清心火，平肝火。主神昏谵语、烦躁不眠、眩晕目赤。用于温病热入心包导致的心烦神昏谵语，用本品3克泡开水当茶饮。

（17）通络排毒药

1）络石藤

【性味归经】

苦，微寒。归心、肝、肾经。

【功效应用】

祛风通络，凉血消肿。用于治疗风湿筋骨酸痛，常与独活、威灵仙、防己、秦艽等同用；治疗热痹所致关节的红肿热痛，常与忍冬藤、丹参、黄柏、海桐皮、牛膝等同用；用于治疗痈疽肿毒，常与皂角刺、乳香、没药等同用。可单用络石藤煎汤，慢慢含咽治疗咽喉肿疼。《唐本草》中记载："蝮蛇疮，绞取汁洗之，服汁亦去蛇毒心闷。"

2）丝瓜络

【性味归经】

甘，平。归胃、肺、肝经。

【功效应用】

祛风，通络，活血，下乳。用于痹痛拘挛、胸胁胀痛、乳汁不通、乳痈肿痛。《本草便读》载："丝瓜络，入经络，解邪热。热除则风去，络中津液不致结合而为痰，变成肿毒诸症，故云解毒耳。"《医林纂要》载："凉血渗血，通经络，托痘毒。"《陆川本草》载："凉血解毒，利水祛湿。治肺热痰咳、热病谵妄、心热烦躁、手足抽搐。"《本草再新》载："通经络，和血脉，化痰顺气。"

3）橘络

【性味归经】

甘、苦，平。归肝、肾、脾、胃经。

【功效应用】

行气通络，化痰。用于经前期腹胀腹痛；用于治疗扭挫伤等所致的胁肋隐痛，可与柴胡、当归、枳壳、丝瓜络等同用；对气管炎和咳喘有改善功效，平时可以直接用橘络煮水喝，治疗痰滞经络、咳嗽胸痛。

4）王不留行

【性味归经】

苦，平。归肝、胃经。

【功效应用】

活血通经，下乳消痈，利尿通淋。用于血瘀经闭、痛经、难产、产后乳汁不下、乳痈肿痛、热淋、血淋、石淋。

5）路路通

【性味归经】

苦，平。归肝、肾经。

【功效应用】

祛风活络，利水通经。用于关节痹痛、麻木拘挛、水肿胀满、乳少经闭。对妇女月经不调、月经量少而腹胀者，可与香附、茺蔚子等配伍；对风湿痹痛、腰腿酸痛、筋络拘挛等，可与当归、川芎、独活、桑寄生等同用；用于气血壅滞、乳汁不通，可配伍穿山甲（现用替代品）、王不留行等药同用。

（18）抗癌排毒药

1）山慈姑

【性味归经】

甘、微辛，寒。小毒。归肝、胃经。

【功效应用】

清热解毒，消肿散结，化痰，抗癌。用于治疗多种肿瘤，主要用于乳腺癌，亦可用于鼻咽癌、食管癌、甲状腺癌、胃癌、淋巴癌、宫颈癌、白血病等。本品常与海藻、昆布、夏枯草等配伍治疗痰火胶着的鼻咽癌；与牡蛎、漏芦、夏枯草等配伍治疗湿痰凝滞、郁而化火的淋巴癌、甲状腺癌等。

2）白花蛇舌草

【性味归经】

苦、甘，寒。归肺、胃经。

【功效应用】

清热解毒，利湿通淋，抗癌。临床广泛用治各种癌症，尤其是消化系统癌症及淋巴瘤。现代药理研究表明，本品在体外对急性淋巴细胞型、粒细胞型、单核细胞型及慢性粒细胞型的肿瘤细胞有较强抑制作用。

3）半枝莲

【性味归经】

辛、微苦，凉。归肺、肝、肾经。

【功效应用】

清热解毒，消肿止痛，破血散结，抗癌。用于鼻咽癌、食道癌、胃癌、子宫癌等。现代研究表明，本品对急性粒细胞白血病细胞有抑制作用，抑制率大于75%。

4）露蜂房

【性味归经】

甘，平。归肝、胃、肾经。

【功效应用】

祛风镇痛，杀虫止痒，功毒散结，抗癌。用于热毒壅滞的乳房肿核、子宫癌及食管癌等。本品与其他抗癌药组成复方剂，对肺癌、大肠癌、胆管癌、结肠癌、睾丸癌均有疗效。

5）长春花

【性味归经】

寒，苦。归肝、肾经。

【功效应用】

清热平肝，解毒抗癌。用于恶性淋巴瘤、绒毛膜上皮癌、单核细胞白血病等多种癌肿。此外，本品可治疗高血压、痈肿疮毒、烫伤等。

6）莪术

【性味归经】

辛、苦，温。归肝、脾经。

【功效应用】

行气破血，消积止痛。用于血气心痛、饮食积滞、脘腹胀痛、血滞经闭、痛经、癥瘕瘤痞块、跌打损伤。现代药理研究表明，莪术有抗癌作用，其提取物莪术油可用于治疗宫颈癌、外阴癌、皮肤癌、唇癌，对肝癌、卵巢癌也有一定疗效。

2. 常用排毒方剂

（1）透表排毒方

1）败毒散

【组成】

柴胡、前胡、川芎、枳壳、羌活、独活、茯苓、桔梗、人参各 10g，甘草 6g。儿童用量酌减。

【功用】

益气解表，散风祛湿。

【主治】

气虚之人外感风寒湿邪证，症见憎寒壮热、头项强痛、肢体酸痛无汗、鼻塞声重、咳嗽有痰、胸膈痞满，舌苔白腻，脉浮数，或浮数而重取无力。现代临床用败毒散，可以治疗慢性化脓性腮腺炎、外感咳嗽、病毒性上呼吸道感染、小儿秋季腹泻，证属外感风寒湿邪兼气虚者。

【方义】

方中羌活、独活发散风寒，除湿止痛，羌活长于祛上部风寒湿邪，独活长于祛下部风寒湿邪，合而用之，为通治一身风寒湿邪的常用组合，共为君药。川芎行气活血，并能祛风；柴胡解肌透邪，且能行气；二药既可助君药解表逐邪，又可行气活血加强宣痹止痛之力，俱为臣药。桔梗辛散，宣肺利膈；枳壳苦温，理气宽中，与桔梗相配，一升一降，是畅通气机、宽胸利膈的常用组合；前胡化痰以止咳；茯苓渗湿以消痰，皆为佐药。可以生姜、薄荷为引，以助解表之力；甘草调和药性，兼以益气和中，共为佐使之品。方中人参亦属佐药，用之益气以扶其正，一则助正气以鼓邪外出，并寓防邪复入之义；二则令全方散中有补，不致耗伤真元。综观全方，用羌独活、芎、柴、枳、桔、前等与参、苓、草相配，构成邪正兼顾、祛邪为主的配伍形式。扶正药得祛邪药则补不滞邪，无闭门留寇之弊；祛邪药得扶正药则解表不伤正，相辅相成。

2）麻黄汤

【组成】

麻黄（去节）10g，桂枝（去皮）10g，杏仁（去皮尖）10g，炙甘草 6g。

【功用】

发汗解表，宣肺平喘。

【主治】

外感风寒表实证，症见恶寒发热、头身疼痛、无汗而喘，舌苔薄白，脉浮紧。本方临床常用于治疗感冒、流行性感冒、急性支气管炎、支气管哮喘等属风寒表实证者。

【方义】

本方证为外感风寒，肺气失宣所致。风寒之邪外袭肌表，使卫阳被遏，腠理闭塞，营阴郁滞，经脉不通，故见恶寒、发热、无汗、头身痛；肺主气属卫，外合皮毛，寒邪外束于表，影响肺气的宣肃下行，则上逆为喘；舌苔薄白、脉浮紧皆是风寒袭表的反映。治当发汗解表，宣肺平喘。方中麻黄苦辛性温，归肺与膀胱经，善开腠发汗，祛在表之风寒，宣肺平喘，开闭郁之肺气，故本方用以为君药。由于本方证属卫郁营滞，单用麻黄发汗，只能解卫气之闭郁，所以又用透营达卫的桂枝为臣药，解肌发表，温通经脉，既助麻黄解表，使发汗之力倍增，又畅行营阴，使疼痛之症得解。二药相须为用，是辛温发汗的常用组合。杏仁降利肺气，与麻黄相伍，一宣一降，以恢复肺气之宣降，加强宣肺平喘之功，是宣降肺气的常用组合，为佐药。炙甘草既能调和麻、杏之宣降，又能缓和麻、桂相合之峻烈，使汗出不致过猛而耗伤正气，是使药而兼佐药之用。四药配伍，表寒得散，营卫得通，肺气得宣，则诸症可愈。

3）桂枝汤

【组成】

白芍 10g，桂枝 10g，生姜 10g，大枣 6g，炙甘草 6g。

【功用】

解肌发表，调和营卫。

【主治】

外感风寒表虚证，症见头痛发热、汗出恶风，脉浮缓或浮弱。

【方义】

方以桂枝为主药而得名，后人誉为群方之首。方中桂枝为君药，辛温，温通卫阳而解肌祛风；芍药苦酸微寒为臣，益阴和营。桂枝、芍药等量配伍，具有调和营卫之功。生姜辛温，佐桂枝辛甘化阳，且能降逆止呕。因脾胃为营卫生化之本，故用大枣味甘，益脾和胃，助芍药益阴以和营。炙甘草味甘性温，补益中气，调和诸药，伍桂、姜可化阳；配芍、枣能化阴。诸药配伍，共成解肌祛风、调和营卫之剂。

4）葛根汤

【组成】

葛根 10g，麻黄（去节）10g，桂枝（去皮）10g，生姜（切）10g，芍药 10g，大枣（掰）10 枚，炙甘草 6g。

【功用】

发汗解表，升津舒筋。

【主治】

外感风寒表实证，症见项背强、无汗恶风，或自下利，或血衄；还可用于痉病、气上冲胸、口噤不语、无汗、小便少，或猝倒僵仆。

【方义】

本方是桂枝汤加入葛根、麻黄而成。方中葛根解肌散邪，生津通络；辅以麻黄、桂枝疏散风寒，发汗解表；芍药、甘草生津养液，缓急止痛；生姜、大枣调和脾胃，鼓舞脾胃生发之气。诸药配伍，共奏发汗解表、升津舒经之功效。

（2）疏风排毒方

1）川芎茶调散

【组成】

川芎 10g，白芷 10g，羌活 10g，细辛 10g，防风 10g，荆芥 10g，薄荷 3g，甘草 6g。

【功用】

疏风止痛。

【主治】

外感风邪头痛，或有恶寒、发热、鼻塞。

【方义】

方中川芎性味辛温，用量较重，善于祛风活血而止头痛，长于治少阳、厥阴经头痛（两侧或头顶痛），并为诸经头痛之要药，为君药。薄荷、荆芥轻而上行，善能疏风止痛，并能清利头目，为臣药。羌活、白芷均能疏风止痛，其中羌活长于治太阳经头痛（后脑牵连项痛）；白芷长于治阳明经头痛（前额及眉心痛）；细辛散寒止痛，并长于治少阴经头痛；防风辛散上部风邪；上述诸药协助君、臣药以增强疏风止痛之效，均为佐药。炙甘草益气和中，调和诸药，为使药。服本方时以清茶调下，取其苦凉之性，既可上清头目，又能制约风药的过于温燥与升散。诸药合用，共奏疏风止痛之效。

2）消风散

【组成】

当归 10g，生地黄 10g，防风 10g，蝉蜕 10g，知母 10g，苦参 10g，胡麻仁 10g，荆芥 10g，苍术 10g，牛蒡子 10g，石膏 30g，木通 10g，甘草 6g。

【功用】

疏风除湿，清热养血。

【主治】

风疹、湿疹，症见皮肤瘙痒、疹出色红，或遍身云片斑点，抓破后渗出津水，苔白或黄，脉浮数。

【方义】

本方所治之风疹、湿疹，是由风湿或风热之邪侵袭人体，浸淫血脉，内不得疏泄，外不得透达，郁于肌肤腠理之间所致，故见皮肤瘙痒不绝、疹出色红，或抓破后津水流溢等。治宜疏风为主，佐以清热除湿之法。痒自风而来，止痒必先疏风，故以荆芥、防风、牛蒡子、蝉蜕之辛散透达，疏风散邪，使风去则痒止，共为君药。配伍苍术祛风燥湿，苦参清热燥湿，木通渗利湿热，是为湿邪而设；石膏、知母清热泻火，是为热邪而用；以上俱为臣药。然风热内郁，易耗伤阴血；湿热浸淫，易瘀阻血脉，故以当归、生地黄、胡麻仁养血活血，并寓"治风先治血，血行风自灭"之意为佐。甘草清热解毒，和中调药，为使药。

（3）祛寒排毒方

1）四逆汤

【组成】

附子 20g，干姜 10g，炙甘草 6g。

【功用】

温中祛寒，回阳救逆。

【主治】

阳虚欲脱，冷汗自出，四肢厥逆，下利清谷，脉微欲绝。

【方义】

方中附子大辛大热，上助心阳以通脉，中温脾阳而散寒，下补肾火而回阳，峻补元阳，为君药。干姜辛热，温中散寒，温阳守中，回阳通脉，与附子合用，相得益彰，能增强回阳救逆之功，为臣药。炙甘草补脾阳，益肾阳，后天与先天互助，且调和药性以防姜、附燥烈伤阴，尽显佐助佐制之能，为佐药。诸药合用共奏温中散寒、回阳救逆之功。

2）附子理中汤

【组成】

大附子（炮，去皮、脐）、人参、干姜（炮）、炙甘草、白术各等份。

【功用】

补虚回阳，温中散寒。

【主治】

五脏中寒，口噤，四肢强直，失音不语。

【方义】

方中附子温补先天真阳；白术健脾燥湿，补中宫之土；干姜温胃散寒；人参补气益阴；炙甘草补后天脾土，调和诸药。郑钦安《医理真传》中云："非附子不能挽救欲绝之真阳，非姜、术不能培中宫之土气。"人参微寒有刚柔相济之意，甘草调和上下最能缓中。五味药配合得当，治疗中下焦虚寒、火不生土诸证。

3）回阳救急汤

【组成】

熟附子 15g，干姜 10g，人参 10g，炙甘草 6g，炒白术 10g，肉桂 10g，陈皮 10g，五味子 10g，茯苓 10g，制半夏 10g。

【功用】

回阳救逆，益气生脉。

【主治】

寒邪直中三阴，真阳衰微证，症见四肢厥冷、神衰欲寐、恶寒蜷卧、吐泻腹痛、口不渴，甚则身寒战栗，或指甲口唇青紫，或吐涎沫，舌淡苔白，脉沉微，甚或无脉。

【方义】

本证多由寒邪直中三阴，阴寒内盛，真阳衰微欲脱所致，治疗以回阳救逆、益气生脉为主。素体阳虚，寒邪直中，三阴受寒，故腹痛、吐泻、肢厥、神衰、脉微俱见；身寒战栗、唇指青紫、无脉乃阴寒内盛、阳微欲脱之兆。方中以附子配干姜、肉桂，则温里回阳、祛寒通脉之功尤著。六君子汤补益脾胃，固守中州，并能除阳虚水湿不化所生的痰饮。人参合附子，益气回阳以固脱；配五味子益气补心以生脉。煎服时，以麝香三厘冲服，辛香走窜，通行十二经脉，与五味子之酸收配合，则散中有收，使诸药迅布周身，而无虚阳散越之弊。诸药相合，共收回阳生脉之效，使厥回脉复而诸症自除。

（4）清暑排毒方

1）藿香正气散

【组成】

大腹皮、白芷、紫苏叶、茯苓、半夏曲、白术、陈皮、厚朴、苦桔梗各60g，藿香90g，炙甘草75g。

【功用】

解表化湿，理气和中。

【主治】

夏伤暑湿或外感风寒、内伤湿滞所致的感冒，症见头痛昏重、胸膈痞闷、脘腹胀痛、呕吐泄泻，以及肠胃型感冒见上述证候者。

【方义】

方中以藿香芳香化湿，理气和中，兼解表，是主药。以紫苏叶、白芷发汗解表，并增强藿香理气散寒之力，为辅药。佐厚朴、大腹皮燥湿除满；陈皮、半夏曲行气降逆，和胃止呕；配桔梗开胸膈；用白术、茯苓、甘草健脾利湿，加强运化功能。各药配合，使风寒得解，湿滞得消，气机通畅，胃肠调和。全方共奏解表化湿、理气和中之效。

2）香薷散

【组成】

香薷20g，白扁豆10g，厚朴10g。

【功用】

祛暑解表，化湿和中。

【主治】

阴暑，症见恶寒发热、头痛身重、无汗、腹痛吐泻、胸脘痞闷，舌苔白腻，脉浮。

【方义】

本证多由暑月外感于寒，内伤于湿所致，治疗以祛暑解表、化湿和中为主。外感寒邪，腠理闭塞，故见恶寒发热、头痛头重、脉浮等。饮食生冷，湿伤脾胃，气机不畅，故见胸闷泛恶、四肢倦怠，甚或腹痛吐泻。方中香薷辛温芳香，解表散寒，祛暑化湿，是夏月解表之要药，李时珍称其"犹冬月之麻黄"，为君药；厚朴苦辛而温，行气除满，燥湿行滞，为臣药；更用甘平之白扁豆以消暑和中，兼能化湿，为佐使药。

3）六一散

【组成】

滑石 20g，甘草 6g。

【功用】

清暑利湿。

【主治】

感受暑湿所致的发热、身倦、口渴、泄泻、小便黄少；外用治痱子。

【方义】

方中滑石味淡性寒，质重而滑，淡能渗湿，寒能清热，重能下降，滑能利窍，故能上清水源，下利膀胱水道，除三焦内蕴之热，使热从小便而出，以解暑湿之邪；少佐甘草和其中气，并可缓和滑石寒之性。二药相配，共奏清暑利湿之效。

4）清暑益气汤

【组成】

西洋参 5g，石斛 15g，麦冬 10g，黄连 3g，淡竹叶 10g，荷梗 10g，知母 10g，甘草 6g，粳米 15g，西瓜翠衣 30g。

【功用】

清暑益气，养阴生津。

【主治】

暑热气津两伤证，症见身热多汗、口渴心烦、小便短赤、体倦少气、精神不振，脉虚数。

【方义】

本证多由暑热伤津所致，治疗以清暑益气、养阴生津为主。方中以西洋参益气生津，养阴清热，合西瓜翠衣清热解暑，共为君药。荷梗可以解暑清热，又可理气宽胸；石斛、麦冬助西洋参养阴生津，共为臣药。黄连苦寒，其功专于泻火，以助清热祛暑之力。知母苦寒质润，滋阴泻火；淡竹叶清热除烦，为佐药。甘草、粳米益胃和中，为使药。

（5）祛湿排毒方

1）四妙汤

【组成】

苍术 10g，黄柏 10g，薏苡仁 30g，牛膝 10g。

【功用】

清热利湿。

【主治】

湿疹、丹毒、湿热痹、慢性渗出性关节炎、小儿急性肾炎。

【方义】

方中以黄柏为君药，取其寒以胜热，苦以燥湿，且善除下焦之湿热。苍术苦温，薏苡仁健脾燥湿除痹，共为臣药。牛膝活血通经络，补肝肾，强筋骨，且引药直达下焦，为佐药。因《素问·痿论》有云："阳明者，五脏六腑之海，主润宗筋，宗筋主束筋骨而利机关也。"薏苡仁独入阳明，祛湿热而利筋络。诸药合用，共奏清热利湿之功。

2）甘露消毒丹

【组成】

飞滑石15g，淡黄芩10g，绵茵陈10g，石菖蒲6g，川贝母、木通各5g，藿香、连翘、白豆蔻、薄荷、射干各4g。

【功用】

利湿化浊，清热解毒。

【主治】

湿温时疫，邪在气分，湿热并重证。症见发热倦怠、胸闷腹胀、肢酸、咽痛、身目发黄、颐肿、口渴、小便短赤、泄泻、淋浊，舌苔白或厚腻或干黄，脉濡数或滑数。

【方义】

本方主治湿温、时疫，邪留气分，湿热并重之证。湿热交蒸，则发热、肢酸、倦怠；湿邪中阻，则胸闷腹胀；湿热熏蒸肝胆，则身目发黄；热毒上壅，故口渴、颐肿、咽痛；湿热下注，则小便短赤，甚或泄泻、淋浊；舌苔白或厚腻或干黄为湿热稽留气分之征。治宜利湿化浊，清热解毒。方中重用滑石、茵陈、黄芩，其中滑石利水渗湿，清热解暑，两擅其功；茵陈善清利湿热而退黄；黄芩清热燥湿，泻火解毒。三药相合，正合湿热并重之病机，共为君药。湿热留滞，易阻气机，故臣以石菖蒲、藿香、白豆蔻行气化湿，悦脾和中，令气畅湿行；木通清热利湿通淋，导湿热从小便而去，以益其清热利湿之力。热毒上攻，颐肿、咽痛，故佐以连翘、射干、贝母、薄荷，合以清热解毒，散结消肿而利咽止痛。

3）萆薢分清饮

【组成】

益智仁、川萆薢、石菖蒲、乌药各10g。

【功用】

温肾利湿，分清化浊。

【主治】

真元不足，下焦虚寒之膏淋、白浊。症见小便频数，浑浊不清，白如米泔，凝如膏糊，舌淡苔白，脉沉。

【方义】

本方证为肾气不足，下焦虚寒，湿浊下注，肾失固摄所致。由于肾虚失封藏，膀胱失约，则小便频数；肾阳不足，气化无权，清浊不分，则小便混浊，白如米泔，或稠如膏糊。治宜温肾利湿化浊。方中萆薢为君善于利湿，分清化浊，是治白浊之要药。益智仁温肾阳，缩小便，为臣药。乌药温肾祛寒，暖膀胱以助气化；石菖蒲芳香化浊，分利小便，共为佐药。煎服时取食盐少许为使，取其咸入肾经，直达病所之意。诸药合用，则共奏温暖下元、分清化浊之功。

（6）泻火排毒方

1）凉膈散

【组成】

川大黄、芒硝、甘草各 10g，栀子仁、薄荷叶（去梗）、黄芩各 5g，连翘 20g。

【功用】

泻火解毒，清上泄下。

【主治】

上中焦邪郁生热证。症见面赤唇焦、胸膈烦躁、口舌生疮、谵语狂妄，或咽痛吐衄、便秘溲赤，或大便不畅。舌红苔黄，脉滑数。

【方义】

本证多由热毒火邪郁结于胸膈所致，治疗以泻火解毒、清上泄下为主。热邪灼伤津液，津液不能上承，故见唇焦、口舌生疮；火性炎上，故见面赤；热邪灼伤津液，无力行舟，故见便秘；舌红苔黄、脉滑数，均为热毒火邪互结之象。方中连翘轻清透散，长于清热解毒，清透上焦之热，故为君药。黄芩清透上焦之热，清透胸膈之热；栀子清利三焦之热，通利小便，引火下行；大黄、芒硝泻下通便；四者共为臣药。薄荷清利头目、利咽，为佐药。甘草调和诸药，为使药。

2）黄连解毒汤

【组成】

黄连 9g，黄芩 6g，黄柏 6g，栀子 9g。

【功用】

泻火解毒。

【主治】

三焦火毒证。症见大热烦躁、口燥咽干、错语不眠，或热病吐血、衄血，或热甚发斑，或身热下利，或湿热黄疸，或外科痈疡疔毒。小便黄赤，舌红苔黄，脉数有力。

【方义】

本证多由火毒充斥三焦所致。治疗以泻火解毒为主。火毒炽盛，上扰神明，故见烦热谵语；血热妄行，故为吐血；血溢肌肤，故见发斑；热盛伤津，故见口燥咽干；舌红少苔、脉数有力为热毒炽盛之象。方中黄连清泻心火，兼泻中焦之火，为君药。黄芩泻上焦之火，为臣药。黄柏泻下焦之火；栀子泻三焦之火，导热下行，引邪热从小便而出；二者为佐药。

（7）清热排毒方

1）千金苇茎汤

【组成】

苇茎 60g，瓜瓣 60g，薏苡仁 30g，桃仁 24g。

【功用】

清肺化痰，逐瘀排脓。

【主治】

肺痈，热毒壅滞，痰瘀互结证。症见身有微热、咳嗽痰多，甚则咳吐腥臭脓血、胸中隐隐作痛。舌红苔黄腻，脉滑数。

【方义】

本方多由热毒壅肺，痰瘀互结，血败肉腐成痈所致，治疗以清肺化痰、逐瘀排脓为主。痰热壅肺，气失清肃，则咳嗽痰多；《灵枢·痈疽》说："热胜则肉腐，肉腐则为脓。"邪热犯肺，伤及血脉，致热壅血瘀，若久不消散，则血败肉腐，乃成肺痈；痈脓溃破，借口咽而出，故咳吐腥臭黄痰脓血；痰热瘀血，互阻胸中，因而胸中隐痛；舌红苔黄腻、脉滑数皆为痰热内盛之象。方中苇茎甘寒轻浮，善清肺热，故为君药。瓜瓣清热化痰，利湿排脓，能清上彻下，肃降肺气，与苇茎配合则清肺宣壅，涤痰排脓；薏苡仁甘淡微寒，上清肺热而排脓，下利肠胃而渗湿；二者共为臣药。桃仁活血逐瘀，可助消痈，是为佐药。方仅四药，结构严谨，药性平和，共具清热化痰、逐瘀排脓之效。

2）仙方活命饮

【组成】

白芷 3g，贝母、防风、赤芍、当归尾、甘草节、皂角刺（炒）、炙穿山甲（现用替代品）、天花粉、乳香、没药各 6g，金银花、陈皮各 9g。

【功用】

清热解毒，消肿散结，活血止痛。

【主治】

阳证痈疡肿毒初起。症见红肿焮痛，或身热凛寒。苔薄白或黄，脉数有力。

【方义】

本证多由热毒壅聚，气滞血瘀痰结所致。治疗以清热解毒、消肿散结、活血止痛为主。热毒壅聚，营气郁滞，气滞血瘀，聚而成形，故见局部红肿热痛；邪正交争于表，故身热凛寒；正邪俱盛，相搏于经，则脉数有力。方中金银花性味甘寒，清热解毒疗疮，故重用为君。当归尾、赤芍、乳香、没药、陈皮行气活血通络，消肿止痛，共为臣药。疮疡初起，其邪多羁留于肌肤腠理之间，与白芷、防风相配，通滞散结，热毒外透；贝母、天花粉清热化痰散结，消未成之脓；穿山甲（现用替代品）、皂角刺通行经络，透脓溃坚，可使脓成即溃，均为佐药。甘草清热解毒，并调和诸药；煎药加酒者，借其通瘀而行周身，助药力直达病所，共为使药。诸药合用，共奏清热解毒、消肿溃坚、活血止痛之功。

3）普济消毒饮

【组成】

黄芩（酒炒）、黄连（酒炒）各 15g，陈皮（去白）、甘草（生用）、玄参、柴胡、桔梗各 6g，连翘、板蓝根、马勃、牛蒡子、薄荷各 3g，僵蚕、升麻各 2g。

【功用】

清热解毒，疏风散邪。

【主治】

大头瘟。症见恶寒发热、头面红肿焮痛、目不能开、咽喉不利、舌燥口渴。舌红苔白而黄，脉浮数有力。

【方义】

本证多由风热疫毒之邪，壅于中焦，发于面部所致。治疗以清热解毒、疏风散邪为主。风热疫毒之邪攻于头面，故见头面红肿焮痛、目不能开；风热疫毒之邪，灼伤津液，故见舌燥口渴；舌红苔白而黄、脉浮数有力，均为里热炽盛之象。方中酒黄连、酒黄芩清热泻火，祛上焦头面热毒，为君药；牛蒡子、连翘、薄荷、僵蚕辛凉疏散头面，为臣药。玄参、马勃、板蓝根加强清热解毒之力；甘草、桔梗清利咽喉；陈皮理气散邪，为佐药。升麻、柴胡疏散风热，引药上行，为佐使药。

（8）化痰排毒方

1）二陈汤

【组成】

半夏（汤洗7次）、橘红各15g，白茯苓9g，炙甘草6g，乌梅少许。

【功用】

燥湿化痰，理气和中。

【主治】

湿痰证。症见咳嗽痰多、色白易咳，恶心呕吐，胸膈痞闷，肢体困重，或头眩心悸。舌苔白滑或腻，脉滑。

【方义】

本方证多由脾失健运，湿无以化，湿聚成痰，郁积而成。湿痰为病，犯肺致肺失宣降，则咳嗽痰多；停胃令胃失和降，则恶心呕吐；阻于胸膈，气机不畅，则感痞闷不舒；留注肌肉，则肢体困重；阻遏清阳，则头目眩晕；痰浊凌心，则为心悸。治宜燥湿化痰，理气和中。方中半夏辛温性燥，善能燥湿化痰，且又和胃降逆，为君药。橘红为臣，既可理气行滞，又能燥湿化痰。君臣相配，寓意有二：一为等量合用，不仅相辅相成，增强燥湿化痰之力，而且体现治痰先理气、气顺则痰消之意；二为半夏、橘红皆以陈久者良，而无过燥之弊，故方名"二陈"。此为本方燥湿化痰的基本结构。佐以茯苓健脾渗湿，渗湿以助化痰之力，健脾以杜生痰之源。鉴于橘红、茯苓是针对痰因气滞和生痰之源而设，故二药为祛痰剂中理气化痰、健脾渗湿的常用组合。煎加生姜，既能制半夏之毒，又能协助半夏化痰降逆、和胃止呕；复用少许乌梅，收敛肺气，与半夏、橘红相伍，散中兼收，防其燥散伤正之虞，均为佐药。以甘草为佐使，健脾和中，调和诸药。

2）清气化痰丸

【组成】

酒黄芩10g，瓜蒌仁霜10g，半夏（制）15g，胆南星15g，陈皮10g，苦杏仁10g，枳实10g，茯苓10g。

【功用】

清肺化痰。

【主治】

肺热咳嗽，痰多黄稠，胸脘满闷。

【方义】

方中黄芩清泻肺中实火，为君药。陈皮、枳实理气降逆，调畅气机，为臣药。佐以瓜蒌仁霜清热化痰；半夏、茯苓、胆南星燥湿化痰；苦杏仁宣肺化痰止咳。诸药合用，共奏清热化痰、降气止咳之功。

3）温胆汤

【组成】

半夏、竹茹、枳实各 10g，陈皮 30g，茯苓 20g，甘草 6g。

【功用】

理气化痰，和胃利胆。

【主治】

胆郁痰扰证。症见胆怯易惊、头眩心悸、心烦不眠、夜多异梦，或呕恶呃逆、眩晕、癫痫。苔白腻，脉弦滑。

【方义】

方中半夏辛温，燥湿化痰，和胃止呕，为君药。臣以竹茹，取其甘而微寒，清热化痰，除烦止呕。半夏与竹茹相伍，一温一凉，化痰和胃，止呕除烦之功备；陈皮辛苦温，理气行滞，燥湿化痰；枳实辛苦微寒，降气导滞，消痰除痞。陈皮与枳实相合，亦为一温一凉，而理气化痰之力增。佐以茯苓，健脾渗湿，以杜生痰之源；煎加生姜、大枣调和脾胃，且生姜兼制半夏毒性。以甘草为使，调和诸药。

4）礞石滚痰丸

【组成】

金礞石（煅）、沉香、黄芩、熟大黄。

【功用】

降火逐痰。

【主治】

痰火扰心所致的癫狂惊悸，或喘咳痰稠、大便秘结。

【方义】

方中大黄苦寒直降，荡涤积滞，祛热下行为君药；黄芩苦寒清肺为臣；礞石攻逐顽痰为佐；沉香疏畅气机，为诸药开导，引痰火易于下行，故为使药。诸药合用，共奏降火逐痰之效。

（9）清脏排毒方

1）清燥救肺汤

【组成】

桑叶（经霜者，去枝、梗，净叶）9g，石膏（煅）8g，甘草、胡麻仁（炒，研）、阿胶、枇杷叶（刷去毛，蜜涂，炙黄）各3g，麦门冬（去心）4g，人参、杏仁（泡，去皮、尖、炒黄）各2g。

【功用】

清燥润肺，养阴益气。

【主治】

温燥伤肺，气阴两伤证。症见身热头痛、干咳无痰、气逆而喘、咽喉干燥、鼻燥、心烦口渴、胸满胁痛。舌干少苔，脉虚大而数。

【方义】

本方所治乃温燥伤肺之重证。秋令气候干燥，燥热伤肺，故头痛身热；肺为热灼，气阴两伤，失其清肃润降之常，故干咳无痰、气逆而喘、口渴鼻燥；肺气不降，故胸膈满闷，甚则胁痛。舌干少苔、脉虚大而数均为温燥伤肺佐证。治当清宣润肺与养阴益气兼顾，忌用辛香、苦寒之品，以免更加伤阴耗气。方中重用桑叶质轻性寒，轻宣肺燥，透邪外出，为君药。温燥犯肺，温者属热宜清，燥胜则干宜润，故臣以石膏辛甘而寒，清泄肺热；麦冬甘寒，养阴润肺。石膏虽沉寒，但用量轻于桑叶，则不碍君药之轻宣；麦冬虽滋润，但用量不及桑叶之半，自不妨君药之外散。君臣相伍，宣中有清，清中有润，是为清宣润肺的常用组合。人参益气生津，合甘草以培土生金；胡麻仁、阿胶助麦冬养阴润肺，肺得滋润，则治节有权；杏仁、枇杷叶苦降肺气；以上均为佐药。甘草兼能调和诸药，是为使药。

2）龙胆泻肝汤

【组成】

龙胆草（酒炒）6g，黄芩（酒炒）9g，栀子（酒炒）9g，泽泻12g，木通9g，车前子9g，当归（酒炒）8g，生地黄20g，柴胡10g，生甘草6g。

【功用】

清泻肝胆实火，清利肝经湿热。

【主治】

①肝胆实火上炎证。症见头痛目赤、胁痛、口苦、耳聋、耳肿。舌红苔黄，脉弦细有力。

②肝经湿热下注证。症见阴肿、阴痒、筋痿、阴汗、小便淋浊，或妇女带下黄臭等。舌红苔黄腻，脉弦数有力。

【方义】

本证多由肝胆实火上炎，肝胆湿热下注所致，治疗以清泻肝胆实火、清利肝经湿热为主。肝经绕阴器，布胁肋，连目系，入颠顶。肝胆实火上炎，上扰头面，故见头痛目赤；胆经布耳前，出耳中，故见耳聋、耳肿；舌红苔黄、脉弦细有力均为肝胆实火上炎。肝经湿热下注，故见阴肿、阴痒、阴汗、妇女带下黄臭。方中龙胆草大苦大寒，既能清利肝胆实火，又能清利肝经湿热，故为君药。黄芩、栀子苦寒泻火，燥湿清热，共为臣药。泽泻、木通、车前子渗湿泄热，导热下行；实火所伤，损伤阴血，当归、生地黄养血滋阴，邪去而不伤阴血；上药共为佐药。柴胡疏畅肝经之气，引诸药归肝经；甘草调和诸药；二药共为佐使药。

3）导赤散

【组成】

生地黄、木通、生甘草梢、淡竹叶各 6g。

【功用】

清心养阴，利水通淋。

【主治】

心经火热证。症见心胸烦热、口渴面赤、意欲冷饮、口舌生疮，或心热移于小肠，小便赤涩刺痛。舌红，脉数。

【方义】

方中生地黄甘寒，凉血滋阴降火；木通苦寒，入心与小肠经，上清心经之火，下导小肠之热；两药相配，滋阴制火，利水通淋，共为君药。淡竹叶甘淡，清心除烦，淡渗利窍，导心火下行，为臣药。生甘草梢清热解毒，尚可直达茎中而止痛，并能调和诸药，还可防木通、生地黄之寒凉伤胃，为方中佐使。

4）清胃散

【组成】

生地黄、当归身各 6g，牡丹皮 9g，黄连 6g（夏月倍之），升麻 9g。

【功用】

清胃凉血。

【主治】

胃火炽盛证。症见牙痛牵引头痛，面颊发热，其齿喜冷恶热；或牙宣出血；或牙龈红肿溃烂；或唇舌腮颊肿痛，口气热臭，口干舌燥。舌红苔黄，脉滑数。

【方义】

方用苦寒之黄连为君，直泻胃腑之火。升麻清热解毒，升而能散，故为臣药，可宣达郁遏之伏火，有"火郁发之"之意，与黄连配伍，则泻火而无凉遏之弊，升麻得黄连，则散火而无升焰之虞。胃热则阴血亦必受损，故以生地黄凉血滋阴；牡丹皮凉血清热，皆为臣药。当归养血和血，为佐药。升麻兼以引经为使。诸药合用，共奏清胃凉血之效。

5）白头翁汤

【组成】

白头翁 15g，黄连 6g，黄柏 12g，秦皮 12g。

【功用】

清热解毒，凉血止痢。

【主治】

热毒痢疾。症见腹痛，里急后重，肛门灼热，下痢脓血、赤多白少，渴欲饮水。舌红苔黄，脉弦数。

【方义】

方中以白头翁为君，清热解毒，凉血止痢。臣以黄连之苦寒，清热解毒，燥湿厚肠；黄柏泻下焦湿热，共奏燥湿止痢之效。秦皮苦寒性涩，收敛作用强，因本证有赤多白少，故用以止血，不仿芍药汤之大黄。四药并用，为热毒血痢之良方。

（10）利尿排毒方

1）五苓散

【组成】

猪苓 10g，茯苓 10g，白术 10g，泽泻 15g，桂枝 10g。

【功用】

利水渗湿，温阳化气。

【主治】

膀胱气化不利之蓄水证。症见小便不利、头痛微热、烦渴欲饮，甚则水入即吐；或脐下动悸、吐涎沫而头目眩晕；或短气而咳；或水肿、泄泻。舌苔白，脉浮或浮数。

【方义】

本方主治病证虽多，但其病机均为水湿内盛，膀胱气化不利。本方在《伤寒论》中原治蓄水证，乃由太阳表邪不解，循经传腑，导致膀胱气化不利，而成太阳经腑同病。太阳表邪未解，故头痛微热；膀胱气化失司，故小便不利；水蓄不化，郁遏阳气，气不化津，津液不得上承于口，故渴欲饮水；其人本有水蓄下焦，饮入之水不得输布而上逆，致水入即吐，故此又称水逆证；水湿内盛，泛溢肌肤，则为水肿；水湿之邪，下注大肠，则为泄泻；水湿稽留肠胃，升降失常，清浊相干，则为霍乱吐泻；水饮停于下焦，水气内动，则脐下动悸；水饮上犯，阻遏清阳，则吐涎沫而头眩；水饮凌肺，肺气不利，则短气而咳。治宜利水渗湿为主，兼以温阳化气之法。方中重用泽泻为君，以其甘淡，直达肾与膀胱，利水渗湿。臣以茯苓、猪苓之淡渗，增强其利水渗湿之力。白术、茯苓相须，佐以白术健脾以运化水湿。《素问·灵兰秘典论》谓："膀胱者，州都之官，津液藏焉，气化则能出矣。"膀胱的气化有赖于阳气的蒸腾，故方中又佐以桂枝温阳化气以助利水，解表散邪以祛表邪，《伤寒论》示人服后当饮暖水，以助发汗，使表邪从汗而解。

2）八正散

【组成】

车前子、瞿麦、萹蓄、滑石、栀子仁、炙甘草、木通、大黄（面裹，煨，去面，切，焙）各 10g。

【功用】

清热泻火，利水通淋。

【主治】

湿热淋证。症见尿频尿急、溺时涩痛、淋沥不畅、尿色浑赤，甚则癃闭不通、小腹急满、口燥咽干。舌苔黄腻，脉滑数。

【方义】

本方为治疗热淋的常用方，其证由湿热下注膀胱所致。湿热下注蕴于膀胱，水道不利，故尿频尿急、溺时涩痛、淋沥不畅，甚则癃闭不通；湿热蕴蒸，故尿色浑赤；湿热郁遏，气机不畅，则少腹急满；津液不布，则口燥咽干。治宜清热利水通淋。方中以滑石、木通为君药。滑石善能滑利窍道，清热渗湿，利水通淋，《药品化义》谓之："体滑主利窍，味淡主渗热。"木通上清心火，下利湿热，使湿热之邪从小便而去。萹蓄、瞿麦、车前子为臣，三者均为清热利水通淋之常用品。佐以栀子仁清泻三焦，通利水道，以增强君、臣药清热利水通淋之功；大黄荡涤邪热，并能使湿热从大便而去。甘草调和诸药，兼能清热、缓急止痛，是为佐使之用。煎加灯心以增利水通淋之力。

（11）泻下排毒方

1）大承气汤

【组成】

大黄 10g，枳实 10g，厚朴 20g，芒硝 10g。

【功用】

峻下热结。

【主治】

①阳明腑实证。症见大便不通，频转矢气，脘腹痞满，腹痛拒按，按之则硬，甚或潮热谵语，手足濈然汗出。舌苔黄燥起刺，或焦黑燥裂，脉沉实。

②热结旁流证。症见下利清谷、色纯青，其气臭秽，脐腹疼痛，按之坚硬有块。口舌干燥，脉滑实。

③里热实证之热厥、痉病或发狂等。

【方义】

本证是由伤寒之邪内传阳明之腑，入里化热，或温病邪入胃肠，热盛灼津所致。治疗方法以峻下热结为主。实热内结，胃肠气滞，腑气不通，故大便不通、频转矢气、脘腹痞满、腹痛拒按；里热炽盛，上扰神明，故谵语；舌苔黄燥起刺，或焦黑燥裂，脉沉实，是热盛伤津之征。热结旁流证乃燥屎坚结于里，胃肠欲排除则不能，逼迫津液从燥屎之旁流下。热厥、痉病、发狂等，皆因实热内结，或气机阻滞，阳气被遏，不能外达于四肢；热盛伤筋、筋脉失养而挛急；或胃肠燥热上扰心神所致。方中大黄泄热通便，荡涤肠胃，为君药。芒硝助大黄泄热通便，并能软坚润燥，为臣药，二药相须为用，峻下热结之力甚强；积滞内阻，则腑气不通，故以厚朴、枳实行气散结，消痞除满，并助硝、黄推荡积滞以加速热结之排泄，共为佐使。

2）麻子仁丸

【组成】

麻子仁 20g，枳实 10g，厚朴 10g，大黄 10g，杏仁 10g，白芍 10g。

【功用】

润肠泄热，行气通便。

【主治】

肠胃燥热，脾约便秘证。症见大便干结、小便频数。苔微黄少津。

【方义】

本证多由胃有燥热，脾津不足所致。治疗以润肠泄热、行气通便为主。《伤寒论》称之为"脾约"。成无己说："约者，约结之约，又约束也。《经》曰：脾主为胃行其津液者也，今胃强脾弱，约束津液不得四布，但输膀胱，致小便数而大便硬，故曰其脾为约。"方中麻子仁性味甘平，质润多脂，功能润肠通便，是为君药。杏仁上肃肺气，下润大肠；白芍养血敛阴，缓急止痛为臣。大黄、枳实、厚朴即小承气汤，以轻下热结，除胃肠燥热为佐。蜂蜜甘缓，既助麻子仁润肠通便，又可缓和小承气汤攻下之力，以为佐使。

（12）逐水排毒方

1）十枣汤

【组成】

芫花 1.5g，大戟 1.5g，甘遂 1.5g，大枣 10 枚。

【功用】

攻逐水饮。

【主治】

①悬饮。症见咳唾胸胁引痛、心下痞硬、干呕短气、头痛目眩、胸背掣痛不得息。舌苔白滑，脉沉弦。

②水肿。症见一身悉肿，尤以身半以下肿甚，腹胀喘满，二便不利。

【方义】

方中甘遂苦寒有毒，善行经隧络脉之水湿，《神农本草经》谓其主"腹满，面目浮肿，留饮宿食，破癥坚积聚，利水谷道"。大戟苦寒有毒，善泻脏腑之水邪，《神农本草经》谓之主"蛊毒，十二水，腹满急痛，积聚"。芫花辛温有毒，善消胸胁伏饮痰癖，《名医别录》言其"消胸中痰水，喜唾，水肿"。三药峻烈，各有专攻，合而用之，攻逐水饮之功甚著。用大枣 10 枚煎汤送服，取其益脾缓中，防止逐水伤及脾胃，并缓和诸药毒性，使邪去而正不伤。

2）舟车丸

【组成】

牵牛子 120g，大黄 60g，甘遂 30g，芫花 30g，大戟 30g，陈皮 15g，青皮 15g，木香 15g，槟榔 15g，轻粉 3g。

【功用】

行气逐水。

【主治】

水热内壅，气机阻滞证。症见水肿水胀、口渴气粗、腹胀而坚、大便秘结、小便不利。舌苔白滑腻，脉沉数有力。

【方义】

方中重用牵牛子逐水消肿；大黄助牵牛荡涤肠胃，逐水泄热；甘遂、大戟、芫花攻逐积水；青皮、陈皮、木香破气散结，理气燥湿，使气行则水行；又入少量轻粉，取其走而不守，逐水通便。诸药相合，共奏逐水行气之功，使水热壅实之邪从二便排出。

3）甘遂半夏汤

【组成】

甘遂 2g，半夏 5g，芍药 10g，炙甘草 3g。

【功用】

逐饮祛痰，散结通脉。

【主治】

留饮脉伏，其人欲自利，利后虽觉轻快，但心下仍然坚满。

【方义】

本方中甘遂攻逐水饮，半夏除痰散结；甘草、芍药、白蜜酸收甘缓以安中和胃，且缓甘遂之峻烈及其毒性；芍药配甘草以缓急止痛；甘遂与甘草相反而配伍，取其相反相成，激发留饮得以尽去。

4）禹功散

【组成】

黑牵牛 12g，小茴香 3g。

【功用】

逐水通便，行气消肿。

【主治】

寒湿水气结聚之证。症见阴囊肿胀、二便不利、腹水、水肿等。还可治阳水。

【方义】

方中黑牵牛峻下逐水，通利二便，佐以小茴香散寒理气，共奏散寒理气逐水之功。本方以阴囊肿胀、二便不利，或腹水、水肿为辨证要点。现代常用本方治疗水肿、腹水、鞘膜积液等。如阴寒内盛，加肉桂、吴茱萸；气滞疼痛，加橘核、木香；水肿腹水，加猪苓、茯苓、泽泻。本方逐水力强，正气亏虚者不宜使用。

（13）杀虫排毒方

1）乌梅丸

【组成】

乌梅 30g，细辛 10g，干姜 10g，黄连 10g，当归 10g，附子 10g，蜀椒 10g，桂枝 10g，人参 10g，黄柏 10g。

【功用】

温脏安蛔。

【主治】

蛔厥证。症见腹痛时作，手足厥冷，躁烦呕吐、时发时止、得食即呕。

【方义】

方中乌梅酸温安蛔，涩肠止痢，为君药。蜀椒、细辛性味辛温，辛可伏蛔，温能祛寒并用，共为臣药。附子、干姜、桂枝温脏祛寒；人参、当归养气血，共为佐药。全方共奏缓肝调中、清上温下之功。

2）化虫丸

【组成】

鹤虱 15g，苦楝皮 15g，槟榔 15g，枯矾 3g，轻粉 15g。

【功用】

驱杀肠中诸虫。

【主治】

肠中诸虫证。症见腹中疼痛，往来上下，其痛甚剧，呕吐清水，或吐蛔虫。

【方义】

本方主治肠中诸虫证。其病机核心是肠中诸虫扰动不安，故拟驱杀肠中诸虫为治法。方中鹤虱苦辛平，有小毒，能驱杀诸虫；苦楝皮苦寒有毒，既可驱杀蛔虫、蛲虫，又可缓解腹痛；槟榔辛苦温，能驱杀蛔虫、绦虫、姜片虫，而且借其轻泻导滞之功以促进虫体排出；枯矾、轻粉同具杀虫之效。

（14）涌吐排毒方

瓜蒂散

【组成】

瓜蒂（熬黄）3g，赤小豆 3g。

【功用】

涌吐痰涎宿食。

【主治】

痰涎宿食，壅滞胸脘证。症见胸中痞硬、懊侬不安、欲吐不出、气上冲咽喉不得息。寸脉微浮。

【方义】

本方所治，为痰涎壅滞胸中，或宿食停积上脘之证。痰涎宿食填塞，气机被遏，故胸中痞硬、懊侬不安、欲吐不出、气上冲咽喉不得息；寸脉微浮为邪气在上之象。治当因势利导，遵《素问·至真要大论》"其高者，因而越之"的理论，采用涌吐痰食法治疗。方中瓜蒂味苦，善于涌吐痰涎宿食，为君药。赤小豆味酸平，能祛湿除烦满，为臣药。君臣配伍，相须相益，酸苦涌泄，增强催吐之力。以豆豉煎汤调服，取其轻清宣泄之性，宣解胸中邪气，利于涌吐，又可安中护胃，使在快吐之中兼顾护胃气。

（15）通腑排毒方

1）茵陈蒿汤

【组成】

茵陈 18g，栀子 12g，大黄（去皮）6g。

【功用】

清热利湿，利胆退黄。

【主治】

湿热黄疸。症见一身面目俱黄、黄色鲜明，发热，无汗或但头汗出，口渴欲饮，恶心呕吐，腹微满，小便短赤，大便不爽或秘结。舌红苔黄腻，脉沉数或滑数有力。

【方义】

方中重用茵陈为君药，苦泄下降，善能清热利湿，为治黄疸要药。臣以栀子清热降火，通利三焦，助茵陈引湿热从小便而去。佐以大黄泄热逐瘀，通利大便，导瘀热从大便而下。

2）清胃散

【组成】

生地黄、当归身各6g，牡丹皮9g，黄连6g（夏月倍之），升麻9g。

【功用】

清胃凉血。

【主治】

胃火炽盛证。症见牙痛牵引头痛、面颊发热、其齿喜冷恶热，或牙宣出血，或牙龈红肿溃烂，或唇舌腮颊肿痛、口气热臭、口干舌燥。舌红苔黄，脉滑数。

【方义】

方用苦寒之黄连为君，直泻胃腑之火。升麻清热解毒，升而能散，故为臣药，可宣达郁遏之伏火，有"火郁发之"之意，与黄连配伍，则泻火而无凉遏之弊，升麻得黄连，则散火而无升焰之虞。胃热则阴血亦必受损，故以生地黄凉血滋阴；牡丹皮凉血清热，皆为臣药。当归养血和血，为佐药。升麻兼以引经为使。诸药合用，共奏清胃凉血之效。

3）小承气汤

【组成】

大黄（酒洗）10g，厚朴（炙，去皮）10g，枳实（大者，炙）10g。

【功用】

轻下热结，除满消痞。

【主治】

伤寒阳明腑实证。症见谵语潮热、大便秘结、胸腹痞满；或痢疾初起，腹中疠痛；或脘腹胀满，里急后重。舌苔黄，脉滑数。

【方义】

大黄泄热通便，厚朴行气散满，枳实破气消痞。诸药合用，可以轻下热结，除满消痞。

4）调胃承气汤

【组成】

大黄 10g，甘草 6g，芒硝 10g。

【功用】

缓下热结。

【主治】

阳明胃肠燥热。症见大便不通、口渴心烦，或蒸蒸发热，或肠胃积热而致发斑、口齿咽喉肿痛等。舌苔黄，脉滑数。

【方义】

大黄苦寒，荡涤肠胃，泄热通便，为君药；芒硝咸寒，软坚润燥，助大黄泄热通便，为臣药；甘草甘缓和中，益气养胃，以缓硝、黄之峻，使药力缓缓下行，为佐药。诸药配伍，可以软坚通便，泄热和胃。燥热得解，胃气自和，故名调胃承气汤。

5）枳实导滞丸

【组成】

大黄 30g，神曲 15g，枳实 15g，黄芩 10g，黄连 10g，白术 10g，茯苓 10g，泽泻 10g。

【功用】

消积导滞，清利湿热。

【主治】

湿热积滞证。症见脘腹胀痛、不思饮食、大便秘结、痢疾里急后重。脉沉有力。

【方义】

方中大黄为君，攻积泄热。枳实为臣药，行气消积。两者相合，则腹部胀痛立减，即所谓"通则不痛"。黄连、黄芩燥湿清热；泽泻、茯苓利湿下行；四药清利湿热，在大黄、枳实的配合之下使肠中垢腻得以外泄，刺激因素得以消除，泻痢得之可止，便秘得之可通；神曲消食，帮助消化；白术补脾固胃，以防芩、连、大黄苦寒伤胃；上药共为佐药。各药配合，不但能清除湿热积滞，而且可以恢复脾胃的运化功能。痢疾初起，用它能缩短疗程，即所谓"痢疾不忌当头泻"，但痢疾后期，正虚阴伤时，则不宜应用本方泻下。

6）宣清导浊汤

【组成】

猪苓 15g，茯苓 15g，寒水石 20g，晚蚕沙 15g，皂荚子 10g。

【功用】

宣泄湿浊，通利二便。

【主治】

湿温久羁，弥漫三焦。症见神志轻度昏迷、少腹硬满、大便不通、小便赤少。舌苔浊腻，脉象实。

【方义】

此方证为湿邪久郁结于下焦气分，闭塞不通之象，故用能升、能降、苦泄滞、淡渗湿之猪苓，合甘少淡多之茯苓，以渗湿利气；寒水石色白性寒，由肺直达肛门，宣湿清热，盖膀胱主气化，肺开气化之源，肺藏魄，肛门曰魄门，肺与大肠相表里之义也；晚蚕沙化浊中清气，大凡肉体未有死而不腐者，蚕则僵而不腐，得清气之纯粹者也，故其粪不臭不变色，得蚕之纯清，虽走浊道而清气独全，既能下走少腹之浊部，又能化浊湿而使之归清，以己之正，正人之不正也，用晚者，本年再生之蚕，取其生化最速也；皂荚辛咸性燥，入肺与大肠，金能退暑，燥能除湿，辛能通上下关窍，子更直达下焦，通大便之虚闭，合之前药，俾郁结之湿邪，由大便而一齐解散矣。二苓、寒水石化无形之气，蚕沙、皂荚子逐有形之湿也。

7）木香槟榔丸

【组成】

木香 50g，槟榔 50g，枳壳（炒）50g，陈皮 50g，青皮（醋炒）50g，香附（醋制）150g，三棱（醋制）50g，莪术（醋制）50g，黄连 50g，黄柏（酒炒）150g，大黄 150g，牵牛子（炒）200g，芒硝 100g。

【功用】

行气泄浊，攻积泄热。

【主治】

湿热积滞证。症见脘腹痞满胀痛、赤白痢疾、里急后重，或大便秘结。舌苔黄腻，脉沉实。

【方义】

方中用木香、槟榔行气导滞，调中止痛，消脘腹胀满，除里急后重，为君药。大黄、牵牛子攻积导滞，泄热通便；青皮、香附疏肝理气，消积止痛，助木香、槟榔行气导滞，共为臣药。莪术祛瘀行气，散结止痛；陈皮理气和胃，健脾燥湿；黄连、黄柏清热燥湿而止痢，均为佐药。诸药合用，以行气导滞为主，配以清热、攻下、活血之品，共奏行气导滞、攻积泄热之功。

（16）何氏排毒经验方

1）降糖排毒方

【组成】

黄芪 30g，炒白术 20g，山药 10g，葛根 10g，天花粉 10g，黄连 10g，生地黄 10g，玄参 10g，石斛 10g，玉竹 10g，芦根 10g，丹参 20g，大黄 6g，淡竹叶 10g，猪胰（打粉冲服）10g。

【功用】

降糖排毒。

【主治】

糖尿病及其并发症。

【方义】

糖尿病属脾失健运，湿热蕴久而生糖毒，糖毒日久化热伤津。治疗以健脾利尿、清热生津为主，辅以增强胰岛功能，以降糖排毒。黄芪、炒白术、山药合用以健脾利湿排毒；芦根、淡竹叶清热利尿排毒；黄连泄热排毒；丹参化瘀排毒；葛根、天花粉、生地黄、玄参、石斛、玉竹清热生津降糖；猪胰粉增强胰岛功能。诸药合用共奏降糖排毒之功。

2）清血排毒汤

【组成】

犀角（水牛角替代）10g，牡丹皮 10g，丹参 20g，赤芍 20g，地骨皮 10g，胆南星 10g，石菖蒲 10g，白茅根 10g，板蓝根 10g，黄连 10g，大黄 6g，地榆 10g，玫瑰花 10g，淡竹叶 10g。

【功用】

清血排毒。

【主治】

败血症、丹毒、痈肿疮毒、高脂血症等。

【方义】

犀角（水牛角替代）、牡丹皮、赤芍、地骨皮、胆南星、地榆、板蓝根、黄连诸药合用以清热凉血解毒；白茅根、淡竹叶在清热泻火的同时，利尿排毒；大黄在凉血泄热解毒的同时，通便排毒；石菖蒲开窍排毒；丹参活血化瘀排毒；玫瑰花凉血化瘀排毒。诸药合用以达清血排毒之功。

3）清宫排毒汤

【组成】

柴胡 10g，郁金 10g，赤芍 20g，板蓝根 10g，黄柏 10g，瞿麦 10g，半枝莲 10g，白花蛇舌草 10g，苦参 10g，土茯苓 10g，车前草 10g，牛膝 10g，川楝子 10g，大黄 6g，通草 10g，甘草 6g。

【功用】

清宫排毒。

【主治】

湿热毒邪、瘀血阻滞胞宫而致的各种妇科疾病，如子宫肌瘤、子宫内膜炎、慢性盆腔炎等。

【方义】

女子以肝为先天，妇科病常由湿热毒邪瘀滞肝经而致。柴胡、郁金、川楝子，三药合用以疏肝理气；赤芍、板蓝根、黄柏、半枝莲、白花蛇舌草、苦参、土茯苓合用以清热解毒；瞿麦在活血通经的同时，利尿通淋排毒；车前草、通草清热解毒，利尿排毒；大黄凉血泄热解毒，通便排毒；牛膝补肝肾，活血通经，利水通淋，引火下行，同时作为引经药，引药下行，使药达胞宫；甘草调和诸药。诸药合用使湿热瘀血毒邪排出胞宫。

4）抗癌排毒汤

【组成】

黄芪 30g，当归 10g，丹参 20g，墨旱莲 10g，女贞子 10g，莪术 10g，制鳖甲 20g，半枝莲 10g，半夏 10g，白花蛇舌草 10g，山慈菇 10g，路路通 10g，通草 10g，甘草 6g。

【功用】

抗癌排毒。

【主治】

多种癌症及其并发症。

【方义】

癌症多以瘀毒互结而生。黄芪、当归二药以补气血；墨旱莲、女贞子补肝肾，益气血；上四药合用可扶正以祛邪排毒。半枝莲、白花蛇舌草、山慈菇合用以清热解毒；制鳖甲软坚散结；丹参、莪术、路路通合用可活血化瘀，通络排毒；通草清热利尿排毒；山慈菇清热解毒，化痰散结，提高免疫力，为抗癌要药；半夏化痰排毒；甘草补脾益气，同时调和诸药。

（二）排瘀中药、方剂

瘀为百病之始，气血不和乃生病之源。《素问·调经论》载："五脏之道，皆出于经隧，以行血气，血气不和，百病乃变化而生。"《医宗己任编》载："凡六淫七情之病，皆有因死血薄积于脏腑而成者。"《证治准绳》："夫人饮食起居，一失其宜，皆能使血瘀滞不行，故百病由污血者多。"由此可见，不论内因、外因、不内外因，均可引起瘀血证。因此在治疗疾病中，"必先五脏，疏其血气，令其调达而致和平"。《素问·至真要大论》载："谨道如法，万举万全，气血正平，长有天命。"张子和在《儒门事亲》中强调"气血流通为贵。"指出血脉流通，病不得生。

瘀为顽疾之根，"久病必有瘀""怪病必有瘀"。《素问·痹论》载："病久入深，荣卫之行涩，经络时疏，故不通。"《素问·缪刺论》："今邪客于皮毛，入舍于孙络，留而不去，闭塞不通，不得入于经，流溢于大络，而生奇病也。"《普济方》："人之一身，不离乎气血，凡病经多日，疗治不痊，须为之调血。"指出瘀为顽疾之根，排瘀是治疗久病的一种方法。

排瘀具有通行血脉、畅通血液、消除瘀滞、行气利水等功效。但因其用药易于动血、伤胎，故凡妇女经期、月经过多及孕妇，均当慎用或忌用。

1. 常用排瘀中药

（1）行气逐瘀药

1）川芎

【性味归经】

辛，温。归肝、胆经。

【功效应用】

行气开郁，祛风燥湿，活血止痛。治风冷头痛眩晕、胁痛、腹疼、寒痹筋挛、风湿痹痛、月经不调、经闭、痛经、难产、产后瘀阻块痛、痈疽疮疡、癥瘕腹痛、胸胁刺痛、跌仆肿痛、头痛。

2）木香

【性味归经】

辛、苦，温。归脾、胃、大肠、胆经。

【功效应用】

行气止痛，调中宣滞。用于脘腹胀痛、泻痢后重、脾虚食少、胁痛、黄疸。

3）香附

【性味归经】

辛、微苦、微甘，平。归肝、三焦经。

【功效应用】

疏肝理气，调经止痛。用于胁肋疼痛、脘腹胀痛、疝气疼痛、月经不调、乳房胀痛。现代药理研究表明，香附具有抑制血小板聚集的作用。

4）檀香

【性味归经】

辛，温。归脾经、胃经、肺经。

【功效应用】

行气调中，散寒止痛。用于寒凝气滞、胸腹疼痛。

5）枳壳

【性味归经】

苦、辛，微寒。归脾、胃、大肠经。

【功效应用】

破气消积，化痰除痞。用于食积停滞、腹痛便秘、泻痢后重、痰阻胸痞、胸痹结胸、子宫脱垂、胃下垂、脱肛。

6）延胡索

【性味归经】

辛、苦，温。归肝、脾经。

【功效应用】

活血化瘀，行气止痛。用于胸胁、脘腹疼痛，胸痹心痛，经闭，痛经，产后瘀阻，跌仆肿痛。

7）川楝子

【性味归经】

苦，寒。有小毒。归肝、小肠、膀胱经。

【功效应用】

疏肝行气，驱虫止痛。用治胸胁、脘腹胀痛，疝痛，虫积腹痛。

8）沉香

【性味归经】

辛、苦，微温。归脾、胃、肾经。

【功效应用】

行气止痛，温中止呕，温肾纳气。用于胸腹胀痛、呕吐、呃逆、肾虚喘促。

9）佛手

【性味归经】

辛、苦，温。归肝、脾、胃、肺经。

【功效应用】

疏肝理气，和胃止痛，燥湿化痰。用于胁痛胸闷、脘腹胀满、咳嗽痰多。现代药理研究表明，佛手具有抗凝血作用。

10）青皮

【性味归经】

苦、辛，温。归肝、胆、胃经。

【功效应用】

疏肝破气，散结消滞。用于胸胁胀痛、乳房结块、疝气疼痛、食积不化、脘腹胀痛、癥瘕积聚、久疟痞块。临床治疗乳房胀痛或结块，常与穿山甲（现用替代品）、青橘叶等同用；乳痈初起，又常与蒲公英、金银花等同用；用于气滞血瘀所致癥瘕积聚、久疟痞块等，常与三棱、莪术等活血化瘀药配伍。

11）郁金

【性味归经】

辛、苦，寒。归肝、心、肺经。

【功效应用】

行气解郁，活血止痛，清心凉血，利胆退黄。用于胸胁刺痛、胸痹心痛、经闭痛经、乳房胀痛、热病神昏、癫痫发狂、血热吐衄、黄疸尿赤。

12）降香

【性味归经】

辛，温。归肝、脾经。

【功效应用】

化瘀止血，理气止痛。用于吐血、衄血、外伤出血、肝郁胁痛、胸痹刺痛、跌仆伤痛、呕吐腹痛。

【禁忌】

凡阴虚火盛、血热妄行而无瘀滞者不宜用。

（2）活血化瘀药

1）丹参

【性味归经】

苦，微寒。归心、心包、肝经。

【功效应用】

活血祛瘀，凉血消痈，养血安神。用于月经不调、心腹疼痛、癥瘕积聚、风湿热痹、疮疡肿痛、烦躁不寐、心悸、失眠。现代药理研究表明，丹参具有抑制血小板聚集作用。临床用于血热瘀滞所致的月经不调、闭经、痛经、产后瘀阻腹痛，可与益母草、桃仁、红花等同用。用于血瘀气滞所致的心腹、胃脘疼痛，可与檀香、砂仁配伍，即丹参饮。用于癥瘕积聚，可与三棱、莪术、鳖甲等同用。用于风湿热痹之关节红肿疼痛，则可与忍冬藤、苍术、黄柏等清热通络药同用。

2）三七

【性味归经】

甘、微苦，温。归心、肝、脾经。

【功效应用】

化瘀止血，消肿止痛。用于内外出血、跌打损伤、瘀血肿痛。现代药理研究表明，三七具有抑制血小板聚集的作用。

3）桃仁

【性味归经】

苦、甘，平。归心、肝、大肠经。

【功效应用】

活血祛瘀，润肠通便，止咳平喘。用于经闭痛经、癥瘕痞块、肺痈肠痈、跌仆损伤、肠燥便秘、咳嗽气喘。

【禁忌】

孕妇及便溏者慎用。

4）红花

【性味归经】

辛，温。归心、肝经。

【功效应用】

活血通经，散瘀止痛。用于经闭、痛经、恶露不行、癥瘕痞块、胸痹心痛、瘀滞腹痛、胸胁刺痛、跌仆损伤、疮疡肿痛。

【禁忌】

孕妇慎用。

5）乳香

【性味归经】

辛、苦，温。归心、肝、脾经。

【功效应用】

活血行气止痛，消肿生肌。用于胸痹心痛、胃脘疼痛、痛经、经闭、产后瘀阻腹痛、癥瘕腹痛、风湿痹痛、筋脉拘挛、跌打损伤、痈肿疮疡。

【禁忌】

孕妇及胃弱者慎用。

6）没药

【性味归经】

辛、苦，平。归心、肝、脾经。

【功效应用】

散瘀定痛，消肿生肌。用于胸痹心痛、胃脘疼痛、痛经、经闭、产后瘀阻腹痛、癥瘕腹痛、风湿痹痛、跌打损伤、痈肿疮疡等。

【禁忌】

孕妇及胃弱者慎用。

7）月季花

【性味归经】

甘，温。归肝经。

【功效应用】

活血调经，疏肝解郁。用于气滞血瘀、月经不调、痛经、闭经、胸胁胀痛。

【禁忌】

用量不宜过大，多服久服可引起腹痛及便溏腹泻。孕妇慎用。

8）牛膝

【性味归经】

苦、甘、酸，平。归肝、肾经。

【功效应用】

逐瘀通经，补肝肾，强筋骨，利尿通淋，引血下行。用于经闭、痛经、腰膝酸痛、筋骨无力、淋证、水肿、头痛、眩晕、牙痛、口疮、吐血、衄血。

【禁忌】

孕妇慎用。

（3）通络逐瘀药

1）麝香

【性味归经】

辛，温。归心、脾经。

【功效应用】

开窍醒神，活血通经，消肿止痛。

①闭证神昏：麝香辛温，气极香，走窜之性甚烈，有很强的开窍通闭、辟秽化浊作用，为醒神回苏之要药，可用于各种原因所致之闭证神昏，无论寒闭、热闭，用之皆效。

②疮疡肿毒、瘰疬痰核、咽喉肿痛：本品辛香行散，有良好的活血散结、消肿止痛作用。若治上述诸症，内服、外用均有良效。

③血瘀经闭、癥瘕、心腹暴痛、头痛、跌打损伤、风寒湿痹：本品辛香，开通走窜，可行血中之瘀滞，开经络之壅遏，具活血通经、止痛之效。

④难产、死胎、胞衣不下：本品活血通经，辛香走窜，力达胞宫，有催生下胎之效。

【禁忌】

虚脱证禁用；本品无论内服或外用均能堕胎，故孕妇禁用。

2）伸筋草

【性味归经】

苦、辛，温。归肝经。

【功效应用】

祛风除湿，舒筋活络。用于风湿痹痛、筋脉拘挛、跌打损伤。

3）路路通

【性味归经】

苦、微辛，平。归肝经、胃经、膀胱经。

【功效应用】

疏肝气，通经络，祛风湿，利水道。用于脘腹胀痛、月经不调、乳结、乳汁不通、风湿痹痛、肢体麻木、手足拘挛、水肿、小便不利、痈肿湿疹。

4）络石藤

【性味归经】

苦，微寒。归心、肝、肾经。

【功效应用】

祛风通络，凉血消肿。用于风湿热痹、筋脉拘挛、腰膝酸痛、喉痹、痈肿、跌仆损伤。

5）全蝎

【性味归经】

辛，平。归肝经。

【功效应用】

息风镇痉，通络止痛，攻毒散结。用于肝风内动、痉挛抽搐、小儿惊风、中风口㖞、半身不遂、破伤风、风湿顽痹、偏正头痛、疮疡、瘰疬。

【禁忌】

孕妇禁用。

6）王不留行

【性味归经】

苦，平。归肝、胃经。

【功效应用】

活血通经，下乳消肿，利尿通淋。用于经闭、痛经、乳汁不下、乳痈肿痛、淋证涩痛。

【禁忌】

孕妇慎用。

（4）清热排瘀药

1）赤芍

【性味归经】

苦，微寒。归肝经。

【功效应用】

清热凉血，散瘀止痛。用于热入营血，症见温毒发斑、吐血衄血、目赤肿痛，以及肝郁胁痛、经闭、痛经、癥瘕腹痛、跌仆损伤、痈肿疮疡等。

炒赤芍：炒后药性偏于缓和，活血止痛而不伤中，可用于瘀滞疼痛。

酒赤芍：活血散瘀力强，清热凉血作用较弱，多用于闭经或痛经、跌打损伤。

【禁忌】

不与藜芦同用。血虚者慎服。

2）牡丹皮

【性味归经】

苦、辛，微寒。归心、肝、肾经。

【功效应用】

清热凉血，活血化瘀。用于热入营血，症见温毒发斑、吐血衄血、夜热早凉、无汗骨蒸，以及经闭、痛经、跌仆伤痛、痈肿疮毒等。

【禁忌】

脾胃虚寒泄泻者忌用。

（5）散寒排瘀药

1）艾叶

【性味归经】

苦、辛，温。归脾、肝、肾经。

【功效应用】

逐寒湿，理气血；温经，止血，安胎。用于心腹冷痛、泄泻转筋、久痢、吐衄、下血、月经不调、崩漏、带下、胎动不安、痈疡、疥癣。现代药理研究表明，艾叶具有抗血凝和高强度抑制血小板聚集的作用。

2）细辛

【性味归经】

辛、温。归肺、肾、心、肝、胆、脾经。

【功效应用】

散寒，祛风，行水，开窍。治风冷头痛、鼻渊、齿痛、痰饮咳逆、风湿痹痛。

【禁忌】

气虚多汗、血虚头痛、阴虚咳嗽者忌服。细辛有小毒，故临床用量不宜过大，细辛作单味或散末内服剂量不可过1钱（3g），如入汤剂便可不拘泥于此。细辛在煎煮30分钟后，其毒性成分黄樟醚的含量大幅度下降，不足以引起中毒。

3）桂枝

【性味归经】

辛、甘，温。归心、肺、膀胱经。

【功效应用】

发汗解肌，温通经脉，助阳化气，平冲降气。用于风寒感冒、寒凝血滞诸痛证、胸痹痰饮、经闭癥瘕、水肿、心悸、奔豚。桂枝能温通经脉，对寒湿性风湿痹痛，多配合附子、羌活、防风等同用；对气血寒滞所引起的经闭、痛经等症，常配合当归、芍药、桃仁等同用。温热病、阴虚火旺及出血证时，不宜应用。

4）肉桂

【性味归经】

辛、甘，大热。归肾、脾、心、肝经。

【功效应用】

补火助阳，引火归原，散寒止痛，活血通经。用于阳痿、宫冷、心腹冷痛、虚寒吐泻、经闭、痛经、产后瘀滞腹痛、宫冷不孕、寒湿痹痛、寒疝疼痛、阴疽流注；或虚寒痈疡脓成不溃，或溃后不敛。

5）附子

【性味归经】

辛、甘，大热。有毒。归心、肾、脾经。

【功效应用】

回阳救逆，补火助阳，散寒止痛。用于阴盛格阳，症见大汗亡阳、吐泻厥逆、肢冷脉微，以及心腹冷痛、冷痢、脚气、风寒湿痹、阳痿、宫冷、虚寒吐泻、阴寒水肿、阳虚外感、阴疽疮疡及一切沉寒痼冷之疾。生附子的毒性很大，制附子是生附子经过一定程序炮制而成的，其毒性已经远不及生附子，为慎重起见，还是建议先煎。

【禁忌】

孕妇禁用。本品不宜与半夏、瓜蒌、天花粉、贝母、白蔹、白及同用。且需要根据自己的详细情况用药，适当用量，过犹不及。附子含有毒性成分乌头碱，主要对心肌、迷走神经、末梢神经有兴奋麻痹作用，会引起中毒症状，如舌尖麻木、肢体麻木、有蚁走感、头晕、视力模糊、恶心、呕吐等，严重者会危及生命。

（6）软坚逐瘀药

1）海藻

【性味归经】

苦、咸，寒。归肝、胃、肾经。

【功效应用】

消痰软坚散结，利水消肿。用于瘿瘤、瘰疬、睾丸肿痛、痰饮水肿。治蛇盘瘰疬、头项交接者，海藻菜（以荞面炒过）、白僵蚕（炒）等份，为末，以白梅泡汤，和丸，梧子大，每服60丸，米饮下，必泄出毒气（《世医得效方》）。治疝气，海蒿子、昆布各15g，小茴香30g，水煎服（《中国药用海洋生物》）。治身上生赘肉，海藻为末敷，仍煎海藻酒服之，则去（《普济方》）。

【禁忌】

本品不宜与甘草同用。脾胃虚寒者禁服。

2）昆布

【性味归经】

咸，寒。归肝，胃，肾经。

【功效应用】

消痰软坚散结，利水消肿。用于瘿瘤、瘰疬、睾丸肿痛、痰饮水肿。治瘿气结核，以昆布1两（30g），洗去咸，晒干为散，每以一钱（3g）绵裹，好醋中浸过，含之咽津，味尽再易之（《太平圣惠方》）。

【禁忌】

脾胃虚寒者慎服。

3）制鳖甲

【性味归经】

咸，微寒。归肝、肾经。

【功效应用】

滋阴潜阳，退热除蒸，软坚散结。用于阴虚发热、骨蒸劳热、头晕目眩、虚风内动、经闭、癥瘕、久疟、疟母。

4）皂角刺

【性味归经】

辛，温。归肝、胃经。

【功效应用】

消肿托毒，排脓，杀虫。用于痈疽初起或脓成不溃；外治疥癣麻风。

【禁忌】

《神农本草经疏》："凡痈疽已溃不宜服，孕妇亦忌之。"

5）急性子

【性味归经】

微苦、辛，温。归肺、肝经。

【功效应用】

破血，软坚，消积。用于癥瘕痞块、经闭、噎膈。

【禁忌】

孕妇慎用。

6）黄药子

【性味归经】

苦、辛，凉。归肝、胃、心、肺经。

【功效应用】

解毒消肿，化痰散结，凉血止血。用于甲状腺肿大、淋巴结结核、咽喉肿痛、吐血、咯血、百日咳、癌肿；外用治疮疖。

【用法用量】

6~9g；或浸酒，研末 1~2g。外用适量，捣烂或磨汁敷患处。

【禁忌】

本品块茎含有毒成分，过量服用可引起口、舌、喉等处烧灼痛感、流涎、恶心、呕吐、腹泻、腹痛、瞳孔缩小，严重的出现昏迷、呼吸困难和心脏麻痹而死亡。解救方法：洗胃，导泻，内服蛋清或葛粉糊及活性炭；饮糖水或静脉滴注葡萄糖盐水，亦有用绿豆汤内服；或用岗梅 250g，清水 5 碗煎至 2 碗饮服。

（7）破血逐瘀药

1）土鳖虫

【性味归经】

咸，寒。归肝经。

【功效应用】

破血逐瘀，续筋接骨。用于跌打损伤、筋伤骨折、血瘀经闭、产后瘀阻腹痛、癥瘕痞块。治骨折筋伤后期，筋骨软弱无力者，常配伍续断、杜仲等，如壮筋续骨丸（《伤科大成》）。治癥瘕痞块，常配伍柴胡、桃仁、鳖甲等，如鳖甲煎丸（《金匮要略》）。

【禁忌】

孕妇禁用。

2）水蛭

【性味归经】

咸、苦，平。归肝经。

【功效应用】

破血通经，逐瘀消癥。用于血瘀经闭、癥瘕痞块、中风偏瘫、跌仆损伤。治漏血不止：水蛭，炒为末，酒服 1 钱（3g），日 2 服，恶血消即愈（《备急千金要方》）。

【禁忌】

孕妇及月经过多者禁用。

3）虻虫

【性味归经】

苦，凉。有毒。入肝经。

【功效应用】

逐瘀，破积，通经。治癥瘕、积聚、少腹蓄血、血滞经闭、仆损瘀血。

【禁忌】

孕妇忌服。凡病气血虚甚，形质瘦损者忌之。

4）斑蝥

【性味归经】

辛，热。归肝、胃、肾经。

【功效应用】

破血逐瘀，散结消癥，攻毒蚀疮。用于癥瘕、经闭、顽癣、瘰疬、赘疣、痈疽不溃、恶疮死肌。

【用法用量】

内服，0.03~0.06g，炮制后多入丸、散用。外用适量，研末或浸酒、醋，或制油膏涂敷患处，不宜大面积用。

【禁忌】

本品有大毒，内服宜慎，孕妇禁用。本品外用对皮肤、黏膜有很强的刺激作用，能引起皮肤发红、灼热、起疱，甚至腐烂，故不宜久敷和大面积使用。

5）三棱

【性味归经】

辛、苦，平。归肝、脾经。

【功效应用】

破血行气，消积止痛。用于癥瘕痞块、痛经、瘀血经闭、胸痹心痛、食积胀痛。醋制后可加强祛瘀止痛作用。

【禁忌】

孕妇及月经过多禁用；本品不宜与芒硝、玄明粉同用。

6）莪术

【性味归经】

辛、苦，温。归肝、脾经。

【功效应用】

行气破血，消积止痛。用于血气心痛、饮食积滞、脘腹胀痛、血滞经闭、痛经、癥瘕瘤痞块、跌打损伤。煎汤，或入丸、散。外用：适量，煎汤洗；或研末调敷。行气止痛多生用，破血祛瘀宜醋炒。

【禁忌】

月经过多者及孕妇禁服。

（8）功下逐瘀药

1）芒硝

【性味归经】

咸、苦，寒。归胃、大肠经。

【功效应用】

泻下，清热，软坚。用于热积便秘、腹满胀痛、癥瘕积聚、痈肿、目赤、口疮、丹毒等。

【禁忌】

胃无实热、肠无燥屎者勿用，水肿、老年性便秘者及孕妇忌服。

2）䗪虫

【性味归经】

咸，寒。有毒。归心、肝、脾三经。

【功效应用】

逐瘀，破积，通络，理伤。用于癥瘕积聚、血滞经闭、产后瘀血腹痛、跌打损伤、木舌、重舌。治下腹痛、血闭，则配伍桃仁、大黄。无瘀血停留者不宜用。

（9）扶正排瘀药

1）黄芪

【性味归经】

甘，微温。归脾、肺经。

【功效应用】

补气，固表，托毒排脓，利尿，生肌。用于气虚乏力、久泻脱肛、自汗、水肿、子宫脱垂、慢性肾炎蛋白尿、糖尿病、疮口久不愈合。用于气虚血滞，肌肤麻木，或肢体疼痛，重用黄芪补气，以鼓舞气血运行，方用黄芪桂枝五物汤，常用黄芪、赤芍、桂枝、生姜、大枣，煎汤饮。用于中风偏瘫后期，气虚之极，脉络瘀滞，症见半身不遂、口眼㖞斜、语言謇涩、口角流涎、大便干燥、小便频数、遗尿不禁，重用黄芪补气，用量60~120g，方用补阳还五汤，常用黄芪、当归、川芎、赤芍、桃仁、红花、地龙等。现代用本品治疗脑梗死、脑血栓、糖尿病等，均有较好疗效。

【禁忌】

肌肉坚紧、大便秘结者少用或慎用。多汗而发热、咽喉红痛者，不宜使用。

2）党参

【性味归经】

甘、微酸，平。归脾、肺经。

【功效应用】

补中益气，健脾益肺。现代研究表明，党参含多种糖类、酚类、甾醇、挥发油、黄芩素葡萄糖苷、皂苷及微量生物碱，具有增强免疫力、扩张血管、降压、改善微循环、增强造血功能等作用。

【禁忌】

气滞、肝火盛者禁用；邪盛而正不虚者不宜用。

3）当归

【性味归经】

甘、辛，温。归肝、心、脾经。

【功效应用】

补血活血，调经止痛，润肠通便。用于血虚萎黄、眩晕心悸、月经不调、经闭、痛经、虚寒腹痛、风湿痹痛、跌仆损伤、痈疽疮疡、肠燥便秘。酒当归活血通经之力更强。

4）鸡血藤

【性味归经】

苦、甘，温。归肝、肾经。

【功效应用】

活血补血，调经止痛，舒筋活络。用于月经不调、痛经、经闭、风湿痹痛、肢体麻木、瘫痪、血虚萎黄。

2. 常用排瘀方剂

（1）行气排瘀方

1）柴胡疏肝散

【组成】

陈皮（醋炒）、柴胡各6g，川芎、香附、枳壳（麸炒）、芍药各4.5g，炙甘草1.5g。

【功用】

疏肝理气，活血止痛。

【主治】

肝气郁滞证。症见胁肋疼痛、胸闷善太息、情志抑郁易怒，或嗳气、脘腹胀满。脉弦。

【方义】

方中柴胡功善疏肝解郁，用以为君。香附理气疏肝而止痛，川芎活血行气以止痛，二药相合，助柴胡以解肝经之郁滞，并增行气活血止痛之效，共为臣药。陈皮、枳壳理气行滞；芍药、甘草养血柔肝，缓急止痛，均为佐药。甘草调和诸药，为使药。诸药相合，共奏疏肝行气、活血止痛之功。

2）逍遥散

【组成】

甘草（微炙赤）15g，当归（去苗，锉，微炒）、茯苓（去皮）白者、白芍、白术、柴胡（去苗）各 30g。

【功用】

疏肝解郁，养血健脾。

【主治】

肝郁血虚脾弱证。症见两胁作痛、头痛目眩、口燥咽干、神疲食少，或月经不调、乳房胀痛。脉弦而虚。

【方义】

本方中柴胡疏肝解郁，使肝气得以调达，为君药。当归甘辛苦温，养血和血；白芍酸苦微寒，养血敛阴，柔肝缓急，为臣药。白术、茯苓健脾祛湿，使运化有权，气血有源；炙甘草益气补中，缓肝之急，为佐药。煎煮时加入薄荷少许，疏散郁遏之气，透达肝经郁热；烧生姜温胃和中，为使药。

3）丹参饮

【组成】

丹参 1 两（30g），檀香、砂仁各 1 钱（3g）。

【功用】

活血祛瘀，行气止痛。

【主治】

血瘀气滞证。

【方义】

本方由丹参、檀香、砂仁 3 味药物组成，原治气滞血瘀所致的心胃气痛。所谓心胃气痛，实为胃脘痛。该证初起多气结在经，久病则血滞在络，即叶天士所谓"久痛入络"。方中丹参用量为其他 2 味药的 10 倍，重用为君以活血祛瘀；然血之运行，有赖气之推动，若气有一息不运，则血有一息不行，况血瘀气亦滞，故伍入檀香、砂仁以温中行气止痛，共为佐使。以上药物合用，使气行血畅，诸疼痛自除。本方药味虽简，但配伍得当，气血并治，刚柔相济，是一首祛瘀、行气、止痛良方，故原书中，陈修园谓其"稳"。

4）瓜蒌薤白白酒汤

【组成】

瓜蒌实、薤白各 12g，白酒适量。

【功用】

通阳散结，行气祛痰。

【主治】

胸痹。症见胸部闷痛，甚至胸痛彻背、喘息咳唾、短气。舌苔白腻，脉沉弦或紧。

【方义】

方中瓜蒌实为君，理气宽胸，涤痰散结，擅长利气散结以宽胸，并可稀释软化稠痰以通胸膈痹塞。薤白为臣，通阳散结，行气止痛。因本品辛散苦降，温通滑利，善散阴寒之凝滞，行胸阳之壅结，故为治胸痹之要药。瓜蒌实配伍薤白，既祛痰结，又通阳气，相辅相成，为治疗胸痹的常用对药。佐以白酒，辛散温通，行气活血，既轻扬上行而助药势，又可加强薤白行气通阳之力。

（2）活血化瘀方

1）血府逐瘀汤

【组成】

桃仁 12g，红花 9g，当归 9g，生地黄 9g，牛膝 9g，川芎 4.5g，桔梗 4.5g，赤芍 6g，枳壳 6g，柴胡 3g，甘草 6g。

【功用】

活血化瘀，行气止痛。

【主治】

胸中血瘀证。症见胸痛、头痛日久不愈，痛如针刺而有定处，或呃逆日久不止，或饮水即呛、干呕，或内热瞀闷、入暮潮热，或心悸怔忡、失眠多梦，或急躁易怒，或唇暗或两目暗黑。舌暗红，或舌有瘀斑、瘀点，脉涩或弦紧。

【方义】

本方主治诸症皆为瘀血内阻胸部，气机郁滞所致，即王清任所称"胸中血府血瘀"之证。胸中为气之所宗、血之所聚、肝经循行之分野。血瘀胸中，气机阻滞，清阳郁遏不升，则胸痛、头痛日久不愈，痛如针刺，且有定处；胸中血瘀，影响及胃，胃气上逆，故呃逆、干呕，甚则水入即呛；瘀久化热，则内热瞀闷、入暮潮热；瘀热扰心，则心悸怔忡、失眠多梦；郁滞日久，肝失条达，故急躁易怒；至于唇、目、舌、脉所见，皆为瘀血征象。治宜活血化瘀，兼以行气止痛。方中桃仁破血行滞而润燥，红花活血祛瘀以止痛，共为君药。赤芍、川芎助君药活血祛瘀；牛膝活血通经，祛瘀止痛，引血下行，共为臣药。生地黄、当归养血益阴，清热活血；桔梗、枳壳，一升一降，宽胸行气；柴胡疏肝解郁，升达清阳，与桔梗、枳壳同用，尤善理气行滞，使气行则血行；以上均为佐药。桔梗并能载药上行，兼有使药之用；甘草调和诸药，亦为使药。合而用之，使血活瘀化气行，则诸症可愈，为治胸中血瘀证之良方。

【禁忌】

由于方中活血祛瘀药较多，故孕妇忌用。

2）膈下逐瘀汤

【组成】

五灵脂（炒）6g，当归 9g，川芎 6g，桃仁（研泥）9g，牡丹皮 6g，赤芍 6g，乌药 6g，延胡索 3g，甘草 9g，香附 4.5g，红花 9g，枳壳 4.5g。

【功用】

活血逐瘀，破癥消结。

【主治】

膈下瘀血证。症见膈下瘀血，形成痞块，或小儿痞块，或肚腹疼痛、痛处不移，或卧则腹坠似有物。

【方义】

方用红花、桃仁、五灵脂、赤芍、牡丹皮、延胡索、川芎、当归活血通经，行瘀止痛；香附、乌药、枳壳调气疏肝。与血府逐瘀汤相比，本方活血祛瘀之品较多，因而逐瘀之力较强，止痛之功更好。本方中甘草之所以用量较重，一则是取其调和诸药，使攻中有制；二则是协助主药以缓急止痛，更好地发挥其活血止痛之能。

3）通窍活血汤

【组成】

赤芍 3g，川芎 3g，桃仁（研泥）9g，红枣（去核）7 个，红花 9g，老葱（切碎）3 根，鲜姜（切碎）9g，麝香（包）0.15g。

【功用】

活血化瘀，通窍活络。

【主治】

用于血瘀所致的偏头痛日久不愈、头面瘀血、头发脱落、眼痛白睛红、酒渣鼻、久聋、紫癜、白癜风、牙疳、妇女干血劳、小儿疳证等。

【方义】

方中赤芍、川芎行血活血，桃仁、红花活血通络，葱、姜通阳，麝香开窍，黄酒通络，佐以大枣缓和芳香辛窜药物之性。其中麝香味辛性温，功专开窍通闭，解毒活血（现代医学研究认为其中含麝香酮等成分，能兴奋中枢神经系统、呼吸中枢及心血管系统，具有一定抗菌和促进腺体分泌及兴奋子宫等作用），因而为主要药；与姜、葱配伍更能通络开窍，通利气血运行的道路，从而使赤芍、川芎、桃仁、红花更能发挥其活血通络的作用。

4）活络效灵丹

【组成】

当归、丹参、生明乳香、生明没药各15g。

【功用】

活血祛瘀，通络止痛。

【主治】

各种瘀血阻滞之痛证，尤适合跌打损伤，症见伤处疼痛，筋骨疼痛或麻木酸胀，或内伤血瘀、心腹疼痛、肢臂疼痛等。

【方义】

方中当归、丹参活血化瘀，通络止痛，兼以养血；配伍乳香、没药以增强活血行气、消肿定痛之效。四药成方，有活血通络、化瘀止痛之能，是伤骨科活血止痛常用的基础方剂。

（3）通络逐瘀方

1）身痛逐瘀汤

【组成】

秦艽1钱（3g），川芎2钱（6g），桃仁3钱（9g），红花3钱（9g），甘草2钱（6g），羌活1钱（3g），没药2钱（6g），当归3钱（9g），五灵脂（炒）2钱（6g），香附1钱（3g），牛膝3钱（9g），地龙（去土）2钱（6g）。

【功用】

活血行气，祛瘀通络。

【主治】

瘀血痹阻经络证。症见肩痛、臂痛、腰痛、腿痛，或周身疼痛，痛如针刺，经久不愈。

【方义】

方中秦艽、羌活祛风除湿；桃仁、红花、当归、川芎活血祛瘀；没药、五灵脂、香附行血气，止疼痛；牛膝、地龙疏通经络以利关节；甘草调和诸药。

2）失笑散

【组成】

五灵脂（酒研，淘去沙土）、蒲黄（炒香）各6g。

【功用】

活血祛瘀，散结止痛。

【主治】

瘀血停滞证。症见心腹刺痛，或产后恶露不行，或月经不调、少腹急痛等。

【方义】

本方所治诸症，均由瘀血内停、脉道阻滞所致。瘀血内停，脉络阻滞，血行不畅，不通则痛，故见心腹刺痛或少腹急痛；瘀阻胞宫，则月经不调或产后恶露不行。治宜活血祛瘀止痛。方中五灵脂苦咸甘温，入肝经血分，功擅通利血脉，散瘀止痛；蒲黄甘平，行血消瘀，炒用并能止血；二者相须为用，为化瘀散结止痛的常用组合。本方调以米醋，或用黄酒冲服，乃取其活血脉、行药力、化瘀血之力，以加强五灵脂、蒲黄活血止痛之功，且制五灵脂气味之腥膻。

（4）清热排瘀方

1）大黄牡丹皮汤

【组成】

大黄 18g，牡丹皮 9g，桃仁 12g，冬瓜仁 30g，芒硝 9g。

【功用】

泄热破瘀，散结消肿。

【主治】

增生性结肠炎。症见腹痛、腹泻，大便日数次，伴里急后重。

【方义】

方中大黄泻肠中瘀结之毒；芒硝软坚散结，助大黄促其速下；桃仁、牡丹皮凉血，散血，破血祛瘀；冬瓜仁清肠中湿热，消痈排脓。上药共达清热凉血、祛瘀散结之效。

2）四妙勇安汤

【组成】

金银花 90g，玄参 90g，当归 60g，甘草 30g。

【功用】

清热解毒，活血止痛。

【主治】

热毒炽盛之脱疽。症见患肢暗红微肿灼热、溃烂腐臭、疼痛剧烈，或见发热口渴。舌红，脉数。

【方义】

本方证多由湿热之毒，瘀而化热，瘀阻营血，热腐肌肉所致，治疗以清热解毒、活血止痛为主。金银花甘寒入心，善于清热解毒，故重用为主药；当归活血散瘀；

玄参泻火解毒；甘草清解百毒，配金银花以加强清热解毒之力，用量亦不轻，共为辅佐。四药合用，既能清热解毒，又能活血散瘀，是治疗脱疽的良方。

（5）散寒排瘀方

1）生化汤

【组成】

全当归24g，川芎9g，桃仁（去皮尖，研）6g，干姜（炮黑）、炙甘草各2g。

【功用】

养血祛瘀，温经止痛。

【主治】

血虚寒凝，瘀血阻滞证。症见产后恶露不行、小腹冷痛。

【方义】

本方证由产后血虚寒凝、瘀血内阻所致。妇人产后，血亏气弱，寒邪极易乘虚而入，寒凝血瘀，故恶露不行；瘀阻胞宫，不通则痛，故小腹冷痛。治宜活血养血，温经止痛。方中重用全当归补血活血，化瘀生新，行滞止痛，为君药。川芎活血行气，桃仁活血祛瘀，均为臣药。炮姜入血散寒，温经止痛；黄酒温通血脉以助药力；二者共为佐药。炙甘草和中缓急，调和诸药，用以为使。

2）温经汤

【组成】

吴茱萸、麦冬（去心）各9g，当归、芍药、川芎、人参、桂枝、阿胶、牡丹皮（去心）、生姜、甘草、半夏各6g。

【功用】

温经散寒，养血祛瘀。

【主治】

冲任虚寒，瘀血阻滞证。症见漏下不止、血色暗而有块、淋沥不畅；或月经超前或延后，或逾期不止，或一月再行，或经停不至，而见少腹里急、腹满、傍晚发热、手心烦热、唇口干燥。舌暗红，脉细而涩。本方亦治妇人宫冷、久不受孕。

【方义】

本方证因冲任虚寒、瘀血阻滞所致。冲为血海，任主胞胎，二脉皆起于胞宫，循行于少腹，与经、产关系密切。冲任虚寒，血凝气滞，故少腹里急、腹满、月经不调，甚或久不受孕；若瘀血阻滞，血不循经，加之冲任不固，则月经先期，或一月再行，甚或崩中漏下；若寒凝血瘀，经脉不畅，则致痛经；瘀血不去，新血不生，不能濡润，故唇口干燥；至于傍晚发热、手心烦热为阴血耗损、虚热内生之象。本方证虽属瘀、寒、虚、热错杂，然以冲任虚寒、瘀血阻滞为主，治当温经散寒，祛瘀养血，兼清虚热。方中吴茱萸、桂枝温经散寒，通利血脉，其中吴茱萸功擅散寒止痛，桂枝长于温通血脉，共为君药。当归、川芎活血祛瘀，养血调经；牡丹皮既助诸药活血散瘀，又能清血分虚热，共为臣药。阿胶甘平，养血止血，滋阴润燥；白芍酸苦微寒，养血敛阴，柔肝止痛；麦冬甘苦微寒，养阴清热；三药合用，养血调肝，滋阴润燥，且清虚热，并制吴茱萸、桂枝之温燥。人参、甘草益气健脾，以资生化之源，阳生阴长，气旺血充；半夏、生姜辛开散结，通降胃气，以助祛瘀调经；其中生姜又温胃气以助生化，且助吴茱萸、桂枝以温经散寒；以上均为佐药。甘草尚能调和诸药，兼为使药。诸药合用，共奏温经散寒、养血祛瘀之功。

3）少腹逐瘀汤

【组成】

小茴香（炒）1.5g（7粒），干姜（炒）3g，延胡索3g，没药（研）6g，当归9g，川芎6g，肉桂3g，赤芍6g，生蒲黄9g，五灵脂（炒）6g。

【功用】

活血祛瘀，温经止痛。

【主治】

少腹寒凝血瘀证。症见少腹瘀血积块，疼痛或不痛；或痛而无积块，或少腹胀满；或经期腰酸，少腹作胀；或月经一月见三五次，接连不断，断而又来，其色或紫或黑；或有瘀块；或崩漏兼少腹疼痛；或粉红兼白带者；或瘀血阻滞，久不受孕。舌暗苔白，脉沉弦而涩。

【方义】

本方证为瘀血结于下焦少腹所致。下焦包括肝、肾，由于肝、肾等脏功能失调，寒凝气滞，疏泄不畅，血瘀不适，结于少腹，故症见少腹积块作痛，或月经不调等杂病。治宜逐瘀活血、温阳理气为法。故方用小茴香、肉桂、干姜味辛而性温热，入肝、肾而归脾，理气活血，温通血脉；当归、赤芍入肝，行瘀活血；蒲黄、五灵脂、川芎、延胡索、没药入肝，活血理气，使气行则血活，气血活畅故能止痛。上药共成温逐少腹瘀血之剂。

（6）软坚排瘀方

1）鳖甲煎丸

【组成】

炙鳖甲90g，蜂房（炒）30g，鼠妇、黄芩、干姜、大黄、桂枝、石韦、厚朴（姜

制）、阿胶各 20g，硝石（精制）、柴胡、蜣螂各 45g，人参、半夏（制）、葶苈子各
10g，党参、白芍（炒）、牡丹皮、土鳖虫（炒）各 35g，射干、桃仁、瞿麦各 15g。

【功用】

活血化瘀，软坚散结。

【主治】

用于胁下癥块。

【方义】

本方原治疟母结于胁下，今常以之治腹中癥瘕。疟母之成，每因疟疾久踞少阳，
进而深伏经隧，以致正气日衰，气血运行不畅，寒热痰湿之邪与气血相搏结，聚而
成形，留于胁下。癥瘕一病，亦属气滞血凝，巢元方说："癥瘕者皆由寒热不调，饮
食不化，与脏气相搏所生也。"两者成因颇近，故均可用本方治之。方中鳖甲软坚
散结，入肝络而搜邪，又能咸寒滋阴，是为君药。臣以赤硝破坚散结，大黄攻积祛
瘀，土鳖虫、蜣螂、鼠妇、蜂房、桃仁、牡丹皮破血逐瘀，助君药以加强软坚散结
的作用；再以厚朴舒畅气机，瞿麦、石韦利水祛湿；半夏、射干、葶苈子祛痰散结；
柴胡、黄芩清热疏肝，干姜、桂枝温中通阳，以调畅郁滞之气机，消除凝聚之痰湿，
平调互结之寒热，亦为臣药。佐以人参、阿胶、白芍补气养血，使全方攻邪而不伤
正。综观全方，寒热并用，攻补兼施，升降结合，气血津液同治，集诸法于一方，
且以丸剂缓图，俾攻不伤正，祛邪于渐消缓散之中。

【禁忌】

孕妇禁用。

2）消瘰丸

【组成】

牡蛎（煅）10 两（300g），生黄芪 4 两（120g），三棱 2 两（60g），莪术 2 两
（60g），朱血竭 1 两（60g），生明乳香 1 两（30g），生明没药 1 两（30g），龙胆草 2
两（60g），玄参 3 两（90g），浙贝母 2 两（60g）。

【功用】

清润化痰，软坚散结。

【主治】

痰火凝结之瘰疬痰核。

【方义】

此方重用牡蛎，以消痰软坚，为治瘰之主药，恐脾胃弱者，久服有碍，故用黄
芪、三棱、莪术以开胃健脾，使脾胃强壮，自能运化药力，以达病所。且此证之根

在于肝胆，而三棱、莪术善理肝胆之郁。此证之成，坚如铁石，三棱、莪术善开至坚之结。又佐以血竭、乳香、没药，以通气活血，使气血毫无滞碍，瘰自易消散也，而犹恐少阳之火炽盛，加龙胆草直入肝胆以泻之，玄参、贝母清肃肺金以镇之，且贝母之性，善于疗郁结、利痰涎，兼主恶疮；玄参之性，《名医别录》谓其散颈下核，善消瘰。血竭色赤味辛，色赤故入血分，味辛故入气分，其通气活血之效，实较乳香、没药尤捷。

（7）破血排瘀方

1）大黄䗪虫丸

【组成】

大黄（蒸）75g，甘草90g，黄芩、桃仁、杏仁、水蛭、虻虫、蛴螬各60g，芍药120g，生地黄300g，干漆、䗪虫各30g。

【功用】

活血消癥，祛瘀生新。

【主治】

五劳虚极，干血内停证。症见体形羸瘦、少腹挛急、腹痛拒按或按之不减、腹满食少、肌肤甲错、两目无神、目眶暗黑。舌有瘀斑，脉沉涩或弦。

【方义】

大黄逐瘀攻下，凉血清热；䗪虫破散癥积瘀血；二者共为君药。桃仁、干漆、蛴螬、水蛭、虻虫活血通络，攻逐瘀血，共为臣药。黄芩清热，助大黄以除瘀热；杏仁降气，脾气行则血行，并协桃仁以润燥；生地黄、芍药养血滋阴，共为佐药。甘草和中补虚，调和诸药，为使药。

2）抵当汤

【组成】

水蛭（熬）、虻虫（熬，去翅足）各6g，桃仁（去皮尖）5g，大黄（酒浸）9g。

【功用】

破血排瘀。

【主治】

下焦蓄血证及瘀血癫痫、跌打损伤、瘀血凝聚等证。

【方义】

水蛭、虻虫均为虫类，善能破血逐瘀，消癥化积；益以大黄、桃仁，用以荡涤血热之结。

（8）攻下逐瘀方

1）桃核承气汤

【组成】

桃仁（去皮尖）50个（12g），大黄4两（12g），桂枝（去皮）2两（6g），炙甘草2两（12g），芒硝2两（6g）。

【功用】

逐瘀泄热。

【主治】

下焦蓄血证。症见少腹急结、小便自利、神志如狂，甚则烦躁谵语，至夜发热，以及血瘀经闭、痛经。脉沉实而涩者。

【方义】

本方证属瘀热互结下焦，治当因势利导，逐瘀泄热，以祛除下焦之蓄血。方中桃仁苦甘平，活血破瘀；大黄苦寒，下瘀泄热；二者合用，瘀热并治，共为君药。芒硝咸苦寒，泄热软坚，助大黄下瘀泄热；桂枝辛甘温，通行血脉，既助桃仁活血祛瘀，又防硝、黄寒凉凝血之弊；二者共为臣药。桂枝与硝、黄同用，相反相成，桂枝得硝、黄则温通而不助热；硝、黄得桂枝则寒下又不凉遏。炙甘草护胃安中，并缓诸药之峻烈，为佐使药。

2）下瘀血汤

【组成】

大黄6g，桃仁12g，䗪虫9g，炼蜜为丸。

【功用】

泄热逐瘀。

【主治】

瘀血化热，瘀热内结证；血瘀而致经水不利之证。

【方义】

血之干燥凝着者用大黄荡逐之；桃仁润燥，缓中破结；䗪虫下血；用蜜补不足，止血，和药，缓大黄之急，尤为润也。

（9）扶正逐瘀方

1）补阳还五汤

【组成】

黄芪（生）120g，当归尾6g，赤芍5g，地龙（去土）、川芎、红花、桃仁各3g。

【功用】

补气，活血，通络。

【主治】

中风之气虚血瘀证。症见半身不遂、口眼㖞斜、语言謇涩、口角流涎、小便频数或遗尿、尿失禁。舌暗淡，苔白，脉缓无力。

【方义】

本方证由中风之后，正气亏虚，气虚血滞，脉络瘀阻所致。正气亏虚，不能行血，以致脉络瘀阻，筋脉肌肉失去濡养，故见半身不遂、口眼㖞斜。气虚血瘀，舌本失养，故语言謇涩；气虚失于固摄，故口角流涎、小便频数、遗尿失禁；舌暗淡、苔白、脉缓无力为气虚血瘀之象。本方证以气虚为本，以血瘀为标，即王清任所谓"因虚致瘀"。治当以补气为主，活血通络为辅。本方重用生黄芪，补益元气，意在气旺则血行，瘀去络通，为君药。当归尾活血通络而不伤血，用为臣药。赤芍、川芎、桃仁、红花协同当归尾以活血祛瘀；地龙通经活络，力专善走，周行全身，以行药力，亦为佐药。

2）黄芪桂枝五物汤

【组成】

黄芪 30g，芍药、桂枝各 15g，生姜 10g，大枣 10 个。

【功用】

益气温经，和血通痹。

【主治】

血痹。症见肌肤麻木不仁。脉微涩而紧。

【方义】

方中黄芪为君，甘温益气，补在表之卫气。桂枝散风寒而温经通痹，与黄芪配伍，益气温阳，和血通经。桂枝得黄芪益气而振奋卫阳；黄芪得桂枝，固表而不致留邪。芍药养血和营而通血痹，与桂枝合用，调营卫而和表里，两药为臣。生姜辛温，疏散风邪，以助桂枝之力；大枣甘温，养血益气，以资黄芪、芍药之功，与生姜为伍，又能和营卫，调诸药；二者为佐使。

3）桃红四物汤

【组成】

当归、熟地黄、川芎、白芍、桃仁、红花各 15g。

【功用】

养血活血。

【主治】

血虚兼血瘀证。

【方义】

方中以强劲的破血之品桃仁、红花为主，力主活血化瘀；以甘温之熟地黄、当归滋阴补肝，养血调经；芍药养血和营，以增补血之力；川芎活血行气，调畅气血，以助活血之功。全方配伍得当，使瘀血祛、新血生、气机畅。化瘀生新是该方的显著特点。

（10）何氏排瘀经验方

1）化痰排瘀汤

【组成】

半夏10g，陈皮10g，茯苓10g，炒白术30g，胆南星10g，瓜蒌10g，贝母10g，川芎10g，制鳖甲20g，蜂房10g，王不留行10g，路路通10g，甘草6g。

【功用】

化痰排瘀。

【主治】

痰凝血瘀而致的各种病证，如肺心病、瘿瘤、痰核、脂肪瘤等。

【方义】

脾为生痰之源，脾失健运，则湿聚为痰，瘀积成毒。半夏、陈皮燥湿化痰；茯苓、白术健脾以杜生痰之源，并助运化之力；同时，陈皮、茯苓又能理气化痰；肺为储痰之器，胆南星、瓜蒌、贝母合用，润肺清热化痰；川芎、制鳖甲、蜂房、王不留行、路路通合用，活血化瘀，软坚散结，通络排瘀；甘草健脾并调和诸药。故诸药合用使痰瘀得除。

2）活精排瘀汤

【组成】

淫羊藿20g，菟丝子10g，韭菜籽10g，沙苑子10g，雄蚕蛾10g，黑蚂蚁10g，牛膝10g，水蛭10g，丹参20g，丝瓜络10g，王不留行10g，路路通10g，通草3g。

【功用】

活精化瘀。

【主治】

精瘀而致的多种男性病证，如精囊炎、精子不液化、弱精症、死精症、输精管不通、精索静脉曲张、慢性前列腺炎等。

【方义】

肾主生殖，本方证多由肾阳不足、瘀血阻络、精道不通所致，治以温补肾阳，活血化瘀，通络排瘀。淫羊藿、菟丝子、韭菜籽、沙苑子、雄蚕蛾、黑蚂蚁温补肾阳，以增强精子活力；水蛭、丹参、丝瓜络、王不留行、路路通、通草合用，以活血化瘀，通络排瘀，疏通精道；牛膝补益肝肾，活血化瘀，引血下行，同时又能引药下行。诸药合用以达活精排瘀之功。

3）通乳排瘀汤

【组成】

柴胡 10g，郁金 10g，黄芪 30g，当归 10g，蜂房 10g，乳香 10g，没药 10g，水蛭 10g，制鳖甲 20g，丝瓜络 10g，王不留行 10g，路路通 10g，连翘 10g，通草 10g。

【功用】

通乳化瘀。

【主治】

乳汁不下、乳房胀痛、乳腺增生、乳腺纤维瘤等。

【方义】

乳房主要由肝、胃两经所司，若肝气郁结，可致乳汁不下、乳房胀痛、乳腺增生等乳疾。柴胡、郁金疏肝解郁，行气止痛；黄芪、当归补益气血，与柴胡、郁金相伍，使气行血行，瘀血得化；乳香、没药、水蛭、制鳖甲合用以活血化瘀，软坚散结；丝瓜络、王不留行、路路通、通草活血化瘀，通络下乳；连翘可清热解毒，消肿散结；蜂房化痰散结，祛风止痛。诸药合用以通乳排瘀。

4）脑梗化瘀汤

【组成】

黄芪 30g，当归 10g，川芎 10g，丹参 20g，水蛭 6g，石菖蒲 10g，王不留行 10g，路路通 10g，鸡血藤 20g，伸筋草 10g，全蝎 10g，天麻 10g，地龙 10g，半夏 10g，丝瓜络 10g，络石藤 20g。

【功用】

醒脑开窍，活血化瘀，化痰通络。

【主治】

脑梗死、脑出血、中风后遗症等。

【方义】

本方证系脑络瘀滞所致，治以活血化瘀、化痰通络开窍。黄芪、当归补益气血，扶正化瘀，使气血足、瘀得化；川芎、丹参、水蛭、石菖蒲、王不留行、路路通、鸡血藤、丝瓜络、络石藤合用可活血化瘀，通络开窍；伸筋草、全蝎、天麻、地龙祛风通络，活血化瘀；半夏燥湿化痰。诸药合用共奏醒脑开窍、活血化瘀、化痰通络之功。

5）心梗化瘀汤

【组成】

红参 10g，黄芪 30g，瓜蒌 10g，薤白 10g，川芎 10g，檀香 10g，枳壳 10g，桃仁 10g，红花 10g，丹参 20g，生山楂 30g，半夏 10g，酸枣仁 10g，王不留行 10g，路路通 10g，丝瓜络 10g。

【功用】

补益心气，活血化瘀，开胸理气，化痰降脂，通心络，活心脉。

【主治】

心绞痛、心肌梗死、高脂血症。

【方义】

心绞痛系由冠状动脉供血不足，心肌急剧的暂时缺血缺氧引起的临床综合征。心肌梗死是由于冠状动脉阻塞，供血不足导致心肌缺血坏死。心绞痛、心肌梗死均与冠状动脉瘀血有关，治疗以及时疏通冠状动脉、恢复缺血缺氧的心肌功能为首要目的。红参、黄芪以补益心气；瓜蒌、薤白开胸理气；川芎、枳壳、桃仁、红花、丹参、王不留行、路路通、丝瓜络活血化瘀，通络排瘀，以通心络，活心脉；檀香辛温芳香，行气以利膈宽胸，与川芎配伍，可行气活血止痛；生山楂、半夏化痰降脂；酸枣仁镇静安眠，保护心肌。诸药合用以通心络，使冠状动脉得以疏通，从而恢复心肌功能。

6）疏肝化瘀汤

【组成】

柴胡 10g，郁金 10g，川芎 10g，丹参 20g，炒白芍 20g，莪术 10g，佛手 10g，枳壳 10g，丝瓜络 10g，橘络 10g，半夏 10g，制鳖甲 20g，土鳖虫 10g，虎杖 10g，茵陈 10g，大黄 6g，车前子 10g。

【功用】

疏肝解郁，活血化瘀，通经活络，软坚散结。

【主治】

慢性肝炎、肝硬化、肝脾肿大、肝硬化腹水等。

【方义】

本方证系肝气郁结、肝经瘀血阻滞所致，故治以疏肝解郁，活血化瘀，通经活络，软坚散结。方中柴胡、郁金疏肝解郁；川芎、丹参、莪术、佛手、枳壳、丝瓜络、橘络合用可活血化瘀通络，兼行气、破气，使气行血行、瘀血得化，通络排瘀；白芍柔肝缓急止痛；制鳖甲、土鳖虫活血化瘀、软坚散结；半夏燥湿化痰；虎杖、茵陈利湿退黄，散瘀止痛；湿毒积久成瘀，故用大黄以泻下排瘀，兼泄热解毒；车前子利尿排瘀，兼清热祛痰。

（宋雨菊）

三、刮痧

（一）工具

1. 刮痧工具

刮痧板是刮痧的主要工具，可在人体各部位使用。常见的刮痧板为水牛角和玉制品。水牛角及玉质刮痧板均有行气活血、疏通经络之功，而无毒副作用。此外，还有以贝壳（如蛤壳）、木制品（如木梳），以及边缘光滑的嫩竹板、瓷器片、小汤匙、铜钱、硬币、玻璃，或苎麻等制成的刮痧用具。从形状上来说，刮痧板有鱼形、长方形、三角形及这几种形状的变形。不管是什么形状的刮痧板，最好选择两边厚薄不一致的，厚的一边可以作为日常保健用，薄的一边可以理疗用。

2. 介质

刮痧油、水、液状石蜡、麻油、植物油、正红花油均可。

（二）操作方法

1. 刮痧方法

（1）持板方法：用手握住刮痧板，刮痧板的底边横靠在手掌心部位，拇指与另外4个手指自然弯曲，分别放在刮痧板的两侧。

（2）刮拭方法：在操作部位涂上刮痧油后，操作者手持刮痧板，在施术部位以一定的力度刮拭，直至皮肤出现痧痕为止。刮痧时，除了向刮拭的方向用力施加一定的压力外，还要对刮拭部位向下按压。向下的按压力因人而异，力度大小根据患者体质、病情及承受能力决定。每次刮拭应保持速度均匀、力度平稳，不要忽轻忽重。

刮拭时还应注意点、线、面结合。这是刮痧的一个特点。所谓点，其实就是穴位；线就是指经脉；面即指刮痧板边缘接触皮肤的部分，约有3厘米宽。点、线、面结合的刮拭方法，是在疏通经脉的同时，加强对重点穴位的刺激，并掌握一定的刮拭宽度，可以提高治疗效果。

2. 常用刮痧法

（1）面刮法：适用于身体比较平坦的部位。

（2）角刮法：多用于人体面积较小的部位或沟、窝、凹陷部位，刮痧板与刮痧皮肤成 45° 倾斜。

（3）点按法：刮痧板的一角与操作部位成 90° 垂直，由轻到重逐渐加力抬起。点按法适用于人体无骨骼的凹陷部位。

（4）拍打法：用刮痧板一端的平面或五指合拢的手掌拍打体表部位的经穴，拍打前一定要在施术部位上先涂刮痧油。拍打法多用在四肢，特别是肘窝和腘窝处。

（5）揉按法：用刮痧板的一角，成 20° 倾斜按压在操作部位上，做柔和的旋转运动。这种手法常用于对脏腑有强壮作用的穴位，以及后颈、背、腰部和全息穴区中的痛点。

此外，还有特殊刮痧法，包括撮痧法、挑痧法和放痧法 3 种，其中撮痧法又分扯痧法、夹痧法和抓痧法 3 种；放痧法又分泻血法和点刺法 2 种。

3. 刮痧要点

（1）力度：有重、轻之别。重刮，成人每次 10 下左右，小儿酌减，或以出痧为度；轻刮，可自行操作，不追求出痧。

（2）次数：用于治病者，成人 3~5 天刮 1 次，小儿只刮 1 次。用于保健者，可不涂介质，不强求出痧。从头到足，每个部位、每条经络刮拭 8 下左右，刮 3~10 分钟。

（3）补泻：根据病情需要选择补泻方法。补法用力小、速度慢、时间稍长，痧痕较少；泻法用力大、速度快、时间较短，刮出的痧痕偏多。

（三）注意事项

1. 术前注意事项

（1）刮痧疗法操作时须暴露皮肤，且刮痧时皮肤汗孔开泄，如遇风寒之邪，邪气可从开泄的毛孔入里，引发新的疾病。故刮痧前要选择空气流通、清新的治疗场所，注意保暖，夏季不可在有过堂风的地方刮痧。

（2）施术者的双手要消毒，刮痧工具也要严格消毒，防止交叉感染。刮拭前须仔细检查刮痧工具，以免刮伤皮肤。

（3）勿在患者过饥、过饱，以及过度紧张的情况下进行刮痧治疗，以防晕刮。

2. 术中注意事项

（1）刮拭手法要用力均匀，以患者能忍受为度，达到出痧为止。婴幼儿及老年人，刮拭手法用力宜轻。

（2）不可一味追求出痧而用重手法或延长刮痧时间。一般情况下，血瘀之证出痧多；实证、热证出痧多；虚证、寒证出痧少。

（3）刮拭过程中，如遇晕刮，患者出现精神疲惫、头晕目眩、面色苍白、恶心欲吐、出冷汗、心慌、四肢发凉或血压下降、神志昏迷时，应立即停止刮痧，抚慰患者勿紧张，让其平卧，注意保暖，饮温开水或糖水，一般即可恢复。

3. 术后注意事项

（1）刮痧治疗使汗孔开泄，邪气外排，要消耗体内津液，故刮痧后应饮温水1杯，休息片刻。

（2）刮痧治疗后，为避免风寒之邪侵袭，须待皮肤毛孔闭合恢复原状后，方可洗浴，一般为3小时左右。

（四）对痧痕的形态与皮肤的颜色进行辨识

（1）痧痕鲜红，呈点状，多为表证。其病程短，病情轻，预后良好。

（2）痧痕暗红，呈片状或瘀块，多为里证。其病程长，病情重，预后差。

（3）出痧快，痧痕红，多为热证。

（4）出痧慢，痧痕紫暗，多为寒证。

（5）痧痕呈花点，或青斑块，触之略有阻碍或隆凸感，多为血瘀阻络等。

（6）随着刮痧的治疗，痧痕由暗变红，由斑块变成散点，说明病情正在好转，治疗有效。

（李丽、冯喜莲）

四、拔罐

（一）工具

1. 罐具

（1）玻璃罐：由耐热质硬的透明玻璃烧制成的罐具，口平腔大底圆，罐口平滑，口缘稍后略外翻，内外光滑，大小规格多样。其优点是质地透明，使用时可以随时观察罐内皮肤瘀血的程度，以便掌握治疗时间。缺点是传热较快，容易摔碎。

（2）竹罐：用直径为3~5 cm的竹子，制作成6~10 cm长的竹筒，一端留节做底，另一端打磨光滑，制成管壁厚度为 3~9 cm、中间呈腰鼓形的竹罐。其特点是轻巧、价廉、取材容易、制作简单、不易摔破，可适应身体各部位的多种拔罐。但其容易爆裂漏气，吸拔力不强，且质地不透明，难以观察罐内皮肤的变化情况，不宜用于刺血拔罐法。

（3）陶罐：由陶土烧制而成，罐口平滑，形如目钵。口底稍小，腔大如鼓。其优点是吸拔力大，易于高温消毒，适用于全身各部位拔罐。陶罐体较重，易于摔碎，质地不透明，目前已较少使用。

（4）抽气罐：用有机玻璃等材料制成的带有抽气装置的罐具，分为罐体和抽气筒两部分，其罐口的大小规格很多，具有可随意调节罐内负压、控制吸力的特点。抽气罐的优点是可以避免烫伤，操作方法简单容易掌握。缺点是没有火力的温热刺激。

（5）多功能罐：配置有其他治疗作用的现代新型罐具。如在罐顶中央安置刺血针的刺血罐；在罐内架设艾灸，灸后排气拔罐的灸罐；或罐内安有电热元件（电阻丝）的电热罐（电罐）等。多功能罐具有拔罐与相应疗法（刺血、艾灸、电热）的双重治疗作用。

2. 润滑剂

润滑剂一般用于走罐操作，可选用医用凡士林、医用甘油、液状石蜡或润肤霜等，也可用温水或药液，同时还可将罐口涂上油脂，以加强罐口与皮肤的紧密程度，减少疼痛刺激。

3. 针具

三棱针、皮肤针或毫针：用于刺破血络或腧穴，放出适量血液。

4. 其他

镊子、95% 酒精棉球。

（二）操作方法

1. 闪罐法

闪罐法是用闪火法（用止血钳或镊子等夹住 95% 酒精棉球，一手握住罐体，罐口朝下，将棉球点燃后立即伸入罐内摇晃数圈随即退出，迅速将罐扣于应拔部位，此时罐内已成负压，即可吸住。）吸拔于应拔部位，随即取下，再吸拔，再取下，反复吸拔至局部皮肤潮红或罐体底部发热为度。闪罐动作要迅速、准确，必要时也可在闪罐后留罐。本法适用于肌肉较松弛处，吸拔不紧或留罐有困难之处，以及局部皮肤麻木或功能减退的虚证患者。

2. 留罐法

留罐法又称坐罐法，指拔罐后将吸拔于皮肤上的罐具留置一定时间（5~15分钟，时间视拔罐反应与体质而定），使浅层皮肤和肌肉局部潮红，甚或皮下瘀血呈紫红色后，再将罐具取下。此法是最常用的拔罐方法，多用于深部组织损伤、颈肩腰腿痛、关节病变，以及临床各科多种疾病。

3. 走罐法

走罐法又名推罐法、拉罐法，即先在施拔部位涂上润滑剂，使用闪火法将罐吸住后，立即用手握住罐体，略用力将罐沿着一定路线反复推拉，至走罐部位皮肤紫红为度，推罐时着力在罐口，用力均匀，防止罐漏气脱落。此法适宜于病变范围较广、肌肉丰厚而平整的部位。

4. 排罐法

排罐法即沿着某一经脉循行路线或某一肌束的体表位置，按照顺序排列成行吸拔多个罐具的方法。

5. 针罐法

（1）刺络拔罐法：指在局部消毒，并用三棱针、皮肤针或粗毫针等，在出血患处点刺出血，或三棱针挑刺后，再行拔罐留罐；起罐后用消毒棉球擦净血迹；挑刺部位用消毒敷料或创可贴贴敷。

（2）留针拔罐法：指在毫针留针过程中，以针为中心拔罐，留置规定时间后，起罐再起针。此法不宜用于胸背部，因罐内负压易加深针刺深度，从而容易引起气胸。

针罐法适用于热证、实证、实寒证、瘀血证，以及某些皮肤病证。

（三）正确掌握量

1. 留罐时间

一般为 5~15 分钟，具体时间视拔罐反应与体质而定，疗程为每日 1 次或隔日 1 次，5~10 次为 1 个疗程。

2. 力度

力度均匀，吸附罐时要迅速，不可使用蛮力将罐吸附在皮肤上。

3. 局部皮肤状况

走罐时以走罐部位皮肤呈紫红色为度；闪罐时以皮肤潮红为宜；刺络拔罐时以具体出血量要求为宜。不可一味追求拔罐后局部出现瘀斑，以免反复过重拔罐引起局部损伤。

（四）注意事项

（1）拔罐时，一般选择肌肉丰厚、皮下组织充实及毛发较少的部位。吸拔力过大、吸拔时间过久，可能使拔罐部位的皮肤起疱。拔罐前应充分暴露应拔部位，有毛发者宜剃去，操作部位应注意防止烫伤。

（2）患者体位应舒适，局部宜舒展松弛。拔罐时嘱患者不要移动体位，以免罐具脱落。拔罐数目多时，罐具之间的距离不宜太近，以免罐具牵拉皮肤产生疼痛，或因罐具相互挤压而脱落。

（3）老年人、儿童、体质虚弱及初次接受治疗者，以及易发生意外反应的患者，拔罐数量宜少，留罐时间宜短，以卧位为宜，妊娠女性及婴幼儿慎用拔罐疗法。

（4）若留针拔罐，选择罐具宜大，毫针针柄宜短，以免吸拔时罐具碰触针柄而造成折损等损伤。

（5）使用电罐、瓷罐时，应注意询问患者是否带有心脏起搏器等金属物件，有佩戴者应禁用。

（6）医者手法要熟练，动作要轻、快、稳、准。用于燃火的酒精棉球不可吸含乙醇过多，以免拔罐时滴落到皮肤上，造成烧烫伤。若不慎出现烧烫伤，应按外科烧烫伤处理。

（7）在应用走罐时，不能在骨突出处推拉，以免损伤皮肤，或火罐漏气脱落。

（8）拔罐过程中若出现头晕、胸闷、恶心欲呕、肢体发软、冷汗淋漓，甚或瞬间意识丧失等晕罐现象，应立即起罐，使患者呈头低脚高卧位，必要时可饮用温开水或温糖水，或掐水沟穴等，密切注意血压、心率变化，严重时按晕厥处理。

（9）拔罐后针孔如有出血，可用消毒棉球拭去。一般局部呈现红晕或发绀色（瘀血），为正常现象，会自行消退。如局部瘀血严重者，不宜在原位再拔。起罐后如果出现水疱，只要不擦破，可任其吸收。若水疱过大，可用一次性消毒针从疱底刺破，放出水液后，覆盖消毒敷料，防止感染。

（王梦南、冯喜莲）

五、艾灸

（一）艾灸的概念

艾灸是指利用艾叶等易燃材料或药物，点燃后在穴位上或患处进行烧灼或熏熨，借其温热性刺激及药物的药理作用，以达到防痫治病目的的一种外治方法。

艾灸是针灸疗法中的重要组成部分。灸法同针法一样，都是建立在脏腑、经络、脑穴等理论基础上，通过刺激腧穴来调整经络与脏腑的功能而起到防病治病的作用，因而其临床适用范围也非常广泛。但由于灸法的刺激因素、作用方式等与针法有着明显的不同，又有着与针法不同的作用与操作特点。因此，灸法在临床适用范围的选择上多有侧重。

（二）艾灸的原料

（1）艾：为菊科多年生灌木状草本植物，自然生长于山野之中，我国各地均有生长，古时以蕲州产者为佳，特称"蕲艾"。艾在春天抽茎生长，茎直立，高60~120cm，具有白色细软毛，上部有分枝。茎中部的叶呈卵状三角形或椭圆形，有柄，羽状分裂，裂片椭圆形至椭圆状披针形，边缘具有不规则的锯齿，表面深绿色，有腺点和极细的白色软毛，背面布有灰白色绒毛，7~10月开花。瘦果呈椭圆形，艾叶有芳香型气味。艾产于各地，便于采集，价格低廉，所以几千年来一直为针灸临床所应用。

（2）艾叶：气味芳香，味辛、微苦，性温热，具纯阳之性。古人认为，艾叶"回垂绝之元阳，通十二经，走三阴，理血气，逐寒湿，暖子宫，止诸血，温中开郁，调经安胎……以之灸火，能透诸经而除百病"（《本草从新》）。这说明用艾叶作为施灸材料，有通络、祛除阴寒、回阳救逆等多方面的作用。

（3）艾绒：是艾叶经加工制成的淡黄色细软的绒状物。艾绒作为施灸材料有两个优点：一是艾绒便于搓捏成大小不同的艾炷，易于燃烧，气味芳香；二是艾绒燃烧时热力温和，能透过皮肤，直达组织深部。

艾绒以陈久者为佳，其点燃后火力较温和，而新制艾绒内含挥发性油脂较多，燃烧时火力过强，易伤人肌脉。

（三）艾灸的作用

（1）温通经络，祛散寒邪：灸法以温热性刺激为主，灸火的热力能透达组织深部，温能助阳通经，又能散寒逐痹。因此，凡阳虚导致的虚寒证或寒邪侵袭导致的实寒证，都是灸法的治疗范围。这也是灸法作用的重要特点之一。

（2）补虚培本，回阳固脱：灸法能增强脏腑的功能，补益气血，填精益髓。因此，凡先天不足、后天失养及大病、久病导致的脏腑功能低下、气血虚弱、中气下陷，皆为灸法的适宜病证。正是基于灸法的这种补虚培本作用，许多慢性疾病适宜用灸法治疗，通过灸法扶正以祛邪而起到治疗与保健作用。另外，灸法对阳气虚脱而出现的大汗淋漓、四肢厥冷、脉微欲绝，有显著的回阳固脱作用，是古代中医急救术之一。

（3）行气活血，消肿散结：气为血之帅，血随气行，气得温则疾，气行则血行。灸之温热刺激，可使气血调和，营卫通畅，起到行气活血、消肿散结的作用。因此，凡气血凝滞及形成肿块者均是灸法的适宜病证，如乳痈初起、瘰疬、瘿瘤等。特别是疮疡阴证之日久不溃、久溃不敛者，使用灸法治疗，更能显示出独特的治疗效果。

（4）预防保健，益寿延年：灸法不仅能治病，还可以激发人体正气，增强抗病能力，起到预防保健作用。对于中老年人，于无病时或处于亚健康的状态下，长期坚持灸关元、气海、神阙、足三里、曲池等穴，不仅可以预防常见的中老年疾病如高血压、中风、糖尿病、冠心病等的发生，还可以延缓衰老，达到延年益寿的目的。因此，灸法又有"保健灸法""长寿灸法"之称。

（四）艾灸的方法

灸法的种类十分丰富，一般依据施灸材料可分为艾灸法和非艾灸法两大类。凡以艾叶为主要施灸材料的均属于艾灸法。艾灸法是灸法的主体，临床应用最为广泛，依据操作方式的不同，又可分为艾炷灸、艾条灸、温针灸、温灸器灸，以及较为特殊的艾灸法。临床上以艾炷灸和艾条灸最为常用，是灸法的主体部分。在使用艾炷灸时，根据艾炷是否直接置于皮肤穴位上燃灼的不同，又分为直接灸和间接灸两法。非艾灸法包括灯火灸、黄蜡灸、药锭灸、药捻灸、药线灸、药笔灸等。

1. 艾炷灸

将艾炷放在穴位上施灸，称为艾炷灸。艾炷灸可分为直接灸和间接灸两种。

（1）直接灸：又称着肤灸、明灸，是将艾炷直接放在皮肤上点燃施灸的方法。根据施灸的程度不同，即灸后有无烧伤化脓，又分为化脓灸（瘢痕灸）和非化脓灸（非瘢痕灸）。

1）化脓灸：化脓灸法灼伤较重，可使局部皮肤溃破、化脓，并留永久瘢痕，故又称烧灼灸、瘢痕灸。本法在古代盛行，而现代多用于一些疑难病症，如哮喘、慢性胃肠病证、中风等，有较好疗效，但不宜被患者接受。施灸方法和灸后处理如下。

①选择适宜体位与点准穴位：体位与取穴有直接关系，既要注意患者体位的合理、舒适，又要考虑取穴的准确性。一般原则为坐点坐灸、卧点卧灸，取准穴后用笔做一标记。

②施灸：在穴位皮肤上涂少许大蒜汁，立即将艾炷（一般用中艾炷或大艾炷）黏附在穴上，并用线香点燃。待艾炷自然燃尽，用镊子除去艾灰，另换1炷依法再

灸。每换 1 炷需涂汁 1 次。如此反复，灸满规定的壮数，一般每穴灸 5~9 壮。古人强调要用大艾炷，即炷底径"须三分阔"。

③减轻灼痛：化脓灸时，为了减轻患者的烧灼疼痛，可采用以下两种方法：指压或拍打。术者用双手拇指于穴位两旁处用力按压，或于穴位附近用力拍打。

④灸疮处理：灸后，穴位局部呈黑痂状，周围有红晕，继而起水疱，7 日左右，皮肤溃烂，出现无菌性化脓，脓液呈白色，此即灸疮。对灸疮的处理，可于灸后立即贴敷玉红膏、伤湿止痛膏或创可贴，可 1~2 日换贴 1 次。数天后，灸穴逐渐出现无菌性化脓反应，如脓液多，膏药亦应勤换，经 35~45 日，灸疮结痂后脱落，留有永久性瘢痕。如偶尔发现有灸疮不愈合者，可予以外科处理。

⑤灸后调理：灸后应注意休息，避免过度劳累，多食富含蛋白质的食物。应注意局部消毒，以防感染。

本法的关键在于务必使其化脓形成灸疮，这与疗效有着密切关系。如《针灸资生经》中说："凡着艾得疮发，所患即瘥，不得疮发，其疾不愈。"说明古代应用灸法，无论是治病，还是保健，一般要求达到化脓，即所谓"灸疮"。古代医家认为能否形成灸疮是取得疗效的关键。但由于现代人难以接受本法，所以临床应用并不广泛，而对于一些疑难病症的使用，本法有着施灸次数少、疗效高的优点。

2）非化脓灸：本法以达到温烫为主，使穴位局部皮肤发生红晕或轻微烫伤，灸后不化脓，不留瘢痕，近现代应用较多。方法：先将施灸部位涂以少量凡士林，然后将小艾炷放在穴位上，并将之点燃，不等艾火烧到皮肤，当患者感到灼痛时，即用镊子将艾炷移去或压灭，更换艾炷再灸，灸满规定的壮数为止，一般每穴灸 3~7 壮，以局部皮肤出现轻度红晕为度。

本法适应证广泛，一般常见病均可应用，因其灸时痛苦小，且灸后不化脓、不留瘢痕，易被患者接受。

（2）间接灸：也称隔物灸、间隔灸，是将艾炷与皮肤之间衬隔某种物品而施灸的一种方法。本法根据所隔物品的不同，可分为数十种。所隔物品大多为药物，既可用单味药物，也可用复方药物，药物性能不同，临床应用的范围也有所异。临床常用的有隔姜灸、隔盐灸、隔蒜灸、隔附子饼灸等。

1）隔姜灸：切取厚约 0.3cm 的生姜 1 片。在姜片中心处用针穿刺数孔，上置艾炷，放在穴位上，用火点燃艾炷施灸。若患者感觉灼热不可忍受，可将姜片向上提起，稍待片刻，重新放下再灸。艾炷燃尽后另换一炷依前法再灸，直到局部皮肤潮红为止。一般每穴灸 5~7 壮。本法可根据病情反复施灸，适用于风寒咳嗽、腹痛、泄泻、风寒湿痹、痛经、颜面神经麻痹等，尤宜于寒证。

2）隔盐灸：又称神阙灸，用于脐窝部施灸，用干燥、纯净的食盐末适量，将脐窝填平，上置艾炷，用火点燃施灸。如患者感到灼痛时即用镊子移去残炷，另换一炷再灸，灸满规定的壮数为止，一般每可灸5~7壮。本法可治疗急性腹痛、泄泻、痢疾、风湿痹证及阳气虚脱证。

3）隔蒜灸：用独头蒜，或较大蒜瓣横切成0.3cm厚的蒜片，中心处用针穿刺数孔，置于穴位或患处皮肤上，再将艾炷置于蒜瓣之上，用火点燃艾炷施灸。当患者感到灼痛时，另换一炷再灸，每灸4~5壮可换一新蒜片。也可将大蒜捣烂如泥，敷于患处，上置艾炷点燃施灸。两种隔蒜灸法，每穴每次宜灸足7壮，以灸处泛红为度。本法多用于未溃之化脓性肿块，如乳痈、疮肿，以及瘰疬、牛皮癣、神经性皮炎、关节炎、手术后瘢痕等。

4）隔附子饼灸：将生附子研为细末，用黄酒调和制饼，直径1~2cm，厚0.3~0.5cm，中心处用针穿刺数孔，上置艾炷，放于穴位或患处皮肤上，点燃艾炷施灸，当患者感到灼痛时另换一炷再灸，一般每穴灸5~10壮。附子辛温大热，有温肾益火作用。故此灸法多用来治疗各种阳虚病证，如灸关元、命门等穴，可用于治疗男性肾阳虚的阳痿、早泄、不育症，女性宫寒不孕、痛经、闭经。外科中的疮毒窦道、盲管久不收口，或既不化脓又不消散的阴性、虚性外证，多在患处进行施灸，灸至皮肤出现红晕，有利于疮毒的好转。

5）铺灸：在继承传统隔姜灸法、隔蒜灸法的基础上变化而来，是一种新型艾炷间接灸法。其艾炷大、火力足、灸治时间较长，在灸温、灸量上都有所增强，而且施术面广，施灸部位可涉及多个腧穴，功效非一般灸法所及。因铺灸常选在背腰部督脉施灸，如长蛇状，故也称为督灸、长蛇灸。操作时，先将300~600g生姜或大蒜捣烂如泥，挤去部分汁液，将姜泥或蒜泥做成厚约1.5cm、宽约4cm，长度能覆盖督脉大椎至腰俞的长方形隔灸饼。再取适量艾绒做成高约4cm、横截面为三角形的长条艾炷，使艾炷的底宽略窄于隔灸饼的宽度，长度略短于隔灸饼的长度。令患者取俯卧位，将隔灸饼平移至施术部位皮肤上，可用棉皮纸将周围封固，然后将该长条艾炷置于隔灸饼中央，并在上端点燃施灸（可用棉签蘸取少量酒精均匀涂滴于艾炷上角以助燃）。待患者有灼热感或难以忍受时，医师取下燃尽的艾绒，保留隔灸饼，更换艾炷续灸。每次施灸3壮，3~6次为1个疗程。

中医学认为，督脉总任六阳经，为"阳脉之海"。铺灸于督脉处，可用于治疗风、寒、湿邪侵袭，或阳虚寒凝所致的疾病，如颈椎病、腰痛、痹证、风湿性关节炎、强直性脊柱炎、经行身痛、产后身痛等。对局部气滞血瘀者，也可于局部施灸而温经通络，活血止痛。

2. 艾条灸

艾条灸又称艾卷灸，是用特制的艾条在穴位皮肤上熏烤或温熨的施灸方法。如在艾绒中加入辛温芳香药物制成的药艾条施灸，称为药条灸。艾条灸分为悬起灸和实按灸两种。

（1）悬起灸：是将点燃的艾条悬于施灸部位之上的一种灸法。一般艾火距皮肤2~3cm，灸10~15分钟，以灸至皮肤温热红晕，而又不致烧伤皮肤为度。悬起灸又分为温和灸、回旋灸和雀啄灸。

1）温和灸：将艾卷的一端点燃，对准应灸的腧穴部位或患处，距离皮肤2~3cm，进行熏烤，以患者局部有温热感而无灼痛为宜，一般每穴灸10~15分钟，至皮肤红晕为止。如遇到昏厥或局部知觉减退的患者及小儿时，医师可将食、中两指置于施灸部位两侧，这样可以通过医师的手指来测知患者局部受热程度，以便随时调节施灸距离，掌握施灸时间，防止烫伤患者皮肤。

2）雀啄灸：将点燃的艾卷置于穴位或患处上方约3cm高处，施灸时，艾卷点燃的一端与施灸部位的皮肤并不固定在一定的距离，而是像鸟雀啄食一样，将艾卷一上一下地移动。

3）回旋灸：施灸时，艾卷点燃的一端与施灸皮肤保持在一定的距离，但位置不固定，而是均匀地向左右方向移动或反复旋转地进行灸治。

（2）实按灸：多采用药物艾条，古代的太乙针、雷火针等多为此法。施灸时，先在施灸腧穴或患处皮肤垫上布或纸数层，然后将药物艾卷的一端点燃，趁热按到施术部位上，使热力透达深部。由于用途不同，艾绒里掺入的药物处方各异。

3. 温针灸

温针灸是针刺与艾灸相结合的一种方法，适用于既需要针刺留针，又需施灸的疾病。操作方法：在针刺得气后，将针留在适当的深度，在针柄上穿置一段长约1.5cm的艾卷施灸，或在针尾搓捏少许艾绒点燃施灸。待艾卷燃尽，除去灰烬，再将针取出。此法是一种简便易行的针灸并用方法。艾绒燃烧的热力，可通过针身传入体内，使其发挥针与灸的作用，达到治疗的目的。应用此法须注意防止艾火脱落，烧伤皮肤或衣物，灸时嘱患者不要移动体位，并在施灸的下方垫一纸片，以防艾火掉落烫伤皮肤。

4. 温灸器灸

温灸器是便于施灸的器械，常用的有3种类型，即温灸盒、温灸筒、温灸架。温灸盒是一种特制的盒形灸具，内装艾卷或无烟艾条。用温灸盒每次灸15~30分钟。温灸筒为筒状的金属灸具，常用的有平面式和锥式两种。平面式底部面积较大，布有许多小孔，内套有小筒，用于放置艾绒施灸，适用于治疗面积较大的皮肤病。圆锥式底面瘦小，只有一个小孔，适用于点灸某一个穴位。温灸架为架状灸具，操作时要将艾卷的一端点燃，插入灸疗架的上孔内，灸 15～30 分钟。

（五）艾灸禁忌和注意事项

1. 艾灸禁忌

（1）空腹、过饱、酒后、极度疲劳和一切热性红肿疾病者禁止艾灸，以防止晕灸。

（2）婴幼儿，昏迷患者，感觉障碍、皮肤溃疡处，以及肿瘤晚期、糖尿病、结核病、出血性脑血管疾病（急性期）、大量吐（咯）血患者禁灸。

2. 艾灸注意事项

（1）施灸的体位：患者体位要舒适，并便于医师操作。一般空腹、过饱、极度疲劳时不宜施灸。直接灸宜采取卧位，应注意防止晕灸的发生。

（2）施灸的顺序：一般是先灸上部，后灸下部；先灸背、腰部，后灸腹部；先灸头部，后灸四肢。

（3）禁灸与慎灸的部位：颜面部、心区、体表大血管部和关节肌腱部不可用瘢痕灸。女性妊娠期腰骶部和小腹部禁用瘢痕灸，其他灸法也不宜灸量过重。对昏迷肢体麻木不仁及感觉迟钝的患者，勿灸过量，以避免烧伤。

（4）灸疮、灸疱的处理：灸疮的处理，详见"化脓灸"。灸后起疱者，小者可自行吸收，大者可用消毒针穿破，放出液体，敷以消毒纱布，用胶布固定即可。

（5）环境与防火：施灸过程中，室内宜保持良好的通风。严防艾火烧坏衣服、床单等。施灸完毕，必须把艾火彻底熄灭，以防火灾。

（六）艾灸的副作用

艾灸是一种纯天然疗法，本身是不会产生副作用的。艾灸的副作用主要表现在医者错误地判断了患者体质及辨证错误，错误地选择了施灸的穴位，从而造成了身体的不适，经过正确的方法指导是可以调节过来的。艾灸几乎没有什么毒性和副作用，只要操作方法得当，穴位掌握准确，对人体一般不会产生不良反应。艾灸可为身体补充阳气，尤其适用于阳虚体质。但由于体质和症状不同，开始施灸可能引起发热、疲倦、口干、全身不适等反应，一般不须顾忌，继续施灸，症状即能消失。

（师锐玲）

第五章　排毒排瘀疗法的作用与机理

一、刺络放血

1. 活血通络

刺络放血有较为明显的活络功效，可调和气血。《灵枢·九针十二原》中记载"宛陈则除之"，即祛除瘀血。刺络放血法是将体内运行不畅的"恶血"排出体外，促进体内气血的正常运行与输布，继而达到活血通络的作用。

2. 清热解毒

外感热邪，日久可化为热毒；阴阳失调，阳盛生热，继而生热毒。张子和认为血汗同源，放血即发汗，故发汗可泄热。该法将体内"恶血"排出，使热毒随血液流出，达到泄热目的，减少血中邪热，达到清热解毒的作用。

3. 镇静安神

当七情内伤时，机体内营卫气血运行不畅，瘀阻脑窍，导致神志抑郁或狂躁。刺络放血可疏通瘀阻经络气血，起到开窍安神的作用。

4. 消肿止痛

当外感六淫、跌仆损伤、饥饱劳倦等导致营卫气血运输障碍时，可致气滞血瘀，"不通则痛"。刺络放血法通过排出局部瘀毒"恶血"，以达到散瘀消肿止痛的作用。

5. 化瘀排毒

当机体感受外邪或内生邪气之时，可致机体产生瘀或毒，继而致病。刺络放血将机体局部或全身产生的瘀毒排出体外，起到化瘀排毒的作用。

6. 祛风、散寒、利湿

当外感风、寒、湿三邪之时，人体经络痹阻，筋脉失养，继而出现疼痛、重着、怕寒等不适。通过刺络放血，可排除体内的风、寒、湿邪，达到祛风、散寒、利湿的作用。

二、中药、方剂

选用具有排毒排瘀作用的中药，组成相应的方剂，应用中医的不同治法（如汗、吐、下、温、清、消、补等），以达排毒排瘀之目的。

根据不同的毒邪，应用不同的中药与方剂以排毒。如透表排毒（用透表排毒的中药，组成透表的方剂）、祛风排毒、散寒排毒、清暑排毒、利湿排毒、泄热排毒、泻下排毒、逐水排毒、杀虫排毒、凉血排毒、化痰排毒、行气排毒、通络排毒、化瘀排毒、通腑排毒、利尿排毒等。

根据不同的瘀证，选用具有排瘀作用的相关中药、方剂以排瘀。如行气排瘀、活血排瘀、破血排瘀、通络排瘀、清热排瘀、软坚排瘀、扶正排瘀等。

三、刮痧

1. 驱散外邪（风、寒、湿、热等）

《灵枢·百病始生》记载："虚邪之中人也，始于皮肤，皮肤缓则腠理开，开则邪从毛发入……"外部的毒邪之气侵袭人体，由表入里，从皮肤腠理而入，传于内里，祛邪要因势利导。同时，肺主气，司呼吸，主皮毛，皮毛有排泄的作用。排毒刮痧疗法作用于皮表，直接将外感风、寒、湿、热等邪气从皮肤腠理排出，以起到驱散外邪的作用。

2. 通经活络

叶天士提出，内生邪气，初在经脉，阻滞气机，日久则传入络脉，导致络脉痹阻不通。皮部学说认为人体的皮表是十二条主要经脉及其分支的分属，也就是说，人体的皮表属于其下循行的经络，在体表刮痧就是作用于经络。排毒刮痧疗法虽作用于表皮，但因体表与经络有密切的关系，可使经络之浊气通达于外，促使全身的气血运行通畅，达到通经活络的作用。

3. 活血化瘀

机体外伤或出血，产生离经之血，停留体内，不能及时消散或排出体外，继而致病。刮痧疗法作用于体表，将瘀阻的经脉疏通，达到活血化瘀的目的。

4. 排毒排瘀

机体外感或内生邪气，人体经脉瘀堵不通，产生瘀、毒等病理产物。刮痧疗法通过在体表不断地刮拭，使局部经络气血运行通畅，促使全身经脉将瘀、毒之邪排出体外，达到排毒排瘀的作用。

四、拔罐

1. 祛除邪气

治病应以《素问·三部九候论》中所言"实则泻之，虚则补之"为治疗原则，先泻去脉中邪气，而后再调其虚实。拔罐疗法的主要作用即是拔除各种内外邪气，包括风、寒、暑、湿、燥、火六淫之邪，以及痰饮、瘀血、食积等。通过拔罐疗法，可使邪去正安。

2. 疏通经络

人体的经络联络脏腑和体表，遍布全身，有着运行气血、调节脏腑功能的作用。当气血瘀滞时会使经络受阻，"不通则痛"，即身体上疼痛的部位是由经络不通导致的。这些按之即痛的疼痛点称为阿是穴。拔罐疗法可以通过对经络、腧穴的负压吸引作用，引导体表的营卫之气复来输布，鼓动经脉气血，将凝滞的气血疏通开，从而达到祛除瘀毒的作用。

3. 消肿止痛

若人体因外伤后未及时处理，机体局部会出现血瘀或筋结，导致局部肿胀，气血运行不畅，经络不通，"不通则痛"。拔罐可通过负压吸引，使局部气血通畅，并松解局部粘连组织，解除痉挛，达到消肿止痛的作用。

4. 清热降火

人体感受外界热邪后，全身会出现热证。拔罐疗法利用罐内空气负压吸附于腧穴或经络对应的皮肤上，使皮肤局部充血、毛孔开大，有利于热邪的排出，从而达到清热降火的作用。

5. 解毒泄热

机体感受热邪，阴阳失调，阳胜于阴，日久化为热毒、火毒之邪，以上邪气可内攻于脏腑，也可结于筋脉。拔罐通过其吸附作用，既可吸拔出脏腑之热毒，又可拔出结聚于筋脉而导致的肿毒，起到解毒泄热的作用。

6. 吸毒拔脓

明·申斗垣的《外科启玄》载有竹筒拔脓法："疮脓已溃已破，因脓塞阻之不通……如此当用竹筒吸法，自吸其脓，乃泄其毒也。"这说明拔罐的负压吸引，有利于各类毒邪的排出，达到吸毒拔脓的作用。

7. 去腐生新

拔罐疗法的吸拔作用，不仅可以排出毒邪、腐肉，还可刺激其局部皮肤再次生长，继而治疗疮疡，从而说明了拔罐具有去腐生新的作用。

8. 扶正固本

督脉为阳脉之海，足太阳膀胱经分布有背俞穴，为脏腑之气输注于腰背部的腧穴。在拔罐过程中，通过负压刺激皮肤，使督脉及膀胱经的营卫气血输注畅通，振奋机体阳气及脏腑之气，提高抵御外邪的能力，从而达到扶正固本的作用。

五、艾灸

1. 平衡阴阳

人体阴阳平衡则可维持人的基本生命活动，即身体健康。感受病邪，则阴阳失衡。艾灸通过其补泻作用，可达到平衡阴阳的作用。

2. 调节脏腑

五脏六腑感受邪气或内伤时可导致疾病发生，脏腑与经脉相通，艾灸通过其温热作用及艾叶的治疗作用，刺激腧穴与经络，继而治疗脏腑疾病，以起到调节脏腑的作用。

3. 疏通经络

《灵枢·刺节真邪》说："脉中之血，凝而留止，弗之火调，弗能取之。"火调就是艾灸。艾灸疗法通过其产生的温热作用，使痹阻经脉运行通畅，以达到疏通经络的作用。

4. 扶正祛邪

艾灸具有双向良性调节的作用。一方面，艾灸通过其温补作用，激发人体正气；另一方面，艾灸通过其温热作用，驱邪外出。故艾灸具有扶正祛邪的作用。

5. 行气活血

气见热则行，见寒则凝，且气具有推动血液运行的作用。艾灸的温热作用，使气血调达，营卫和畅，脉络通达，达到行气活血的目的。

6. 排除瘀毒

艾灸作用于体表经络、腧穴，使其热力和药性通过经络、腧穴传导至全身各处，可促使局部瘀、毒之邪排出体外，以达到排除瘀毒的作用。

7. 养生保健

中医常言"治未病"，未病而施灸，可激发人体的正气，正气存内，邪不可干，能增强抗病能力，具有养生保健、益气延年的作用。

（冯倩）

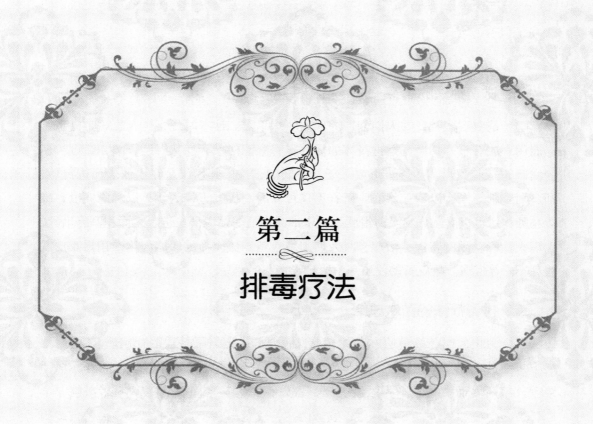

第二篇

排毒疗法

第六章 排毒疗法的起源与发展

一、排毒疗法的萌芽——砭石的使用

砭石是旧石器时代的人们创造的原始医疗工具。远古时代，当人患病时会出于本能用手或者石片抚摩、捶击身体的局部，有时能使疾病症状得到缓解，通过长期的实践与经验积累，遂逐步形成了砭石治病的方法。其作用是在人体表面进行压、刮、划、刺等操作以治疗疾病。砭石不仅可以磨制成尖刃锋利状，以刺割痈疽，破溃脓肿；还可以磨制成扁平薄滑状，对未形成痈疽的体表部位进行大面积刮痧治疗，以泻火祛毒，固密腠理，治疗当时人们因多食鱼、盐而形成的体内热毒积聚及皮肤腠理不固等疾病。故砭石的使用是中医排毒疗法的萌芽。

二、排毒疗法的首次总结——《五十二病方》

迄今为止，现存最早的方书《五十二病方》中记载了揳法治疗疾病。《五十二病方·婴儿瘛》："婴儿瘛者，目解跲然，胁痛，息嘤嘤然，屎不〇化而青。取屋荣蔡，薪燔之而炙匕焉。为湮汲三浑，盛以杯。因唾匕，祝之曰："喷者虞喷，上〇〇〇〇〇〇如彗星，下如虾血，取若门左，斩若门右，为若不已，〇薄若市。因以匕周揳婴儿瘛所，而洗之杯中水，候之，有血如蝇羽者，而弃之于垣。更取水，复唾匕浆以揳，如前。毋徵，数复之，徵尽而止。令。"这段文字虽有缺损，给解读造成一些困难，但总体上似无大碍。这段论述可分为4段，分别论述该病的症状表现、介绍用药与器物之配备、祝由法等；但最后一句约50字的内容颇为重要，对刮痧法之实施、方法、步骤、要求、效果等，进行了比较全面而具体的描述，其中的"血如蝇羽"与后世的刮痧法使皮肤出现的出血点相似。《五十二病方》中载有的"布炙以熨""抚以布"与现代刮痧中的摩法、擦法有密切关系。另外，《五十二病方》记载了两个用艾治病的医方："取枭垢，以艾裹，以久（灸）颓者中颠……胸痒方，燔其艾、蕈……令烟熏直。"这两个用艾的医方，对艾的使用不同，前者为灸法，即艾灸；后者为熏法，用药物燃烧，以烟雾"熏蒸"患者病灶处。灸法和熏法有区别。灸法针对穴位施灸治疗，病灶在同一经脉（或络脉）上的某处；熏法直接针对病灶部位施治。这是最直接、最早记载艾灸的文献。书中亦有关于角法治病的记述："牝痔居窍旁，大者如枣，小者如核者，方以小角角之，如孰（熟）二斗米顷，而张角。"《五十二病方》所载治法多种多样，尤以外治法最为突出，有敷贴法、药浴法、烟熏或蒸气熏法、熨法、砭法、灸法、按摩法、角法（火罐）等。其疾病治疗手段多样化，是医药水平提高的标志之一。

三、中医药的理论实践，促进了排毒疗法的发展

（一）刺络放血

刺络放血疗法最早的文字记载见于《黄帝内经》。《素问·缪刺论》曰："邪客于五脏之间，其病也，脉引而痛，时来时止，视其病，缪刺之于手足爪甲上，视其脉，出其血，间日一刺，一刺不已，五刺已。"最早记载了井穴放血法。又如"刺络者，刺小络之血脉也""宛陈则除之，出恶血也"，系统地记载了刺络的理论，对刺络放血疗法的名称、针具、针法、取穴、主治范围、禁忌证和治病机制等内容均有详细的论述，并明确地提出刺络放血可以治疗癫狂、暴喑、热喘、衄血等病证，使刺络疗法发展到比较成熟的阶段。相传扁鹊在百会穴放血治愈虢太子"尸厥"，华佗用针刺放血治疗曹操的"头风证"。

晋唐时期，刺络疗法被广泛应用。晋·葛洪在《肘后方》中载"针角"之法治病，提到"疗急喉咽舌痛者，随病所左右，以刀锋截手大指后爪中，令出血即愈"。唐·王焘《外台秘要》记载了刺血拔罐疗法。唐代出现了用刺血疗法治疗疾病的专案记载，使这一古老疗法有案可查。

随着金元时期医学争鸣之风的兴起，刺络疗法也得到了提高和发展，在理论和实践上都有所突破。身为金元四大家之一的张从正倡导用十二经气血的多少来指导刺络放血，并将刺络法作为汗法的一种方法。他在《儒门事亲》中记载针灸医案约30则，几乎全是针刺放血取效。李东垣不仅将刺络放血疗法用于实证、热证，而且还应用于某些虚证，扩大了刺络疗法的治疗范围。

明代著名针灸大师杨继洲著《针灸大成》，集针灸经验之大成，其中针刺放血法内容亦十分丰富，称其法"乃起死回生妙诀"。明末清初，瘟疫流行，许多医家将刺络疗法用于瘟疫的治疗，取得了较好的疗效。如叶天士、赵学敏等也都擅长刺血法。清代医家郭志邃所著《痧胀玉衡》堪称刺血治疗急症的专著，对后世影响极深。

（二）中药、方剂

中药是我们的祖先在长期的医疗实践中积累起来的，是我国古代优秀文化遗产的重要组成部分，其中植物药占绝大多数，使用也更为普遍，所以古代把药学叫作本草学。中国最早的地理著作《山海经》也记载了 126 种药物。1973 年长沙马王堆出土的我国现存最古老的方书《五十二病方》，其中载方 283 首，涉及药物达 240 余种。

到了西汉时期，本草学已初具雏形，成为医生必修的学科。汉代医家在总结前人所积累的药物知识后，编著了我国现存最早的药学专著《神农本草经》，全书共 3 卷，载药 365 种，是汉代以前我国药学知识的第一次大总结。该书记述了药学的基本理论，如四气五味，有毒无毒，配伍法度，服药方法，丸、散、膏、酒等多种剂型，为历代中药学的发展奠定了基础。其中所载的药物沿用至今，如干地黄用于积聚，夏枯草用于瘰疬，独活用于疝痕，白头翁用于瘿瘤等。这些药物大多朴实有效，至今仍为临床所习用。

魏晋南北朝时期，医药学有了进一步的发展。梁·陶弘景著《本草经集注》，书中记载药物 730 种，首创按药物的自然属性分类的方法，将所载药物分为玉石、草木、虫兽、果、菜、米食、有名未用 7 类。该书系统而全面地整理补充了《神农本草经》的内容，对魏晋以来 300 余年间药学的发展做了全面的总结。该书对此前的药学发展作了总结，反映了魏晋南北朝时期的主要药学成就。

隋唐时期，随着社会生产力的不断发展与经济文化的空前繁荣，医药方面也有很大发展。唐显庆四年（659 年），朝廷颁布了由长孙无忌、李勣领衔，苏敬负责，23 人集体编写完成的《新修本草》（又称《唐本草》），它是我国历史上第一部由国家颁布的药典，也是世界上公开颁行的最早的药典，比欧洲的《纽伦堡药典》早 883 年。原书共 54 卷，记载药物 844 种，增加了药物图谱，并附以文字说明，开创了图文对照方法编撰药学著作的先河。唐开元年间（713—741 年），陈藏器编著的《本草拾遗》全面拾取《新修本草》之遗漏，增补了大量民间药物，极大地丰富了本草学的内容。书中按药物的功效，分为宣、通、补、泻、轻、重、滑、涩、燥、湿 10 种，为后世中药和方剂按功效分类奠定了基础。

宋金元时期，北宋时雕版印刷术的发明，为本草学的发展与传播提供了有利条件。此时期出版的中药学著作也较多，大型的官修本草有《开宝本草》《嘉祐补注本草》及《本草图经》。其中《本草图经》的影响较大，是我国现存最早的版刻本草图谱。民间校刊的本草著作，最具代表性的首推唐慎微编著的《经史证类备急本草》

（简称《证类本草》），全书 33 卷，载药 1558 种，附方 3000 余首。书中收集整理了大量经史文献中有关药学的资料，内容十分丰富，集宋以前本草学之大成。此书不仅是现在完整保存下来的综合本草中年代最早的一部，也是目前本草典籍的珍贵文献，具有极高的学术价值和文献价值。

金元时期，医学流派纷争，各学派百家争鸣，极大地推动了中医药学理论的发展。这时期的本草学著作多由医生撰写，具有明显的临床药物学特征，如刘完素著《素问药注》《本草论》，张元素著《珍珠囊》《脏腑标本药式》，李杲的《药类法象》《用药心法》，朱震亨著《本草衍义补遗》等。这些著作发展了医学经典中有关升降浮沉、归经等药性理论，使之系统化。

明代本草学的成就也到达了封建社会的顶峰。明代的官修本草《本草品汇精要》，全书 42 卷，载药 1815 种。医药学家李时珍编成了《本草纲目》这一科学巨著，全书 52 卷，载药 1892 种，绘图 1109 种，附方 11000 多首，并按药物的自然属性分类，采用纲举目张的分类方法将药物分为 16 部、60 类。

清代杰出的医药学家赵学敏，在《本草纲目》的基础上，于乾隆三十年（1765年）编著了《本草纲目拾遗》。全书共载药 921 种，新增药物 716 种，对《本草纲目》做了重要的补充和订正，极大丰富了我国药学宝库。《本草纲目拾遗》总结了我国 16~18 世纪本草学发展的新成就，保存了大量已经散失的方药书籍的内容，具有重要的文献价值。

辛亥革命以后，随着西方医药学在我国的进一步传播，当时的国民政府对中医药采取了"歧视政策"，甚至全盘否定，但仍有不少著作问世。中药辞书类的编纂是民国时期中药学发展的重要成就，影响最大的是陈存仁主编的《中国药学大辞典》。全书约 200 万字，收录词目约 4300 条，资料丰富，查阅方便，在中药学界具有重要的影响。

（三）刮痧

《黄帝内经》中记载了 5 种治疗方法，包括砭石、毒药、灸焫、九针、导引按跷。其中砭石、九针等均与刮痧疗法的源流有着紧密的联系。《灵枢·官针》关于圆针的记载有"长一寸六分""针如卵形，指摩分肉，不得伤肌肉，以泻分气"，故"病在分肉间，取以圆针于病所"。这说明古代圆针主要用于皮肤表面的按压，与现代刮痧的按法相似。

在此之后，刮痧疗法作为治疗感受山岚瘴气、中暑、霍乱的方法而散见于《肘后备急方》等医籍中。虽然刮痧疗法形成的具体时间已不可考，但它长期以来流传于民间，薪火相传，沿用不废，只是发展较为缓慢。宋元之际，民间已比较广泛地流传用汤匙、铜钱蘸水或油刮背部，以治疗腹痛等症的方法和经验，而且这些经验已引起了医学家们的注意。如宋·王棐《指迷方瘴疟论》将刮痧称为"挑草子"。元代医家危亦林在至元三年（1337年）撰成了《世医得效方》。该书记载了治痧证的绳擦法："治痧证，但用苎麻蘸水，于颈项、两肘臂、两膝腕等处戛掠，见得血凝皮肤中，红点如粟粒状。"称"此皆使皮肤腠理开发松利，诚不药之良法也"。元·汪汝懋在《山居四要》中记载治疗绞肠痧："以香油汤拍两小臂及脚心，苎绳刮起红紫泡。"其治疗痧证也是对局部的皮肤采用绳擦法。但该法将香油作为润滑剂，并刮到"起红紫泡"为止。此方法是能造成皮肤痧点或痧斑的外治法，其实也属于刮法。这奠定了此后刮痧法的基础。

明代有关痧证的记述更加丰富，如杨清叟《仙传外科秘方》、王肯堂《证治准绳》、虞抟《医学正传》、龚廷贤《寿世保元》、张景岳《景岳全书》等均记载有关于痧证及治痧的经验。明代著名医家张景岳极其重视民间的刮痧疗法，而且将刮痧收集于自己的巨著中，给予充分的肯定，并且探讨了刮痧何以可治愈诸种疾病的机制，探讨了刮痧疗法的理论机制问题。他的研究与看法，对刮痧疗法在医学界的地位影响更是十分深刻。张氏"细究其义，盖以五脏之系，咸附于背，故向下刮之，则邪气亦随而降。毒气上行则逆，下行则顺，改逆为顺，所以得愈。虽近有两臂刮痧之法，亦能治愈痛，然毒深病急者，非治背不可也"。张景岳悟出的疗效理论及手法部位之关系，虽不尽然，但其理论观点为后来者所宗。

至清代，嘉兴医家郭志邃（字右陶）于永历三十年（1676年）在前人经验总结与个人多年实践的基础上，创造性编撰完成了一部著称于世的《痧胀玉衡》。该书被视为刮痧的专著。其对痧证的病源、流行、表现、分类与刮痧方法、工具及综合治疗等方面都做了较为详细的论述，也对刮痧疗法适应证及疗效给予肯定。在该书中，郭氏对"痧"的概念有所延伸，将其从早期的以"痧疹"为主，推进到"痧"作为一种特殊的致病因素。该书不但奠定了痧证研究的理论基石，而且总结了痧证临证治疗的丰富经验，因而对后世有较大的影响。

由此可见，无论什么时代的刮痧，都需要刮擦肌肤，使皮肤出现紫红的痧斑。古人认为刮痧的原理是宣发开利皮肤腠理，消散郁结，排毒祛瘀。现代讲述的刮痧原理，则包括活血祛瘀、调整阴阳、舒筋通络等。虽然表述不同，但基本原理相似。

（四）拔罐

东晋葛洪在《肘后备急方·卷五第三十六》中载录了《姚氏方》对"针角"禁

忌证的描述："痈、疽、瘤、石痈、结筋、瘰疬皆不可就针角。针角者，少有不及祸者也。"书中亦有以牛角制成罐来拔脓，治疗外科疮疡脓肿的记载。我国现存最早的外科学专著《刘涓子鬼遗方》中记载"水银角法"治疗痈疽的具体操作方法。南北朝陶弘景所撰的《补阙肘后百一方》中记录了"针角"的具体操作：治疗"足肿"时先用"甘刀"刺破皮肤，再用"角法"泻其恶血。说明"针角"即后代刺络拔罐的雏形。

隋唐时期，拔罐工具有了突破性的进展，竹罐逐渐代替了兽角。王焘在《外台秘要方·卷第四十》中详细载录了甄立言用"角法"治疗蝎虫蜇人的方法及制作竹筒、"煮拔筒"法的详细操作。此时"吸筒法"替代了"角法"。值得注意的是，在唐代，角法已经作为一个专门的学科，与针灸、按摩等传统疗法一样，被纳入官办医学教育。

宋代《太平圣惠方》载："凡痈疽发背，肿高坚硬脓稠盛色赤者，宜水角。陷下，肉色不变软慢稀者，不宜水角……疽之萌生而水角，则内热之毒畏冷，逼之却入腠理，深可衰也。"提出对角法的适应证和禁忌证需要具体情况具体分析。宋·唐慎微编著的《证类本草》中对煮拔筒法的适应证进行了补充："治发背，头未成疮及诸热肿痛，以水煮竹筒角之。"指出拔罐可以治疗疮痈初起之证。

元代时，拔罐疗法主要的成就是《瑞竹堂经验方》一书中第一次记载了采用中药煎汤来煮竹筒，用以拔罐的方法。

明代时期的《外科启玄》《外科正宗》《奇效良方》等医籍中均对拔罐疗法有详细记载，说明拔罐法已成为比较成熟的一种外治方法，并广泛使用。

清代出现了陶罐。赵学敏在《本草纲目拾遗》中第一次提到了"火罐气"，这时的拔罐方法有了明显改变：采用投火法，拔罐部位也发生了改变，与现在的拔罐操作已基本相同。清末之后，针灸医学开始衰落，只有走方医在民间使用火罐法，其发展基本处于停滞状态。20世纪20年代初的上海针灸界大多或针或灸，或针灸并用，一般少用火罐，也说明了火罐的没落。中华人民共和国成立后，国家重视中医学教育，火罐疗法重获新生，并有了规范名称"拔罐"，真正越出了外治法的界限，取得了突破性进展，成为中医学的一个重要疗法。

（五）艾灸

艾灸疗法，从人类发明和使用火开始萌芽，到了春秋时期的文献中就有很多记载。特别是《黄帝内经》奠定了针灸学的理论基础，较为完整地论述了经络腧穴的理论、刺灸方法和临床治疗，为针灸学的第一次大总结。《素问·汤液醪醴论》曰：

"镵石针艾治其外也。""其治以针艾。"将艾叶作为灸疗的主要材料，将艾作为灸法的代名词。又云："以火补之，毋吹其火，须自灭也；以火泻者，疾吹其火，传其艾，须其火灭也。""气盛泻之，虚则补之。"提出了灸法的补泻。还云："灸寒热之法，先灸大椎，以年壮为数，次灸橛骨，以年壮为数。""治癫疾者……灸穷骨二十壮。"对艾灸的部位、壮数都有定数可言。灸法有"灸则强食生肉"等效果。这对针灸的应用与发展，具有划时代的意义。

东汉张仲景所著《伤寒杂病论》，有关灸法的论述有十二条，对灸法的应用与禁忌证又有发挥，其中 3 条是用来治疗少阴病，强调三阴宜灸。其中 8 条述禁忌证，多为太阳病慎用火法发汗，致使病情骤变或加重。其对很多病证都有"可火""不可火""不可火攻之"的记载。这对后世灸法的发展和养生保健的应用有着重要意义。

西晋皇甫谧所著《针灸甲乙经》是现存最早的一部针灸学专著，是继《黄帝内经》之后对针灸学的又一次总结。其汇集了《素问》《灵枢》《明堂》的内容，全面论述了针灸学理论，发展并确定了 349 个腧穴的位置、主治、操作，介绍了针灸方法、禁忌证和常见病的治疗，并在腧穴下注明了艾灸壮数。其发灸疮之说，是化脓灸的最早记载。其对禁忌证等方面做了明确的规定，使后世灸法有据可循，对灸法的发展起了重要的推动作用。

东晋葛洪注重灸法，其著作《肘后备急方》中收录灸方 99 条。《肘后备急方》3卷，对猝死、五尸、霍乱吐利等急症、危症采用灸法治疗。由此可见，灸法不仅治疗虚寒证，还可以治疗急症、重症。《肘后备急方》还首创了隔物灸，如隔盐灸、隔蒜灸、川椒灸等。葛洪之妻鲍姑，精于灸法，以灸治疣瘤而闻名，是我国针灸史上第一位女灸师。另外，应用蜡灸，使用瓦甑灸，为器械灸的先驱，也为艾灸治疗仪、温灸器等在疾病治疗中的应用，起到了指导作用。

隋唐时期，灸法最为盛行。唐代已有专职灸师，韩愈有诗曰："灸师施艾炷，酷若猎火围。"灸法发展为一门独立的学科。孙思邈在《备急千金要方》中，立针灸上、下两篇，在内、外、妇、儿诸篇中应用灸法治疗的条文甚多。在灸法的应用方面，孙思邈指出了施灸的强度要根据患者的年龄、体质、部位、病情的不同而灵活掌握，灸的顺序要有先后，操作要正确。正如"炷令平正着肉，火势乃至病所也"。孙氏用灸法治疗热病，以灸法使"火气流行"，使热毒蕴结之痈肿溃散，拓展了灸法的临床适应范围。孙氏在《备急千金要方》中记载了隔物灸法，如隔蒜灸、隔盐灸、豆豉灸、黄蜡灸、黄土灸、隔附片灸、隔商陆灸等，将艾灸与药物相结合用于临床，为药物铺灸疗法、隔物灸法等开创了广阔的前景。同一时代的王焘更是重视灸法，他在《外台秘要·中风及诸风方一十四首》中提出"灸为医中之大术，宜深体会之，要中之要，无过此术"。《外台秘要》在治疗部分中几乎都用灸方，以艾火治疗心疝、骨疽、偏风、脚气入腹等疑难病症，颇为实用。书中还有崔知悌用灸治疗痨病的记载。

宋代医学家许叔微，著有《普济本事方》等著作，主张"阴证用灸"。书中介绍了神阙灸法："阴毒者，则药饵难为功矣。但于脐中灼艾，如半枣大，三百壮以来，以手足和暖为效。"宋代窦材对灸法非常推崇，提出了病宜早灸，灸可防病，并对灸的间隔时间与壮数提出了要求，"人至三十，可三年一灸脐下三百壮；五十可二年一灸脐下三百壮；六十可一年一灸脐下三百壮，令人长生不老"。南宋针灸学家王执中撰《针灸资生经》一书，提倡针灸药饵，因证而施，但临床以应用灸法为多。他在针灸治疗前要寻求患者身上某些有反应的腧穴，按之酸痛，然后施灸，常取得很好的疗效。这为阿是穴在灸法中的应用提供了可靠依据。《针灸资生经》第3卷至第7卷论述灸法的内容很多，有灸劳法、灸痔风、灸肠风、灸发背、膏肓俞灸、小儿胎疝灸等。

金元时期对灸法有了进一步的完善，主要贡献在"热证可灸"方面。刘守真明确指出"骨热……灸百会、大椎"，主张热用灸，有"引热外出""引热下行"的作用。朱丹溪在《丹溪心法·拾遗杂论》中指出："火以畅达，拔引火毒，此从治之意。""大病虚脱，本是阴虚，用艾丹田者，所以补阳，阳生阴长故也。"说明热证有实热与虚热之分，灸法有攻有补，"泻引热下"，"养阴清热"。元代名医危亦林著《世医得效方》提出："阴虚疾势困重……则灼艾法为良。"完善了"热证可灸"的理论。

明清时期针灸学家辈出，灸法论著颇丰，是针灸学发展的鼎盛时期。其中，杨继洲的《针灸大成》强调针灸并用，其第9卷论述灸疗，灸治各种急、慢性疾病20种，对膏肓穴法、相天时、发灸疮及艾灸补泻等独有见解。明初成书的《寿域神方》提出艾卷灸法，极大地改进了灸材与灸疗方法，为以后的悬灸法奠定了基础。《神农黄帝真传针灸图》一书将药物掺入艾条中进行灸疗，名为"雷火针灸"及"太乙针灸"，是艾卷与药物相合，使灸疗有了进一步的发展。明清时代继葛洪之后，对隔物灸又有了进一步发展，特别出现了很多隔药灸的灸疗方法。如明代的薛立斋将隔蒜灸用于拔毒消肿，隔豉饼灸用于肿硬不溃或溃而不敛，隔附子饼灸用于疮陷而脓水清稀等；张介宾在《类经图翼》中用隔蟾灸治疗瘰疬；顾世澄在《疡医大全》中用韭菜灸治疗疮疡；徐克昌在《外科证治全书》中用隔香附灸治疗痰核、瘰疬。

四、中华人民共和国成立后，排毒疗法的进一步规范与普及

政府十分重视继承和发扬中医学遗产，制定相关中医政策，采取了一系列发展中医的措施，使针灸医学得到了前所未有的普及和应用。同时，排毒疗法在医疗、科研、教学诸方面得到了很大的提高。

现今以中医理论为指导的排毒疗法避免了民间治疗方法的盲目性、局限性。刮痧、艾灸、拔罐等作为传统医疗方法，是中国古代劳动人民在同疾病做斗争的过程中逐渐摸索出来的治疗疾病的有效方法。随着历史的发展，排毒疗法逐步趋于成熟、完善，治疗范围已不再是单一的痧证。目前临床实践中已将刮痧疗法广泛应用于内、外、妇、儿等多种疾病，且疗效显著。

排毒疗法作为中医特色疗法，因其具有使用器械简单、操作方便、疗效显著等优点，目前在我国使用广泛。随着人类疾病谱的改变及对化学药品危害性的认识，在人们追求回归自然、崇尚自然疗法的热潮中，排毒疗法将更受世界人民的重视。中医临床工作者要对这种疗法进行分析、归纳、总结、提高，进一步探究治病原理，使排毒疗法这一瑰宝能走向世界，服务人类。

（尚辉）

第七章　排毒疗法的临床应用与验案

一、头面、五官科病证

（一）痤疮

【概述】

痤疮是一种以颜面、胸、背等处见丘疹顶端如刺状，可挤出白色碎米样粉汁为主要表现的毛囊皮脂腺的慢性炎症。本病好发于颜面、颈部、胸背，多见于青春期男女。

中医学称痤疮为"粉刺"。中医学认为本病病机早期以肺经风热及肠胃湿热为主，晚期为痰湿瘀滞。肺经风热：素体阳热偏盛，肺经蕴热，复受风邪，熏蒸面部而发。肠胃湿热：过食辛辣肥甘厚味，肠胃湿热互结，上蒸颜面而致。痰湿瘀滞：脾气不足，运化失常，湿浊内停，郁久化热，热灼津液，煎炼成痰，瘀痰凝滞肌肤而发。

【辨证论治】

皮损初起为针头大小的毛囊性丘疹，或为白头粉刺、黑头粉刺，可挤出白色或淡黄色脂栓，因感染而成红色小丘疹，顶端可出现小脓疱。愈后可留暂时性色素沉着或轻度凹陷性瘢痕。严重者称聚合性痤疮，感染部位较深，出现紫红色结节、脓肿、囊肿，甚至破溃形成窦道和瘢痕，或呈橘皮样改变，常伴皮脂溢出。皮疹反复发生，常因饮食不节、月经前后而加重。自觉有轻度瘙痒，炎症明显时伴疼痛，青春期后可逐渐痊愈。

1.肺经风热证

证候：丘疹色红，或伴有痒痛，或有脓疱；伴口渴喜饮，大便秘结，小便短赤；舌红，苔薄黄，脉弦滑。

治法：疏风清热。

排毒方法：①刺络放血。取大椎、心俞/肺俞/膈俞/肝俞/胃俞（选取2~3个轮刺）、解毒穴、委中/足三里/尺泽（轮刺）、皮损局部、耳尖、耳背、太阳、十宣、鱼际、尺泽。②中药。银翘散合黄连解毒汤加减：金银花20g，连翘10g，荆芥10g，牛蒡子10g，薄荷6g，芦根10g，淡竹叶6g，黄连10g，紫花地丁20g，蒲公英10g，黄芩10g，赤芍10g，野菊花10g等。③拔罐、刮痧。本证有热，一般不适合艾灸，可取以上腧穴进行刺络拔罐，亦可对以上腧穴进行刮痧，或在肺经与背部的膀胱经循经刮痧。

2. 肠胃湿热证

证候：颜面、胸背部皮肤油腻，皮疹红肿疼痛，或有脓疱；伴口臭、便秘、溲黄；舌红，苔黄腻，脉滑数。

治法：清热除湿解毒。

排毒方法：①刺络放血。取大椎、心俞/肺俞/膈俞/肝俞/胃俞（选取2~3个轮刺）、解毒穴、委中/足三里/尺泽（轮刺）、皮损局部、耳尖、耳背、太阳、十宣、阴陵泉。②中药。清胃散合四妙散加减：黄连10g，生石膏30g，知母10g，竹茹10g，大黄10g，苍术10g，黄柏10g，薏苡仁10g，紫花地丁20g，蒲公英10g，板蓝根10g，牡丹皮10g，野菊花10g，淡竹叶6g等。③拔罐、刮痧。本证有热，一般不适宜艾灸，可取以上腧穴刺络拔罐与刮痧，亦可在胃经与膀胱经循经刮痧。

3. 痰湿瘀滞证

证候：皮疹颜色暗红，以结节、脓肿、囊肿、瘢痕为主，或见窦道，经久难愈；伴纳呆腹胀；舌暗红，苔黄腻，脉弦滑。

治法：除湿化痰，活血散结。

排毒方法：①刺络放血。取大椎、心俞/肺俞/膈俞/肝俞/胃俞（选取2~3个轮刺）、解毒穴、委中/足三里/尺泽（轮刺）、皮损局部、耳尖、耳背、太阳、十宣、丰隆、血海。②中药。温胆汤合四妙散加减：半夏10g，陈皮10g，茯苓20g，甘草6g，枳实10g，竹茹10g，黄芩10g，黄柏10g，薏苡仁30g，苍术10g，连翘10g，鳖甲20g，蒺藜10g，皂角刺10g，淡竹叶6g等。③艾灸、拔罐、刮痧。先取以上腧穴进行刺络拔罐，然后进行艾灸，并在病变部位与背部膀胱经循经刮痧。

【验案】

马某，女，28岁，服务员，2021年4月初诊。

主诉：面部毛囊性丘疹伴脓疱1月余。

现病史：患者于1个月前面部开始起丘疹，顶端如刺状，可挤出白色碎米样粉汁，与家人一起吃辛辣火锅后渐渐加重，部分丘疹伴发成脓疱，由颜面向颈部、背部发展，在本地医院住院治疗，病情未见好转，遂来我处就诊。皮肤局部烧痛难忍、油腻，口臭口干，便秘，尿黄，舌红，苔黄腻，脉滑数。

诊断：痤疮。

辨证：胃肠湿热，热毒炽盛。

治法：清热利湿解毒。

排毒方法：①刺络放血。取大椎、心俞 / 膈俞 / 胃俞（轮刺）、解毒穴、委中 / 足三里 / 尺泽（轮刺）、皮损局部、耳尖、耳背、太阳、十宣、阴陵泉，3 日 1 次。②中药。清热利湿排毒，方用清胃散合黄连解毒汤加减：黄连 10g，生石膏 30g，知母 10g，黄芩 10g，茯苓 10g，苍术 10g，大黄 10g，紫花地丁 20g，蒲公英 20g，赤芍 15g，野菊花 20g，淡竹叶 6g，生甘草 6g。水煎服，每日 1 剂，1 日 2 次。③拔罐、刮痧。在胃肠部与背部膀胱经拔罐、刮痧，3 日 1 次。

治疗 3 日后丘疹与脓疱明显减轻，1 周后丘疹与脓疱及临床症状完全消失，病变局部留有痘痕。又巩固治疗 1 周后判定为临床治愈，3 周后随访无复发。

【调护】

①忌食肥甘厚味、辛辣刺激、发物等，饮食宜清淡，多食水果、蔬菜。

②忌用化妆品，防止阻塞毛孔。

③保持皮损部位干燥、清洁，切勿搔抓、挤压。

（冯倩）

（二）酒渣鼻

【概述】

酒渣鼻是发生于鼻及面部中央，以红斑和毛细血管扩张为特点的慢性皮肤病。其临床特点是鼻及颜面中央部持续性红斑和毛细血管扩张，伴丘疹、脓疱、鼻赘。本病多发生于中年人，男女均可发病，以女性为多见。

中医学认为本病早期往往为体内郁热，日久则为气滞血瘀。肺胃热盛：由肺胃积热上蒸，复遇风寒外袭，血瘀凝结而成；热毒蕴肤：本病多发于嗜酒之人，酒气熏蒸，热毒凝结于鼻，复遇风寒之邪，交阻肌肤所致；气滞血瘀：热毒日久瘀阻鼻面，气滞血瘀，毒邪聚而不散所致。

【辨证论治】

1. 肺胃热盛证

证候：多见于红斑型。红斑多发于鼻尖或两翼，压之褪色；患者常嗜酒，伴口干、便秘；舌红，苔薄黄，脉弦滑。

治法：清泄肺胃积热。

排毒方法：①刺络放血。取大椎、肺俞、心俞、阿是穴。②中药。清胃散合枇杷清肺饮加减：黄连 15g，升麻 10g，当归 10g，生地黄 10g，麦冬 10g，石膏 10g，知母 10g，牡丹皮 10g，玄参 10g，枇杷叶 20g，桑白皮 10g，地骨皮 10g，黄芩 10g，赤芍 20g，薄荷 3g，甘草 6g。③拔罐、刮痧。本证有热，一般不适宜艾灸，可取以上腧穴刺络拔罐与刮痧，亦可在肺经、胃经循经刮痧。

2. 热毒蕴肤证

证候：多见于丘疹脓疱型。在红斑上出现痤疮样丘疹、脓疱，毛细血管扩张明显，局部灼热；伴口干、便秘；舌红，苔黄，脉数。

治法：清热解毒凉血。

排毒方法：①刺络放血。取大椎、肺俞、心俞、阿是穴、曲池。②中药。黄连解毒汤合凉血四物汤加减：黄连 15g，黄芩 10g，栀子 10g，当归 10g，生地黄 10g，川芎 10g，赤芍 10g，赤茯苓 10g，陈皮 10g，红花 20g，五灵脂 10g，牡丹皮 10g，白茅根 30g，甘草 6g。③拔罐、刮痧。本证有热，一般不适宜艾灸，可取以上腧穴刺络拔罐与刮痧，亦可在胃经与膀胱经循经刮痧。

3. 气滞血瘀证

证候：多见于鼻赘型。鼻部组织增生，呈结节状，毛孔扩大；舌略红，脉沉缓。

治法：活血化瘀散结。

排毒方法：①刺络放血。取大椎、肺俞、心俞、阿是穴、血海、膈俞。②中药。活血化瘀散结，方用通窍活血汤加减：赤芍 10g，川芎 10g，桃仁 10g，红花 10g，丹参 30g，白芷 10g，石菖蒲 10g，老葱 10g，生姜 20g，大枣 6 枚，生地黄 10g，黄芩 10g，栀子 10g，茯苓 10g，泽泻 10g，甘草 6g。③艾灸、拔罐、刮痧。先取以上腧穴进行刺络拔罐，然后进行艾灸，并对病变部位与背部膀胱经循经刮痧。

【验案】

黄某，男，54 岁，2018 年 7 月初诊。

主诉：鼻部丘疹 1 年余。

现病史：患者 1 年前鼻部出现红斑，反复发作，现红斑上出现痤疮样丘疹、脓疱，毛细血管扩张明显，局部灼热；伴口干、便秘；舌红，苔黄，脉数。

诊断：酒渣鼻。

辨证：热毒蕴肤。

治法：清热解毒凉血。

排毒方法：①刺络放血。取大椎、肺俞、心俞、阿是穴、曲池。②中药。清热解毒凉血，方用黄连解毒汤合凉血四物汤加减：黄连 15g，黄芩 10g，栀子 10g，当归 10g，生地黄 10g，川芎 10g，赤芍 10g，赤茯苓 10g，陈皮 10g，红花 20g，五灵脂 10g，牡丹皮 10g，白茅根 30g，甘草 6g。水煎服，日 1 剂，早晚分服。③拔罐、刮痧。本证有热，一般不适宜艾灸，可取以上腧穴刺络拔罐与刮痧，亦可在胃经与膀胱经循经刮痧。

　　14 天后复诊时红斑缩小，1 个月后复诊时症状痊愈。

【调护】

①忌食肥甘厚味、发物、辛辣、辛香之品等，饮食宜清淡，多食水果、蔬菜。

②避免过冷或过热刺激。

③加强锻炼，增强体质。

④保持排便通畅。

（冯倩）

（三）慢性中耳炎

【概述】

　　西医学认为，中耳炎是耳科常见病、多发病，指发生在中耳部位的感染，即病毒或细菌引起鼓膜后面区域的炎症。该病好发于儿童。有研究显示，80% 的孩子在 3 岁前曾有中耳炎病史，大多数中耳炎发生在冬季和早春。部分中耳炎会自行好转或痊愈，但如果症状持续或发展严重，应当及时诊治。

　　中医学认为，中耳炎属中医学"聤耳""耳痛""耳湿"等范畴。本病多因感受风热湿邪或肝、胆、脾、肾脏腑功能失调等引起。中医学认为，胆的经脉过耳前、耳后，而胆与肝互为表里，所以肝胆湿热阻滞是急性化脓性中耳炎的主要病机。湿热羁滞阻碍气血流通，所以患者兼有气机阻滞，部分患者还有瘀血存在。

【辨证论治】

1. 肝胆湿热证

　　证候：以耳内部疼痛、耳鸣、听力减退为主症；常伴耳内分泌物黄白夹血，脓液稠厚及鼓膜溃破流脓、疼痛等症状，部分患者可并发急性乳突炎；舌红，苔黄腻，脉滑数。

　　治法：清肝利湿，解毒排脓。

　　排毒方法：①刺络放血。取耳尖、耳垂、中冲、大椎、肝俞、胆俞、膈俞、血海、曲池、三阴交、太冲等穴。②中药。龙胆泻肝汤加减：黄芩 10g，半夏 9g，龙胆草 20g，郁金 15g，泽泻 30g，生地黄 30g，苦参 30g，川木通 12g，车前子 20g，栀子 10g，生甘草 10g。③刮痧。耳周循经刮痧（从耳尖角孙开始，向下经耳后瘛脉、翳风，向耳前经听会、听宫、耳门至角孙为一圈）。

2.耳脉瘀阻证

证候：耳内有闭塞感，听力减退，耳鸣渐起，日久不愈；鼓膜内陷明显，或有增厚，钙质沉着，粘连萎缩；舌暗红，脉涩。

治法：活血通络，聪耳开窍。

排毒方法：①刺络放血。取耳尖、耳垂、瘛脉、听宫、率谷、肝俞、膈俞、三焦俞、血海、中渚、合谷、太冲等穴。②中药。血府逐瘀汤加丹参、石菖蒲、王不留行、路路通：生地黄 9g，当归 9g，川芎 5g，桃仁 12g，红花 10g，赤芍 6g，牛膝 9g，桔梗 5g，柴胡 3g，枳壳 6g，路路通 15g，丹参 9g，石菖蒲 12g，王不留行 9g，甘草 3g。

【验案】

李某，男，32 岁，2018 年 6 月 12 日初诊。

主诉：耳痛 3 月余。

现病史：患者 3 个月前出现耳痛，听力下降，耳朵流脓，色深黄，时有发痒。现症见面色黄浮垢，恶心，呕吐，纳差，口苦发干，痰咳不利，失眠多梦，耳鸣，重听，时有头晕。严重时阴囊潮湿发痒，奇痒难忍，经常用手挠阴部。大便干燥，小便黄。舌黄苔黄，脉滑数。

诊断：聤耳。

辨证：肝胆湿热，湿困脾胃，清阳不升，独阴不降。

治法：清肝利湿，解毒排脓。

排毒方法：中药。龙胆泻肝汤加减：黄芩 10g，半夏 9g，龙胆草 20g，郁金 15g，泽泻 30g，生地黄 30g，苦参 30g，川木通 12g，车前子 20g，栀子 10g，生甘草 10g。3 剂，水煎服。忌辛辣、燥性、油腻食物，忌烟酒，饮食宜清淡。

治疗 1 个疗程后，患者自诉症状明显减轻，继续原方案进行，直至患者症状消失。

【调护】

①保持营养丰富，食物摄入应种类多样化。

②严禁饮酒。

③保证充足的睡眠，避免劳累、熬夜。

④避免戴耳机，出现眩晕等症状，应停止活动并缓慢坐下或躺下，避免摔倒。

（杨雯星）

（四）慢性鼻炎

【概述】

西医学认为，慢性鼻炎是鼻腔黏膜的一种炎症，临床表现主要以鼻塞、流涕、打喷嚏、头痛，甚至嗅觉减退为主。急性鼻炎多因反复感冒，细菌侵入鼻黏膜而发病。若急性鼻炎治疗不当或延误治疗，往往导致慢性鼻炎，出现鼻腔黏膜及黏膜下组织的慢性炎症。

鼻炎属中医学"鼻渊""鼻鼽"范畴，都与肺、脾、肾之脏气虚弱有关，故有"百病皆生于气"之言。《灵枢·脉度》曰："肺气通于鼻，肺和则鼻能知香臭矣。"若肺为风热所乘，则鼻气不和，津液壅塞，肺气郁滞不通，结聚而不得发越，当升者不得升，当降者不得降，发为鼻渊、鼻鼽。

【辨证论治】

1. 肺虚外感证

证候：常因感受冷风异气发病。恶风寒，面色白，气短，咳嗽，咳痰色白，舌苔薄白，脉浮。

治法：宣肺透邪。

排毒方法：①刺络放血。取风池、风门、迎香、太阳、肺俞、外关、列缺、合谷、阴陵泉、三阴交等穴。②中药。荆防败毒散加白芷、细辛、苍耳子、辛夷：荆芥 10g，防风 10g，茯苓 10g，独活 10g，柴胡 10g，前胡 6g，川芎 6g，枳壳 6g，羌活 6g，桔梗 6g，薄荷 6g，白芷 10g，细辛 10g，苍耳子 10g，辛夷 6g，甘草 3g。③药物铺灸。取双侧鼻部穴区、前额穴区、合谷穴区。肺虚外感证加背俞上穴区。

2. 脾气虚弱证

证候：喷嚏连作，清涕量多，四肢乏力，大便溏薄，鼻黏膜色淡红，舌淡苔白，脉细弱。

治法：补益脾气。

排毒方法：①刺络放血。取印堂、迎香、肺俞、太阳、脾俞、足三里、阴陵泉等穴。②中药。麻杏石甘汤加减：炙麻黄 10g，杏仁 10g，石膏 30g，白芷 10g，细辛 3g，苍耳子 10g，辛夷 10g，黄芩 10g，鱼腥草 10g，黄芪 30g，白术 10g，防风 10g，桔梗 10g，浙贝母 10g，陈皮 6g，党参 9g，甘草 6g。③药物铺灸。取双侧鼻部穴区、前额穴区、合谷穴区。脾气虚弱证加背俞中穴区、胃肠穴区、三阴交穴区。

3. 肾阳亏虚证

证候：鼻痒，鼻塞，喷嚏较多，遇风遇冷则易发作，畏寒肢冷，小便清长，大便溏薄，鼻黏膜淡白，鼻甲水肿，舌淡苔薄，脉沉细。

治法：温肾壮阳。

排毒方法：①刺络放血。取肺俞、脾俞、肾俞、迎香、太阳、风池、气海、关元、血海、三阳络、三阴交、列缺、合谷等穴。②艾灸。药物铺灸取双侧鼻部穴区、前额穴区、合谷穴区。肾阳亏虚证加背俞下穴区、关元穴区、三阴交穴区。还可在鼻周的腧穴悬灸、雀啄灸，同时长期对肺俞、关元、足三里、三阴交等进行温针灸，有很好的扶正祛邪作用。

【验案】

某患，男，17 岁，2016 年 4 月 13 日初诊。

主诉：反复发作性鼻痒、打喷嚏 3 年。

现病史：患者 3 年前外出游玩受凉后出现鼻痒、打喷嚏、流涕，之后每遇冷空气易发作，尤以春季、清晨明显，发作时打喷嚏，流水样清鼻涕，多方求治无效，现来我科门诊求治。症见：阵发性鼻塞、鼻痒，伴嗅觉减退，头晕脑涨，夜寐差，饮食一般，二便调。舌淡，苔薄白，脉细弱。

辅助检查：鼻黏膜苍白水肿，黏膜光滑，鼻腔内有大量清晰分泌物。

诊断：鼻鼽。

辨证：脾气虚弱。

治法：祛风散邪通窍。

排毒方法：①中药。麻杏石甘汤加减：炙麻黄 10g，杏仁 10g，白芷 10g，细辛 3g，苍耳子 10g，辛夷 10g，黄芪 30g，白术 10g，防风 10g，桔梗 10g，甘草 6g。7 剂，日 1 剂，水煎，分 2 次口服。②针刺。选取印堂透鼻根、四白透鼻根、迎香透鼻根，以及列缺、合谷、风池、肺俞、足三里。

治疗 1 个疗程后，患者自诉症状明显减轻，继续原方案进行，直至患者症状消失。

【调护】

①避免接触已知或可疑的过敏原。

②注意鼻腔卫生，不挖鼻孔。

③饮食清淡，避免食用已知或可能诱发过敏反应的食物。

④戒除吸烟等不良嗜好。

⑤保持家中的空气流通，每天定时开窗通风。

（杨雯星）

（五）慢性咽炎

【概述】

西医学认为，慢性咽炎是咽部黏膜、黏膜下及淋巴组织的弥漫性炎症，为耳鼻喉科常见的慢性疾病，临床以咽部干燥、发痒、有微痛灼热、异物感等不适为主，常反复发作，与呼吸道感染、个人职业、饮食情志、不良嗜好等多种因素相关。

中医学认为，本病属于"慢喉痹""梅核气"范畴。

【辨证论治】

1. 心火上炎证

证候：舌尖发红，心烦意乱，睡眠差，情绪焦虑，舌红，苔黄，脉数。

治法：清热利咽。

排毒方法：刺络放血。取少商、商阳、曲池、合谷等穴。

2. 肺阴亏虚证

证候：咽喉干燥、灼热，多言之后症状加重，呛咳无痰，频频求饮，而饮量不多，午后及黄昏后症状加重，咽部充血呈暗红色，黏膜干燥，或有萎缩，或有淋巴滤泡增生，舌红，苔薄，脉细数。

治法：滋阴利咽。

排毒方法：①刺络放血。咽三穴（廉泉、利咽1穴、利咽2穴）、天突、颈$_{2\sim4}$夹脊、列缺、太溪、照海。阴虚肺燥证加鱼际、三阴交。②中药。清咽方（经验方）：生地黄10g，麦冬10g，玄参10g，桔梗10g，甘草6g，牛蒡子10g，蝉蜕10g，射干10g，山豆根10g，瓜蒌10g，贝母10g，半夏10g，陈皮10g，茯苓10g，天花粉10g，玉竹10g，前胡10g，枇杷叶10g。③药物铺灸。取颈$_{2\sim4}$夹脊穴区、合谷穴区、外关穴区、背俞上穴区、背俞中穴区、胃肠穴区。④拔罐。背部膀胱经闪罐、留罐。

3. 痰热蕴结证

证候：咽喉不适，因受凉、疲劳、多言之后症状加重。咳嗽、咳痰黏稠，口渴喜饮。咽部黏膜充血呈深红色，肥厚，有黄白色分泌物附着，舌红，苔黄腻，脉滑数。

治法：清热化痰。

排毒方法：①刺络放血。取咽三穴（廉泉、利咽1穴、利咽2穴）、天突、颈$_{2\sim4}$夹脊、列缺、太溪、照海。痰热蕴结证加丰隆、曲池。②中药。清咽方（经验方）：黄芩 10g，生地黄 10g，麦冬 10g，玄参 10g，桔梗 10g，甘草 6g，牛蒡子 10g，蝉蜕 10g，射干 10g，山豆根 10g，瓜蒌 10g，贝母 10g，半夏 10g，陈皮 10g，茯苓 10g，前胡 10g，枇杷叶 10g。

【验案】

某患，男，34 岁，2017 年 9 月 10 日初诊。

主诉：咽干、咽痛 2 天。

现病史：患者平素自觉咽部不舒，干痒、恶心，晨起刷牙更为明显，经五官科喉镜检查确诊为慢性咽炎。2 天前因受凉后出现咽部疼痛，饮水则加重。症见：咽干、咽痛，伴有轻微头痛、疲倦、乏力。舌红少苔，脉弦。

辅助检查：咽部黏膜充血，扁桃体无红肿。

诊断：喉痹。

证型：肺脾气虚。

治法：补益肺脾，利咽开嗓。

排毒方法：①中药。清咽方加减：生地黄 10g，麦冬 10g，玄参 10g，桔梗 10g，甘草 6g，牛蒡子 10g，蝉蜕 10g，贝母 10g，半夏 10g，陈皮 10g，茯苓 10g，党参 10g，白术 10g，黄芪 30g。共 5 剂，日 1 剂，水煎，分 2 次口服。②针刺。取咽三穴（廉泉、利咽 1 穴、利咽 2 穴）、天突、颈 2~4 夹脊、列缺、太溪、照海、肺俞、脾俞、足三里、三阴交、气海。

治疗 3 次后，患者自觉咽干疼痛症状缓解明显，嘱其继服汤药，避风寒、适饮食。共治疗 5 次后，患者上述症状消失。

【调护】

①多饮水，细嚼慢咽，不吃烫、冷、硬的食物。

②避免长时间说话、唱歌。

③远离空气质量较差的环境，改善室内环境。

④保持口腔卫生，每天起床后、睡觉前应及时刷牙。

（杨雯星）

（六）慢性扁桃体炎

【概述】

西医学认为，慢性扁桃体炎是临床上常见的咽喉疾患，好发于儿童及青少年，多因急性感染而被发现。慢性扁桃体炎多由急性扁桃体炎反复发作或咽隐窝引流不畅，致扁桃体隐窝及其实质发生慢性炎症病变。

中医学认为，扁桃体炎属中医学"喉痹"范畴，多以"乳蛾""缠喉风"称之。其发病机制为先天不足或后天失养，致免疫能力低下，受病毒细菌侵袭而发病。《内经》提出"喉主天气，咽主地气""咽门者，胃气之道路，喉咙者，肺气之往来"之说。由此可知，咽喉疾病与肺胃的功能变化有直接关系，肺主肃降，胃主通降，肺胃的功能失调，则肺胃之火上炎熏灼咽喉而致肿痛。

【辨证论治】

1. 胃火炽盛证

证候：身热，咽痛剧烈，吞咽困难，口渴引饮，口臭便秘，扁桃体充血红肿，上有脓点或脓肿，舌红，苔黄厚，脉洪数。

治法：泄热解毒，利咽消肿。

排毒方法：①刺络放血。取耳尖、耳垂、肺俞、胃俞、大椎、廉泉、利咽穴、曲池、内庭、十宣等穴。②中药。清咽利膈汤加减：荆芥 10g，防风 10g，栀子 10g，桔梗 10g，牛蒡子 10g，生大黄 10g，黄芩 10g，薄荷 6g，甘草 6g，黄连 6g，玄明粉 6g，金银花 15g，连翘 15g，玄参 12g。

2. 风热外袭证

证候：急性起病，发热恶寒，咳嗽，咽痛，轻度吞咽困难，扁桃体红肿，可成脓，苔白或黄，脉数。

治法：疏风清热，消肿利咽。

排毒方法：①刺络放血。取风池、大椎、肺俞、解毒穴、廉泉、利咽穴（口角线向下，廉泉旁开）、天突、曲池、外关、合谷等穴，或用 3 寸针灸针或三棱针点刺扁桃体，排出血样黏液。②中药。疏风清热汤加减：金银花 9g，连翘 9g，桑白皮 9g，赤芍 9g，玄参 9g，天花粉 9g，浙贝母 9g，黄芩 10g，牛蒡子 6g，防风 6g，桔梗 6g，甘草 6g。

3. 肺肾阴虚证

证候：口燥咽干，微痛不适，干咳少痰，伴五心烦热，头晕，不易耐劳，扁桃体暗红、肿大，或有少许脓液附于表面，舌红少苔，脉细数。

治法：滋阴降火，清咽利喉。

排毒方法：①刺络放血。取肺俞、肾俞、利咽穴、阴郄、通里、鱼际、三阴交、太溪等穴。②中药。养阴利咽汤加减：沙参 15g，麦冬 15g，生地黄 9g，玄参 9g，墨旱莲 6g，女贞子 9g，桔梗 12g，山豆根 6g，射干 9g，黄芩 9g，芦根 6g，赤芍 9g，木蝴蝶 6g。

【验案】

周某，男，32 岁。

主诉：发热，咽喉疼痛 3 天，抗生素治疗未效。

现病史：患者 3 天前出现发热、咽喉肿痛，行抗生素治疗效果不明显。现症见：急性病容，神萎，体温 39℃，寒热往来，恶寒轻发热重，咽喉痛甚，吞咽困难，头痛欲裂，肢体困重，口苦，恶心欲吐，口渴不欲饮，大便略干，小便黄。检查见：咽部充血，双扁桃体Ⅱ度肿大，有脓点，双下颌淋巴结肿大压痛，舌红，苔薄黄腻，脉浮滑数。

诊断：喉痹。

证型：风热外袭。

治法：以疏风清热解毒为主，佐以利胆和胃化浊。

排毒方法：中药。银翘散合蒿芩清胆汤加减：金银花、野菊花、滑石各 15g，连翘、牛蒡子、青蒿、黄芩、半夏各 10g，荆芥、淡竹叶、薄荷各 6g，甘草 5g，板蓝根 30g。日 2 剂，分 2 次服。

二诊：诸症减，体温降，大便未行。处方：上方加大黄 6g。

三诊：服上方 1 剂后大便行，寒热除，咽痛轻。以首诊方去荆芥、滑石、薄荷，加芦根 20g，茯苓 15g，马勃 10g。

患者服 3 剂而愈。

【调护】

①保持口腔清洁：每天睡前刷牙，饭后漱口，以减少口腔内细菌感染的机会。

②养成良好的生活习惯，随天气变化及时增减衣物，保持室内适宜的温度和湿度，避免诱发急性发作。

③注意饮食调养，少食油炸、辛辣刺激的食物，多食新鲜水果、蔬菜。

（杨雯星）

（七）口腔溃疡

【概述】

西医学认为，口腔溃疡是发生在口腔黏膜的浅表性溃疡，为口腔黏膜病中最常见的一种。其病可发生在口腔黏膜的任何部位，如颊、舌等处，具有反复发作的特点。

中医学认为，本病属"口疮"的范畴，其发病与火邪密切相关，多因外感火热毒邪，脾胃积热，心火上炎，素体阴虚，虚火上亢而致。

【辨证论治】

1. 心火上炎证

证候：发病急骤，溃疡数目较多，大小不等，呈烧灼样剧烈疼痛，溃疡表面呈黄白色，周围鲜红，肿胀明显，伴口渴、口苦，心中烦热，尿黄，大便干，舌苔黄而少津，脉数有力。

治法：清心降火排毒。

排毒方法：①刺络放血。取耳尖、耳垂、金津、玉液、大椎、心俞、曲池、内关、支沟、四缝、委中、阴陵泉、内庭等穴。②中药。泻火排毒汤加减：黄连 15g，知母 12g，生石膏 12g，大黄 6g，栀子 9g，牡丹皮 9g，莲子心 9g，地骨皮 10g，半枝莲 9g，番泻叶 6g，淡竹叶 9g。③药物铺灸。取神阙穴区、足三里穴区、脾俞穴区，心火上炎证加背俞上穴区。

2. 阴虚火旺证

证候：溃疡数目少而散在，表面灰黄色，周围有红晕，肿胀不显，灼热样疼痛，易于反复发作或此愈彼起，绵延不断，口干舌燥，五心烦热，失眠盗汗，耳鸣眩晕，舌红少津，苔少，脉细数。

治法：滋阴降火。

排毒方法：①刺络放血。取心俞、厥阴俞、肾俞、小肠俞、金津、玉液、阴郄、鱼际、三阴交、太溪等穴。②中药。口腔溃疡方：天花粉 10g，玉竹 10g，黄精 10g，石斛 10g，黄芪 30g，黄连 10g，墨旱莲 20g，女贞子 10g，栀子 10g，麦冬 10g，淡竹叶 3g，赤芍 10g，升麻 10g，银柴胡 10g，地骨皮 10g，甘草 6g。③药物铺灸。取神阙穴区、足三里穴区、脾俞穴区，阴虚火旺证加背俞下穴区。

3. 脾胃湿热证

证候：溃疡表浅，表面灰黄色，渗出物明显，周围水肿甚，轻度充血，食欲不佳，身乏少力，胃脘不适，食后作胀，大便溏而恶臭，小便赤涩，舌稍红，苔厚腻或黄厚，脉滑数。

治法：清胃泄热。

排毒方法：①刺络放血。取大椎、金津、玉液、胃俞、中脘、梁丘、足三里、内庭、十宣等穴。②中药。白虎汤合清胃散与调胃承气汤加减：麻黄 9g，桂枝 6g，杏仁 9g，甘草 6g，石膏 30g，知母 9g，粳米 6g，大黄 12g，芒硝 12g。③药物铺灸。取神阙穴区、足三里穴区、脾俞穴区，脾胃湿热证加背俞中穴区。

4. 气血两虚证

证候：溃疡散在性分布，数目少，表面灰白色，周围黏膜水肿色淡，疼痛轻微，面色无华，全身乏力，少气懒言，动则汗出，或心慌失眠，纳食不香，便秘，舌淡，苔白，脉沉细无力。

治法：补益气血。

排毒方法：①刺络放血。取耳尖、曲池、合谷、支沟、中脘、天枢、关元、血海、足三里等穴。②中药。党参10g，白术10g，天花粉10g，玉竹10g，黄精10g，石斛10g，黄芪30g，黄连10g，墨旱莲20g，女贞子10g，栀子10g，麦冬10g，淡竹叶3g，赤芍10g，升麻10g，甘草6g。③药物铺灸。取神阙穴区、足三里穴区、脾俞穴区，气血两虚证加关元穴区。

【验案】

某患，女，50岁，2018年4月20日初诊。

主诉：反复口腔溃疡疼痛1年余，加重1周。

现病史：患者1年来反复口腔溃疡疼痛，多处求医治疗，疗效不佳。近1周症状加重，进食痛甚，影响生活、睡眠。现症见：口腔溃疡疼痛，伴失眠梦多，五心烦热，口苦口干。大便每日1次、偏干，小便黄。舌红，苔薄黄，脉细数。

辅助检查：口腔黏膜多处点状白色溃疡，中心稍凹，周围黏膜红。

诊断：口疮。

证型：阴虚火旺。

治法：滋阴泻火，消肿止痛。

排毒方法：①针刺。穴位选择地仓、颊车、曲池、合谷、支沟、中脘、太溪、照海。地仓、颊车、曲池、合谷、支沟、中脘行捻转泻法；太溪、照海行捻转补法。留针30分钟，其间行针1次，10天为1个疗程。②中药。口腔溃疡散加减：天花粉10g，玉竹10g，黄精10g，石斛10g，黄芪30g，栀子10g，麦冬10g，淡竹叶3g，赤芍10g，银柴胡10g，地骨皮10g，甘草6g。10剂，水煎服，取汁300mL，日1剂，1日2次早晚温服。

连续治疗5天后，患者症状明显改善，溃疡面变小，疼痛减轻。继续坚持治疗至1疗程，患者溃疡基本愈合，无新发溃疡，嘱其平日注意口腔卫生，勿食辛辣刺激、油腻肥厚之物。

【调护】

①不食用油腻、辛辣、腌制、烧烤食物，饮食以清淡为主，同时有规律地进餐。

②尽量避免食用过烫食物和硬性食物（膨化、油炸食品），防止其对黏膜造成创伤。

③避免会对口腔产生刺激的行为，如吸烟、喝酒、嚼槟榔等。

④保持口腔卫生：早晚认真刷牙，餐后漱口。牙刷选择要软硬适中，既能有效地清除食物残渣和牙菌斑，也不会划伤黏膜。

（杨雯星）

（八）舌炎

【概述】

西医学认为，萎缩性舌炎是指由多种疾病引起的舌背黏膜丝状乳头、菌状乳头的萎缩性改变。

中医学认为，舌炎是外感邪毒与内伤肺腑化火上蒸致气血旺盛，外邪内侵，即可引起舌部炎症。

【辨证论治】

1. 外感邪毒证

证候：舌面发红、疼痛，进食无味，舌头上会出现凸起、褶皱等。

治法：清热解毒。

排毒方法：刺络放血。取太阳、哑门、金津、玉液等穴位。

2. 火毒上攻证

证候：舌头颜色赤红、肿痛，伴有心中烦热、失眠、口渴喜饮，脸发红，小便黄。

治法：清热解毒。

排毒方法：①刺络放血。取太阳、哑门、金津、玉液。②中药。柴胡清肝汤加减：白术12g，沙参9g，白茅根9g，鸡内金6g，柴胡15g，当归12g，川芎9g，白芍9g，生地黄15g，黄芩9g，栀子12g，甘草9g，连翘12g，防风15g，牛蒡子9g。

【验案】

宋某，男，60岁，2020年6月25日初诊。

主诉：反复性舌尖发痒2年余。

现病史：患者2年余前出现舌尖发痒，反复发作，曾于医院诊断为舌炎，予以维生素等口服、外用效果一般，其间症状时轻时重，近来舌尖发痒症状明显，且伴多处口腔溃疡，故求诊。现症见：舌尖发痒明显，有烧灼感，夜间尤甚，口腔多处溃疡，嘴唇发麻，口苦，出汗正常，无发热，无怕冷怕热，鼻子通气，无头痛，不渴，饮食、睡眠可，大便干，小便黄。

诊断：舌炎。

辨证：阳明湿热扰心。

治法：清降阳明，兼顾心包。

排毒方法：中药。酒大黄 20g，厚朴 10g，枳实 15g，生石膏 60g（先煎半小时），连翘 10g，郁金 15g，生地黄 10g，赤芍 10g，淡竹叶 10g。2 剂。

2 日后复诊，患者述其舌尖发痒症状大减，口腔溃疡基本痊愈，口已不苦，稍干，余无不适，予原方加减，续服 2 剂。

【调护】

①保持健康的饮食结构，多摄入蔬菜、水果等富含维生素的食物；保证摄入足够的 B 族维生素，如动物肝脏、胡萝卜等；避免食用过酸、过烫、过冷、过辣等刺激性食物。

②刷牙的时候可以用牙刷轻刷舌背，避免食物残渣和细菌的聚积；可以使用刮舌板从内往外刮舌苔，刮时应保持一定的力度，但也要避免用力过猛刮伤舌头。

③保持口腔卫生，如饮食后漱口，早晚认真刷牙，使用牙线或牙缝刷清理牙间隙，出现任何异常症状应及时就医；餐后漱口，可以用洗牙器等清洁牙齿。

（杨雯星）

二、内科病证

（一）发热

【概述】

发热是指机体在致热原作用下或各种原因引起体温调节中枢的功能障碍，体温升高超出正常范围。在正常情况下，人体产热和散热保持动态平衡。若各种原因导致产热增加或者散热减少，则出现发热。一般口腔温度超过 37.3℃ 则为发热。由各种病原体如病毒、细菌、支原体、立克次体等引起的发热称为感染性发热；非感染性发热主要由白血病、淋巴瘤、恶性组织细胞病等疾病引起；血栓及栓塞疾病，如心肌梗死、肺梗死、脾梗死等，通常为吸收热。颅内疾病，如脑出血、脑震荡、脑挫伤等，为中枢性发热；癫痫持续状态可引起发热，为产热过多所致；恶性肿瘤等均可能出现发热。

本病主要讨论内伤发热。内伤发热是以内伤为病因，以脏腑功能失调、气血阴阳失衡为主要病机，以发热为主要临床表现的疾病。本病一般起病较缓慢，病程较长，热势轻重不一，但以低热为多，或者自觉发热但体温并不高。引起内伤发热的病因主要是久病体虚、饮食劳倦、情志失调及外伤出血，其病机主要为气血阴阳亏虚，或者气、血、湿等郁结壅遏而致发热。

【辨证论治】

1. 气郁发热证

证候：低热或者潮热，热势常随情绪波动而起伏，精神抑郁，胁肋胀痛，烦躁易怒，口干口苦，纳食减少，舌红，苔黄，脉弦滑。

治法：疏肝理气，解郁泄热。

排毒方法：①刺络放血。取耳尖、耳垂、大椎、肝俞、三焦俞、膻中、期门、气海、天枢、曲池、委中、合谷、太冲、井穴。②中药。龙胆泻肝汤加减：龙胆草10g，栀子10g，黄芩10g，柴胡10g，泽泻10g，木通10g，车前子10g，当归10g，生地黄10g，甘草6g。③拔罐、刮痧。对上述腧穴尤其是大椎、委中进行重点闪罐、拔罐及刮痧。

2. 痰湿郁热证

证候：低热，午后热甚，心内烦躁，胸闷脘痞，不思饮食，呕恶，大便稀薄、黏滞不爽，舌苔白腻或黄腻，脉濡数。

治法：燥湿化痰，清热和中。

排毒方法：①刺络放血。取肺俞、脾俞、中府、大椎、尺泽、曲池、委中、丰隆、阴陵泉。②中药。温胆汤合四妙散加减：竹茹10g，枳实10g，陈皮10g，橘红10g，茯苓10g，半夏10g，黄柏10g，苍术10g，牛膝10g，薏苡仁30g，甘草6g。③拔罐、刮痧。对上述腧穴尤其是大椎、脾俞、丰隆进行重点闪罐、拔罐及刮痧。

【验案】

马某，女，33岁，2019年7月初诊。

主诉：间断发热1年。

现病史：患者自诉1年来出现间歇性低热，午后较明显，心内烦躁，偶有胸闷，嗜睡，疲乏，大便稀薄、黏滞不爽，舌苔白腻或黄腻，脉濡数。

诊断：发热。

辨证：痰湿郁热。

治法：燥湿化痰，清热和中。

排毒方法：①刺络放血。取肺俞、脾俞、中府、大椎、尺泽、曲池、委中、丰隆、阴陵泉。隔日1次。②中药。温胆汤合四妙散加减：竹茹10g，枳实10g，陈皮10g，橘红10g，茯苓10g，半夏10g，黄柏10g，苍术10g，牛膝10g，薏苡仁30g，甘草6g，栀子10g，淡豆豉10g，厚朴10g，远志10g，石菖蒲10g。③拔罐。对上述腧穴尤其是大椎、脾俞、丰隆进行重点闪罐、拔罐。每6天为1个疗程。

患者治疗1个疗程后发热症状有改善，连续治疗3个疗程后发热症状不明显。

【调护】

①部分长期发热的患者，在体力许可的条件下，可做适当的户外活动。

②保持乐观情绪，饮食宜清淡、富于营养而易于消化之品。

③注意保暖、避风，防止感受外邪。

（冯喜莲）

（二）感冒

【概述】

感冒是感受触冒风邪，邪犯卫表而导致的常见外感疾病，临床表现以鼻塞、流涕、打喷嚏、咳嗽、头痛、恶寒、发热、全身不适、脉浮为特点。感冒是由于六淫、时行病毒侵袭人体而发病。外邪侵袭人体是否发病，关键在于卫气之强弱，同时与感邪的轻重有关。外邪侵犯肺卫的途径有两条，一是从口鼻而入，二是从皮毛内侵。由于四时六气的不同，临床常见风寒、风热、暑湿感冒。

【辨证论治】

1. 暑湿感冒证

证候：身热，微恶风，汗少，肢体酸重或者疼痛，头昏重胀痛，咳嗽痰黏，鼻流浊涕，心烦，口中黏腻，渴不多饮，胸闷脘痞，泛恶，腹胀，大便或溏，小便短赤，舌苔薄黄而腻，脉濡数。

治法：清暑祛湿解表。

排毒方法：①刺络放血。取耳尖、耳垂、大椎、中冲、脾俞、中脘、曲池、阴陵泉、外关、合谷、太冲。②中药。感冒方加减（经验方）：荆芥10g，防风10g，羌活10g，白芷10g，紫苏叶6g，细辛10g，桔梗10g，板蓝根20g，黄芩10g，香薷10g。③灸法、拔罐、刮痧。选择背俞上穴区、额前穴位等进行药物铺灸；背部膀胱经可闪罐、留罐，尤其对肺俞进行重点拔罐；可对背部膀胱经腧穴尤其是肺俞，以及大椎进行重点刮痧。

2. 风寒感冒证

证候：恶寒重，发热轻，无汗，头痛，肢节酸痛，鼻塞身重，或鼻痒，打喷嚏，时流清涕，咽痒，咳嗽，咳痰稀薄色白，口不渴或喜热饮，舌苔薄白而润，脉浮或浮紧。

治法：祛风，散寒，解表。

排毒方法：①刺络放血。取风池、肺俞、曲池、外关、合谷。②中药。感冒方加减（经验方）：荆芥10g，防风10g，羌活10g，白芷10g，紫苏叶6g，细辛10g，桔梗 10g，板蓝根 20g，黄芩 10g，炙麻黄 10g。③灸法、拔罐：选择背俞上穴区、额前穴位等进行药物铺灸；可在背部膀胱经可闪罐、留罐，尤其对肺俞进行重点拔罐。

3. 风热感冒证

证候：身热较著，微恶风，汗出不畅，头胀痛，面赤，咳嗽，痰黏或黄，咽燥，或咽喉乳蛾红肿，鼻塞，流黄浊涕，口干欲饮，舌苔薄白微黄，舌边尖红，脉浮数。

治法：疏风，散热，解表。

排毒方法：①刺络放血。取耳尖、耳垂、中冲、风池、曲池、外关、合谷。②中药。感冒方加减（经验方）：荆芥 10g，防风 10g，羌活 10g，白芷 10g，紫苏叶 6g，细辛 10g，桔梗 10g，板蓝根 20g，黄芩 10g，金银花 20g，连翘 10g。③灸法、拔罐、刮痧。以背俞上穴区、额前穴位等为主进行药物铺灸；背部膀胱经可闪罐、留罐，尤其对肺俞、大椎进行重点拔罐；对背部膀胱经腧穴尤其肺俞，以及大椎进行重点刮痧。

【验案】

赵某，女，32 岁，2021 年 3 月初诊。

主诉：头痛 1 天。

现病史：患者 1 天前不慎着凉，出现头痛，恶寒，鼻塞身重，时有咳嗽，无明显咳痰，无发热，舌苔薄白而润，脉浮或浮紧。

诊断：感冒。

辨证：风寒袭表。

治法：祛风，散寒，解表。

排瘀方法：①刺络放血。取风池、肺俞、曲池、外关、合谷。隔日 1 次放血。②中药。感冒方加减：荆芥 10g，防风 10g，羌活 10g，白芷 10g，紫苏叶 6g，细辛 10g，桔梗 10g，炙麻黄 10g。水煎服，日 1 剂，分 2 次口服。

治疗 1 天后症状改善，治疗 3 天后症状消退，患者痊愈。

【调护】

①本病在流行季节须积极防治。

②生活上慎起居，适寒温，在冬春季节尤当注意防寒保暖，盛夏不可贪凉露宿。

③适当参加体育锻炼，增强体质，提高抗病能力。

④治疗期间注意护理，发热者适当休息，饮食宜清淡。

（冯喜莲）

（三）急性支气管炎

【概述】

急性支气管炎是一种常见的自限性下呼吸道疾病，通常有病毒或细菌感染参与其病程，主要临床特征为持久和严重的咳嗽，部分患者可出现喘鸣。其可发生于肺部正常的人群，因而能够与慢性阻塞性肺疾病的急性加重期相鉴别。部分患者可出现发热症状，影响工作和生活，可以通过抗炎、抗病毒等治疗改善症状，一般经过治疗后可以痊愈，预后良好。

本病属于中医学"咳嗽"范畴。咳嗽是指肺失宣降，肺气上逆作咳，咳吐痰液。咳嗽的病因有外感和内伤，外感主要为六淫外邪侵袭肺系，内伤咳嗽为脏腑功能失调，内邪干于肺。外感和内伤因素都可引起肺失宣降，肺气上逆作咳。而急性支气管炎主要为外感咳嗽。外感咳嗽以风寒、风热、风燥为主，治以祛邪利肺。

【辨证论治】

1. 风寒咳嗽证

证候：咳嗽声重，咳痰稀薄色白，恶寒，或有发热，无汗，舌苔薄白，脉浮紧。

治法：疏风散寒，宣肺止咳。

排毒方法：①刺络放血。取风门、肺俞、解毒穴、天突、中府、膻中、尺泽、列缺、合谷、丰隆。②中药。三拗汤合止嗽散加减：麻黄10g，半夏10g，陈皮10g，桔梗10g，杏仁10g，紫菀10g，百部10g，白前10g，甘草6g。③拔罐、刮痧、灸法。拔罐以背部膀胱经为主，尤其对肺俞、肝俞、脾俞，以及大椎进行重点闪、拔罐，同时还可对任脉膻中进行拔罐；以大椎—肺俞、天突、膻中为重点进行刮痧；以胸脊穴区、背俞上穴区为主进行药物铺灸。

2. 风热咳嗽证

证候：咳嗽气粗，咳痰黏白或黄，咽痛或咳声嘶哑，或有发热，微恶风寒，口微渴，舌尖红，苔薄白或黄，脉浮数。

治法：疏风清热，宣肺止咳。

排毒方法：①刺络放血。风门、肺俞、解毒穴、中府、大椎、曲池、尺泽、丰隆、商阳、合谷。②中药。桑菊饮：杏仁10g，连翘10g，薄荷10g，桑叶10g，菊花10g，苦桔梗10g，甘草10g，苇根10g。③拔罐、刮痧、灸法。拔罐以背部膀胱经为主，尤其对肺俞，以及大椎、曲池等为重点进行闪、拔罐，同时还可对任脉膻中进行拔罐；以大椎—肺俞、天突、膻中进行重点刮痧；以胸脊穴区、背俞上穴区为主进行药物铺灸。

3. 风燥咳嗽证

证候：咳嗽痰少，或痰黏稠难咳，或干咳无痰，连声作呛，咳声嘶哑，鼻燥咽干，心烦口渴，皮肤干燥，或伴发热、微恶风寒、鼻塞、咽红等表证，舌偏红，苔少乏津，脉略数。

治法：疏风清肺，润燥止咳。

排毒方法：①刺络放血。取耳尖、耳垂、风池、风门、肺俞、解毒穴、中府、天突、尺泽、列缺。②中药。桑杏汤加减：桑叶 10g，杏仁 10g，沙参 10g，浙贝母 10g，栀子皮 10g，淡豆豉 10g。③拔罐、刮痧、灸法。拔罐选穴以背部膀胱经为主，可对大椎、风池、肺俞、曲池等进行重点闪、拔罐，同时还可对任脉膻中进行拔罐；以大椎—肺俞、天突、膻中为重点进行刮痧；以胸脊穴区、背俞上穴区为主进行药物铺灸。

4. 痰热壅肺证

证候：咳嗽气粗，痰多稠黄，烦热口干，舌红，苔黄腻，脉滑数。

治法：清热化痰，宣肺止咳。

排毒方法：①刺络放血。取耳尖、耳垂、少商、商阳、大椎、肺俞、曲池、尺泽、天突、丰隆。②中药。清金化痰汤：茯苓 15g，黄芩 15g，桑白皮 15g，钩藤 15g，郁金 15g，贝母 15g，知母 15g，瓜蒌仁 10g，桔梗 6g，橘红各 6g，羚羊角 0.6g（研末冲服）。③拔罐、刮痧。拔罐选穴以背部膀胱经为主，可对大椎、肺俞、曲池、丰隆、肝俞等进行重点闪、拔罐，同时还可对任脉膻中进行拔罐；对大椎—肺俞、天突、膻中进行重点刮痧。

5. 肝火犯肺证

证候：咳呛气逆阵作，咳时胸胁引痛，甚则咯血，舌红，苔薄黄少津，脉弦数。

治法：清肝泻肺，顺气降火。

排毒方法：①刺络放血。取耳尖、耳垂、少商、商阳、大椎、肺俞、肝俞、胆俞、阳陵泉。②中药。加减泻白散合黛蛤散：桑白皮 10g，地骨皮 10g，粳米 10g，甘草 6g，知母 10g，黄芩 10g，桔梗 10g，青皮 10g，陈皮 10g，海蛤壳 1 个。③拔罐、刮痧。拔罐选穴以背部膀胱经为主，可对大椎、肺俞、肝俞、膈俞等进行重点闪、拔罐，同时还可对任脉膻中进行拔罐；对大椎—肺俞、天突、膻中进行重点刮痧。

6. 痰湿蕴肺证

证候：咳声重浊，痰多色白，晨起为甚，胸闷脘痞，纳少，舌苔白腻，脉滑。

治法：燥湿化痰，理气止咳。

排毒方法：①刺络放血。取风池、肺俞、尺泽、天突、丰隆。②中药。二陈平胃散合三子养亲汤：半夏 10g，茯苓 10g，陈皮 10g，甘草 10g，苍术 10g，厚朴 10g，炒紫苏子 10g，炒白芥子 10g，炒莱菔子 10g。③拔罐、刮痧、灸法。拔罐选穴以背部膀胱经为主，可对大椎、肺俞、曲池等进行重点闪、拔罐，同时还可对任脉膻中进行拔罐；对大椎—肺俞、天突、膻中进行重点刮痧；以胸脊穴区、背俞上穴区为主进行药物铺灸。

【验案】

何某，女，21 岁，2021 年 3 月初诊。

主诉：咳嗽、咳痰 1 周。

现病史：患者 1 周前着凉后出现咳嗽、咳痰，未治疗，后症状逐渐加重，咳嗽频繁，痰多稠黄，口干，舌红，苔黄腻，脉滑数。

诊断：咳嗽。

辨证：痰热壅肺。

治法：清热化痰，宣肺止咳。

排毒方法：①刺络放血。先选择耳尖、耳垂、少商、商阳、大椎以泄热，待症状改善时选择肺俞、曲池、尺泽、天突、丰隆以调理肺气。隔日 1 次。②中药。清金化痰汤：茯苓 15g，黄芩 15g，桑白皮 15g，钩藤 15g，郁金 15g，贝母 15g，知母 15g，瓜蒌仁 10g，桔梗 6g，橘红各 6g。水煎服，日 1 剂，分 2 次口服。③拔罐。拔罐选穴以背部膀胱经为主，可对大椎、肺俞、曲池、丰隆、肝俞等进行重点闪、拔罐。每日 1 次。

综合治疗 3 天后症状改善，治疗 1 周后，患者痊愈。

【调护】

①本病在流行季节须积极防治。

②生活上慎起居，适寒温，在冬春季节尤当注意防寒保暖，盛夏不可贪凉露宿。

③适当参加体育锻炼，增强体质，提高抗病能力。

④治疗期间注意护理，发热者适当休息，饮食宜清淡。

（冯喜莲）

（四）病毒性心肌炎

【概述】

病毒性心肌炎是由于病毒（尤其是柯萨奇病毒 B 组）侵犯心脏，引起心脏局限性或弥漫性的急性或慢性心肌炎性病变，病变可能累及心包或心内膜，临床主要表现为胸闷、心悸、呼吸困难等。该病可发生于任何年龄段，但以儿童和青壮年居多。

本病可归属于中医学"心悸"范畴。心悸是指患者自觉心中悸动、惊惕不安，甚至不能自主的一种疾病，临床一般多呈发作性，每因情志波动或者过度劳累而发作，且常伴胸闷、气短、健忘等。病情轻者为惊悸，重者为怔忡，可呈持续性。本病多因体质虚弱、饮食劳倦、七情所伤、感受外邪及药食不当等，致气血阴阳亏损，心神失养，心主不安，或者痰、饮、火、瘀阻滞心脉，扰乱心神。

【辨证论治】

1. 水饮凌心证

证候：心悸怔忡不已，胸闷气喘，咳吐大量泡沫痰涎，面浮足肿，不能平卧，目眩，尿少，苔白腻或白滑，脉弦滑数疾。

治法：振奋心阳，化气行水，宁心安神。

排毒方法：①刺络放血。取心俞、厥阴俞、膈俞、脾俞、至阳、丰隆、阴陵泉、中冲。②中药。苓桂术甘汤加减：茯苓 10g，泽泻 10g，车前子 10g，桂枝 10g，党参 10g，黄芪 30g，炒白术 30g，远志 10g，茯神 10g，炒酸枣仁 30g，炙甘草 6g。③拔罐、刮痧、灸法。对背部膀胱经心俞、厥阴俞，以及至阳、曲泽进行重点闪罐、留罐；选择心俞、厥阴俞、至阳、曲泽进行重点刮痧；灸法可选择药物铺灸疗法，对背俞上穴区、背俞中穴区、膻中穴区进行重点铺灸疗法。

2. 瘀阻心脉证

证候：心悸怔忡，胸闷心痛阵发，或面唇紫暗，舌紫或有瘀斑，脉细涩或结代。

治法：活血化瘀，理气通络。

排毒方法：①刺络放血。取心俞、厥阴俞、膈俞、膻中、内关、神门、至阳、血海、太冲。②中药。血府逐瘀汤加减：黄芪 30g，生地黄 10g，当归 10g，桃仁 10g，红花 10g，柴胡 10g，川芎 10g，桔梗 10g，牛膝 10g，甘草 6g。③拔罐、刮痧、灸法。对背部膀胱经心俞、厥阴俞、肝俞、膈俞，以及至阳、曲泽进行重点闪罐、留罐；选择上述腧穴进行重点刮痧；灸法可选择药物铺灸疗法，对背俞上穴区、背俞中穴区、膻中穴区进行重点铺灸疗法。

3. 痰火扰心证

证候：心悸时发时止，受惊易作，胸闷烦躁，失眠多梦，口干苦，大便秘结，小便短赤，舌红，苔黄腻，脉弦滑。

治法：清热化痰，宁心安神。

排毒方法：①刺络放血。心俞、膈俞、厥阴俞、脾俞、大椎、曲池、至阳、丰隆、中冲。②中药。黄连温胆汤加减：半夏 10g，陈皮 10g，茯苓 10g，甘草 6g，枳实 10g，竹茹 10g，黄连 10g，大枣 3 枚。③拔罐、刮痧。对上述刺络腧穴进行重点闪罐、留罐及刮痧。

【验案】

何某，男，66 岁，2021 年 5 月初诊。

主诉：心慌、胸闷、气短 3 年。

现病史：患者 3 年前突发病毒性心肌炎，每因劳累后加重，心慌、胸闷、气短，咳吐泡沫痰涎，间断足肿，不能平卧，苔白腻或白滑，脉弦滑数疾。

诊断：心悸。

辨证：水饮凌心。

治法：振奋心阳、化气行水、宁心安神。

排毒方法：①刺络放血。取心俞、厥阴俞、膈俞、脾俞、至阳、丰隆、阴陵泉、中冲，隔日 1 次。②中药。苓桂术甘汤加减：茯苓 10g，泽泻 10g，车前子 10g，桂枝 10g，党参 10g，黄芪 30g，炒白术 30g，远志 10g，茯神 10g，炒枣仁 30g，炙甘草 6g。水煎服，每日 1 剂，分 2 次口服。③艾灸。选择背俞上穴区、背俞中穴区、膻中穴区进行药物铺灸疗法。

治疗 3 天后症状改善，每 6 天为 1 个疗程，连续治疗 2 个疗程，症状明显改善，嘱其注意天气气候变化、劳逸适度。

【调护】

①注意生活起居，寒温适宜；戒烟、戒酒；饮食不宜刺激。

②注意防治基础疾病。

③病情稳定才可恢复正常的运动、工作，注意休息。

④规律服用相关药物。

（冯喜莲）

（五）黄疸

【概述】

黄疸是指由于胆红素代谢障碍引起血清内胆红素浓度升高，导致巩膜、皮肤、黏膜及其他组织出现黄染的现象。黄疸的主要症状为皮肤、黏膜、巩膜黄染。血清总胆红素正常值为 1.7~17.1μmol/L（0.1~1mg/dL）。胆红素在 17.1~34.2μmol/L（1~2mg/dL），临床不易察觉，称为隐性黄疸；当血胆红素 >34.2μmol/L（2mg/dL）时，出现肉眼可见的黄疸。导致黄疸的原因较多，比如病毒性肝炎、肝硬化、肝癌、急性化脓性胆管炎等肝胆疾病。另外，溶血性贫血也会出现黄疸的症状。黄疸按病因学可分为溶血性黄疸、肝细胞性黄疸、胆汁淤积性黄疸及先天性非溶血性黄疸。

黄疸的病因有外感和内伤两个方面，外感多属于湿热疫毒所致，内伤常与饮食、劳倦、病后有关。黄疸的病机关键是湿，由于湿邪困脾，壅遏肝胆，疏泄失常，胆汁泛溢而发生黄疸。其病理因素主要有湿邪、热邪、寒邪、疫毒、气滞、瘀血。临证依据黄疸的色泽，并结合症状、病史鉴别阴黄与阳黄，阴黄以脾虚寒湿为主，阳黄以湿热疫毒为主。

【辨证论治】

1. 肝胆湿热证

证候：身目俱黄，黄色鲜明，发热口渴，心中懊侬，口干而苦，恶心欲吐，腹满胁痛，大便秘结或呈灰白色，小便短黄，舌红，苔黄腻，脉弦数。

治法：疏肝泄热，利胆退黄。

排毒方法：①刺络放血。取肝俞、胆俞、大椎、曲池、曲泉、委中、阳陵泉、阴陵泉、太冲。②中药。茵陈蒿汤合龙胆泻肝汤加减：茵陈 10g，栀子 10g，大黄 10g，龙胆草 10g，栀子 10g，黄芩 10g，柴胡 10g，泽泻 10g，木通 10g，车前子 10g，当归 10g，生地黄 10g，甘草 6g。③拔罐、刮痧。对上述刺络放血的腧穴，尤其是肝俞、胆俞，进行重点拔罐及刮痧治疗。

2. 热毒炽盛证

证候：发病急骤，黄疸迅速加深，色黄如金，伴有高热烦渴，神昏谵语，或见衄血、便血、肌肤瘀斑，舌红绛，苔黄而燥，脉弦滑数。

治法：清热解毒，凉血开窍。

排毒方法：①刺络放血。取耳尖、耳垂、大椎、肝俞、胆俞、阳陵泉、曲泉、委中、中冲、太冲、十宣。②中药。千金犀角散加减：犀角（水牛角替代）10g，黄连 10g，栀子 10g，大黄 10g，板蓝根 10g，生地黄 10g，牡丹皮 10g，茵陈 10g，土茯苓 10g，石菖蒲 10g。③拔罐、刮痧。对上述刺络放血的腧穴，尤其是肝俞、胆俞、大椎，进行重点拔罐及刮痧治疗。

3. 湿困脾胃证

证候：身目俱黄，黄色晦滞，头重身困，胸脘痞满，恶心纳少，腹胀，大便溏薄，苔腻微黄，脉弦滑或濡缓。

治法：温中化湿，健脾和胃。

排毒方法：①刺络放血。取肝俞、胆俞、三焦俞、脾俞、阳陵泉、阴陵泉、三阴交、水道、太冲。②中药。六君子汤加茵陈、柴胡：陈皮 10g，半夏 10g，炒白术 30g，茯苓 10g，党参 10g，黄芪 30g，茵陈 10g，柴胡 10g，车前子 10g，炙甘草 6g。

③拔罐、刮痧。对上述刺络放血的腧穴，尤其是肝俞、胆俞、三焦俞、脾俞、三阴交，进行重点拔罐及刮痧治疗。

4. 湿热留恋证

证候：脘痞腹胀，胁肋隐痛，饮食减少，口中干苦，小便黄赤，苔腻，脉濡数。

治法：清热利湿。

排毒方法：①刺络放血。取肝俞、胆俞、阳陵泉、曲泉、大椎、曲池。②中药。茵陈五苓散加减：茵陈 10g，茯苓 10g，白术 10g，泽泻 10g，猪苓 10g，黄芩 10g，连翘 10g，金钱草 30g，车前子 10g，苍术 10g，半夏 10g，厚朴 10g。③拔罐、刮痧。对上述刺络放血的腧穴，尤其是肝俞、胆俞、大椎、曲池，进行重点拔罐治疗及刮痧治疗。

5. 气滞血瘀证

证候：胁下结块，隐痛、刺痛不适，胸胁胀闷，面颈部可见有赤丝红纹，舌有紫斑或紫点，脉涩。

治法：疏肝理气，活血化瘀。

排毒方法：①刺络放血。取肝俞、胆俞、膈俞、期门、阳陵泉、胆囊穴、血海、太冲。②中药。逍遥散合鳖甲煎丸：柴胡 10g，白术 10g，白芍 10g，当归 10g，茯苓 10g，生甘草 6g，薄荷 6g，生姜 10g，鳖甲 10g，黄芩 10g，大黄 10g，赤芍 10g，桂枝 10g，厚朴 10g，半夏 10g，露蜂房 10g。③拔罐、刮痧。对上述刺络放血的腧穴，尤其是肝俞、胆俞、膈俞进行重点拔罐治疗及刮痧治疗。

【验案】

何某，男，41 岁，2017 年 10 月初诊。

主诉：目黄、疲乏 4 年。

现病史：患者 4 年前诊断为肝炎，逐渐出现双目微黄，疲乏，间断稍腹胀，大便溏薄，苔腻微黄，脉弦滑。

诊断：黄疸。

辨证：湿困脾胃。

治法：温中化湿，健脾和胃。

排毒方法：①刺络放血。取肝俞、胆俞、三焦俞、脾俞、阳陵泉、阴陵泉、三阴交、水道、太冲，隔日 1 次。②中药。六君子汤加茵陈、柴胡：陈皮 10g，半夏 10g，白术 10g，茯苓 10g，党参 10g，甘草 6g，茵陈 10g，柴胡 10g。

该患者治疗 1 周后疲乏、腹胀症状改善，后因工作原因逐渐以中药汤剂为主，经长期治疗症状未加重。

【调护】

①讲究卫生，避免不洁食物，注意饮食节制，勿过食辛热肥甘食物，戒酒。注意起居有常，不妄作劳，顺应四时的变化，以免体质虚弱。

②保持心情愉悦，多吃富于营养而易消化的饮食，禁食辛辣刺激、油腻、酒热之品。

（冯喜莲）

（六）慢性肝炎

【概述】

肝炎是指由多种致病因素，如病毒、细菌、寄生虫、化学毒物、药物、酒精、自身免疫因素等使肝脏细胞受到破坏，肝脏功能受到损害，引起身体一系列不适症状，以及肝功能指标的异常，是临床上一种常见的疾病。肝炎的病因各有不同，不同类型的肝炎虽然有类似的临床表现，但是在病原学、血清学、损伤机制、临床经过及预后、肝外损害、诊断及治疗等方面往往有明显的不同。不同类型的肝炎传播途径亦不同。本病好发于各类人群。大部分肝炎患者在肝脏严重受损之前不会表现出任何症状，随着疾病的进展逐渐出现以下临床表现，如乏力、恶心、食欲减退、厌油、腹胀、尿黄、肝区压痛、肝掌、蜘蛛痣等。本病可引起肝硬化、肝癌等并发症。

本病可归属于中医学中"胁痛"范畴。胁痛是以一侧或者两侧胁肋部疼痛为主要表现的病证。胁痛的病因主要有情志不遂、饮食不节、跌仆损伤、久病体虚等。这些因素导致肝气郁结，肝失条达；瘀血停着，痹阻胁络；湿热蕴结，肝失疏泄；肝阴不足，络脉失养等诸多病理变化，最终导致胁痛发生。其基本病机为肝络失和，病理变化为"不通则痛""不荣则痛"，以疏肝和络止痛为基本治则。

【辨证论治】

1. 肝郁气滞证

证候：胁肋胀痛，走窜不定，甚至引及胸背肩痛，疼痛每因情志变化而增减，胸闷腹胀，嗳气频作，得嗳气而胀痛稍舒，纳少，口苦，舌苔薄白，脉弦。

治法：疏肝理气。

排毒方法：①刺络放血。取肝俞、胆俞、阳陵泉、曲泉。②中药。柴胡疏肝散加减：柴胡10g，陈皮10g，枳壳10g，芍药10g，炙甘草6g，香附10g，川芎10g，板蓝根10g，黄芩10g，佛手10g。③拔罐、刮痧、灸法。对上述刺络放血的腧穴，尤其是肝俞、胆俞、阳陵泉，进行重点拔罐及刮痧；灸法可选择艾条灸对上述腧穴进行灸治，也可选择期门穴区、章门穴区、背俞中穴区等进行药物铺灸疗法。

2. 肝胆湿热证

证候：胁肋胀痛或者灼热疼痛，口苦口黏，胸闷纳呆，恶心呕吐，小便黄赤，大便不爽，或兼有恶寒，身目发黄，舌红苔黄腻，脉弦滑数。

治法：清利湿热。

排毒方法：①刺络放血。取肝俞、胆俞、阳陵泉、曲泉、大椎、曲池。②中药。龙胆泻肝汤加减：龙胆10g，栀子10g，黄芩10g，柴胡10g，泽泻10g，木通10g，车前子10g，当归10g，生地黄10g，甘草6g。③拔罐、刮痧、灸法。对上述刺络放血的腧穴，尤其是肝俞、胆俞、大椎、曲池、阳陵泉，进行重点拔罐及刮痧疗法；灸法可选择艾条灸对上述腧穴进行灸治，也可选择期门穴区、章门穴区、背俞中穴区等进行药物铺灸疗法。

3. 瘀血阻络证

证候：胁肋刺痛，痛有定处，痛处拒按，入夜痛甚，胁肋下或见有癥块，舌紫暗，脉象沉涩。

治法：祛瘀通络。

排毒方法：①刺络放血。取肝俞、胆俞、阳陵泉、曲泉、大椎、血海。②中药。血府逐瘀汤加减：当归10g，生地黄10g，桃仁10g，红花10g，枳壳10g，赤芍10g，柴胡10g，川芎10g，桔梗10g，牛膝10g，甘草6g。③拔罐、刮痧、灸法。对上述刺络放血的腧穴尤其是肝俞、胆俞、大椎、血海、阳陵泉腧穴进行重点拔罐以及刮痧疗法；灸法可选择艾条灸对上述腧穴进行灸治，也可选择期门穴区、章门穴区、背俞中穴区等进行药物铺灸疗法。

【验案】

李某，男，46岁，2019年5月初诊。

主诉：胁肋胀痛5年。

现病史：患者既往有慢性肝炎，多于劳累、生气后症状明显，纳少，口苦，舌苔薄白，脉弦。

诊断：胁痛。

辨证：肝郁气结。

治法：疏肝理气。

排毒方法：①中药。柴胡疏肝散加减：柴胡10g，陈皮10g，枳壳10g，芍药10g，炙甘草6g，香附10g，川芎10g。②刺络放血。取肝俞、胆俞、阳陵泉、曲泉。

该患者长期以口服中药汤剂为主要治疗方法，其间定期进行刺络放血，经长期治疗，患者症状未加重，检查相关指标有改善。

【调护】

①讲究卫生，避免不洁食物，注意饮食节制，勿过食辛热肥甘食物，戒酒。注意起居有常，不妄作劳，顺应四时的变化，以免体质虚弱。

②可参加适当体育活动，如散步、太极拳等。

③保持心情愉悦，多吃富含营养而易消化的饮食，禁食辛辣刺激、油腻、酒热之品。

（冯喜莲）

（七）急性肾小球肾炎

【概述】

急性肾小球肾炎是一种急性起病，以血尿、蛋白尿、高血压、水肿为主要表现，或伴有一过性肾小球滤过率降低的肾小球疾病。病初伴有血清补体 C 下降，病理表现为毛细血管内增生性肾小球肾炎。本病多见于 A 族 β – 溶血性链球菌感染后，也可见于其他细菌、病毒和原虫感染。该病多能自发痊愈，但重症患者可出现心力衰竭、急性肾衰竭等并发症。任何年龄均可发病，但以儿童及青少年多见。

本病在中医学属于"水肿"范畴。水肿是体内水液潴留，泛溢肌肤，表现为以头面、眼睑、四肢、腹背，甚至全身浮肿为特征的一类疾病。水肿一证，其病因有风邪袭表、疮毒内犯、外感水湿、饮食不节、禀赋不足及久病劳倦。形成本病的机制为肺失通调，脾失传输，肾失开阖，三焦气化不利。由于致病因素及体质的差异，水肿的病理性质分为阴水和阳水，并且可以相互转换或夹杂。阳水属实，多由于外感风邪、疮毒、水湿而成，病位在肺、脾；阴水属虚或虚实夹杂，多由于饮食劳倦、禀赋不足、久病体虚而成，病位在脾、肾。

【辨证论治】

1. 湿毒浸淫证

证候：眼睑浮肿，延及全身，皮肤光亮，尿少色赤，身发疮痍，甚至溃烂，恶风发热，舌红，苔薄黄，脉浮数或滑数。

治法：宣肺解毒，利湿消肿。

排毒方法：①刺络放血。取肺俞、肾俞、膀胱俞、大椎、风门、水道、阴陵泉、三阴交、合谷、太冲。②中药。麻黄连翘赤小豆汤合五味消毒饮：麻黄 10g，杏仁 10g，桑白皮 20g，赤小豆 15g，金银花 20g，野菊花 20g，蒲公英 20g，紫花地丁 20g，紫背天葵 15g。③拔罐、灸法。对刺络放血的上述腧穴，尤其是肺俞、肾俞，进行重点闪罐、留罐；对上述腧穴可选择艾条灸，也可以背俞中穴区、背俞下穴区、骶脊穴区、腰脊穴区、关元穴区为主进行药物铺灸疗法。

2. 水湿浸渍证

证候：多由下肢先肿，逐渐肢体浮肿，下肢为甚，按之没指，不易恢复，伴有胸闷腹胀、身重困倦，纳少泛恶，尿短少，舌苔白腻，脉濡缓。

治法：运脾化湿，通阳利水。

排毒方法：①刺络放血。取脾俞、肾俞、膀胱俞、三焦俞、水分、水道、委中、阴陵泉、三阴交、太溪。②中药。五皮饮合胃苓汤加减：桑白皮10g，陈皮10g，大腹皮10g，茯苓皮10g，生姜皮10g，苍术10g，厚朴10g，草果10g，桂枝10g，白术10g，猪苓10g，泽泻10g。③拔罐、灸法。对刺络放血的上述腧穴，尤其是肺俞、三焦俞、肾俞、委中，进行重点闪罐、留罐；对上述腧穴可选择艾条灸，也可以背俞中穴区、背俞下穴区、骶脊穴区、腰脊穴区、关元穴区为主进行药物铺灸疗法。

3. 湿热壅盛证

证候：浮肿较剧，肌肤绷急，腹大胀满，胸闷烦热，气粗口干，大便干结，小便短黄，舌红，苔黄腻，脉细滑数。

治法：分利湿热。

排毒方法：①刺络放血。取脾俞、肾俞、膀胱俞、三焦俞、大肠俞、大椎、曲池、委中、阴陵泉、太冲。②中药。疏凿饮子：羌活12g，秦艽12g，防风12g，大腹皮12g，茯苓皮12g，生姜皮12g，猪苓12g，茯苓12g，泽泻12g，木通9g，椒目9g，赤小豆12g，黄柏12g，槟榔12g，生大黄3g。③拔罐、灸法。对刺络放血的上述腧穴，尤其是大椎、三焦俞、肾俞，进行重点闪罐、留罐；对上述腧穴可选择艾条灸，也可以背俞中穴区、背俞下穴区、骶脊穴区、腰脊穴区、关元穴区为主进行药物铺灸疗法。

4. 瘀水互结证

证候：水肿延及不退，肿势轻重不一，四肢或全身浮肿，以下肢为主，皮肤瘀斑，腰部刺痛，或伴血尿，舌紫暗，苔白，脉沉细涩。

治法：活血化瘀，化气行水。

排毒方法：①刺络放血。取膈俞、脾俞、三焦俞、膀胱俞、水道、血海、阴陵泉、丰隆、委中。②中药。桃红四物汤合五苓散：当归15g，赤芍15g，川芎15g，丹参20g，益母草20g，红花10g，凌霄花10g，路路通10g，桂枝10g，制附子10g，茯苓15g，泽泻15g，车前子10g。③拔罐、灸法。对刺络放血的上述腧穴，尤其是膈俞、脾俞、三焦俞、委中、血海，进行重点闪罐、留罐；对上述腧穴可选择艾条灸，也可以背俞中穴区、背俞下穴区、骶脊穴区、腰脊穴区、关元穴区为主进行药物铺灸疗法。

【验案】

徐某，女，61岁，2021年7月初诊。

主诉：全身浮肿4天。

现病史：患者既往有肾小球肾炎，4天前感冒后出现全身浮肿，以眼睑浮肿较为明显，尿少色赤，恶风发热，舌红，苔薄黄，脉浮数。

诊断：水肿。

辨证：湿毒浸淫。

治法：宣肺解毒，利湿消肿。

排毒方法：①刺络放血。取肺俞、肾俞、膀胱俞、大椎、风门、水道、阴陵泉、三阴交、合谷、太冲，隔日1次。②中药。麻黄连翘赤小豆汤合五味消毒饮：麻黄10g，杏仁10g，桑白皮20g，防风10g，赤小豆15g，金银花20g，野菊花20g，蒲公英20g，紫花地丁20g，紫背天葵15g。

治疗3天后全身浮肿减轻，1周后水肿消退。

【调护】

①避免风邪外袭，注意保暖。

②感冒流行季节，外出佩戴口罩，避免去公共场所；居室宜通风。

③平时应避免冒雨涉水，避免衣服久潮湿而不换。

④水肿较重者应无盐饮食，水肿轻者可低盐饮食；饮食宜富含蛋白质，清淡易消化。

⑤若服用糖皮质激素，应避免抓搔肌肤以避免皮肤破溃。

（冯喜莲）

三、妇科、男科病证

（一）月经不调

【概述】

月经不调是指以月经周期、经质或经量异常为主症的月经病，一般包括月经先期、月经后期和月经先后无定期等。西医学中的排卵型功能失调性子宫出血、生殖器炎症或肿瘤引起的阴道异常出血等疾病可参照以下内容治疗。

【辨证论治】

1. 经行先期

血热证

证候：月经先期，量多色红，质黏稠，心烦意乱，溲黄，便结，舌红苔黄，脉数。

治法：清热凉血调经。

排毒方法：①刺络放血。取大椎、肝俞、膈俞。②中药。清经散：牡丹皮 10g，地骨皮 10g，白芍 10g，熟地黄 10g，青蒿 10g，黄柏 6g，茯苓 12g。

2. 经行后期

（1）寒凝冲脉证

证候：经期延后，色暗而量少，少腹隐痛或冷痛，得热则减，腰膝冷痛，小便清长，大便溏薄，舌淡苔薄白，脉沉迟。

治法：温经散寒，调养冲脉。

排毒方法：①刺络放血。取脾俞、肾俞、血海、子宫。②中药。温经汤加减：肉桂 12g，当归 10g，川芎 10g，人参 10g，莪术 9g，牡丹皮 12g，牛膝 12g，白芍 12g，柴胡 15g，香附 15g，益母草 30g，甘草 6g。③灸法：以药物铺灸为主，部位以妇科黄金三角灸（关元、中极、曲骨、子宫，诸穴连线呈三角形，故名）、关元穴区、背俞下穴区为主。

（2）肝郁气滞证

证候：经期后延，色暗量少，血行不畅，兼胸胁、少腹及乳房胀满而痛，舌淡苔白，脉弦。

治法：疏肝解郁，和血调经。

排毒方法：①刺络放血。取肝俞、膈俞、胆俞、阳陵泉、期门、三阴交、血海。②中药。乌药汤加味：乌药 15g，香附 15g，柴胡 10g，益母草 30g，木香 6g，当归 10g，甘草 6g。

3. 月经先后无定期

肝郁气滞证

证候：经行先后不定，经量或多或少，色紫有块，经行不畅，胸胁乳房作胀，时欲叹息，苔薄白，脉弦。

治法：疏肝解郁，理气调经。

排毒方法：①刺络放血。取肝俞、膈俞、胆俞、阳陵泉、期门、三阴交、血海。②中药汤剂。逍遥散：柴胡 12g，香附 12g，益母草 30g，芍药 10g，白术 10g，茯苓

10g，当归 10g，甘草 6g，薄荷 6g，煨生姜 6g。

【验案】

张某，女，35 岁，2021 年 6 月初诊。

主诉：月经延后 2 个周期。

现病史：患者自诉月经延后 2 个周期，既往喜食冷饮，月经量少，色暗而有血块，行经时少腹隐痛或冷痛，得热则减，舌淡苔薄白，脉沉迟。

诊断：月经失调，月经延后。

辨证：寒凝冲脉。

治法：温经散寒，调养冲脉。

排毒方法：①刺络放血。取脾俞、肾俞、血海、子宫。隔日 1 次。②中药。温经汤加减：柴胡 15g，香附 15g，益母草 30g，肉桂 12g，当归 10g，川芎 10g，人参 10g，莪术 9g，牡丹皮 12g，牛膝 12g，白芍 12g，甘草 6g。③灸法：选择药物铺灸疗法，部位以妇科黄金三角灸、背俞下穴区为主。连续 6 天为 1 个疗程。

【调护】

①不宜进食生冷、寒凉食物，注意经期腹部保暖。

②调畅情志。

（李永玉）

（二）急性睾丸炎

【概述】

急性睾丸炎常为血源性感染或经淋巴途经感染而成，可以与多种急性传染病伴发。如患流行性腮腺炎时，病毒可随小便排出而引起急性睾丸炎。本病急性发作时，睾丸肿大疼痛，阴囊红肿，高热，无尿路症状。

急性睾丸炎属中医学"子痈"范畴；腮腺炎性睾丸炎，苗医则多称为"卵子瘟"。其病因病机，急性者每与湿热蕴结，火毒炽盛，蕴结成痈脓有关；慢性患者则表现为痰瘀互阻于阴部。

【辨证论治】

1. 湿热下注证

证候：发热恶寒，睾丸肿胀疼痛，质地硬，小便赤涩，大便干，舌红苔黄腻，脉弦滑数。

治法：清利湿热，解毒消痈。

排毒方法：①刺络放血。取大椎、肝俞、肾俞、膈俞、三阴交、筑宾。②中药。

龙胆泻肝汤合仙方活命饮加减：龙胆草10g，栀子10g，黄芩10g，柴胡10g，当归10g，生地黄10g，木通10g，车前子10g，泽泻10g，丹参20g，赤芍10g，皂角刺10g，乳香10g，没药10g，金银花20g，天花粉10g，甘草6g。③拔罐、刮痧。对肝俞、膈俞进行重点拔罐及刮痧。

2. 气滞血瘀证

证候：睾丸逐渐肿大，扪之坚硬，疼痛轻微，舌暗边有瘀斑，苔薄白，脉弦滑。

治法：行气活血，散结。

排毒方法：①刺络放血。取中冲、肝俞、肾俞、膈俞、血海、太冲。②中药。柴胡疏肝散合桃红四物汤加减：柴胡10g，香附10g，川芎10g，枳壳10g，丹参20g，赤芍10g，桃仁10g，红花10g，当归、生地黄各10g，白花蛇舌草10g，甘草6g。③拔罐、刮痧疗法。对肝俞、膈俞进行重点拔罐及刮痧。

3. 瘀血阻滞证

证候：睾丸外伤肿胀疼痛，或红肿灼热，舌青，边有瘀斑，脉涩。

治法：活血化瘀，止痛。

排毒方法：①刺络放血。取耳尖、耳垂、中冲、心俞、膈俞、肾俞、血海、三阴穴。②中药。桃核承气汤加减：桃仁20g，大黄15g，芒硝10g，桂枝10g，白花蛇舌草10g，皂角刺10g，丹参20g，甘草6g。③拔罐、刮痧。对肝俞、膈俞进行重点拔罐及刮痧。

【验案】

张某，男，55岁，2021年9月初诊。

主诉：左侧阴囊红肿热痛2天。

现病史：患者2天前无明显诱因出现左侧阴囊红肿热痛，时有向左腰、腹部牵扯感，疼痛为持续性，伴低热，无尿痛，无腰痛，无腹泻，未口服药物治疗，自觉症状加重，遂来门诊就诊，小便赤涩，大便干，舌红苔黄腻，脉弦滑数。

诊断：急性睾丸炎。

辨证：湿热下注。

治法：清利湿热，解毒消痈。

排毒方法：①刺络放血。取大椎、肝俞、肾俞、膈俞、三阴交、筑宾，隔日1次。②中药。龙胆泻肝汤合仙方活命饮加减：龙胆草10g，栀子10g，黄芩10g，柴胡10g，当归10g，生地黄10g，木通10g，车前子10g，泽泻10g，丹参20g，赤芍10g，皂角刺10g，乳香10g，没药10g，金银花20g，天花粉10g，甘草6g。5剂，每日1剂，早晚分服。

【调护】

①卧床休息，多饮水，忌辛辣刺激、油腻食物。

②禁性生活。

（曹洁）

四、外科、伤科病证

（一）化脓性关节炎

【概述】

化脓性关节炎是指由于化脓性细菌侵入关节导致关节结构被破坏的疾病。化脓性关节炎是一种常见病，主要病因为感染，常见的病原菌是金黄色葡萄球菌，占85%以上，感染途径多数为血源性传播，少数为感染直接蔓延。本病常见于10岁左右的儿童，最常发生在髋关节和膝关节，以关节单发为主。主要临床症状包括关节肿胀、疼痛、活动受限，可导致关节畸形、败血症等并发症。本病目前主要通过药物及手术治疗，预后尚可。

本病属于中医学"关节流注""流注病"。正虚邪侵，余毒流注，瘀血化热是其病因病机。

【辨证论治】

1. 余毒攻窜证

证候：发病前多有疔疮、痈、疖等病史，全身伴有壮热、口渴，甚则神昏谵语，苔黄，脉洪数。

治法：清热解毒，凉血祛瘀。

排毒方法：①刺络放血。取局部血络分支上下、曲池、大椎、身柱、血海、阿是穴。②中药。清热通络排毒汤（何氏经验方）：犀角（水牛角替代）30g，生地黄24g，赤芍12g，牡丹皮9g，知母10g，石膏30g，黄芩10g，黄连10g，黄柏10g，大黄10g，忍冬藤30g，桑枝30g，豨莶草30g，海风藤20g。

2. 瘀血凝滞证

证候：劳伤筋脉诱发者，多发于四肢内侧。跌打损伤诱发者，多发于伤处。局部漫肿疼痛，皮色微红，或呈青紫，溃后脓液中央有瘀血块。发病较缓，初起一般无全身症状或全身症状较轻，化脓时出现高热。

治法：活血散瘀。

排毒方法：①刺络放血。取局部血络分支上下、曲池、大椎、身柱、血海、阿是穴、膈俞、大椎。②中药。化瘀通络排毒汤（何氏经验方）：当归 15g，丹参 20g，乳香 10g，没药 10g，红花 10g，桃仁 10g，川芎 10g，香附 10g，秦艽 10g，羌活 10g，地龙 10g，五灵脂 10g，牛膝 10g，金银花 20g，甘草 6g。

【验案】

王某，男，51 岁，2020 年 6 月初诊。

主诉：右膝关节肿胀疼痛 1 周。

现病史：患者既往曾有膝骨性关节炎，受风寒后明显加重，1 周前不慎摔倒，致使右膝关节疼痛肿胀，皮色呈青紫，有低热，舌暗红，苔青紫，脉弦。

诊断：膝痹。

辨证：血瘀凝滞。

治法：活血散瘀。

排毒方法：①刺络放血。取局部血络分支上下、曲池、大椎、身柱、膈俞、大椎。②中药。化瘀通络排毒汤：当归 15g，丹参 20g，乳香 10g，没药 10g，红花 10g，桃仁 10g，川芎 10g，香附 10g，秦艽 10g，羌活 10g，地龙 10g，五灵脂 10g，牛膝 10g，金银花 20g，甘草 6g。水煎服，每日 1 剂，分 2 次口服。

患者治疗 3 天后膝关节肿胀疼痛有改善，之后在刺络放血腧穴上再加血海、阿是穴，共治疗 10 天治愈。

【调护】

①注意关节保暖，避风寒，不宜爬山、负重。

②控制体重。

③病情稳定期可行适度运动，如散步。

④摄取足够的水果、蔬菜以补充维生素和矿物质。

（冯喜莲）

（二）滑膜炎

【概述】

滑膜炎常表现为病变关节局部反复出现肿胀、疼痛、活动受限，活动后症状加重。本病为滑膜受到刺激后产生的炎症，常伴随大量滑液的分泌，从而导致关节积液。急性滑膜炎好发于青少年，慢性滑膜炎好发于中老年，感受寒冷和气温骤变时尤为明显。

本病属中医学"筋伤""痹证"范畴。中医学认为本病系因外感诸邪，关节受伤，穴位受阻，积液堆积所致，关节积液是其病理因素。该病的基本病机为急性损伤致脉络破损，从而影响气血运行，关节内瘀血凝滞、水湿停聚，致局部肿痛。

【辨证论治】

1. 痰湿结滞证

证候：肿胀持续日久，肌肉硬实，筋粗、筋结，病变关节活动受限，舌淡苔白腻，脉滑。

治法：温阳，利水，化痰。

排毒方法：①刺络放血。取阳池、三阳络、外关、合谷、太冲、脾俞、阴陵泉、丰隆。②中药。利湿通络排毒汤（经验方）：苍术 10g，牛膝 10g，薏苡仁 30g，土茯苓 30g，车前草 10g，萆薢 10g，透骨草 20g，伸筋草 20g，鸡血藤 20g，海风藤 20g，络石藤 20g，路路通 10g，独活 10g，老鹳草 10g，松节 10g，地龙 10g。③灸法。可在上述腧穴进行艾条灸，亦可在丰隆穴区、血海穴区、外穴区、膝内穴区、膝后穴区、膝前穴区进行药物铺灸治疗。

2. 气滞血瘀证

证候：伤后即肿，肿胀较甚，按之如气囊，广泛瘀斑，疼痛，活动时疼痛剧烈，舌红苔薄，脉弦。

治法：活血利湿。

排毒方法：①刺络放血。取肝俞、膈俞、气海、血海、太冲。②中药。利湿通络排毒汤加木香、川芎、当归、乳香、没药、香附、丹参。

3. 风寒湿阻证

证候：进行性反复肿胀，按之如棉絮。游走性疼痛为风重，重坠肿甚为湿重。舌淡苔白腻，脉弦滑。

治法：健脾利湿。

排毒方法：①刺络放血。取风池、风门、风市、三阳络、关元、命门、水道、阴陵泉、阿是穴。②中药。利湿通络排毒汤加防风、制川乌、细辛、麻黄、桂枝。风胜者，痛处游走不定：加荆芥；湿重者，重坠肿甚：加防己。③药物铺灸。可选择膝外穴区、膝内穴区、膝后穴区、膝前穴区进行药物铺灸治疗。

【验案】

王某，女，61 岁，2022 年 1 月初诊。

主诉：双膝关节疼痛肿胀 2 天。

现病史：患者既往双膝关节疼痛，怕风，天气变凉、阴雨天加重，上下楼梯受限。2 天前患者不慎受凉后双膝关节肿胀，肤温稍高，舌淡苔白腻，脉弦滑。

诊断：膝痹。

辨证：风寒湿阻。

治法：健脾利湿。

排毒方法：①刺络放血。取风池、风门、风市、三阳络、关元、命门、水道、阴陵泉、阿是穴。②中药。苍术 10g，牛膝 10g，薏苡仁 30g，土茯苓 30g，车前草 10g，萆薢 10g，透骨草 20g，伸筋草 20g，鸡血藤 20g，海风藤 20g，络石藤 20g，路路通 10g，独活 10g，老鹳草 10g，地龙 10g，防风 10g，制川乌 10g，桂枝 10g。水煎服，每日 1 剂，分 2 次口服。③药物铺灸。可选择膝外穴区、膝内穴区、膝后穴区、膝前穴区进行药物铺灸治疗。

患者先采用刺络放血、中药进行治疗，治疗 2 天后关节肿痛改善，待关节肿痛明显改善时，再加以药物铺灸疗法。共治疗 10 天治愈。

【调护】

①注意关节保暖，避风寒，不宜爬山、负重。

②控制体重。

③病情稳定期可行适度运动，如散步。

④摄入足够的水果、蔬菜以补充维生素和矿物质。

（冯喜莲）

（三）痛风

【概述】

痛风是长期嘌呤代谢和（或）尿酸排泄减少所引起的一组异质性、代谢性疾病，特点是高尿酸血症、反复发作的急性关节炎、痛风石沉积、痛风石慢性关节炎和关节畸形，累及肾脏引起慢性间质性肾炎和肾结石。临床痛风的急性期，主要症状为突发的下肢远端关节红、肿、热、痛及功能障碍，以蹈趾及第一跖趾关节最为常见。

本病属于中医学"热痹""风湿热痹""白虎历节"范畴。痛风的主要病因病机是素体正气羸弱，阳化气乏力，加之复感外邪，内外合邪，使湿、痰、瘀等阴性产物搏结，日渐集聚混杂，亦为致病因素，使气血、筋骨、脉络瘀阻不通，不通则痛，发为痛风，证属本虚标实。

【辨证论治】

1. 风寒湿痹证

证候：肢体关节疼痛，痛势较剧，部位固定，遇寒则痛甚，得热则缓，局部皮肤或有冷感，舌淡，舌苔薄白，脉弦紧。

治法：祛邪通络，通痹止痛。

排毒方法：①刺络放血。取风池、风门、风市、关元、命门、阴陵泉、三阴交、昆仑等，配病变部位的相关腧穴与阿是穴。②中药。败毒散合五藤饮（青风藤、海风藤、络石藤、雷公藤、鸡血藤）。③药物铺灸。铺灸主穴区：腰脊穴区（由腰$_{1~5}$督脉线、悬枢、命门、腰阳关、腰$_{1~5}$夹脊穴组成），并铺灸疼痛部位。铺灸药方：痛风散（防风、追地风、海风藤、补骨脂、透骨草、川芎、川乌、草乌各100g，祖师麻、土鳖虫各50g，麝香1g）。风寒甚者加秦艽、苍术、肉桂各100g。④刮痧。多在膀胱经或病变局部刮痧。⑤艾条灸。灸穴参考刺络放血中的腧穴，常刺络后艾灸。⑥拔罐。常用膀胱经行排罐法，或先刺络后拔罐，在病变部位刺络放血后拔罐，对痛风结石有很好的疗效。

2. 湿热痹阻证

证候：下肢小关节猝然红肿热痛、拒按，触之局部灼热，得凉则舒，伴发热、口渴、心烦不安，小便黄，舌红苔黄腻，脉滑数。

治法：祛邪通络，通痹止痛。

排毒方法：①刺络放血。取大椎、解毒穴、脾俞、膀胱俞、水道、曲池、委中、阴陵泉、合谷、太冲、涌泉等。②中药。蠲痹汤合四妙散：急性期以清热排毒为主，用清热排毒汤（生石膏、知母、黄连、黄柏、苍术、忍冬藤、络石藤、牛膝、萆薢、防己、独活、川芎、延胡索、三七、淡竹叶等）；慢性或缓解期，以扶正排毒为主，用扶正排毒汤（黄芪、白术、当归、苍术、薏苡仁、防风、防己、萆薢、络石藤、川芎、水蛭、独活、制鳖甲、淡竹叶等）。③药物铺灸。同"风寒湿痹证"，湿热重者，铺灸药方加苍术、黄柏、忍冬藤各100g。④刮痧。常在背部位的膀胱经与病变部位刮痧，起整体与局部治疗作用。⑤拔罐。对刺络放血腧穴施术，同时在背部膀胱经行排罐治疗。⑥艾条灸。灸穴可参考刺络放血中的腧穴，常在刺络后再灸。

3. 痰瘀痹阻证

证候：关节红肿刺痛，局部肿胀变形，屈伸不利，肌肤色紫暗，按之稍硬，病灶周围或有块瘰硬结，肌肤干燥，皮色暗黧，舌紫暗或有瘀斑，苔薄黄，脉细涩或沉弦。

治法：祛邪通络，通痹止痛。

排毒方法：①刺络放血。取脾俞、心俞、膈俞、血海、丰隆、三阴交、合谷、太冲等。②中药。二陈汤合桃红四物汤。③药物铺灸。方法同"风寒湿痹证"，痰瘀重者，铺灸药方组成加半夏、肉桂各100g。④艾条灸。灸穴可常取刺络放血中的腧穴，刺络后艾灸效佳。⑤拔罐。参考刺络放血中的腧穴施术，或在病变部位行刺络拔罐。⑥刮痧。先取刺络放血的腧穴，再取膀胱经与脾经。

【验案】

张某，男，56岁，2019年1月初诊。

主诉：反复左脚大趾疼痛3年，加重1周。

现病史：患者生活在广东湛江，靠近大海，长期食用海鲜等高嘌呤食物，3年来反复左脚大踇趾疼痛，未给予重视。近1周喝酒后疼痛加重明显，自觉脚趾发热，伴下肢疼痛，间断性跛行，为求规范治疗，遂就诊于我科门诊。现症见：左侧大踇趾疼痛，伴发热、口渴、心烦不安，小便黄，大便秘结。舌红，苔黄腻，脉滑数。

诊断：痹证。

辨证：湿热痹阻。

治法：祛邪通络，通痹止痛。

排毒方法：①刺络放血。取大椎、解毒穴、脾俞、膀胱俞、水道、曲池、委中、阴陵泉、合谷、太冲、涌泉等。②中药。蠲痹汤合四妙散治之。急性期以清热排毒为主，用清热排毒汤（生石膏、知母、黄连、黄柏、苍术、忍冬藤、络石藤、牛膝、萆薢、防己、独活、川芎、延胡索、三七、淡竹叶等）；慢性或缓解期，以扶正排毒为主，用扶正排毒汤（黄芪、白术、当归、苍术、薏苡仁、防风、防己、萆薢、络石藤、川芎、水蛭、独活、制鳖甲、淡竹叶等）。③药物铺灸。痛风散加苍术、黄柏、忍冬藤各100g，选取胃肠穴、三阴交穴区、局部疼痛区。1周治疗1次。

1个疗程后，患者左脚大踇趾疼痛稍有减轻，局部肿胀消退，无下肢跛行。继续当前治疗方案，2个疗程后患者左脚大踇趾疼痛明显缓解，无局部肿胀。继服5剂中药，患者临床症状消失，无其他不适。随访至今无症状反复发作。

【调护】

①急性发作期，宜卧床休息，抬高患肢，避免热敷。

②注意起居规律，劳逸结合，保持心情舒畅，避免情绪激动，控制嘌呤的摄入，多进食低嘌呤的食物，多饮水，助尿酸排出，禁饮酒。

（李丽）

五、皮肤科病证

（一）带状疱疹

【概述】

带状疱疹是一种皮肤上出现成簇水疱，多呈带状分布，痛如火燎的急性疱疹性皮肤病。临床常见症状：皮肤上出现红斑、水疱或丘疱疹，累累如串珠，排列成带状，沿一侧周围神经分布出现，局部刺痛。本病好发于春秋季，以成年人居多，老年人病情尤重。

中医学又称本病为"蛇串疮"。中医学认为该病由于情志内伤，肝气郁结，久而化火，肝经火毒蕴积，夹风邪上窜头面而发；或夹湿邪下注，发于阴部及下肢；火毒炽盛者多发于躯干。年老体弱者常因血虚肝旺，湿热毒蕴，导致气血凝滞，经络阻塞不通，致疼痛剧烈，病程迁延。总之，本病初期以湿热火毒为主，后期是正虚血瘀兼夹湿邪为患。

【辨证论治】

1. 肝经郁热证

证候：皮损鲜红，灼热刺痛，疱壁紧张；口苦咽干，心烦易怒，大便干燥，小便黄；舌红，苔薄黄或黄厚，脉弦滑数。

治法：清泻肝火，解毒止痛。

排毒方法：①刺络放血。取膈俞、解毒穴、相关经脉合穴（循经）、大椎、耳尖、耳背、十宣、相关经脉井穴（循经）。②中药。龙胆泻肝汤加减：龙胆草10g，栀子10g，黄芩10g，柴胡10g，泽泻10g，木通10g，车前子10g，当归10g，生地黄10g，甘草6g。③拔罐、刮痧。本证有热，一般不适宜艾灸，可取以上腧穴刺络拔罐与刮痧，亦可在肝经与膀胱经循经刮痧。

2. 气滞血瘀证

证候：皮疹减轻或消退后局部疼痛不止，放射到附近部位，痛不可忍，坐卧不安，重者可持续数月或更长时间，舌暗，苔白，脉弦细。

治法：理气活血，通络止痛。

排毒方法：①刺络放血。取膈俞、解毒穴、相关经脉合穴（循经）、大椎、耳尖、耳背、十宣、相关经脉井穴（循经）、血海。②中药。桃红四物汤加减：桃仁10g，红花10g，当归10g，赤芍10g，熟地黄10g，川芎10g，延胡索10g，川楝子10g，络石藤20g，忍冬藤30g。③艾灸、拔罐、刮痧。先取以上腧穴进行刺络拔罐，然后进行艾灸，并对病变部位与背部膀胱经循经刮痧。

【验案】

梁某，女，55岁，2021年2月初诊。

主诉：右侧胸肋疼痛伴水疱7天。

现病史：患者于7日前右侧胸肋带状分布凸起水疱，灼热、刺痛，皮损鲜红，大小如绿豆或黄豆样，累如串珠，聚集一处或数处，沿神经分布，基底发红，瘢群之间皮肤正常，伴口苦咽干、烦躁易怒、便干溲黄，舌红，苔黄厚，脉弦滑数。

诊断：蛇串疮。

辨证：肝经郁热。

治法：清泻肝火，解毒止痛。

排毒方法：①刺络放血。取龙头、龙尾、龙眼、制污、膈俞、血络局部分支上下、曲泉、大椎、耳尖、耳背、十宣、大敦。②中药。清泻肝火，解毒止痛，常用龙胆泻肝汤加减：龙胆 10g，栀子 10g，黄芩 10g，柴胡 10g，泽泻 10g，木通 10g，车前子 10g，当归 10g，生地黄 10g，甘草 6g。水煎服，每日 1 剂，早晚分服。③拔罐、刮痧。本证有热，一般不适宜艾灸，可取以上腧穴刺络拔罐与刮痧，亦可在肝经与膀胱经循经刮痧。

治疗 7 天后，临床症状较前改善；治疗 14 天后，症状消失。

【调护】

①发病期间畅情志，忌发怒。

②忌食肥甘厚味、发物等，饮食宜清淡，多食水果、蔬菜。

③贴身衣物应柔软、宽松舒适。

④保持皮损部位干燥、清洁，切勿搔抓。

（冯倩）

（二）荨麻疹

【概述】

荨麻疹是一种皮肤出现风团，时隐时现的瘙痒性、过敏性皮肤病。其临床特点是皮肤上出现风团，色红或白，形态各一，发无定处，骤起骤退，退后不留痕迹，自觉瘙痒。《诸病源候论·风瘙身体瘾疹候》中曰："邪气客于皮肤，复逢风寒相折，则起风瘙瘾疹。"

中医学称本病为"瘾疹""风疹块"等。中医学认为本病总由禀赋不足，复感外邪所致。先天禀赋不足，表虚不固，风寒、风热外袭，客于肌表，致使营卫失调而发；或饮食不节，过食辛辣肥厚，或有肠道寄生虫，使肠胃积热，复感风邪，内不得疏泄，外不得透达，郁于皮毛理之间而发病。此外，情志内伤，冲任不调，肝肾不足，血虚生风生燥，阻于肌肤也可引起本病。

【辨证论治】

1. 风寒束表证

证候：风团色白，遇寒加重，得暖则减，恶寒，口不渴，舌淡红，苔薄白，脉浮紧。

治法：疏风散寒，解表止痒。

排毒方法：①刺络放血。取大椎、心俞／肺俞／膈俞（轮刺）、解毒穴、上下肢循经合穴、风府、风池、太阳、耳尖、耳背、十宣、风市、合谷。②中药。消风败毒散加减（经验方）：防风 15g，土茯苓 30g，苦参 20g，萆薢 10g，金银花 20g，紫花地丁 10g，大红藤 10g，川芎 10g，地肤子 10g，蝉蜕 10g，木贼 10g，炙鳖甲 10g，炒薏苡仁 30g，苍术 10g，车前草 10g，甘草 6g，荆芥 10g，白芷 10g。③艾灸、拔罐、刮痧。先取以上腧穴进行刺络拔罐，然后进行艾灸，并对病变部位与背部膀胱经循经刮痧。

2. 风热犯表证

证候：风团鲜红，灼热剧痒，遇热加重，得冷则减，伴有发热、恶寒、咽喉肿痛，舌红，苔薄白或薄黄，脉浮数。

治法：疏风清热，解表止痒。

排毒方法：①刺络放血。取大椎、心俞／肺俞／膈俞（轮刺）、解毒穴、上下肢循经合穴、风府、风池、太阳、耳尖、耳背、十宣、风市、曲池。②中药。消风败毒散基础上加黄芩 10g。③拔罐、刮痧。本证有热，一般不适宜艾灸，可取以上腧穴刺络拔罐与刮痧，亦可在肺经与膀胱经循经刮痧。

3. 胃肠湿热证

证候：风团片大色红，瘙痒剧烈，发疹的同时伴脘腹疼痛、恶心呕吐、神疲纳呆，大便秘结或泄泻，舌红，苔黄腻，脉弦滑数。

治法：疏风解表，通腑泄热。

排毒方法：①刺络放血。取大椎、心俞／肺俞／膈俞、解毒穴、上下肢循经合穴、风府、风池、太阳、耳尖、耳背、十宣、阴陵泉。②中药。消风败毒散基础上加黄连 6g，黄柏 6g，大黄 6g。③拔罐、刮痧。本证有热，一般不适宜艾灸，可取以上腧穴刺络拔罐与刮痧，亦可在胃经与膀胱经循经刮痧。

【验案】

李某，女，30 岁，2020 年 7 月初诊。

主诉：皮肤瘙痒 10 天。

现病史：患者 10 天前受凉后出现白色风团，遇寒加重，恶寒，口不渴，舌淡红，苔薄白，脉浮紧。

诊断：瘾疹。

辨证：风寒束表。

治法：疏风散寒，解表止痒。

排毒方法：①刺络放血。取大椎、肺俞、解毒穴、尺泽、风府、风池、太阳、耳尖、耳背、十宣、风市、合谷。②中药。疏风散寒，解表止痒。方用消风败毒散加减：防风15g，土茯苓30g，苦参20g，萆薢10g，金银花20g，紫花地丁10g，大红藤10g，川芎10g，地肤子10g，蝉蜕10g，木贼10g，炙鳖甲10g，炒薏苡仁30g，苍术10g，车前草10g，甘草6g，荆芥10g，白芷10g。水煎服，日1剂，早晚分服。③艾灸、拔罐、刮痧。先取以上腧穴进行刺络拔罐，然后进行艾灸，并对病变部位与背部膀胱经循经刮痧。

治疗7次后，瘙痒症状明显改善，14次后临床症状消失。

【调护】

①忌食辛辣刺激、发物等，饮食宜清淡，多食水果、蔬菜。

②避免接触致敏物品。

③注意保暖，增强体质。

（冯倩）

（三）皮肤瘙痒

【概述】

皮肤瘙痒是一种无明显原发性皮肤损害而以瘙痒为主要症状的皮肤感觉异常的皮肤病。本病好发于老年及青壮年，多见于冬季，少数也有夏季发作者。

中医学称本病为"风瘙痒"。中医学认为本病禀赋不耐，血热内蕴，外感之邪侵袭，则易血热生风，因而致痒；久病体弱，气血亏虚，风邪乘虚外袭，血虚易生风，肌肤失养而致本病；饮食不节，过食辛辣、油腻，或饮酒，损伤脾胃，湿热内生，化热生风，内不得疏泄，外不得透达，郁于皮肤腠理而发本病。

【辨证论治】

1. 风热血热证

证候：皮肤瘙痒剧烈，遇热更甚，皮肤抓破后有血痂，伴心烦、口渴，小便色黄，大便干燥，舌红，苔薄黄，脉浮数。

治法：疏风清热，凉血止痒。

排毒方法：①刺络放血。取大椎、心俞/肺俞/膈俞（轮刺）、解毒穴、循经合穴、血海、太阳、耳尖、耳背、风府、风池、十宣、风池、风市。②中药。祛风止痒汤（经验方）：防风10g，土茯苓30g，苦参20g，萆薢10g，金银花20g，紫花地丁10g，赤芍10g，当归10g，地肤子10g，蝉蜕10g，木贼10g，炙鳖甲10g，炒薏苡仁30g，苍术10g，车前草10g，甘草6g，黄连10g，牡丹皮10g，白茅根30g。③拔罐、刮痧。本证有热，一般不适宜艾灸，可取以上腧穴刺络拔罐与刮痧，亦可在胃经与膀胱经循经刮痧。

2. 湿热内蕴证

证候：瘙痒不止，抓破后继发感染或出现湿疹样变，伴口干口苦、胸胁闷胀、纳谷不香，小便黄赤，大便秘结，舌红，苔黄腻，脉滑数或弦数。

治法：清热利湿，解毒止痒。

排毒方法：①刺络放血。取大椎、心俞/肺俞/膈俞（轮刺）、解毒穴、循经合穴、血海、太阳、耳尖、耳背、风府、风池、十宣、阴陵泉。②中药。祛风止痒汤基础上加黄柏10g，白鲜皮10g。③拔罐、刮痧。本证有热，一般不适宜艾灸，可取以上腧穴刺络拔罐与刮痧，亦可在胃经与膀胱经循经刮痧。

【验案】

杨某，男，67岁，2022年4月初诊。

主诉：反复发作性全身瘙痒1年。

现病史：患者于1年前全身皮肤瘙痒，间断发作，小便黄赤，大便秘结。现症见：皮肤白色风团，遇寒加重，恶寒，口不渴。舌红，苔黄腻，脉滑数。

诊断：风瘙痒。

辨证：湿热内蕴。

治法：清热利湿，解毒止痒。

排毒方法：①刺络放血。取大椎、膈俞、解毒穴、曲池、足三里、血海、太阳、耳尖、耳背、风府、风池、十宣、阴陵泉。②中药。清热利湿，解毒止痒，方用风止痒汤加减：防风10g，土茯苓30g，苦参20g，萆薢10g，金银花20g，紫花地丁10g，赤芍10g，当归10g，地肤子10g，蝉蜕10g，木贼10g，炙鳖甲10g，炒薏苡仁30g，苍术10g，车前草10g，甘草6g，黄柏10g，白鲜皮10g。水煎服，日1剂，早晚分服。③拔罐、刮痧。本证有热，一般不适宜艾灸，可取以上腧穴刺络拔罐与刮痧，亦可在胃经与膀胱经循经刮痧。

治疗4次后，瘙痒症状明显减轻，14次后临床症状消失。

【调护】

①发病期间畅情志，忌发怒。

②忌食肥甘厚味、发物等，饮食宜清淡，多食水果、蔬菜。

③贴身衣物应柔软、宽松舒适。

④切勿搔抓，忌用碱性强的肥皂止痒。

（冯倩）

（四）湿疹

【概述】

湿疹是一种过敏性炎症性皮肤疾患，因皮损总有湿烂、渗液、结痂而得名。其临床特点是皮损对称分布，多形损害，剧烈瘙痒，有渗出倾向，反复发作，易成慢性等。本病根据病程可分为急性、亚急性、慢性3类。急性湿疹以丘疱疹为主，炎症明显，易渗出；慢性湿疹以苔藓样变为主，易反复发作；亚急性湿疹皮损严重程度介于急性湿疹和慢性湿疹之间。本病男女老幼皆可发病，但以先天禀赋不耐者为多，无明显季节性，但冬季常复发。

中医学称本病为"湿疮"。中医学认为本病由于禀赋不耐，饮食失节，或过食辛辣刺激、荤腥动风之物，脾胃受损，失其健运，湿热内生，又兼外受风邪，内外两邪相搏，风湿热邪浸淫肌肤所致。急性者以湿热为主；亚急性者多与脾虚湿恋有关；慢性者则多病久耗伤阴血，血虚风燥，乃致肌肤甲错。

【辨证论治】

1.湿热蕴肤证

证候：发病快，病程短，皮损潮红，有丘疱疹，灼热瘙痒无休，抓破渗液流水，伴心烦、口渴、身热不扬，大便干，小便短赤，舌红，苔薄白或黄，脉滑或数。

治法：清热利湿止痒。

排毒方法：①刺络放血。取大椎、肝俞/胆俞（轮刺）、脾俞/胃俞（轮刺）、解毒穴、循经合穴、局部皮损、耳尖、耳背、太阳、阴陵泉、曲池。②中药。利湿排毒饮加减（经验方）：土茯苓30g，苦参20g，萆薢10g，赤芍10g，地肤子10g，蝉蜕10g，木贼10g，炙鳖甲10g，炒薏苡仁30g，苍术10g，车前草10g，凌霄花10g，白鲜皮10g，荆芥10g，当归10g，淡竹叶10g，甘草6g，黄柏10g，金银花10g，地骨皮10g。③拔罐、刮痧。本证有热，一般不适宜艾灸，可取以上腧穴刺络拔罐与刮痧，亦可在胃经与膀胱经循经刮痧。

2.脾虚湿蕴证

证候：发病较缓，皮损潮红，有丘疹，瘙痒，抓后糜烂渗出，可见鳞屑，伴纳少、腹胀便溏、易疲乏，舌淡胖，苔白腻，脉濡缓。

治法：健脾利湿止痒。

排毒方法：①刺络放血。取大椎、肝俞/胆俞（轮刺）、脾俞/胃俞（轮刺）、解毒穴、循经合穴、局部皮损、耳尖、耳背、太阳。②中药。利湿排毒饮基础上加炒白术20g。③艾灸、拔罐、刮痧。先取以上腧穴进行刺络拔罐，然后进行艾灸，并对病变部位与背部膀胱经循经刮痧。

【验案】

陶某，男，25 岁，2021 年 9 月初诊。

主诉：双下肢红斑、丘疹、丘疱疹伴瘙痒 5 天。

现病史：患者 5 天前出现双下肢对称性红斑、丘疹、丘疱疹，部分融合成片，瘙痒明显，因搔抓可见糜烂、血痂，糜烂面可见渗液，心烦口渴，便干尿赤，舌红苔黄腻，脉弦滑数。

诊断：湿疹。

辨证：湿热蕴肤。

治法：清热利湿止痒。

排毒方法：①刺络放血。取大椎、肝俞、局部血络分支上下、制污、曲泉、局部皮损、耳尖、耳背、太阳、阴陵泉、曲池。②中药。清热利湿止痒，方用利湿排毒饮加减：土茯苓 30g，苦参 20g，萆薢 10g，赤芍 10g，地肤子 10g，蝉蜕 10g，木贼 10g，炙鳖甲 10g，炒薏苡仁 30g，苍术 10g，车前草 10g，凌霄花 10g，白鲜皮 10g，荆芥 10g，当归 10g，淡竹叶 10g，黄柏 10g，金银花 10g，地骨皮 10g，甘草 6g。水煎服，日 1 剂，早晚分服。③拔罐、刮痧。本证有热，一般不适宜艾灸，可取以上腧穴刺络拔罐与刮痧，亦可在胃经与膀胱经循经刮痧。

治疗 7 次后，糜烂面愈合，瘙痒明显减轻，皮疹逐渐消退，疹色变淡，1 个月后临床症状消失。

【调护】

①忌食肥甘厚味、发物、辛辣、辛香之品等，饮食宜清淡，多食水果、蔬菜。

②急性期湿疹应暂停注射疫苗。

③贴身衣物应柔软、宽松舒适。

④切勿搔抓，忌用热水、碱性强的肥皂止痒。

（冯倩）

（五）痈肿

【概述】

痈者，壅也，是指气血被邪毒壅聚而发生的化脓性疾病。临床特点是局部光软无头，红肿疼痛（少数初起皮色不变），结块范围多在 6~9cm，发病迅速，易肿、易脓、易溃、易敛，或伴有恶寒、发热、口渴等全身症状，一般不会损伤筋骨，也不易造成内陷。

中医学认为，外感六淫邪毒，皮肤外伤感染毒邪，或过食膏粱厚味，聚湿生浊，邪毒湿浊留阻肌肤，郁结不散，皆可致营卫不和，气血凝滞，经络壅遏，化火为毒，而成痈肿。

【辨证论治】

1. 火毒凝结证

证候：局部突然肿胀，光软无头，迅速结块，皮肤焮红，灼热疼痛，日后逐渐扩大，变成高肿发硬；重者可伴有恶寒发热、头痛、泛恶、口渴，舌苔黄腻，脉弦滑或洪数。

治法：清热解毒，行瘀活血。

排毒方法：①刺络放血。取大椎、解毒穴、循经合穴、阿是穴、耳尖、耳背、十宣、曲池、委中。②中药。仙方活命饮：金银花20g，连翘10g，贝母10g，天花粉10g，当归10g，赤芍10g，乳香10g，没药10g，甘草6g等。③拔罐、刮痧。本证有热，一般不适宜艾灸，可取以上腧穴刺络拔罐与刮痧，亦可在膀胱经循经刮痧。

2. 热胜肉腐证

证候：红热明显，肿势高突，疼痛剧烈，痛如鸡啄，溃后脓出则肿痛消退，舌红，苔黄，脉数。

治法：和营清热，透脓托毒。

排毒方法：①刺络放血。取大椎、解毒穴、循经合穴、阿是穴、耳尖、耳背、十宣。②中药。仙方活命饮合透脓散加减：金银花20g，连翘10g，当归10g，川芎10g，赤芍10g，乳香10g，没药10g，牡丹皮10g，皂角刺10g，白芷10g，天花粉10g，黄芪30g，黄连10g，甘草6g。③拔罐、刮痧。本证有热，一般不适宜艾灸，可取以上腧穴刺络拔罐与刮痧，亦可在膀胱经循经刮痧。

【验案】

史某，女，48岁，2019年11月初诊。

主诉：臀部肿痛2周。

现病史：患者2周前臀部出现一结块，初起时光软无头，未予以重视，现结块红热明显，肿势高突，疼痛剧烈，痛如鸡啄，舌红，苔黄，脉数。

诊断：痈。

辨证：热胜肉腐。

治法：和营清热，透脓托毒。

排毒方法：①刺络放血。取大椎、解毒穴、阳陵泉、阿是穴、耳尖、耳背、十宣。②中药。和营清热，透脓托毒，方用仙方活命饮合透脓散加减：金银花20g，连翘 10g，当归 10g，川芎 10g，赤芍 10g，乳香 10g，没药 10g，牡丹皮 10g，皂角刺 10g，白芷 10g，天花粉 10g，黄芪 30g，黄连 10g，甘草 6g。水煎服，日 1 剂，早晚分服。③拔罐、刮痧。本证有热，一般不适宜艾灸，可取以上腧穴刺络拔罐与刮痧，亦可在膀胱经循经刮痧。

二诊时，患者诉结块红热减退，且逐渐溃脓；三诊时，症状明显好转，逐步趋于痊愈。

【调护】

①忌食肥甘厚味、发物、辛辣、辛香之品等，饮食宜清淡，多食水果、蔬菜。

②患处保持清洁、干燥。

③注意休息，减少活动。

④切勿用指甲搔抓患处。

（冯倩）

（六）疖肿

【概述】

疖是指发生在肌肤浅表部位、范围较小的急性化脓性疾病。其临床特点是色红、灼热、疼痛，突起根浅，肿势局限，范围多小于 3cm，易脓、易溃、易敛。病名首出于《肘后备急方》。本病根据病因、证候不同，又可分为头疖、无头疖、蝼蛄疖、疖病等。

中医认为本病常因内郁湿火，外感风邪，两相搏结，蕴阻肌肤引起；或夏秋季节感受暑湿热毒而生；或因天气闷热，汗出不畅，暑湿蕴蒸肌肤，引起痱子，复经搔抓，破伤染毒而成。

【辨证论治】

1. 热毒蕴结证

证候：好发于项后发际、背部、臀部。轻者肿只有一两个，多则可散发全身，或簇集一处，或此愈彼起，伴发热、口渴、溲赤、便秘，舌苔黄，脉数。

治法：清热解毒。

排毒方法：①刺络放血。取大椎、解毒穴、循经合穴、阿是穴、耳尖、耳背、十宣、曲池、委中。②中药。五味消毒饮加减：金银花 30g，野菊花 20g，蒲公英 20g，紫花地丁 20g，白花蛇舌草 10g，黄连 10g，栀子 10g，大黄 10g，土茯苓 10g，生地黄 10g，麦冬 10g，玄参 10g，浙贝母 20g，牡蛎 30g，皂角刺 10g，夏枯草 10g，甘草 6g，赤芍 20g，牡丹皮 10g。③拔罐、刮痧。本证有热，一般不适宜艾灸，可取以上腧穴刺络拔罐与刮痧，亦可在膀胱经循经刮痧。

2. 暑热浸淫证

证候：发于夏秋季节，以小儿及产妇多见。局部皮肤红肿结块，灼热疼痛，根脚很浅，范围局限，可伴发热、口干、便秘、溲赤等，舌苔薄腻，脉滑数。

治法：清暑化湿解毒。

排毒方法：①刺络放血。取大椎、解毒穴、循经合穴、阿是、耳尖、耳背、十宣。②中药。五味消毒饮加减：金银花30g，野菊花20g，蒲公英20g，紫花地丁20g，白花蛇舌草10g，黄连10g，栀子10g，大黄10g，土茯苓10g，生地黄10g，玄参10g，浙贝母20g，牡蛎30g，皂角刺10g，夏枯草10g，甘草6g，滑石10g，石膏30g，藿香10g，佩兰10g，苍术10g。③拔罐、刮痧。本证有热，一般不适宜艾灸，可取以上腧穴刺络拔罐与刮痧，亦可在膀胱经循经刮痧。

【验案】

王某，女，33岁，2020年7月初诊。

主诉：颈后部肿痛1周。

现病史：患者1周前颈后部出现一红肿结块，结块根脚很浅，范围局限，伴口干、便秘、溲赤，舌苔薄腻，脉滑数。

诊断：疖。

辨证：暑热浸淫。

治法：清暑化湿解毒。

排毒方法：①刺络放血。取大椎、解毒穴、委中、阿是穴、耳尖、耳背、十宣。②中药。清暑化湿解毒，方用五味消毒饮加减：金银花30g，野菊花20g，蒲公英20g，紫花地丁20g，白花蛇舌草10g，黄连10g，栀子10g，大黄10g，土茯苓10g，生地黄10g，玄参10g，浙贝母20g，牡蛎30g，皂角刺10g，夏枯草10g，滑石10g，石膏30g，藿香10g，佩兰10g，苍术10g，甘草6g。水煎服，日1剂，早晚分服。③拔罐、刮痧。本证有热，一般不适宜艾灸，可取以上腧穴刺络拔罐与刮痧，亦可在膀胱经循经刮痧。

7日后，患者复诊时自诉结块逐渐缩小；三诊时症状消失。

【调护】

①忌食肥甘厚味、发物、辛辣、辛香之品等，饮食宜清淡，多食水果、蔬菜。

②注意个人卫生，保持皮肤清洁。

③加强锻炼，增强体质。

④切勿用指甲搔抓患处。

（冯倩）

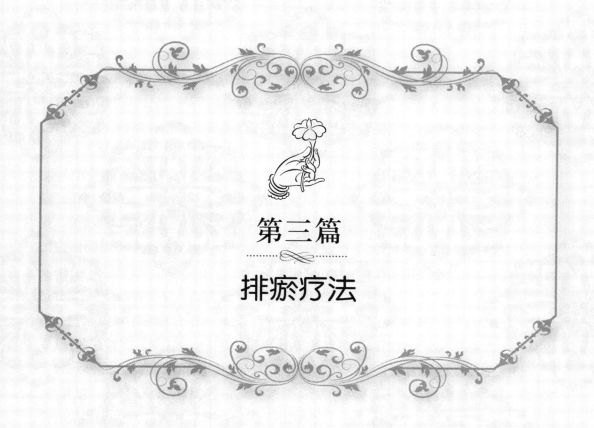

第三篇

排瘀疗法

第八章　排瘀疗法的起源与发展

　　排瘀疗法的早期雏形是砭石疗法。《素问·异法方宜论》载："故东方之域，天地之所始生也。鱼盐之地，海滨傍水，其民食鱼而嗜咸，皆安其处，美其食。鱼者使人热中，盐者胜血，故其民皆黑色疏理，其病皆为痈疡，其治宜砭石。故砭石者，亦从东方来。"不仅提示了刺血疗法的起源地在东方，还指出了它的适应证。成书于1世纪的《说文解字》记载："砭，以石刺病也。"《素问·宝命全形论》中又说："制砭石小大。"最初的砭石，本是刺痈、排脓、放血的工具。大约在旧石器时代，先民们就懂得了使用尖状器、刮削器之类的石器破痈疡，排出脓血，使病痛缓解。到了新石器时代，由于人们掌握了磨制精巧石针的技术，逐渐产生了专门的医疗工具——砭石，并广泛应用在针刺治疗的临床实践上。

　　排瘀疗法最早见于马王堆汉墓出土的帛书《五十二病方》。《黄帝内经》的问世，使这一疗法发展到比较成熟的阶段。全书162篇，论及此疗法的竟多达40余篇，其中对放血疗法的机制、施术部位、操作手法、适应证及禁忌证均做了精辟的论述。《灵枢·九针十二原》载："九针之名，各不同形……四曰锋针，长一寸六分……锋针者，刃三隅，以发痼疾。"《灵枢·九针论》载："四曰锋针，取法于絮针，筩其身，锋其末，长一寸六分，主痈热出血。"书中记载了治疗疖肿、热病、泄泻等疾病的锋针，就是从古人治疗皮肤痈疡的砭石发展而来的，后经过无数次的临床实践，锋针又逐渐发展成了现代人所使用的治疗疖肿、热病、泄泻等各内、外科疾病的三棱针。

　　从《黄帝内经》到历代医书，对中医排瘀疗法均有记载。放血疗法疗效迅速而显著，故有不少医家都掌握了针刺放血的专门技术。中国古代名医扁鹊、华佗及历代名医均在古书中留下了刺血治病的痕迹。《史记》载，春秋时期的名医扁鹊在治疗虢国太子尸厥证时，"乃使弟子子阳厉针砥石，以取外三阳五会"。这说明当时扁鹊及其弟子非常精通针砭法。古代名医华佗曾刺络出血治愈过"红丝疔"。西晋皇甫谧著《针灸甲乙经》"奇邪血络"一篇中，专门论述了奇邪留滞络脉的病变、以刺血络为主的治法、诊断标准、操作时引起的不同反应等内容。

宋代著名医家陈自明治疗痈疽疮疡很有经验，为了提高专攻疡科医者的理论水平，他博览医籍，总结自己的经验并撰写成《外科精要》一书。书中记载："一男子，患背疽肿痛，赤晕尺余，重如负石。其势当峻攻，其脉又不宜。遂砭赤处；出紫血碗许，肿痛顿退。"此为针刺放血治疗背疽获效显著的医案，可见古时刺血疗法在疾病诊断准确的情况下，须放出病血，而放血量则因病而定。现今中医排瘀疗法也同样需放出适当的血或放出全部病血，以达到治病的目的。

金元时期，随着医学争鸣之风的兴起，排瘀疗法也得到了提高和发展。身为金元四大家之一的张从正虽不专攻针灸，但对刺血疗法的运用颇有心得。据《儒门事亲》记载，张从正曾身患目疾，或肿或翳，休止无时。后他用铍针针刺攒竹、丝竹空等穴，使之出血量约2L许，3天后平复如故。从此，张从正对此潜心研究，形成了极具特色的刺络放血疗法。他认为刺血不仅可发汗，而且可以补虚。在治疗时，不仅要求刺血部位多，针刺次数多，还要出血量大。《儒门事亲》中记述的针刺医案有30余例，几乎都是关于刺血疗法的验例。

金元以后，历代医家也比较重视排瘀疗法。如元代医家王国瑞所著的《扁鹊神应针灸玉龙经》中也提出了放血疗法。明代著名针灸大师杨继洲的专著《针灸大成》中，也论述了针刺放血以治疗"大风发眉坠落""小儿猢狲痨"及"中风跌倒，卒暴昏沉，痰涎壅滞，不省人事，牙关紧闭"等症，对针刺放血的穴位及针刺放血治疗重症、急症的经验做了进一步的总结。到了明代，排瘀疗法的治疗范围不断扩大，内容丰富了起来。如名医薛立斋善用针刺放血治疗丹毒。外科医家申斗垣应用针砭出血治疗疮疡丹瘤诸疾。他说："夫砭石、镵针、刀镰，乃决疮毒之器械也。所谓疮毒宜出血，可急去之意，不可延缓，恐毒热变走……妙在合宜，亦不可过之耳。"

清代医家叶天士、赵学敏等皆擅长刺血。清代医家郭志邃所著《痧胀玉衡》堪称刺血治疗急症的专著，对后世影响极深。

中华人民共和国成立后，中医排瘀疗法得到了发展，在治疗内、外、妇、儿、五官等各科疾病方面，都有了新的突破。各地医学书籍、杂志不断刊登针刺放血治疗支气管哮喘、面肌痉挛、失语、牛皮癣、痤疮、红眼病、乳腺炎及各种关节炎（如痛风性关节炎、肩周炎）、头痛等病的实验及临床研究。

排瘀疗法历史悠久，具有方法独特、简便安全、适应广泛、疗效可靠等特点，千百年来广泛流传于我国民间，是深受广大人民群众欢迎的非药物疗法。排瘀疗法发展至今，已由原来粗浅、直观、单一的经验疗法，上升到有系统中医理论指导、有完整手法和改良工具、适应病种广泛的自然疗法之一。

排瘀的治疗范围已在传统热证、急症的基础上，扩大到已能治疗内科、妇科、男科、儿科、骨科、五官科等诸多病证。它已不仅是流行于民间的特色疗法，还是当今医疗机构针对各种疾病的常用治疗方法。近年来，发展维护和调整人的自然平衡、无毒副作用、简便有效的绿色疗法成为医学界的新趋势，所以源于古代、盛于明清的排瘀疗法也日益受到社会的青睐，将更多地为人们所认识，将在医疗卫生事业中发挥应有的作用。

（尚辉、冯喜莲）

第九章　排瘀疗法的临床应用与验案

一、头面、五官科病证

（一）神经性耳鸣耳聋

【概述】

西医学认为，神经性耳鸣耳聋主要是听觉系统的感音神经部分发生障碍，导致听觉功能紊乱而出现的异常声音感觉，是指在无外界声源或刺激存在的情况下，主观上出现耳部或头部有异常声音的感觉，声音可为嗡嗡声、蝉鸣声、哨声等不同种类。耳鸣、耳聋是两种相似的病证。耳鸣是指听觉器官并未受到外界声响刺激，而自觉耳内鸣响，高低声响不一，有如蝉声，有如潮涌，有如雷鸣等听觉异常，妨碍正常听觉，但不影响听力。耳聋是指不同程度的听力减退，甚至完全丧失听觉，其轻者又称为"重听"，重者则称为"耳聋"。本病是临床常见病、多发病，发病率较高，可达17%，发病率随年龄的增加而增加，老年人群发病率可高达33%，严重影响人类健康和生活质量。

中医学认为，此病属"耳鸣耳聋"范畴，病位多责于心、脾、肝、肾，病因为风、火、痰、湿邪气犯窍，侵及相关脏腑。本病多因风邪侵袭，壅遏耳窍；或因情志不畅，肝胆火旺，循经上犯闭阻；或因肾虚气弱，精气不能上达于耳所致。本病辨证需分虚实新久，一般新病实证易治，久病虚证难治。

【辨证论治】

1. 风邪外犯证

证候：起病较急，突发耳聋，伴鼻塞流涕，或有头痛、耳胀闷，或有恶寒发热，身痛，苔薄白，脉浮。

治法：疏风清热散邪。

排瘀方法：①刺络放血。取风池、翳风、耳尖、耳垂、大椎、曲池、外关、合谷、阳陵泉、太冲等穴。②中药。耳聋通窍汤（经验方）：柴胡 12g，郁金 12g，川芎 9g，石决明 6g，磁石 12g，石菖蒲 12g，路路通 9g，蝉蜕 6g，荷叶 6g，防风 9g，天麻 6g，黄芩 9g，野菊花 6g，僵蚕 6g，赤芍 9g。③药物铺灸。部位取耳前穴区、耳后穴区、背俞下穴区、背俞上穴区、合谷穴区、外关穴区。④耳鸣耳聋全套技术。第一步先对耳周循经刮痧，在刮痧部涂抹刮痧油，施术者手持刮痧板从耳尖率谷开始，慢慢向后下经瘈脉、翳风至耳垂下，再向上经听会、听宫、耳门至率谷为一圈，并在所经过腧穴处适当点压；第二步对耳周循经悬灸，即施术者手持艾条从耳尖率谷开始，绕耳 1 圈，至率谷穴为终点，与循经刮痧的顺序相同，并在所经过的腧穴处雀啄灸 5 下；第三步在耳前穴区（耳门、听宫、听会）敷用耳聋通窍散，药上覆盖生姜片，然后施灸。

2. 肝火上扰证

证候：暴发耳聋，或耳鸣如潮，面红目赤，头晕胀痛，口苦口干，急躁易怒，大便秘结，小便短黄，舌红，苔黄，脉弦数。

治法：清肝泄热，开郁通窍。

排瘀方法：①刺络放血。取耳尖、耳垂、肝俞、胆俞、大椎、解毒穴、曲池、委中、阳陵泉、太冲等。②中药。天麻钩藤饮加减：天麻 10g，钩藤 10g，石决明 10g，焦栀子 10g，黄芩 10g，川牛膝 10g，杜仲 10g，益母草 10g，桑寄生 10g，首乌藤 10g，茯神 10g，路路通 10g，蝉蜕 10g，磁石 20g，甘草 9g。③药物铺灸。取耳前穴区、耳后穴区、背俞下穴区、背俞中穴区、胆囊穴区、太冲穴区。

3. 肾精亏损证

证候：听力逐渐下降而致耳聋，经久不愈，兼有头晕目眩，腰背酸痛，遗精滑泄，肢软腰冷，舌红或淡，脉细弱。

治法：补益肾精。

排瘀方法：①刺络放血。取风池、翳风、瘈脉、率谷、耳门、听会、中渚、阳陵泉、太冲、三阴交、肾俞、太溪等穴。②中药。六味地黄丸加减：山药 10g，熟地黄 20g，山茱萸 10g，泽泻 10g，茯苓 10g，牡丹皮 10g，石决明 10g，磁石 20g，蝉蜕 10g，路路通 10g，甘草 9g。③药物铺灸。取耳前穴区、耳后穴区、背俞下穴区、腰脊穴区、内踝穴区、三阴交穴区。

【验案】

某患，女，42 岁，2016 年 3 月 6 日初诊。

主诉：突发左耳耳鸣 2 天。

现病史：患者 2 天前晨起后无明显诱因出现左耳耳鸣，呈嗡嗡音，听力费劲，安静时耳鸣明显，午后加重，无耳胀、耳内流脓，听力检查未见明显异常，遂前来门诊就诊。现症见：左耳耳鸣伴头闷、听力下降，无头痛、眩晕，夜寐可，饮食可，二便调。舌淡苔白腻，脉滑。

诊断：耳鸣。

辨证：痰湿闭阻。

治法：清热祛湿，化痰开窍。

排瘀方法：①针刺。选取风池、翳风、瘈脉、率谷、角孙透耳内、耳门、听会、中渚、阳陵泉、太冲、丰隆。操作：靶向针刺疗法，穴位局部常规消毒。风池向鼻尖方向斜刺，瘈脉针尖朝向耳内斜刺，耳门、听会针尖朝向听宫，斜刺进针；率谷针尖朝向耳内，透过角孙后进一步向耳内透刺，平刺进针；余腧穴常规针刺。每天1次，每次30分钟，7天为1个疗程，间隔1日后继续下1个疗程。②药物铺灸疗法。部位选取耳前穴区、耳后穴区、背俞下穴区、背俞中穴区、胃肠穴区；铺灸药方：耳聋通窍散。

经1个月治疗，患者未再耳鸣。

【调护】

①塞耳沐浴，防污入耳。保持外耳道的清洁卫生，是防止耳病的重要一环。

②讲究卫生，戒除挖耳。

③教育儿童防止异物入耳。

④娱乐有节，音量要适度，避免噪声。

⑤饮食方面做到"两高两低"，即高蛋白、高维生素、低脂肪、低盐饮食。

⑥平时还可以食指先掐后揉听宫、听会，各操作1~3分钟。以拇指对准耳后翳风，先点后按压1~3分钟。要保证患者有足够的睡眠时间，按摩期间要避免噪声的干扰。

（杨雯星）

（二）青光眼

【概述】

西医学认为，本病为眼科常见病，是一种具有病理性高眼压或正常眼压合并视乳头、视网膜神经纤维层损害及青光眼性视野改变的可以致盲的眼病。

中医学认为，本病属中医学"五风内障"的范畴，多由郁、风、火、痰、瘀、虚等因素而致；其病机是气血失和，神水瘀滞，玄府闭塞。

【辨证论治】

1. 肝郁气滞证

证候：多情绪抑郁或过急，患者头目胀痛，视矇，黑睛雾浊如呵气，瞳神散大，观灯火有虹晕，眼压增高，全身症见情绪抑郁或急躁易怒，胸胁胀痛，或伴胸闷嗳气，呕吐泛恶，舌淡红苔微黄，脉弦数。

治法：疏肝解郁。

排瘀方法：①刺络放血。取肝俞、膈俞、期门、梁丘、阳陵泉、光明、太冲等穴。②中药。逍遥散加减：柴胡 10g，当归 10g，茯苓 10g，白芍 10g，白术 10g，煨姜 6g，薄荷 6g，炙甘草 6g，车前子 15g，红花 10g，地龙 10g。

2. 风火攻目证

证候：症见头痛如劈，目珠胀硬，视力锐减，眼压升高，胞睑红肿，白睛混赤肿胀，黑睛雾状水肿，黄仁晦暗，瞳神中等度散大，展缩不灵，伴恶心，呕吐，或恶寒发热，溲赤便秘等全身症状，舌红苔黄，脉弦数。

治法：清热泻火，平肝息风。

排瘀方法：①刺络放血。取风池、风门、太阳、大椎、肝俞、曲池、委中、阳陵泉、光明、中冲、太冲等穴。②针刺。取双侧攒竹、双侧四白、双侧阳白、双侧丝竹空、双侧太阳、双侧三阴交、双侧足三里等穴。③中药。龙胆泻肝汤加防风、蝉蜕、石决明、决明子、黄连、野菊花。

3. 肝肾不足证

证候：病至晚期，视物模糊，视野缺损或呈管状，视盘苍白，头眩多梦，腰酸腿软，舌淡苔白，脉沉细弱。

治法：补益肝肾，活血明目。

排瘀方法：①刺络放血。取肝俞、肾俞、阴郄、三阴交、光明、太溪、太冲等穴。②针刺。取双侧攒竹、双侧四白、双侧阳白、双侧丝竹空、双侧太阳、双侧三阴交、双侧肝俞、双侧肾俞等穴。③中药。杞菊地黄汤加石决明、决明子、丹参、泽兰、桑叶、荷叶。

【验案】

郝某，女，17 岁。初诊时间未详。

主诉：头痛眼痛，瞳孔散大，视力下降 20 余天。

现病史：患者被诊为青光眼，先以西药点眼、内服，眼珠疼痛稍减，但继续应用则无明显效果。细审其证，除头痛、眼痛、瞳孔散大、视力下降、恶心欲吐外，并见舌苔薄白，脉浮弦。综合脉证，思之：脉浮者，表证也，风邪也；弦者，肝脉也，肝火也。

诊断：青风内障。

辨证：肝火内郁，风邪外客。

治法：内泻肝火，外疏风邪。

排瘀方法：中药。决明子 15g，菊花 10g，防风 6g，车前子 10g（布包），柴胡 6g，薄荷 6 克，青葙子 10g，蝉蜕 9g。

患者服药 4 剂，头痛、眼痛消失，视力增加，继服 20 剂，愈。

【调护】

①建议青光眼患者坚持日常有氧运动，鼓励其进行散步、慢跑等运动，避免剧烈运动，如举重、仰卧起坐等。

②避免过度用眼，注意劳逸结合，阅读时间不宜超过 50 分钟，每隔一段时间可以起身活动一下，或做眼保健操，加强用眼卫生，室内光线要适宜，防止光线过强或过暗。

③眼压控制应长期复诊，遵医嘱定期使用降眼压的眼药水。

（杨雯星）

（三）视神经萎缩

【概述】

视神经萎缩是指任何疾病引起视网膜节细胞及其轴突发生的病变，一般发生于视网膜至外侧膝状体之间的神经节细胞。造成视神经萎缩的原因复杂多样，炎症、退变、缺血、压迫、外伤、中毒、脱髓鞘及遗传性疾病等均可引起视神经萎缩。临床以视力减退和视乳头呈灰白或苍白为特征。

视神经萎缩属中医学"视瞻昏渺""青盲"的范畴，虚证多因肝肾亏损，或禀赋不足，精虚血少，不得荣目，目窍萎闭，神光遂没；实证多因情志抑郁，肝气不舒，经络郁滞，神光不得发越；或因目系受损，脉络瘀阻，精血不能上荣于目。

【辨证论治】

1. 肝气郁结证

证候：视物昏矇，视盘色淡白或苍白，或视盘生理凹陷扩大加深如杯状，血管向鼻侧移位，动静脉变细，兼见情志抑郁、胸胁胀痛、口干口苦，舌红，苔薄白或薄黄，脉弦或细弦。

治法：疏肝解郁。

排瘀方法：①刺络放血。取耳尖、太阳、尺泽、光明、肝俞、合谷等穴。②中药。疏肝明目汤加减：柴胡 15g，香附 12g，合欢皮 12g，当归 9g，白芍 9g，白术 9g，熟地黄 9g，川芎 6g，白菊花 6g，石菖蒲 6g，甘草 3g。

2. 气血瘀滞证

证候：多因头眼外伤，视力丧失，视盘色苍白，边界清，血管变细，全身兼见头痛、健忘、失眠多梦，舌暗红，或有瘀斑，苔薄白，脉涩。

治法：行气活血祛瘀。

排瘀方法：刺络放血。取耳尖、太阳、尺泽、光明、膈俞、血海、合谷、涌泉等穴。

【验案】

李某，女，20 岁。初诊时间未详。

主诉：头痛 10 年，眼昏 4 年。

现病史：患者自述头痛已有 10 年，眼昏已 4 年余，以左眼为重，曾经西医治疗而无效。月经提前，血色暗紫成块，且少腹疼痛，经期视力更差。检查双眼巩、结膜稍充血，左瞳孔对光反射稍迟钝，舌暗红，舌边有散在瘀血点，左眼视力 0.02，眼底：左眼视神经乳头边界尚清楚，显著白色，乳头周围小血管减少，仅见 5 根，比右眼底血管较细。

诊断：青盲。

辨证：气血瘀滞。

治法：行气活血祛瘀。

排瘀方法：刺络放血。取耳尖、太阳、尺泽、光明、膈俞、血海、合谷、涌泉等穴。每日 1 次，5 次为 1 个疗程。

患者治疗 3 个疗程后，头已不痛，月经正常，左眼视力已提高至 0.17，追访 5 年视力保持不变。第 6 年，患者因多次情志不舒、哭泣而致左眼视力降至 0.5，后仍以如上方法而使疗效巩固。

【调护】

①遵医嘱坚持治疗、定期复查（尤其是视力、视野及色觉检查）。

②保持良好的心态，保证睡眠。

③科学用眼，避免强光刺激。

④存在视力下降、视野缺损者，外出时应注意自身安全，最好有他人陪伴，避免发生意外。

（杨雯星）

（四）三叉神经痛

【概述】

三叉神经痛，是指面部三叉神经分布区域内反复发作的、短暂的、阵发性疼痛，又称痛性抽搐。多数患者无明显病理损害，疼痛分布严格限于三叉神经感觉支配区域内，多为一侧，轻者可用一般药物治疗，重者需手术治疗。本病病因尚不清楚，可能为致病因子使三叉神经脱髓鞘而产生异位冲动或伪突触传递。

中医学认为其病因是外感六淫邪气、嗜食肥甘厚味、情志过极；病机为风夹寒、热、痰、瘀、火邪，闭阻清窍，阻滞面部络脉，不通则痛，或气血两虚，络脉失荣。

【辨证论治】

1. 风寒证

证候：有感受风寒史，面痛遇寒则甚、得热则轻，鼻流清涕，苔白，脉浮紧。

治法：祛风散寒，解表止痛。

排瘀方法：①刺络放血。取风池、合谷、痛点局部。②中药。荆防败毒散加减：羌活、独活、柴胡、前胡、枳壳、茯苓、荆芥、防风、桔梗、川芎各10g，甘草5g。③针刺。腧穴选择足三里、风池、合谷、颊车、下关、地仓、阳白、头维等。

2. 风热证

证候：痛处有灼热感，流涎，目赤流泪，苔薄黄，脉浮数。

治法：疏风清热，祛风止痛。

排瘀方法：①刺络放血。取风池、合谷、痛点局部、耳尖、耳垂。②中药。银翘散加减：金银花12g，连翘10g，淡竹叶10g，荆芥12g，牛蒡子10g，栀子10g，薄荷10g，甘草10g，桔梗10g，芦根10g。③闪罐。取背部膀胱经进行闪罐。

3. 气滞血瘀证

证候：常有外伤史，或病程日久，痛点固定不移，舌暗或有瘀点，脉涩。

治法：活血祛瘀，通络止痛。

排瘀方法：①刺络放血。取风池、合谷、痛点局部、肝俞、膈俞、血海。②中药。复元活血汤加减：柴胡15g，瓜蒌根、当归各10g，红花、甘草、穿山甲（炮）（可用替代品）各6g，桃仁（酒浸，去皮尖，研如泥）15g，川楝子12g。③艾灸。取中脘、合谷、太冲、血海、双侧足三里。

【验案】

陈某，男，65岁，2020年6月初诊。

主诉：下颌闪电样剧烈性疼痛1月余。

现病史：患者 1 个月前坐车开窗受凉后出现面部疼痛，遇寒则甚、得热则轻，说话、洗脸、刷牙或微风拂面，甚至走路时都会导致阵发性的剧烈疼痛，疼痛呈周期性发作，持续数秒或数分钟，发作间歇期同正常人一样，鼻流清涕，苔白，脉浮紧。

诊断：面痛。

辨证：风寒证。

治法：祛风散寒，解表止痛。

排瘀方法：①刺络放血。取风池、合谷、痛点局部。1 周 2 次。②中药。荆防败毒散加减：羌活、荆芥、防风各 15g，独活、柴胡、前胡、茯苓、川芎各 10g，甘草 8g，延胡索 10g。每日 1 剂，水煎分 2 次口服，每 6 日为 1 个疗程，依据症状调整处方。③针灸。取足三里、风池、合谷、颊车、下关、地仓、阳白、头维等。每日 1 次，连续 6 次为 1 个疗程。

患者连续治疗 2 个疗程，疼痛次数明显减少，每日发作 2 次左右，嘱其继续治疗，并注意休息。

【调护】

①对继发性三叉神经痛一定要查明原因，针对原发病采取治疗措施。

②坚持长期按摩，可减少发作次数并减轻疼痛程度。

③不可吃油炸、硬果类食物，不可吃也不可闻刺激性调味品。

④洗脸、刷牙、吃饭动作要轻柔，充分休息，不过分劳累，减少冷热刺激。

⑤严重者需手术治疗。

（师锐玲）

（五）面神经炎

【概述】

面神经炎是以口、眼向一侧歪斜为主要临床表现的疾病。本病可发生于任何年龄，多见于冬季和夏季。本病发病急速，以一侧面部发病为多。本病最常见于贝尔麻痹，是局部受风寒等刺激，引起面神经管及其周围组织的炎症、缺血、水肿，或自主神经功能紊乱，局部营养血管痉挛，导致组织水肿，面神经受压而出现炎性变化。

中医学认为本病的病因病机是劳作过度，机体正气不足，脉络空虚，卫外不固，风寒或者风热之邪乘虚入中面部经络，致使气血痹阻，经筋功能失调，筋肉失于约束，出现㖞僻。周围性面瘫包括眼部和口颊部筋肉症状，由于足太阳经筋为"目上冈"，足阳明经筋为"目下冈"，故眼睑不能闭合为足太阳与足阳明经功能失调所致；口颊部主要为手太阳和手足阳明经筋所主。因此，口喝主要为该三条经筋功能失调所致。

【辨证论治】

1. 风热袭络证

证候：突然口喝眼斜，面部松弛无力，有耳内斑疹，或耳后乳突疼痛、压痛，或咽喉疼痛，或见耳鸣，舌木无味，舌红，苔薄黄，脉浮滑或浮数。

治法：清热，通络。

排瘀方法：①刺络放血。取耳尖、耳垂、解毒穴、风池、翳风、太阳、大椎、曲池、外关、合谷、足三里、三阴交。②中药。牵正散加减：制白附子10g，僵蚕10g，全蝎10g，防风10g，白芷10g，葛根10g，柴胡10g，升麻10g，鸡血藤10g，伸筋草10g，金银花10g，板蓝根10g，黄芩10g，甘草6g。③拔罐。可在双侧颜面部进行牵拉闪罐治疗。

2. 气虚血瘀证

证候：口角喝斜3个月之上，闭眼无力及漏白，患侧面肌虚胀无力，患侧口颊仍然滞留少许食物或漏水，舌淡红，苔薄白，脉沉细弱。

治法：益气活血通络。

排瘀方法：①刺络放血。取百会、风池、脾俞、膈俞、关元、气海、血海、足三里、三阴交、行间。②中药。补阳还五汤加减：黄芪30g，赤芍10g，川芎10g，当归10g，地龙10g，桃仁10g，红花10g，制白附子10g，僵蚕6g，全蝎6g，防风10g，白芷10g，鸡血藤15g，伸筋草15g，柴胡10g，葛根15g，升麻6g，白术10g，党参10g，甘草10g。③拔罐。可在双侧颜面部进行牵拉闪罐治疗。

【验案】

陈某，女，45岁，2021年6月初诊。

主诉：左眼闭合不全伴口角喝斜2个月。

现病史：患者2个月前发生面瘫，经治疗但改善不明显，现左眼闭合不全，闭眼无力及漏白，口角喝斜，左侧面肌虚胀无力，左侧口颊仍然滞留少许食物或漏水，舌淡红，苔薄白，脉沉细弱。

诊断：面瘫。

辨证：气虚血瘀。

治法：益气活血通络。

排瘀方法：①针刺。拔河对刺、补泻兼施法。每日1次，连续6次为1个疗程。

②刺络放血。取百会、风池、脾俞、膈俞、关元、气海、血海、足三里、三阴交、行间。1 周 2 次。③中药。补阳还五汤加减：黄芪 30g，赤芍 10g，川芎 10g，当归 10g，地龙 10g，桃仁 10g，红花 10g，制白附子 10g，僵蚕 6g，全蝎 6g，防风 10g，白芷 10g，鸡血藤 15g，伸筋草 15g，柴胡 10g，葛根 15g，升麻 6g，白术 10g，党参 10g，甘草 10g。每日 1 剂，水煎分 2 次口服，每 6 日为 1 个疗程，依据症状调整处方。④拔罐。双侧颜面部进行牵拉闪罐治疗，每日 1 次，连续 6 次为 1 个疗程。

患者连续治疗 4 个疗程后痊愈。

【调护】

①面部避免风寒，必要时佩戴口罩、眼罩；眼睑闭合不全，灰尘易侵入，每日可点眼药水 2~3 次；勤漱口。

②适度进行颜面部功能锻炼，如皱眉、蹙额、鼓腮、露齿。

（冯喜莲）

二、内科病证

（一）哮喘

【概述】

哮喘是一种以发作性喉中哮鸣、呼吸困难甚至喘息不得平卧为特点的过敏性疾病，常见于西医的支气管哮喘、喘息性支气管炎和阻塞性肺气肿等疾病。"哮"为喉中痰鸣声，"喘"为气短不足以息。本病可发生于任何年龄和任何季节，尤其以感受寒冷和气候骤变时明显。

中医学认为本病主要因痰饮伏肺而发，宿痰是其病理因素。外感风寒或风热，吸入花粉等可使肺失宣肃而凝津成痰；饮食不当，脾失健运则聚湿成痰；情志失调、过分劳累则触引伏痰，痰随气升，气随痰阻，痰气交阻，壅塞气道，肺气上逆而发为哮喘。病初在肺多属实证，主要见于寒饮伏肺、痰热壅肺，久病则累及心、肾，为虚，主要为肺脾气虚、肺肾阴虚、心肾阳虚。

【辨证论治】

何氏排瘀方法主要针对本病痰热壅肺证，以下仅讨论该证型的排瘀治疗。

痰热壅肺证

证候：喘急胸闷，喉中哮鸣，声高息涌，痰黄质稠，咳吐不爽，发热口渴，舌红，苔黄腻，脉滑数。

治法：清热润肺，化痰平喘。

排瘀方法：①刺络放血。取耳尖、耳垂、少商、商阳、大椎、肺俞、天突、尺泽、丰隆。②中药。清金化痰汤加减：黄芩10g，栀子10g，桔梗10g，甘草6g，贝母10g，知母10g，麦冬10g，桑白皮10g，瓜蒌仁10g，橘红10g，茯苓10g。③刮痧、拔罐。可选择膀胱经第一侧线（大椎—三焦俞）进行刮痧；对背部膀胱经肺俞、肝俞，以及大椎、丰隆等进行闪罐、拔罐。

【验案】

沈某，女，45岁，2019年7月初诊。

主诉：气喘胸闷2天。

现病史：患者既往有哮喘，多因天气变化加重，近期天气阴雨连绵，患者胸闷、气喘明显，喉中痰鸣，痰黄质稠，咳吐不爽，舌红，苔黄腻，脉滑数。

诊断：哮证。

辨证：痰热壅肺。

治法：清热润肺，化痰平喘。

排瘀方法：①刺络放血。取耳尖、耳垂、少商、商阳、大椎、肺俞、天突、尺泽、丰隆。隔日1次。②中药。清金化痰汤加减：黄芩10g，栀子10g，桔梗10g，甘草6g，贝母10g，知母10g，麦冬10g，桑白皮10g，瓜蒌仁10g，橘红10g，茯苓10g。水煎分2次口服，每6日为1个疗程。③刮痧。选择大椎—三焦俞一线进行刮痧。1周1次。

当日治疗后，患者症状改善，连续治疗1个疗程后症状明显改善，同时嘱患者配合使用支气管舒张剂。

【调护】

①注意天气变化，适寒温，避免风寒外袭；积极参加体育锻炼，增强体质。

②不宜食用肥甘厚腻、辛辣及过咸食物，戒除烟、酒等不良嗜好，避免刺激性气体、烟尘伤肺。

③保持心情愉悦，避免不良情绪的影响。

（冯喜莲）

（二）慢性阻塞性肺疾病

【概述】

慢性阻塞性肺疾病是一种具有气流受限特征的肺部疾病。这种气流受限不完全可逆，且呈进行性发展，它的发生与有害气体或有害颗粒的异常引起肺部炎症反应有关。随着病情反复发作、急性加重，肺功能逐渐下降，患者出现日常活动甚至休息时也感到气短。慢性阻塞性肺疾病的确切病因不清楚，与慢性支气管炎相似，可能是多种环境因素与机体自身因素长期相互作用的结果。一般认为与慢性支气管炎和阻塞性肺气肿发生有关的因素都可能参与慢性阻塞性肺疾病的发病。已经发现的危险因素大致可以分为外因（环境因素）与内因（个体易患因素）。外因包括吸烟、粉尘和化学物质的吸入、空气污染、呼吸道感染等。社会经济地位较低的人群也易发病，可能与室内和室外空气污染、居室拥挤、营养较差等因素有关。内因包括遗传因素、气道反应性增高等，而在怀孕期、新生儿期、婴儿期或儿童期，可由各种原因导致个体肺发育或生长不良，进而发病。吸烟与感染是其诱因。慢性阻塞性肺疾病起病缓慢，病程较长，早期可以没有自觉症状，随病程发展可出现慢性咳嗽、咳痰、气短、胸闷等。

本病主要属于中医学"肺胀"范畴。肺胀是多种慢性肺系疾患反复发作，迁延不愈，导致肺气胀满、不能敛降的一种病证。临床表现为胸部膨满，憋闷如塞，喘息上气，咳嗽痰多，烦躁，心悸，面色晦暗，或者唇甲发绀，脘腹胀满，肢体浮肿等。病程缠绵，时轻时重，经久难愈，严重者可以出现神志昏迷、惊厥、出血、喘脱等危重证候。肺胀的发生，多因久病肺虚、痰浊瘀阻，而致肺不敛降，气还肺间，肺气胀满，每因复感外邪使病情加重或者复发。病变首先在肺，继而影响脾、肾，后期病及心。病理因素主要为痰浊、水饮、瘀血互为影响。

【辨证论治】

1. 痰浊壅肺证

证候：胸部满闷，短气喘息，稍劳即著，咳嗽痰多，色白腻或呈泡沫状，畏风易汗，脘痞纳少，倦怠乏力，舌暗，苔薄腻或浊腻，脉小滑。

治法：化痰降气，健脾益肺。

排瘀方法：①刺络放血。取肺俞、脾俞、定喘、膻中、中府、至阳、尺泽、丰隆。②中药。苏子降气汤合三子养亲汤加减：紫苏子10g，橘皮10g，半夏10g，当归10g，前胡10g，厚朴10g，肉桂10g，甘草6g，生姜10g，炒莱菔子10g，炒白芥子10g。③拔罐、刮痧、灸法。拔罐以背部膀胱经为主，尤其对肺俞、肝俞、脾俞，以及大椎等进行重点闪罐、拔罐，同时还可对任脉膻中进行拔罐；刮痧以大椎—肺俞、天突、膻中进行重点刮痧；以胸脊穴区、背俞上穴区为主进行药物铺灸疗法。

2. 痰热郁肺证

证候：咳逆，喘息气粗，胸满，烦躁，目胀睛突，痰黄难咳，或伴身热，微恶寒，有汗不出，口渴欲饮，溲赤，便干，舌边尖红，苔黄或黄腻，脉数或滑数。

治法：清肺化痰，降逆平喘。

排瘀方法：①刺络放血。取耳尖、耳垂、大椎、肺俞、膻中、定喘、曲池、尺泽、丰隆。②中药。麻杏石甘汤合桑白皮汤加减：桑白皮 10g，半夏 10g，紫苏子 10g，杏仁 10g，贝母 10g，黄芩 10g，黄连 10g，栀子 10g，麻黄 10g，石膏 30g，甘草 6g。③拔罐、刮痧。拔罐以背部膀胱经为主，尤其对肺俞、肝俞，以及丰隆、大椎等进行重点闪罐、拔罐，同时还可对任脉膻中进行拔罐；刮痧以大椎—肺俞、天突、膻中进行重点刮痧。

3. 痰蒙神窍证

证候：神志恍惚，表情淡漠，烦躁不安，嗜睡，甚至昏迷，或伴有肢体抽动，咳逆喘促，咳痰不爽，苔白腻或黄腻，舌暗红或者淡紫，脉细滑数。

治法：涤痰，开窍，息风。

排瘀方法：①刺络放血。取耳尖、耳垂、中冲、十宣、大椎、肺俞、厥阴俞、肝俞、膻中、丰隆。②中药。涤痰汤加减：制半夏 10g，制南星 10g，陈皮 10g，枳实 10g，茯苓 10g，党参 10g，石菖蒲 10g，竹茹 10g，甘草 10g，生姜 10g，甘草 6g。③拔罐、刮痧。拔罐以背部膀胱经为主，尤其对肺俞、肝俞，以及大椎、丰隆等进行重点闪罐、拔罐，同时还可对任脉膻中进行拔罐；刮痧以大椎—肺俞、天突、膻中进行重点刮痧；以胸脊穴区、背俞上穴区为主进行药物铺灸疗法。

【验案】

宋某，男，67 岁，2021 年 11 月初诊。

主诉：咳嗽、胸闷、气短 1 周。

现病史：患者既往有慢性阻塞性肺疾病，1 周前天气变化、着凉后出现咳嗽、咳痰，痰多，色白质清稀，气短，畏风怕冷，劳累、遇寒加重，倦怠乏力，舌暗，苔薄腻或浊腻，脉滑。

诊断：肺胀。

辨证：痰浊壅肺。

治法：化痰降气，健脾益肺。

排瘀方法：①刺络放血。取肺俞、肝俞、脾俞、至阳、天突、膻中、丰隆。隔日 1 次。②中药：苏子降气汤合三子养亲汤加减。紫苏子 10g，橘皮 10g，半夏 10g，当归 10g，前胡 10g，厚朴 10g，肉桂 10g，甘草 6g，生姜 10g，炒莱菔子 10g，炒白芥子 10g。水煎分 2 次口服，每 6 日为 1 个疗程。③刮痧、灸法。以大椎—肺俞、天突、膻中进行重点刮痧；以胸脊穴区、背俞上穴区为主进行药物铺灸疗法。

患者治疗 2 天后，咳嗽、咳痰、胸闷、气短症状有改善，连续治疗 2 个疗程后症状明显改善。

【调护】

①积极治疗原发病。

②注意天气变化，适寒温，避免风寒外袭；积极参加体育锻炼，增强体质。

③饮食不宜肥甘厚腻、辛辣及过咸，戒除烟、酒等不良嗜好，避免刺激性气体、烟尘伤肺。

④保持心情愉悦，避免不良情绪的影响。

（冯喜莲）

（三）慢性肺源性心脏病

【概述】

慢性肺源性心脏病是肺组织、肺动脉血管或胸廓的慢性病变引起的肺组织结构和功能异常，产生肺血管阻力增加、肺动脉压力增高，进而引起右心扩张、肥大，伴或不伴有右心衰竭的心脏病。慢性肺源性心脏病的主要病因包括慢性支气管 – 肺疾病、胸廓运动障碍性疾病、肺血管疾病等，老年人、长期吸烟及生活工作环境较差的人群为本病的好发人群。急性呼吸道感染、冬春季节及气候骤变等因素可诱发本病。慢性肺源性心脏病的典型症状包括呼吸困难、呼吸衰竭、心力衰竭等，此外可有发绀、舌诊异常等表现。可并发心律失常、静脉血栓栓塞症、消化道出血、肺性脑病等疾病。

本病属中医学"肺胀"范畴。

【辨证论治】

同慢性阻塞性肺疾病。

【验案】

略。

【调护】

同慢性阻塞性肺疾病。

（冯喜莲）

（四）冠状动脉粥样硬化性心脏病

【概述】

冠状动脉粥样硬化性心脏病指冠状动脉发生粥样硬化，使血管腔狭窄或闭塞，导致心肌缺血、缺氧或坏死而引起的心脏病，简称冠心病。该病依据发病特点及治疗原则的不同分为两大类：①慢性心肌缺血综合征，包括稳定型心绞痛、缺血性心肌病和隐匿性冠心病；②急性冠脉综合征，包括不稳定型心绞痛、非 ST 段抬高型心肌梗死和 ST 段抬高型心肌梗死。冠心病多发于 40 岁以上成人，男性发病早于女性，高胆固醇血症、高血压、糖尿病、长期吸烟及肥胖者是高发人群。运动、情绪激动等因素可以使冠脉的供血与心肌的需氧之间发生矛盾，若冠脉血流量不能满足心肌代谢的需要，就会引起心肌缺血、缺氧。暂时的缺血、缺氧会引起心绞痛，而持续严重的心肌缺血可引起心肌坏死，即为心肌梗死。冠状动脉粥样硬化性心脏病的典型症状为心肌缺血引起的胸闷、胸痛、乏力、呼吸困难等，可伴有出汗、恶心、呕吐等症状，病情严重者可出现心力衰竭、低血压或休克等表现。部分患者可出现心室壁瘤、心脏破裂、栓塞性疾病等并发症。

本病相当于中医学之"胸痹"，主要因寒邪内侵、饮食不调、情志失节、劳倦内伤、年迈体虚，致心脉痹阻，心阳不振。本病病位在心，涉及肝、脾、肺、肾等脏。

【辨证论治】

1. 心血瘀阻证

证候：心胸阵痛，如刺如绞，固定不移，入夜为甚，伴有胸闷心悸，面色晦暗，舌紫暗，或有瘀斑，舌下络脉青紫，脉沉涩或结代。

治法：活血化瘀，通脉止痛。

排瘀方法：①刺络放血。取心俞、厥阴俞、膈俞、肝俞、膻中、曲泽、血海、中冲。②中药。血府逐瘀汤合瓜蒌薤白汤加减：当归 10g，生地黄 10g，桃仁 10g，红花 10g，枳壳 10g，赤芍 10g，柴胡 10g，桔梗 10g，甘草 6g，川芎 10g，牛膝 10g，瓜蒌 10g，薤白 10g，甘草 6g。③拔罐、刮痧、艾灸。以背部膀胱经心俞，以及至阳、曲泽为主进行闪罐、拔罐治疗。选择以厥阴俞—肝俞为主进行刮痧疗法；以背俞上穴区、背俞中穴区、膻中穴区为主进行药物铺灸疗法。

2. 寒凝心脉证

证候：心胸痛如缩窄，遇寒而作，形寒肢冷，胸闷心悸，甚则喘息不得卧，舌淡，苔白滑，脉沉细或弦紧。

治法：辛温散阳，宣通心阳。

排瘀方法：①刺络放血。取心俞、厥阴俞、膈俞、膻中、至阳、三阳络、内关、血海、中冲。②中药。枳实薤白桂枝汤合当归四逆汤加减：枳实 10g，厚朴 10g，薤白 10g，桂枝 10g，瓜蒌 10g，当归 10g，芍药 10g，细辛 3g，大枣 10g，炙甘草 6g。③拔罐、刮痧、艾灸。以背部膀胱经心俞、厥阴俞、膈俞，以及曲泽、关元为主进行闪罐、拔罐治疗；选择以厥阴俞 - 肝俞为主进行刮痧疗法；以背俞上穴区、背俞中穴区、膻中穴区为主进行药物铺灸疗法。

3. 痰浊内阻证

证候：心胸窒闷或如物压，气短喘促，多体形肥胖，肢体沉重，脘痞，痰多口黏，舌苔浊腻，脉滑。痰浊化热，则心痛如灼，心烦口干，痰多黄稠，大便秘结，舌红，苔黄腻，脉滑数。

治法：通阳泄浊，豁痰宣痹。

排瘀方法：①刺络放血。取心俞、厥阴俞、膈俞、脾俞、膻中、曲泽、丰隆、中冲。②中药。涤痰汤合瓜蒌薤白半夏汤加减：瓜蒌10g，薤白10g，半夏10g，制胆南星10g，陈皮10g，枳实10g，茯苓10g，党参10g，石菖蒲10g，竹茹10g，生姜10g，甘草6g。③拔罐、刮痧、灸法。以背部膀胱经心俞、厥阴俞、膈俞、脾俞，以及曲泽、丰隆为主进行闪罐、拔罐治疗；选择以厥阴俞—脾俞为主进行刮痧疗法；以背俞上穴区、背俞中穴区、膻中穴区为主进行药物铺灸疗法。

【验案】

黄某，男，62岁，2019年9月初诊。

主诉：间歇性胸闷1年。

现病史：患者1年前诊断为心绞痛，后多因劳累后加重，心痛如刺如绞，固定不移，入夜为甚。舌紫暗，或有瘀斑，舌下络脉青紫，脉沉涩。患者规律服用抗血小板聚集、降血脂、稳定斑块药物。目前患者欲通过中医进一步改善症状。

诊断：胸痹。

辨证：瘀血阻络。

治法：活血化瘀，通脉止痛。

排瘀方法：①刺络放血。取中冲、厥阴俞、心俞、膈俞、肝俞、血海、膻中、曲泽。每周2次。②中药。血府逐瘀汤加减：当归10g，生地黄10g，桃仁10g，红花10g，枳壳10g，赤芍10g，柴胡10g，桔梗10g，甘草6g，川芎10g，牛膝10g。水煎分2次口服，每6日为1个疗程。③拔罐、灸法。以背部膀胱经心俞，以及至阳、曲泽为主进行闪罐、拔罐治疗；以背俞上穴区、背俞中穴区、膻中穴区为主进行药物铺灸疗法。每日1次。④针刺。取内关、心俞、厥阴俞、丰隆、三阴交等穴。每日1次，每6日为1个疗程。

患者连续治疗1个疗程后症状改善，此后定期进行治疗。

【调护】

①注意调摄精神，避免情绪波动。

②注意生活起居，寒温适宜。

③注意饮食调节。饮食宜清淡，食勿过饱；多吃水果及富含纤维的食物；保持

大便通畅；禁烟酒。

　　④劳逸结合，坚持适当活动。

　　⑤加强护理及监护。

（冯喜莲）

（五）原发性高血压

【概述】

原发性高血压是一种常见的慢性病，以安静状态下持续性动脉血压增高（140/90mmHg 以上）为主要表现。本病发病率高，且有不断上升和日渐年轻化的趋势。本病病因不明，目前认为是在一定遗传易感性基础上由多种后天因素作用而成，与遗传、年龄、体形、职业、情绪、饮食有一定的关系。

本病可归属于中医学"头痛""眩晕""肝风"等范畴，《素问·至真要大论》曰："诸风掉眩，皆属于肝。"肾虚则头重高摇，髓海不足则脑转耳鸣。本病与肾阴不足、肝阳偏亢有关，多因精神因素、饮食失节而发。

【辨证论治】

1. 肝火亢盛证

证候：眩晕头痛，惊悸，烦躁不安，面红目赤，口苦，尿赤便秘，舌红，苔干黄。

治法：平肝潜阳，清火息风。

排瘀方法：①刺络放血。取耳尖、耳垂、降压沟、肝俞、心俞、大椎、曲池、阳陵泉、中冲、太冲。②中药。天麻钩藤饮合龙胆泻肝汤加减：天麻10g，钩藤10g，夏枯草10g，蒺藜10g，龙胆草10g，栀子10g，黄芩10g，柴胡10g，生山楂10g，决明子10g，野菊花20g，生地黄10g，玄参10g，生石膏10g，知母10g，白芍10g，丹参30g，三七花10g。③拔罐、刮痧。对背部膀胱经，尤其是心俞、肝俞，以及大椎、曲泽、委中进行重点拔罐及刮痧治疗。

2. 痰湿壅盛证

证候：眩晕头痛，头重，胸闷，心悸，食少，呕恶痰涎，苔白腻，脉滑。

治法：化痰祛湿，健脾和胃。

排瘀方法：①刺络放血。取风池、降压沟、脾俞、膈俞、阴陵泉、三阴交、丰隆。②中药。二陈汤加减：陈皮10g，半夏10g，白术10g，茯苓10g，甘草6g，天麻10g，钩藤10g，生山楂10g，石决明10g，丹参30g。③拔罐、刮痧、灸法。对背部膀胱经，尤其是心俞、脾俞，以及大椎、丰隆进行重点拔罐、刮痧治疗；可选择背俞中穴区、中脘穴区进行药物铺灸疗法。

3. 瘀血阻窍证

证候：眩晕，头痛，兼见健忘、失眠，心悸，精神不振，耳鸣耳聋，面唇紫暗，舌暗有瘀点，脉涩或者脉细涩。

治法：祛瘀生新，活血通窍。

排瘀方法：①刺络放血。取百会、头维、太阳、降压沟、大椎、肝俞、心俞、膈俞、三阳络、血海、中冲、太冲。②中药。通窍活血汤加减：赤芍 10g，川芎 10g，桃仁 10g，红花 10g，生姜 10g，大枣 10g，天麻 10g，钩藤 10g，生山楂 10g，石决明 10g。③拔罐、刮痧、艾灸。对背部膀胱经，尤其是心俞、肝俞、膈俞，以及血海进行重点拔罐、刮痧治疗；可选择血海穴区进行药物铺灸疗法。

【验案】

曹某，男，35 岁，2021 年 3 月初诊。

主诉：发现血压升高 1 年。

现病史：患者体检时发现血压升高，平素无头痛、恶心等症状，偶有头晕，血压最高达 200/110mmHg，后经检查诊断为高血压 3 级，但患者暂不愿意服用药物控制血压，故来就诊。患者体形偏胖，平素疲乏、工作费力，苔白腻，脉滑。

诊断：眩晕。

辨证：痰湿壅盛。

治法：化痰祛湿，健脾和胃。

排瘀方法：①刺络放血。取耳尖、耳垂、中冲、降压沟、大椎、心俞、脾俞、丰隆。隔日 1 次。②中药。二陈汤加减：陈皮 10g，半夏 10g，白术 10g，茯苓 10g，甘草 6g，天麻 10g，钩藤 10g，生山楂 10g，石决明 10g，丹参 30g。水煎分 2 次口服，每 6 日为 1 个疗程。③拔罐、刮痧。对背部膀胱经，尤其是心俞、脾俞，以及大椎、丰隆进行重点拔罐、刮痧治疗，拔罐每日 1 次，刮痧治疗可每周 1 次。

患者连续治疗 2 个疗程后血压有所下降，患者疲乏好转，精神改善。后连续治疗 2 个月，患者血压下降至 160/90mmHg，嘱其调整饮食，控制体重，必要时到医院专科就诊。

【调护】

①保证生活作息规律；宜低盐、低脂饮食，不宜食肥甘厚腻，戒烟戒酒；适度运动，控制体重；调畅情绪，保持乐观心态。

②定期检测血压，规律服用降压药物。

（冯喜莲）

（六）脑梗死

【概述】

脑梗死是指因多种原因引起供应脑部的血液发生障碍，引起脑局部缺血、缺氧，进而致局限性脑组织坏死或软化，出现相应的神经系统症状。血管管壁的病变、血液成分的异常、血流动力学的紊乱是脑缺血的主要原因，血压不稳定、糖尿病、心脏病、年龄、吸烟、饮酒、饮食是其影响因素。

本病相当于中医学"中风"范畴。中风是以突然昏仆、不省人事、半身不遂、口眼㖞斜、言语不利等为主症的病证，病轻者可无意识障碍而仅有半身不遂、口眼㖞斜等症状。因本病临床表现变化多端，与风性"善行而数变"的特性类似，故将其名为"中风"；又因发病突然而称为"卒中"。中风病发病部位在脑，与肝、脾、肾、心等密切相关，肝肾亏虚、气血衰少是其发病之本，风、火、痰、气、瘀是其发病之标，"窍闭神匿，神不导气"是其病机。

【辨证论治】

1. 肝阳暴亢证

证候：半身不遂，舌强语謇，口舌㖞斜，眩晕头痛，面红目赤，心烦易怒，口苦咽干，便秘尿黄，舌红或绛，苔黄或燥，脉弦有力。

治法：平肝潜阳，活血通络。

排瘀方法：①刺络放血。取百会、风池、耳尖、耳垂、太阳、大椎、肝俞、膈俞、曲池、委中、阳陵泉、太冲。②中药。天麻钩藤饮加减：天麻10g，钩藤10g，石决明10g，川牛膝10g，桑寄生10g，杜仲10g，栀子10g，黄芩10g，益母草10g，茯神10g，首乌藤10g，当归10g，桃仁10g，红花10g。③拔罐、刮痧、艾灸。对背部膀胱经，尤其是心俞、肝俞、膈俞，以及大椎、血海进行重点拔罐治疗；大椎—肝俞、胆俞可进行刮痧疗法；灸法治疗中可选择以阳明经为主的循经灸，亦可进行药物铺灸疗法，上肢瘫痪者选择胸脊上穴区、背俞上穴区、上肢穴区等，下肢瘫痪者选择腰脊穴区、背俞下穴区、下肢相关穴区。

2. 风痰阻络证

证候：半身不遂，口舌㖞斜，舌强言謇，肢体麻木或手足拘急，头晕目眩，舌苔白腻或黄腻，脉弦滑。

治法：祛风化痰通络。

排瘀方法：①刺络放血。取百会、风池、解毒穴、脾俞、膈俞、血海、丰隆、中冲、太冲。②中药。半夏白术天麻汤加减：半夏10g，陈皮10g，茯苓10g，白术

30g，天麻 10g，白附子 10g，全蝎 10g，胆南星 10g，天竺黄 10g，珍珠粉 10g，当归 10g，桃仁 10g，红花 10g，丹参 30g，甘草 6g。③拔罐、刮痧、灸法。对背部膀胱经及风池进行重点拔罐疗法；风池、背部膀胱经可进行刮痧疗法；灸法治疗可选择以阳明经为主的循经灸及药物铺灸疗法。

3. 痰热腑实证

证候：半身不遂，舌强不语，口舌㖞斜，口黏痰多，腹胀便秘，午后面红烦热，舌红，苔黄腻或灰黑，脉弦滑大。

治法：通腑泄热，息风化痰。

排瘀方法：①刺络放血。取百会、耳尖、耳垂、大椎、肺俞、脾俞、大肠俞、曲池、丰隆、三阴交、合谷、太冲。②中药。桃仁承气汤加减：桃仁 10g，大黄 10g，芒硝 10g，枳实 10g，半夏 10g，陈皮 10g，胆南星 10g，黄芩 10g，全瓜蒌 10g，石菖蒲 10g，全蝎 10g，僵蚕 10g，路路通 10g，水蛭 10g，地龙 10g，甘草 6g。③拔罐、刮痧。对背部膀胱经，尤其是肝俞、脾俞，以及风池、大椎、委中、丰隆进行重点拔罐疗法；风池、背部膀胱经可进行刮痧疗法。

4. 痰火闭窍证

证候：突然昏倒，昏愦不语，躁扰不宁，肢体强直，痰多息促，两目直视，鼻鼾身热，大便秘结，舌红，苔黄厚腻，脉滑数有力。

治法：息风化痰，豁痰开窍。

排瘀方法：①刺络放血。取百会、四神聪、风池、大椎、心俞、肝俞、膈俞、大肠俞、曲池、丰隆、中冲、太冲。②中药。羚角钩藤汤合温胆汤加减：羚羊角（水牛角替代）10g，钩藤 10g，菊花 10g，桑叶 10g，半夏 10g，贝母 10g，胆南星 10g，黄连 10g，栀子 10g，竹茹 10g，当归 10g，生地黄 10g，白芍 10g，茯神 10g，石菖蒲 10g，郁金 10g，生甘草 6g。③拔罐、刮痧疗法。对背部膀胱经，尤其是肝俞、脾俞，以及风池、大椎、委中、丰隆进行重点拔罐疗法；风池、背部膀胱经可进行刮痧疗法。

5. 痰湿蒙窍证

证候：突然神昏迷睡，半身不遂，肢体瘫痪不收，面色晦垢，痰涎壅盛，四肢逆冷，舌淡暗，苔白腻，脉沉滑或缓。

治法：化痰息风，宣郁开窍。

排瘀方法：①刺络放血。取百会、神庭、风池、脾俞、血海、三阴交、丰隆、中冲、太冲。②中药。涤痰汤合瓜蒌薤白半夏汤加减：天南星 10g，橘红 10g，陈皮 10g，半夏 10g，茯苓 10g，白术 10g，瓜蒌 10g，薤白 10g，当归 10g，桃仁 10g，红花 10g，甘草 6g。③拔罐、刮痧、灸法。对背部膀胱经及风池进行重点拔罐疗法；风池、背部膀胱经可进行刮痧疗法；灸法治疗中可选择以阳明经为主的循经灸及药物铺灸疗法。

6. 气虚血瘀证

证候：病程长，半身不遂，肢体麻木，疲乏，头晕，纳差，舌淡少苔，脉细。

治法：益气活血，排瘀通络。

排瘀方法：①刺络放血。取风池、脾俞、血海、三阴交、太冲。②中药。补阳还五汤加味：黄芪 50g，当归 10g，赤芍 20g，川芎 10g，地龙 10g，水蛭 10g，丹参 30g，桃仁 10g，红花 10g，全蝎 10g，僵蚕 10g，伸筋草 10g，桂枝 10g，鸡血藤 20g，炙甘草 6g。③灸法。灸法治疗选择以阳明经为主的循经灸及药物铺灸疗法。

【验案】

肖某，男，71 岁，2020 年 12 月初诊。

主诉：左侧肢体活动不利 2 个月。

现病史：患者既往有高血压、冠心病。既往头颅 CT 提示右侧基底节区脑梗死。目前患者左侧肢体活动不利，可在家属搀扶下行走，语言不利，口苦咽干，便秘尿黄，舌红，苔黄，脉弦有力。

诊断：中风。

辨证：肝阳上亢。

治法：平肝潜阳，活血通络。

排瘀方法：①针刺。三位一体针刺方法，每次 1 次，连续 6 次为 1 个疗程。②刺络放血。取百会、风池、耳尖、耳垂、太阳、大椎、肝俞、膈俞、曲池、委中、阳陵泉、太冲。每周 2 次。③中药。天麻钩藤饮加减：天麻 10g，钩藤 10g，石决明 10g，川牛膝 10g，桑寄生 10g，杜仲 10g，栀子 10g，黄芩 10g，益母草 10g，茯神 10g，首乌藤 10g，当归 10g，桃仁 10g，红花 10g。水煎分 2 次口服，6 日为 1 个疗程。④艾灸。选择以阳明经为主的循经灸，亦可进行药物铺灸疗法，上肢瘫痪者选择胸脊上穴区、背俞上穴区、上肢穴区等，下肢瘫痪者选择腰脊穴区、背俞下穴区、下肢相关穴区。

连续治疗 1 个疗程后，患者自觉精神状态较前改善，肢体活动不利较前稍有改善，连续治疗 2 个疗程后症状进一步改善，此后患者定期在门诊进行治疗。

【调护】

①识别中风先兆，及时处理。

②饮食宜清淡易消化，忌肥甘厚腻、动风、辛辣刺激之品，禁烟、酒，保持心

情舒畅，起居有常，饮食有节，避免疲劳。

③中脏腑昏迷时，密切观察病情变化，注意面色、呼吸，以防止向闭、脱证发展。加强口腔护理，及时清除痰涎，喂服或鼻饲中药应少量多次。恢复期加强瘫痪肢体的被动活动，进行各种功能锻炼。

（冯喜莲）

（七）重症肌无力

【概述】

西医学认为重症肌无力是一种神经 – 肌肉接头传递障碍的获得性自身免疫性疾病，病变部位在神经 – 肌肉接头的突触后膜，该膜上乙酰胆碱受体（AChR）受到损害后，受体数目会减少。本病临床特征为部分或全部骨骼肌极易疲劳，通常在活动后症状加重，经休息和抗胆碱酯酶药物治疗后症状减轻。本病可见于任何年龄，我国患者发病年龄以儿童期较多见，20~40 岁发病者女性较多，中年以后发病者多为男性，伴有胸腺瘤的较多见。女性患者所生新生儿，其中约 10% 可经过胎盘转输获得烟碱型乙酰胆碱受体抗体，可暂时出现无力症状。少数患者有家族史。本病起病隐匿，也有急起暴发者。

本病归属于中医学"痿证"范畴。中医学认为，外感温热毒邪、内伤情志、饮食劳倦、先天不足、房事不节、跌打损伤及接触神经毒性药物等，均可使五脏受损，精津不足，气血亏耗，肌肉筋脉失养而发为痿证。病变部位在筋脉肌肉，但根本在五脏虚损。脾胃为气机升降的枢纽，气出于肺而根于肾，但是主要的根还是在肾，需要脾在中间斡旋转运，使宗气充足以司呼吸。脾胃虚损则枢机不运，聚湿生痰，壅阻于肺，所以会见到胸闷、疼痛、气促等。脾病及肾，肾不纳气，气难归根，甚或大气下陷，而出现肌无力的危象等。

【辨证论治】

1. 肺热伤津证

证候：发热多汗，热退后出现肢体软弱无力，心烦口渴，小便短黄赤涩，舌红，苔黄腻，脉细数。

治法：清热滋阴。

排瘀方法：①刺络放血。取大椎、肺俞、心俞、脾俞、委中、丰隆。②中药。清燥救肺汤加减：桑叶 10g，石膏 30g，杏仁 10g，甘草 6g，麦冬 10g，党参 10g，阿胶 10g，胡麻 10g，炙枇杷叶 10g。③针灸。取中脘、三阴交、气海、足三里、血海。

2. 湿热浸淫证

证候：肢体逐渐痿软无力，以下肢为重，微肿，麻木不仁，足胫有热感，小便赤涩，舌红，苔黄腻，脉滑数。

治法：清热利湿。

排瘀方法：①刺络放血。取大椎、肺俞、心俞、脾俞、委中、丰隆、足三里。②中药。加味二妙散加减：黄柏 10g，当归 10g，苍术 10g，牛膝 10g，防己 10g，萆薢 10g，龟甲 20g。③耳针。取心、皮质下、枕、神门。每次选用 3~5 穴，毫针浅、轻刺，留针 30 分钟，也可用王不留行籽贴压。

【验案】

张某，女，65 岁，1999 年 1 月初诊。

主诉：双侧眼睑下垂 2 年。

现病史：患者 2 年前无明显诱因出现双侧眼睑下垂，逐渐累及双下肢肌肉，感觉全身乏力，尤以下肢为甚，在劳动后及傍晚时更明显，清晨及休息后可以减轻。患者曾在感冒后出现咳嗽无力，气急，呼吸困难，言语声低，吞咽困难。大便不成形，小便赤涩，舌红，苔黄腻，脉滑数。

诊断：痿证。

辨证：湿热浸淫。

治法：清热利湿。

排瘀方法：①刺络放血。取大椎、肺俞、心俞、脾俞、委中、丰隆、足三里。②中药。加味二妙散加减：黄柏 10g，苍术 10g，牛膝 10g，防己 10g，萆薢 10g，龟甲 20g，葛根 10g，水煎分 2 次口服，每 6 日为 1 个疗程。③耳针。取心、脾、胃、皮质下、神门。每次选用 3~5 穴，毫针浅、轻刺，留针 30 分钟，也可用王不留行籽贴压。每周 1 次。

连续治疗 3 个疗程后，患者双眼睑下垂症状明显改善，患者疲乏好转，精神改善。后连续治疗 2 个月，患者双下肢无力感明显减轻，嘱其调整饮食，加强锻炼，必要时到医院专科就诊。

【调护】

①卧床患者应保持四肢功能体位，以免造成足下垂或内翻，必要时可用护理架及夹板托扶。还应采取适当活动体位等措施，避免褥疮发生。

②在治疗的同时，应保持心态平和，避免过度情绪刺激，多食易消化食物，加强饮食，应加强主动及被动的肢体功能锻炼，以助及早康复。

（师锐玲）

（八）癫痫

【概述】

癫痫为常见的神经系统疾病，是由多种原因导致的脑部神经元高度同步化异常放电的临床综合征。临床上每次发作或每种发作的过程称为痫性发作，一个患者可有一种或数种形式的痫性发作。因此癫痫不是一种独立的疾病，而是一组疾病或综合征。引起癫痫的病因非常复杂，根据不同的病因，其临床类型可以分为症状性癫痫、特发性癫痫及隐源性癫痫。西医学认为特发性癫痫的发病与遗传因素关系密切，而很多症状性癫痫多由各种明确的中枢神经系统结构损伤或功能异常导致。各类的脑部疾病，包括颅内感染、脑外伤、脑血管发育畸形、脑血管病、颅内肿瘤及中毒性脑病等可造成癫痫。

中医学将本病归为"痫病"范畴，认为其由七情失调、先天因素、脑部外伤、饮食不节、劳累过度，或者患他病之后造成脏腑失调，痰浊阻滞，气机逆乱，风阳内动，而尤以痰邪作祟最为重要。病理因素以痰为主，每因风、火触动，痰瘀内阻，蒙蔽清窍而发病。本病以心脑神机失用为本，风、火、痰、瘀致病为标。痫病之痰具有随风气而聚散和胶固难化的特点，因而痫病久病难愈，反复不止。治疗宜分清标本虚实。频繁发作以治标为主，着重清泻肝火，豁痰开窍；平时以补虚治本为主，宜益气养血，健脾化痰，滋补肝肾，宁心安神。

【辨证论治】

1. 风痰闭阻证

证候：发病前常有眩晕、头昏、乏力、痰多、心情不悦。发作呈多样性，或见突然跌倒，神志不清，抽搐吐涎，或伴尖叫或二便失禁或短暂神志不清，双目发呆，茫然若失，或精神恍惚而无抽搐，舌红，苔白腻，脉多弦滑有力。

治法：涤痰息风，开窍定痫。

排瘀方法：①刺络放血。取百会、心俞、肝俞、膈俞、丰隆。②中药。定痫丸加减：天麻10g，贝母10g，胆南星10g，半夏10g，陈皮10g，茯神10g，丹参20g，麦冬10g，石菖蒲10g，远志10g，全蝎10g，僵蚕10g，茯苓10g，竹沥10g，甘草6g。③耳针。取心、脾、神门、皮质下、交感。每次选2~3穴，轻刺激，留针30分钟。每日1次。

2. 痰火扰神证

证候：发作时昏仆抽搐吐涎，或有吼叫，平时急躁易怒，心烦失眠，咳痰不爽，口苦咽干，便秘溲黄。病发后，症状加重，彻夜难眠，目赤。舌红，苔黄腻，脉弦滑而数。

治法：清热泻火，化痰开窍。

排瘀方法：①刺络放血。取百会、心俞、肝俞、膈俞、丰隆、血海、太冲。②中药。龙胆泻肝汤合涤痰汤加减：龙胆草 10g，泽泻 10g，木通 10g，车前子 10g，当归 10g，柴胡 10g，生地黄 10g，黄芩 10g，栀子 10g，陈皮 10g，枳实 10g，石菖蒲 10g，竹茹 10g，甘草 6g。③针灸。取神门、内关、百会、安眠、内庭。

3. 瘀阻脑络证

证候：平素头痛头晕，痛有定处，常伴单侧肢体抽搐，或一侧面部抽动，颜面口唇青紫，舌暗红或有瘀斑，舌苔薄白，脉涩或者弦。多继发于颅脑外伤、产伤、颅内感染性疾病后，或先天脑发育不全。

治法：活血化瘀，息风通络。

排瘀方法：①刺络放血。取百会、心俞、肝俞、膈俞、丰隆、血海。②中药。通窍活血汤加减：赤芍 10g，川芎 10g，桃仁 10g，红花 10g，生姜 10g，大枣 10g，半夏 10g，陈皮 10g，茯苓 10g，甘草 6g。③皮肤针。用皮肤针轻叩印堂、百会、颈项部及腰背部背俞穴，每次 5~10 分钟，以局部皮肤潮红为度，每日 1 次。

【验案】

李某，女，45 岁，2019 年 6 月初诊。

主诉：间断抽搐吐涎 1 年余。

现病史：患者既往体健，1 年前和配偶离婚后出现发作性昏仆、抽搐、吐涎，偶有吼叫。平时急躁易怒，心烦失眠，咳痰不爽，口苦咽干，便秘溲黄。病发后，症情加重，彻夜难眠，目赤。舌红，苔黄腻，脉弦滑而数。

诊断：痫病。

辨证：痰火扰神。

治法：清热泻火，化痰开窍。

排瘀方法：①刺络放血。取百会、心俞、肝俞、膈俞、丰隆、血海、太冲。隔日 1 次。②中药。龙胆泻肝汤合涤痰汤加减：龙胆草 10g，泽泻 10g，木通 10g，车前子 10g，当归 10g，柴胡 10g，生地黄 10g，黄芩 10g，栀子 10g，陈皮 10g，枳实 10g，石菖蒲 10g，竹茹 10g，甘草 6g。水煎分 2 次口服，每 6 日为 1 个疗程。③针灸。取神门、内关、百会、安眠、内庭。

当日治疗后患者症状改善，连续治疗 3 个疗程后症状明显改善。

【调护】

①加强休止期治疗，预防再发，减少疾病发生。

②注意调补，饮食宜清淡，少食肥甘之品。切忌饮食过冷过热、辛温刺激的食物，以减少疾病发生。

③因放血量较大，部分患者会出现轻微头晕和疲乏感，可嘱其适当休息并加饮食调护，可迅速恢复。

（师锐玲）

（九）多发性末梢神经炎

【概述】

多发性末梢神经炎是多种原因如中毒、营养代谢障碍、感染、过敏、变态反应等引起的多发性末梢神经损害的总称，临床主要表现为肢体远端对称性感觉、运动和自主神经功能障碍，患者可出现感觉异常、肌张力低下、肢端皮肤发凉等症状。多发性末梢神经炎根据病因分为糖尿病性末梢神经炎、药物中毒性末梢神经炎、胃肠功能紊乱性末梢神经炎、尿毒症性末梢神经炎、感染疾病性末梢神经炎、结缔组织病性末梢神经炎、癌瘤性末梢神经炎。

本病属于中医学"痿证"范畴。人体正气不足，感受湿热毒邪；或病后余热，灼伤津液；或脾胃虚弱，气血生化不足；或脾失健运，痰湿内生，阻滞经络；或久病体虚，肝肾亏虚，精血不足，经气不畅，筋脉失于气血的濡养。这些均可导致机体筋脉弛缓不收或者肌肉萎缩，发为本病。

【辨证论治】

1. 瘀阻脉络证

证候：四肢痿软，麻木不仁，肌肤甲错，时有拘挛疼痛感，舌紫暗，苔薄白，脉细涩。

治法：益气养营，活血行瘀。

排瘀方法：①刺络放血。上肢取尺泽、肩髃、大椎、膈俞、颈夹脊；下肢取膈俞、委中、腰阳关、阳陵泉。②中药。桃红四物汤合黄芪桂枝五物汤加减：桃仁10g，红花10g，当归10g，川芎10g，熟地黄10g，赤芍10g，黄芪30g，桂枝10g，生姜10g，大枣10g，木瓜10g，地龙10g，水蛭10g，甘草6g。③灸法。可进行药物铺灸疗法，病在上肢者选择颈$_{5\sim7}$与胸$_1$穴区、胸脊上穴区、上肢穴区；病在下肢者选择腰脊穴区、骶脊穴区、下肢穴区。

2. 湿热浸淫证

证候：起病缓慢，逐渐出现肢体困重，痿软无力，兼见微肿，手足麻木，喜凉恶热，或有发热，胸脘痞闷，小便赤涩热痛，舌红，苔黄腻，脉濡数或者滑数。

治法：清利湿热，通利经脉。

排瘀方法：①刺络放血。取膈俞、血海、阴陵泉、阳陵泉、三阳络、合谷、太冲、八风、八邪、十宣、大椎、曲池、委中、三阴交、相关经脉井穴。②中药。加味二妙散加减：苍术10g，黄柏10g，萆薢10g，防己10g，薏苡仁30g，木瓜10g，牛膝10g，龟甲10g。③拔罐、刮痧。可对背部膀胱经及上述腧穴进行拔罐刮痧。

【验案】

韩某，男，68岁，2020年10月初诊。

主诉：双下肢麻木2年。

现病史：患者既往有糖尿病，后逐渐出现双下肢麻木感，怕风，肌肤甲错，皮肤色素沉着，舌紫暗，苔薄白，脉细涩。

诊断：痿证。

辨证：瘀血阻络。

治法：益气养营，活血行瘀。

排瘀方法：①刺络放血。下肢取膈俞、委中、腰阳关、阳陵泉，每周1次。②中药。桃红四物汤合黄芪桂枝五物汤加减：桃仁10g，红花10g，当归10g，川芎10g，熟地黄10g，赤芍10g，黄芪30g，桂枝10g，生姜10g，大枣10g，木瓜10g，地龙10g，水蛭10g，甘草6g。水煎分2次口服，每6日为1个疗程，依据症状调整处方。③灸法。可进行药物铺灸疗法，选择腰脊穴区、骶脊穴区、下肢穴区。每日1次。

连续治疗1个疗程，患者肢体麻木有改善，嘱其规律服用降糖药，规律饮食。

【调护】

①戒烟戒酒。

②饮食不宜辛辣刺激，多进食新鲜的水果、蔬菜，多食富含B族维生素的食物。

③避免呼吸道感染及腹泻。

④调畅情绪，积极参加体育锻炼。

（冯喜莲）

（十）头痛

【概述】

西医学认为头痛的发病机制复杂，涉及多种颅内病变、功能性或精神性疾病、全身性疾病等。临床上引起头痛的原因众多，一般而言原发性头痛多为良性病变，继发性头痛则为器质性病变。下面主要讲述原发性头痛。

中医学认为，头痛是指外感或内伤，致使脉络瘀阻或失养、清窍不利所引起的以患者自觉头部疼痛为主要症状的疾病。《素问·五脏生成》中指出了脏腑经络之病可致头痛。盖头为"诸阳之会""清阳之府"，又为髓海所在，凡五脏精华之血、六腑清阳之气，皆上注于头，故六淫之邪外袭，上犯颠顶，邪气留滞，阻抑清阳；或内伤诸疾，导致气血逆乱，阻遏经络，脑失所养，均可发生头痛。

【辨证论治】

1. 外感头痛

（1）风寒证

证候：头痛起病较急，其痛如破，痛连项背，恶风畏寒，口不渴，苔薄白，脉多浮紧。

治法：疏风散寒。

排瘀方法：①刺络放血。取太阳、大椎、长强、委中、风池、合谷。②中药。川芎茶调散加减：川芎 15g，羌活 10g，白芷 10g，细辛 3g，薄荷 10g，荆芥 10g，防风 10g，葛根 10g，生姜 10g，大枣 10g。茶水调服。③刮痧。取背部膀胱经、颈部刮痧。

（2）风热证

证候：起病急，头胀痛，甚则头痛如裂，发热或恶风，口渴欲饮，面红目赤，便秘溲黄，舌红苔黄，脉浮数。

治法：疏风清热。

排瘀方法：①刺络放血。取曲池、内庭、太冲、委中、昆仑。②中药。芎芷石膏汤加减：川芎、白芷、菊花各 15g，石膏、黄芩、栀子各 10g，金银花、连翘、知母、石斛、天花粉各 8g，黄连 6g。③刮痧。取背部膀胱经、大肠经刮痧。

（3）风湿证

证候：头痛如裹，肢体困重，胸闷纳呆，小便不利，大便或溏，苔白腻，脉濡。

治法：祛风胜湿。

排瘀方法：①刺络放血。取足三里、阴陵泉、阳陵泉、丰隆。②中药。羌活胜湿汤加减：羌活、独活、防风、川芎、藁本、蔓荆子各 10g，甘草 8g，苍术、厚朴、陈皮各 15g，生姜、半夏、藿香、佩兰各 8g。③拔罐。取脾俞、胃俞、三焦俞拔罐。

2. 内伤头痛

（1）肝阳证

证候：头胀痛而眩，心烦易怒，面赤口苦，或兼耳鸣胁痛，夜眠不宁，舌红，苔薄黄，脉弦有力。

治法：平肝潜阳。

排瘀方法：①刺络放血。取肝俞、胆俞、期门、太冲、心俞。②中药。天麻钩藤饮加减：天麻15g，钩藤、石决明、黄芩各10g，栀子8g，牛膝、杜仲、桑寄生、首乌藤、茯神各8g，龙骨、牡蛎各30g，生地黄、何首乌、女贞子、枸杞子、墨旱莲各8g，郁金、龙胆草、夏枯草各12g。③拔罐。取厥阴俞、心俞、胆俞、委阳。

（2）痰浊证

证候：头痛昏蒙，胸脘满闷，呕恶痰涎，苔白腻，或舌胖大有齿痕，脉滑或弦滑。

治法：健脾化痰，降逆止痛。

排瘀方法：①刺络放血。取大椎、脾俞、肺俞、委中、尺泽。②中药。半夏白术天麻汤加减：半夏、生白术、茯苓各15g，陈皮、生姜、天麻、厚朴各10g，蔓荆子、蒺藜、枳实、黄芩各8g。③拔罐。取背部膀胱经。

（3）瘀血证

证候：头痛经久不愈，其痛如刺，入夜尤甚，固定不移，或头部有外伤史，舌紫或有瘀斑、瘀点，苔薄白，脉沉细或细涩。

治法：活血通窍止痛。

排瘀方法：①刺络放血。取大椎、膈俞、血海。②通窍活血汤加减。麝香8g，生姜、葱白、桃仁、红花、川芎、赤芍各10g，大枣、郁金、石菖蒲各12g，全蝎、蜈蚣各5g。③针刺治疗。取合谷、太冲、足三里、章门、脾俞、胃俞。

【验案】

王某，男，45岁，2020年3月初诊。

主诉：间断性头痛1年。

现病史：患者体检行颅脑核磁未见异常，平素无头晕、恶心等症状，患者体形胖，平素疲乏、头痛昏蒙，自觉头脑不清醒，胸脘满闷，食欲差，苔白腻，或舌胖大有齿痕，脉滑。

诊断：头痛。

辨证：痰浊证。

治法：健脾化痰，降逆止痛。

排瘀方法：①刺络放血。取大椎、脾俞、肺俞、委中、尺泽、脾俞、丰隆。隔日1次。②中药。二陈汤加减：陈皮10g，半夏10g，白术10g，茯苓10g，甘草6g，天麻10g，钩藤10g，生山楂10g，石决明10g，丹参30g。水煎分2次口服，每6日为1个疗程。③拔罐、刮痧。对背部膀胱经，尤其是心俞、脾俞，以及大椎、丰隆进行重点拔罐治疗，拔罐每日 1 次。刮痧每周 1 次。

连续治疗 2 个疗程后，患者头痛明显好转，精神改善。嘱其调整饮食，加强运动，控制体重，必要时到医院专科就诊。

【调护】

①刺络放血治疗头痛，首先必须明确疾病的诊断，方可施治。对于较为严重的颅内感染性头痛（如隐球菌性脑膜炎、结核性脑膜炎等）、蛛网膜下腔出血性头痛（或颅内动脉瘤破裂前的"警告性渗漏"）、颅内肿瘤占位性改变引起的头痛等，应建议其尽快进行相应专科治疗。

②注意休息，保持环境安静，光线不宜过强；顺应四时环境变化，寒温适宜，起居定时，参加体育锻炼以增强体质。

③禁食肥甘厚腻、辛辣刺激食物。

④禁烟，戒酒。

（师锐玲）

（十一）失眠

【概述】

失眠是以经常不能获得正常睡眠为特征的一类疾病，主要表现为睡眠时间、深度的不足，轻者入睡困难，或者寐而不酣，时寐时醒，或者醒后不能再寐，重则彻夜不寐，常影响人体的正常工作、生活、学习和健康。

中医学称本病为"不寐"，饮食失节、情志失常、劳逸失调、病后体虚是其病因。虽然病因众多，但其病理变化，总属于阳盛阴衰，阴阳失交，一为阴虚不能纳阳，二为阳盛不得入于阴。

【辨证论治】

1. 肝郁化火证

证候：心烦不能入睡，烦躁易怒，胸闷胁痛，头痛面红，目赤，口苦，便秘，尿黄，舌红，苔黄，脉弦数。

治法：疏肝泻火，镇心安神。

排瘀方法：①刺络放血。取耳尖、耳垂、中冲、太阳、百会、大椎、心俞、肝俞、曲泽。②中药。丹栀逍遥丸加减：柴胡 10g，白术 10g，白芍 10g，当归 10g，茯苓 10g，生甘草 6g，薄荷 10g，牡丹皮 10g，栀子 10g，淡豆豉 10g，茯神 10g，酸枣仁 30g，合欢皮 10g，龙齿（先煎）30g，远志 10g，柏子仁 10g。③刮痧。取肝俞、胆俞、日月、京门进行刮痧。

2. 痰热内扰证

证候：睡眠不安，心烦懊恼，胸闷脘痞，口苦痰多，头晕目眩，舌红，苔黄腻，脉滑或滑数。

治法：清化痰热，和中安神。

排瘀方法：①刺络放血。取耳尖、耳垂、中冲、太阳、百会、大椎、心俞、肝俞、丰隆。②中药。安神助眠方加减：生龙骨 30g，生牡蛎 30g，酸枣仁 20g，合欢皮 10g，白术 10g，茯神 10g，栀子 10g，五味子 15g，远志 15g，丹参 20g，牡丹皮 10g，黄连 10g，甘草 6g。③拔罐。取大椎、肝俞、心俞、胆俞、至阳进行拔罐。

【验案】

张某，男，32 岁，2000 年 10 月 10 日初诊。

主诉：间断失眠 50 余天。

现病史：患者 50 天前与人争吵后出现心烦不能入睡，甚至彻夜难眠，烦躁易怒，胸闷胁痛，头痛面红，目赤，口苦，便秘，尿黄。舌红，苔黄，脉弦数。

诊断：不寐。

辨证：肝郁化火。

治法：疏肝泻火，镇心安神。

排瘀方法：①刺络放血。取耳尖、耳垂、中冲、太阳、百会、大椎、心俞、肝俞、曲泽。②中药。丹栀逍遥丸加减：柴胡 10g，白术 10g，白芍 10g，茯苓 10g，生甘草 6g，薄荷 10g，牡丹皮 10g，栀子 10g，淡豆豉 10g，茯神 10g，酸枣仁 30g，合欢皮 10g，龙齿（先煎）30g，远志 10g，柏子仁 10g。5 剂后患者入睡时间明显缩短，烦躁易怒症状好转。③刮痧。可选择肝俞、胆俞、日月、京门进行刮痧。

患者治疗 2 个疗程后，症状明显好转，1 个月后回访，未见复发。

【调护】

①调畅情绪，克服过度的紧张、兴奋、焦虑、抑郁等不良情绪，做到喜怒有节，顺其自然。

②讲究睡眠卫生。建立规律的作息制度，进行适当的体育锻炼或者适当的体力劳动；养成良好的睡眠习惯，晚餐要清淡，不宜吃得过饱，睡前忌浓茶、咖啡及吸烟；睡前避免进行易引起情绪紧张和兴奋的活动，定时就寝；注意睡眠环境的安静。

（师锐玲）

（十二）抑郁症

【概述】

抑郁症属于中医学"郁证"范畴。郁证是以心情抑郁善忧、情绪不宁、胸胁及脘腹胀闷疼痛，或易怒善哭，或咽中如有异物梗阻等为主要临床表现的一类病证。《黄帝内经》无郁证病名，但有五气之郁的论述。《素问·六元正纪大论》载："郁之甚者，治之奈何？""木郁达之，火郁发之，土郁夺之，金郁泄之，水郁折之。"书中另有较多关于情志致郁的论述。《素问·举痛论》载："思则心有所存，神有所归，正气留而不行，故气结矣。"《素问·本病论》载："人忧愁思虑即伤心。""人或恚怒，气逆上而不下，即伤肝也。"元·王安道在《医经溯洄集·五郁论》中说："风病之起也，多由乎郁，郁者，滞而不通之义。"《丹溪心法·六郁》中提出："气血冲和，万病不生，一有怫郁，诸病生焉。故人身诸病，多生于郁。"朱丹溪还提出了气、血、火、食、湿、痰六郁之说，创立了六郁汤、越鞠丸等有效方剂。《古今医统大全·郁证门》说："郁为七情不舒，遂成郁结，既郁之久，变病多端。"《临证指南医案·郁》认为"郁证全在病者能移情易性"。

【辨证论治】

1. 肝气郁结证

证候：精神抑郁，情绪不宁，胸部满闷，胁肋胀痛，痛无定处，脘闷嗳气，不思饮食，大便不调，舌红，苔薄腻，脉弦。

治法：疏肝解郁，理气畅中。

排瘀方法：①刺络放血。取肝俞、胆俞、膈俞、膻中、期门、内关、气海、阳陵泉、太冲。②中药。柴胡疏肝散：柴胡 12g，香附 9g，枳壳 9g，陈皮 12g，川芎 9g，芍药 9g，甘草 6g。③拔罐、刮痧。对背部膀胱经特别是肝俞、胆俞、膈俞进行重点闪罐、拔罐及刮痧。

2. 气郁化火证

证候：性情急躁易怒，胸胁胀满，口苦而干，或头痛、耳鸣、目赤，或嘈杂吞酸，大便秘结，舌红，苔黄，脉弦数。

治法：疏肝解郁，清肝泻火。

排瘀方法：①刺络放血。取肝俞、胆俞、膈俞、大椎、解毒穴、曲池、期门、内关、太冲。②中药。丹栀逍遥散合龙胆泻肝汤加减：当归 12g，芍药 12g，茯苓 12g，白术 12g，柴胡 12g，牡丹皮 10g，栀子 10g，龙胆草 10g，黄芩 10g，泽泻 10g，车前子 10g，甘草 6g。③拔罐、刮痧。对背部膀胱经特别是肝俞、胆俞、膈俞，以及大椎进行重点闪罐、拔罐及刮痧。

3. 痰气郁结证

证候：精神抑郁，咽中如有物梗阻，胸部闷塞，胁肋胀满，咽中之物吞之不下，咳之不出，苔白腻，脉弦滑。

治法：行气开郁，化痰散结。

排瘀方法：①刺络放血。取耳尖、耳垂、肝俞、膈俞、内关、阳陵泉、血海、丰隆。②中药。半夏厚朴汤合温胆汤加减：半夏 12g，厚朴 12g，茯苓 12g，生姜 15g，紫苏叶 6g，竹茹 10g，枳实 10g，陈皮 10g，橘红 10g，甘草 6g。③拔罐、刮痧。对背部膀胱经特别是肝俞、胆俞、膈俞，以及大椎进行重点闪罐、拔罐及刮痧。

【验案】

焦某，女，42 岁，2020 年 10 月初诊。

主诉：情绪低落 4 年。

现病史：患者自诉 4 年来间歇性情绪不佳，稍遇琐事即烦躁，疲乏，易怒，心烦、失眠、自觉全身不适，食欲不佳。询问患者家庭事业均和谐。舌红，苔薄腻，脉弦。

诊断：郁证。

辨证：肝气郁结。

治法：疏肝解郁。

排瘀方法：①刺络放血。取肝俞、胆俞、膈俞、膻中、期门、内关、气海、阳陵泉、太冲。②中药。柴胡疏肝散：柴胡 12g，香附 9g，枳壳 9g，陈皮 12g，川芎 9g，芍药 9g，茯神 10g，远志 10g，牡丹皮 10g，栀子 10g，龙骨（先煎）30g，牡蛎（先煎）30g，甘草 6g。③拔罐。对背部膀胱经尤其是肝俞、胆俞、膈俞进行重点闪罐、拔罐。④语言交流、沟通。

患者治疗 2 个疗程后，症状有改善。

【调护】

①正确对待各种事物，避免忧思郁怒，防止情志内伤，是防治郁证的重要措施。

②医务人员应深入了解患者病史，对其进行详细检查，用诚恳、关怀、同情、耐心的态度对待患者，取得患者的充分信任。这在郁证的治疗及护理中具有重要作用。

③对郁证患者，应做好精神治疗工作，使患者可以正确认识和对待疾病，增强治愈疾病的信心。

（冯喜莲）

（十三）膈肌痉挛

【概述】

本病是指胃部多余的气体从胃中上逆，在喉间频频作声，声音急而短促，难以自制。本病根据有无基础病可分两类，一是无相关的基础病，为单纯性膈肌痉挛，二是既往有其他疾病如胃肠神经症、胸腹腔肿瘤、肝硬化、尿毒症、胸腹手术后等，为难治性膈肌痉挛。

本病属中医学"呃逆""哕逆"范畴。其病因病机是胃气上逆动膈，或肝气犯胃，胃火上冲。

【辨证论治】

1. 胃火上冲证

证候：呃声洪亮有力，冲逆而出，口臭烦渴，多喜饮冷，脘腹满闷，大便秘结，小便短赤，苔黄燥，脉滑数。

治法：清热和胃，降逆止呃。

排瘀方法：①刺络放血。取耳尖、耳垂、膈俞、胃俞、大椎、膻中、曲池、足三里、内庭、太冲等。②中药。竹叶石膏汤加减：生石膏 10g，淡竹叶 6g，麦冬 10g，沙参 15g，半夏 10g，柿蒂 10g，竹茹 6g，郁李仁 10g，瓜蒌仁 15g，甘草 6g，粳米 10g。③刮痧、拔罐。对膻中、中脘、胃俞、足三里进行拔罐与刮痧。

2. 肝胃气滞证

证候：呃逆连声，常因情志不畅而诱发或加重，胸胁满闷，脘腹胀满，纳减嗳气，肠鸣矢气，苔薄白，脉弦。

治法：顺气解郁，降逆止呃。

排瘀方法：①刺络放血。取肝俞、胃俞、膈俞、膻中、中脘、内关、梁丘、足三里、太冲。②中药。五磨饮子加减：木香 6g，乌药 6g，槟榔 6g，沉香 6g，枳实 10g，代赭石 30g，丁香 6g，郁金 10g，香附 10g。③艾灸、拔罐、刮痧。取膻中、中脘、期门、肝俞、胃俞，施艾灸、拔罐、刮痧之术。

【验案】

黄某，男，72 岁，2021 年 5 月初诊。

主诉：呃逆不止伴胃部隐痛 10 天。

现病史：患者 2 年前有呃逆发作病史，于当地医院住院治疗半个月，查电子胃镜提示为慢性胃炎，经治疗后痊愈出院。出院后，仍时有呃逆发作，伴有胃脘部隐痛，不规律服用兰索拉唑肠溶片，呃逆可自行缓解。10 天前因过食寒凉食物后再次出现呃逆不止，胃脘部隐痛。现症见：呃逆不止，胃脘部隐痛，饮食不能，四肢乏力，情绪低落，食用寒凉食物后诱发呃逆，喜热饮，纳寐差，大小便正常。舌淡嫩，苔黄腻，脉弦细。

诊断：呃逆。

辨证：肝胃气滞。

治法：顺气解郁，降逆止呃。

排瘀方法：中药。五磨饮子加减，共 3 剂。

患者 3 日后复诊时诉呃逆症状有所减轻，胃痛减轻，继续上述中药处方治疗 2 个疗程，随访未见复发。

【调护】

①若本病并发于其他急、慢性疾病，应积极治疗原发病；频频发作时，宜进食易消化食物。

②平时注意寒温适宜，避免外邪犯胃，注意饮食调节，不应过食生冷、辛热食物，尽量避免精神刺激。

（李丽）

（十四）肝硬化

【概述】

肝硬化是一类以肝脏广泛结缔组织增生为特征的慢性疾病。肝硬化时，肝细胞大量坏死，正常肝组织代偿性增生，形成许多结节，同时伴有肝内广泛纤维化导致的肝小叶结构紊乱，肝脏体积缩小。本病早期可出现乏力、食欲下降等，随病程进展可出现腹水及肝性脑病等。原发性肝癌是我国常见的一类恶性肿瘤，原发性肝癌多是由肝硬化发展而来。

中医学认为本病常由黄疸日久、感染蛊毒、饮食不节、嗜酒过度等，引起湿热内郁，肝脾内伤。肝损则气滞，日久必致血瘀，脾伤则湿停，日久必致肾亏，最终形成肝、脾、肾三脏受损，气滞血瘀，水湿内聚，本虚标实，虚实夹杂之证。

【辨证论治】

1. 气郁湿阻证

证候：腹大胀满，按之不坚，胁下胀满，或有疼痛，纳少嗳气，食后作胀，小便少，苔白腻，脉弦。

治法：活血理气，散结消聚。

排瘀方法：①刺络放血。取肝俞、胆俞、中枢、期门、阳陵泉、阴陵泉、曲泉、太冲等。②中药。柴胡疏肝散合胃苓汤合四君子汤加减：柴胡 10g，白芍 10g，川芎 10g，枳壳 10g，陈皮 10g，香附 10g，苍术 10g，厚朴 10g，茯苓 10g，猪苓 10g，泽泻 10g，肉桂 10g，炒白术 30g，炙甘草 6g。③刮痧。取穴以胆俞、中枢、阳陵泉、曲泉为主，适用于各型患者。④药物铺灸。部位以背俞中穴区、期门穴区、章门穴区、神阙穴区为主，适用于各型患者。

2. 寒湿困脾证

证候：腹大胀满，按之如囊裹水，胸脘胀闷，得热稍舒，形寒肢冷，精神困倦，大便溏薄，小便短少，苔白腻，脉缓。

治法：活血理气，散结消聚。

排瘀方法：①刺络放血。取肝俞、胆俞、胃俞、中枢、梁丘、阳陵泉、阴陵泉、曲泉、水道等。②中药。实脾饮加减：干姜 10g，制附子 10g，炒白术 30g，茯苓 10g，厚朴 10g，大腹皮 10g，草果仁 10g，木香 10g，木瓜 10g，柴胡 10g，香附 10g，白芍 10g，半边莲 10g，炙甘草 6g。

3. 湿热内蕴证

证候：腹大坚满，脘腹急痛，烦热口苦，纳少身重，溲赤短涩，大便秘结或溏泄，或有面目发黄，舌边尖红，苔黄腻，脉弦数。

治法：活血理气，散结消聚。

排瘀方法：①刺络放血。取肝俞、胆俞、中枢、大椎、曲池、阴陵泉、阳陵泉、曲泉、太冲等。②中药。中满分消丸合茵陈蒿汤加减：茵陈 10g，大黄 10g，栀子 10g，厚朴 10g，枳实 10g，黄连 10g，黄芩 10g，知母 10g，半夏 10g，陈皮 10g，茯苓 10g，泽泻 10g，砂仁 10g，党参 10g，白术 10g，炙甘草 6g。

4. 肝脾血瘀证

证候：腹大坚满，胁腹痛，右胁触之有块，质偏硬，脉络怒张，面色黧黑，面颈胸臂有血痣，呈丝纹状，手掌赤痕，唇色紫褐，渴不欲饮，牙宣鼻衄，大便色黑，舌紫暗，脉细涩。

治法：活血化瘀，行气利水，活血软坚。

排瘀方法：①刺络放血。取肝俞、脾俞、膈俞、中枢、阳陵泉、阴陵泉、血海、太冲等。②中药。膈下逐瘀汤加减：五灵脂 10g，当归 10g，川芎 10g，白芍 10g，桃仁 10g，红花 10g，地鳖虫 10g，丹参 20g，白茅根 10g，延胡索 10g，香附 10g，枳壳 10g，炙甘草 6g。

【验案】

张某，男，69 岁，2016 年 11 月初诊。

主诉：右上腹痛 7 年余。

现病史：患者 7 年前无明显诱因出现右上腹疼痛，无明显加重或缓解因素。现症见：右上腹疼痛，偶有恶心呕吐，时有口苦，无腹部胀满感，症状持续至今，纳眠一般，舌红，苔黄厚腻，脉弦细。

诊断：臌胀。

辨证：湿热内蕴。

治法：活血理气，散结消聚。

排瘀方法：①刺络放血。取肝俞、胆俞、中枢、大椎、曲池、阴陵泉、阳陵泉、曲泉、太冲等。②中药。中满分消丸合茵陈蒿汤加减：茵陈10g，大黄10g，栀子10g，厚朴10g，枳实10g，黄连10g，黄芩10g，知母10g，半夏10g，陈皮10g，茯苓10g，泽泻10g，砂仁10g，干姜10g，姜黄10g，党参10g，白术10g，炙甘草6g。共6剂。③刮痧。取穴以胆俞、中枢、阳陵泉、曲泉为主，1周治疗1次。④药物铺灸。施灸部位以背俞中穴区、期门穴区、章门穴区、神阙穴区为主，1周治疗1次。

二诊（2017年1月）：患者现无明显不适，舌红，苔薄黄，脉弦细。效不更方，患者大便偏硬，加焦山楂消食通便，继服21剂。坚持刺络放血、刮痧、药物铺灸治疗，1周治疗1次。

随后患者坚持复诊，随访过程中无明显不适症状，各项实验室指标稳定，病情控制良好，生活质量得到较大改善。

【调护】

①饮食调节：饮食宜清淡、细软、易消化、无刺激，少食多餐，细嚼慢咽，推荐优质蛋白饮食，多食用纤维含量较低的蔬菜、水果。

②生活调节：保持规律的锻炼，代偿期的肝硬化要减少运动量和运动时间，不能从事能量消耗大的工作。

③心理调节：保持积极乐观的心态。

（李丽）

（十五）肝囊肿

【概述】

肝囊肿是发生于肝内的良性占位性病变，一般分为寄生虫性和非寄生虫性两大类，其中以非寄生虫性肝囊肿中的先天性肝囊肿及潴留性肝囊肿最为常见。肝囊肿的典型临床表现为右上腹疼痛，偶有阵发性绞痛，严重时肝区有压痛，并伴随发热、黄疸、贫血等症状。当囊肿较大时，可压迫邻近组织出现相应症状，如胃肠梗阻时易伴有右上腹不舒，肝大时能触到右上腹囊性包块等。

肝囊肿属于中医学"胁痛""积聚""痰饮"等范畴。中医学认为先天性肝囊肿主要是由于母亲妊娠期间情志失调，忧思郁怒太过，七情郁结，五志化火，火灼伤阴精，阴阳不得相生，故渐渐耗伤人体之正气，气虚则不足以卫外，导致胞宫内胎儿抵御外邪的能力减弱，从而使邪气有机可乘，聚于肝、胆二经，蕴久而成疾；或由于母亲妊娠期间，感受湿热、痰湿邪气，邪毒与气血互结，蕴于肝胆，气血凝滞，脉络瘀阻，气机升降失常，渐渐形成本病的发病基础。因肝囊肿的产生与气血有关，病位在肝，基本病机在于脏腑气血亏虚，寒湿凝滞，饮食不化，情志郁结，气滞血瘀，故调肝养血、健脾开胃、活血化瘀消癥为治疗肝囊肿要秉持的基本治法。

【辨证论治】

1. 肝气郁结证

证候：右侧胁肋部攻窜胀痛，脘胁胀闷不适，苔薄，脉弦。

治法：疏肝理气，消癥散结。

排瘀方法：①刺络放血。取膈俞、心俞、血海、阴陵泉、丰隆、肝俞、胆俞、期门、阴陵泉、太冲等。②中药。消囊排瘀基本方（何氏经验方）：半夏10g，胆南星10g，鳖甲30g，土茯苓10g，莪术10g，川芎10g，桃仁10g，红花10g，王不留行10g，路路通10g，柴胡10g，郁金10g，丹参30g，茵陈10g，佛手10g，川楝子10g。

2. 痰瘀互结证

证候：右侧胁肋部隐痛或刺痛，体形消瘦，纳谷减少，面色晦暗黧黑，面颈胸臂或有血痣赤缕，女子可见月事不下，舌紫或有瘀斑、瘀点，脉细涩等。

治法：活血化瘀，祛痰软坚。

排瘀方法：同本病"肝气郁结证"。

【验案】

张某，女，50岁，2020年7月初诊。

主诉：发现肝囊肿大数日。

现病史：自述体检查体时发现肝囊肿多个，最大者10cm，担心危害健康，自感晨起口苦，略有乏力，纳食可，睡眠夜间易醒，二便正常，胁肋部胀痛不舒，舌淡，苔黄腻，脉弦。

诊断：积聚。

辨证：肝气郁结。

治法：疏肝理气，消癥散结。

排瘀方法：中药。消囊排瘀基本方：半夏、胆南星、鳖甲、土茯苓、莪术、川芎、桃仁、红花、王不留行、路路通、柴胡、郁金、丹参、茵陈、佛手、川楝子。7剂，水煎服，每次服用150mL，每日3次，嘱勿进食生冷及寒凉食物，调整心态，调畅情绪，忌熬夜。

患者服用上方 2 个月，经 B 超检查提示肝内囊肿数量有所减少，最大者 2cm，嘱其继续调治。

【调护】

①饮食调理：肝囊肿患者在饮食方面应以清淡、易消化的食物为主，忌吃油腻、高糖、辛辣食物，尽量多吃新鲜的水果、蔬菜。

②情绪调理：肝囊肿患者平时应保持心情舒畅，避免情绪激动、焦虑或者紧张。特别要避免生气发怒，因为怒伤肝，不利于保护肝脏功能。

③生活作息调理：肝囊肿患者也应保持合理作息，避免过度劳累和剧烈运动。注意按时就寝，避免熬夜伤肝。

④手术治疗：体积大、压迫周围肝脏组织严重的肝囊肿，或出现坠胀、胃肠压迫感的患者，可以考虑采取手术治疗，比如腹腔镜肝囊肿开窗术、肝叶切除术等。

（李丽）

（十六）慢性胆囊炎

【概述】

本病是指胆囊持续的、反复发作的炎症过程。临床表现为右上腹疼痛，或伴右肩背放射痛，可伴恶心、呕吐、嗳气、反酸、厌食油腻、消化不良等症。B 超检查显示胆囊壁增厚，欠光滑（甚至毛糙），或见强回声团及声影表现。

本病属中医学"胁痛""痞满"范畴，多因肝郁气滞，胆腑失于疏泄，胆汁瘀滞不利，日久则成本病；或感受外邪，湿热蕴蒸而致病。

【辨证论治】

1. 肝胆气郁证

证候：胁肋胀痛，走窜不定，甚则连及胸肩背，每因情志不畅而疼痛加重，胸闷，善太息，得嗳气则舒，饮食减少，脘腹胀满，舌苔薄白，脉弦。

治法：疏肝解郁，和络止痛。

排瘀方法：①刺络放血。取肝俞、胆俞、膈俞、期门、阳陵泉、胆囊穴、太冲。②中药。逍遥散加味：当归 10g，白芍 10g，柴胡 10g，茯苓 10g，白术 10g，甘草 10g，生姜 10g，薄荷 6g。③刮痧疗法。可选择肝俞、胆俞、膈俞、曲垣、章门、日月、梁门、太乙、足三里、胆囊进行刮痧。④药物铺灸。铺灸部位：期门穴区、章门穴区、背俞中穴区、胆囊穴区。铺灸药方：疏肝利胆散（柴胡、郁金、香附、金钱草、茵陈、丹参各 100g，大黄、枳实、甘草各 60g）。肝胆气郁加枳壳、陈皮。

2. 气滞血瘀证

证候：右胁刺痛较剧，痛有定处拒按，入夜尤甚，或胁下有积块，面色晦暗，舌紫暗，或舌边有瘀斑，脉沉弦。

治法：疏肝解郁，和络止痛。

排瘀方法：①刺络放血。取肝俞、胆俞、膈俞、膻中、期门、血海、阳陵泉、胆囊穴、太冲。②中药。柴胡疏肝散合茵陈蒿汤加减：柴胡10g，白芍10g，川芎10g，枳壳10g，香附10g，陈皮10g，郁金10g，茵陈10g，栀子10g，大黄6g，延胡索10g，川楝子10g。③刮痧、药物铺灸。刮痧、药物铺灸取穴、部位同本病"肝胆气郁证"，药物铺灸药方是疏肝利胆散再加桃仁、红花。

3. 肝胆湿热证

证候：右胁胀满疼痛，触痛明显而拒按，胸闷脘痞，纳呆，厌食油腻，恶心呕吐，大便黏滞，或见黄疸，舌红苔黄腻，脉弦滑。

治法：疏肝解郁，和络止痛。

排瘀方法：①刺络放血。取肝俞、胆俞、脾俞、大椎、曲池、阳陵泉、阴陵泉、胆囊、太冲等。②中药。龙胆泻肝汤合茵陈蒿汤加减：龙胆草10g，黄芩10g，栀子10g，车前子10g，泽泻10g，木通6g，当归10g，生地黄10g，柴胡10g，茵陈10g，延胡索10g，川楝子10g，甘草6g。③刮痧、药物铺灸。刮痧、药物铺灸取穴、部位同本病"肝胆气郁证"，药物铺灸药方是疏肝利胆散再加黄芩、栀子。

【验案】

陈某，男，32岁，2017年9月初诊。

主诉：右上腹间断性疼痛5年，加重2周。

现病史：患者因长期饮食油腻，右上腹反复疼痛，胃脘部胀满反酸，口干、口苦，遂去医院行腹部彩超检查，结果示慢性胆囊炎（胆囊壁毛糙，壁厚2~3mm）。现症见：右上腹间断性疼痛伴恶心，无呕吐，夜寐不安，小便色黄，大便秘结难行，舌红苔白腻，脉弦细。

诊断：胁痛。

辨证：肝胆湿热。

治法：疏肝和胃，清利湿热。

排瘀方法：①刺络放血。取肝俞、胆俞、脾俞、大椎、曲池、阳陵泉、阴陵泉、胆囊穴、太冲等。②中药。龙胆泻肝汤合茵陈蒿汤加减：龙胆草10g，黄芩10g，栀子10g，车前子10g，泽泻10g，木通6g，当归10g，生地黄10g，柴胡10g，茵陈10g，延胡索10g，川楝子10g，甘草6g。③药物铺灸。铺灸部位：期门穴区、章门穴区、背俞中穴区、胆囊穴区，1 周治疗 1 次。铺灸药方：疏肝利胆散（柴胡、郁金、香附、金钱草、茵陈、丹参各 100g，大黄、枳实、甘草各 60g）。

二诊：右上腹疼痛缓解明显，仅生气后略感不适，睡眠改善明显，无口苦、口干，大便质软通畅，小便正常，舌红苔薄，脉细。调整上方：加佛手 10g，香橼皮 10g，厚朴 10g。刺络放血、药物铺灸继续 1 周治疗 1 次。

继服 10 剂后，患者神色佳，现已无右上腹疼痛，睡眠好，大小便正常。嘱患者低盐、低脂饮食。3 个月后随访，症状无复发。

【调护】

①饮食调节：低脂肪、低胆固醇、高维生素、高蛋白饮食，适量补充碳水化合物；避免进食辛辣刺激食物，忌酒、咖啡、浓茶。

②生活调节：保持规律的锻炼，注意劳逸结合，规律作息；定期检查。

③心理调节：保持积极乐观的心态。

（李丽）

（十七）慢性胃炎

【概述】

西医学认为，本病是多种不同病因侵袭引起的胃黏膜慢性炎症性或萎缩性病变的一种疾病，以上腹部疼痛、饱胀、烧灼感、反酸嗳气、食欲不振等症状为多见。临床分为萎缩性、非萎缩性（浅表性）和特殊性胃炎。

中医学中无慢性胃炎之名，本病属于"胃痛""痞满""吐酸""嘈杂"范畴。本病的发生多与饮食不节，损伤脾胃；情志失调，肝郁乘脾犯胃；外邪侵袭，损伤胃气；久病体虚，脾胃失养等关系密切，气滞血瘀（久病入络）、阴虚内热等亦与本病发病相关。

【辨证论治】

1. 脾胃湿热证

证候：胃脘灼热胀痛，口苦口臭，脘腹痞闷，渴不欲饮，舌红，边尖深红，苔黄厚或腻，脉滑或濡数。

治法：理气和胃止痛。

排瘀方法：①刺络放血。取脾俞、胃俞、中脘、中枢、大椎、曲池、合谷、阳陵泉、内庭等。②中药。四妙散合香砂六君子汤加减：党参 10g，茯苓 10g，白术 10g，法半夏 10g，陈皮 10g，木香 10g，砂仁 10g，苍术 10g，黄柏 10g，薏苡仁 30g，甘草 6g。③药物铺灸。铺灸部位：中脘穴区、背俞中穴区、胃肠穴区，脾胃湿热加阴陵泉穴区。铺灸药方：慢性胃炎散（党参、白术、茯苓、木香、砂仁、延胡索、厚朴、丹参、蒲公英各100g，炙甘草60g）。

2. 胃络瘀阻证

证候：胃脘痛有定处，不喜按或拒按，大便潜血阳性或黑便，舌暗红或紫暗，有瘀点，脉弦涩。

治法：理气和胃止痛。

排瘀方法：①刺络放血。取脾俞、胃俞、膈俞、中脘、梁丘、血海、足三里、公孙等。②中药。香砂失笑散、丹参饮合六君子汤加减：五灵脂10g，蒲黄10g，木香10g，砂仁10g，丹参20g，檀香10g，法半夏10g，陈皮10g，党参10g，茯苓10g，炒白术30g，炙甘草6g。③药物铺灸。铺灸药方同本病"脾胃湿热证"，铺灸部位加血海穴区。

3. 肝气犯胃证

证候：胃脘胀满攻撑作痛，痛连两胁，胸闷嗳气，善太息、呕哕，有时泛酸或苦水，心烦易怒，头昏寐差，多梦，大便不畅，或便溏或便秘，性情易于激动，每于生气后发病，齿龈色暗或黑，咽充血，舌淡红，苔薄黄或薄白，脉弦。

治法：疏肝理气，和胃止痛。

排瘀方法：①刺络放血。取肝俞、脾俞、胃俞、中脘、梁丘、足三里、公孙、太冲等。②中药。柴胡疏肝散合香砂六君子汤加减：柴胡10g，陈皮10g，枳壳10g，川芎10g，芍药10g，香附10g，木香10g，砂仁10g，半夏10g，白术10g，党参10g，茯苓10g，甘草6g。③艾灸。艾灸时一可取刺络放血中的腧穴进行施灸；二可取中脘与中枢进行相对灸（即中脘在前，中枢在后，两穴相对，施术者双手各持1根艾条，点燃后同时前后施灸）；三可选药物铺灸，铺灸药方同本病"脾胃湿热证"，铺灸部位再加章门穴区。

【验案】

刘某，男，44岁，2021年4月初诊。

主诉：胃脘胀满不适3年，加重1个月。

现病史：患者3年前生气后出现胃脘胀满灼热胀痛，尤以饭后或生气后加重，口苦、口臭，脘腹痞闷，渴不欲饮。1个月前生气后上述症状加重，2021年3月查胃镜示慢性萎缩性胃炎。病检示慢性萎缩性胃炎（中重度）伴肠化（中度）及灶性异性增生。现症见：胃脘胀满不适伴上腹部轻度压痛，舌红，边尖深红，苔黄厚或腻，脉滑或濡数。

诊断：胃痛。

辨证：脾胃湿热。

治法：理气和胃止痛。

排瘀方法：①刺络放血。取脾俞、胃俞、中脘、中枢、大椎、曲池、合谷、阳陵泉、内庭等。②中药。四妙散合香砂六君子汤加减。

患者治疗 1 个疗程后，胃脘胀满不适明显好转，但仍口苦、口臭，休息 2 天进入下一个疗程。第 2 个疗程结束时，患者饮食渐增，消化功能渐强，胃胀明显减轻。第 3 个疗程结束时，临床症状消失。查胃镜示慢性浅表性胃炎，病检示中度肠化及灶性异性增生消失，临床判定为显效。

【调护】

①注意营养均衡，避免食用刺激性食物，执行定时定量、少食多餐饮食。

②保持乐观的情绪，避免过度劳累与紧张。

（李丽）

（十八）肠粘连

【概述】

西医学认为肠粘连主要指肠管与肠管之间、肠管与腹膜之间、肠管与腹腔内脏器之间发生的异常黏附，可分为先天性和后天性两种。先天性者较少见，可因发育异常或胎粪性腹膜炎引起；后天性者多见，常由腹腔内手术、创伤等引起。轻度的肠粘连多无症状，当肠粘连形成肠梗阻时，可引起腹痛、腹胀、排气排便停止等症状。

中医学认为肠粘连属中医"腹痛""关格""积聚"等范畴。其形成多因术后调理不当，湿热之邪蕴结于阳明胃肠，阻滞气机，湿、热、气滞相搏而发病；或因手术损伤，血寒或血热致气滞或血行不畅，气滞血瘀而发病；或因情志不遂、手术损伤，使气行不畅，气机郁滞而发病。本病病理因素主要有湿、热、气滞、血瘀。病理性质有虚、实两端，属本虚而标实。实为邪气郁滞，不通则痛；虚为脏腑失养，气血不能濡养组织而痛。虚实两端可互为因果，互相转化。

【辨证论治】

1. 寒邪内阻证

证候：腹胀痛或刺痛，疼痛剧烈，呈阵发性或持续性，伴停止排气、排便，甚或见腹部肠型及蠕动波，可因饮食生冷等，突发腹痛加剧，可有恶心、呕吐等不适，口不渴，小便清长，舌淡，苔白腻，脉沉紧。

治法：温里散寒，理气止痛。

排瘀方法：①刺络放血。取大肠俞、小肠俞、天枢、关元、气海、血海、上巨虚、下巨虚、阳陵泉、阴陵泉等。②中药。良附丸合天香正气散加减：香附 9g，高良姜 9g，乌药 9g，陈皮 9g，紫苏叶 6g。③艾灸。常选以上腧穴施艾炷灸。④药物铺灸。在关元穴区、胃肠穴区实施药物铺灸。

2. 湿热壅滞证

证候：腹痛拒按，疼痛剧烈，呈阵发性或持续性，停止排气、排便，烦渴引饮，大便秘结，或溏滞不爽，潮热汗出，或伴有恶心、呕吐、发热等，小便短黄，舌淡红，舌苔厚腻，脉滑数。

治法：泄热除湿，行气通腑。

排瘀方法：①刺络放血。取大肠俞、小肠俞、天枢、关元、曲池、合谷、上巨虚、下巨虚、阴陵泉等。②中药。大承气汤合枳实导滞丸加减：枳实 15g，大黄 10g，厚朴 10g，白术 12g，泽泻 12g，茯苓 15g 等。③拔罐、刮痧：可在腹部与腰背部拔罐或刮痧。

3. 气滞血瘀证

证候：少腹疼痛，痛势较剧，痛如针刺，痛处固定，经久不愈，入夜尤甚，呈阵发性或持续性，伴停止排气、排便，甚则腹有包块，舌紫暗，脉细涩。

治法：行气止痛，活血化瘀。

排瘀方法：①刺络放血。取膈俞、大肠俞、小肠俞、关元、气海、血海、上下巨虚、太冲等。②中药。少府逐瘀汤加减：当归 15g，赤芍 12g，莱菔子 15g，枳壳 9g，桃仁（打）9g，大枣 15g，炙甘草 9g，陈皮 10g。③药物铺灸。部位取背俞下穴区、关元穴区、胃肠穴区。④亦可配合拔罐、刮痧等法。

【验案】

王某，男，67 岁，2015 年 8 月 15 日初诊。

主诉：间断中上腹疼痛伴停止排气、排便 2 月余。

现病史：患者 2 个月前出现中上腹疼痛伴停止排气、排便，入住某院外科，行腹部 CT 示中下腹部局部小肠缺血、坏死，考虑粘连性肠梗阻，行剖腹探查＋肠粘连松解＋回肠部分切除术。术后患者仍自觉频繁腹痛，每日腹痛 4~6 次，痛时不可忍受，需口服止痛药缓解疼痛，遂来我处就诊。刻下症见：患者体形消瘦，喜叹息，面色灰白，愁眉不展，腹痛每日发作数次，时有剧痛，大便数日一行，舌紫暗，舌苔黄而厚腻，脉弦滑涩。

诊断：腹痛。

辨证：气滞血瘀。

治法：行气止痛，活血化瘀。

排瘀方法：①刺络放血。取膈俞、大肠俞、小肠俞、关元、气海、血海、上下巨虚、太冲等，3 日 1 次。②中药。活血祛瘀，行气通腑，方用大承气汤配合少府逐瘀汤加减：莪术 15g，当归 15g，赤芍 12g，白芍 12g，莱菔子 15g，大腹皮 9g，枳壳 9g，红藤 15g，桃仁（打）9g，大枣 15g，炙甘草 9g。共 7 剂，水煎服，每日 1 剂，1 日 2 次。

治疗 10 日后，患者腹痛明显减轻，大便每日一行，嘱患者生活作息规律。又巩固治疗 1 周后腹痛几乎未再发作。

【调护】

①规律休息，适当体育运动，养成良好的生活习惯。

②合理膳食，多食用蔬菜水果等富含膳食纤维的食物，少食油炸、肉类食物，注意避免暴饮暴食，饭后勿剧烈活动。

（王梦南）

（十九）慢性肠炎

【概述】

西医学认为慢性肠炎泛指肠道的慢性炎症性疾病，其病因可为细菌、霉菌、病毒等微生物感染，亦可为过敏、变态反应等。临床表现为长期慢性或反复发作的腹痛、腹泻及消化不良等症，重者可有黏液或水样便。

中医学认为本病属"久利""肠风""泄泻"的范畴，多因感受外邪、饮食不洁、情志不畅、素体虚弱、劳倦内伤而致脾虚湿盛，肠道清浊不分，日久不愈，则成慢性。

【辨证论治】

1. 大肠湿热证

证候：腹痛轻微，腹胀或隐痛，偶有腹胀，或有身热，心烦口渴，肛门灼热，里急后重，大便秘结，小便黄赤，舌红，苔薄黄或黄腻，脉滑数。

治法：清热止痛，化湿止泄。

排瘀方法：①刺络放血。取脾俞、三焦俞、大肠俞、天枢、曲池、合谷、足三里、上巨虚、阴陵泉、三阴交等。②中药。葛根芩连汤加减：葛根 10g，黄芩 10g，黄连 10g，大黄 10g，枳实 10g，厚朴 10g，芒硝 10g。③拔罐、刮痧。在大肠经与背部的膀胱经循经刮痧或拔罐。

2. 寒湿困脾证

证候：偶有腹胀或食后腹胀，腹泻，腹部冷痛，肢体酸痛，大便稀溏，饮食减少，胸胁偶有胀痛，脓血便，里急后重，舌淡白，苔白滑，脉濡缓。

治法：温里散寒，化湿止泄。

排瘀方法：①刺络放血。取脾俞、三焦俞、大肠俞、天枢、关元、水分、上巨虚、阴陵泉、三阴交等。②中药。参苓白术散或理中汤加减：党参10g，白术10g，茯苓10g，白扁豆10g，陈皮10g，甘草6g，山药10g，莲子肉10g，砂仁10g，薏苡仁30g，桔梗10g，苍术15g，防风10g，泽泻10g，升麻10g，白芍10g，当归10g。③艾灸。药物铺灸，部位以背俞下穴区、关元穴区、胃肠穴区为主；长期艾灸脾俞、关元、天枢、气海、上巨虚、三阴交，或温针灸，治慢性泄泻有良效。

3. 气滞血瘀证

证候：腹痛轻微，隐痛，偶有胸胁疼痛，腹泻，腹胀较重，以黏液便为重，饮食减少，舌青紫，舌苔薄黄，脉弦。

治法：活血化瘀，理气止泄。

排瘀方法：①刺络放血。取肝俞、膈俞、大肠俞、三焦俞、行间、太冲、阿是穴。②中药。柴胡疏肝散合桃红四物汤加减：柴胡10g，陈皮10g，枳实10g，川芎10g，芍药10g，香附10g，桃仁10g，红花10g，当归10g，赤芍10g，熟地黄10g，川芎10g，甘草6g。③药物铺灸。部位以背俞下穴区、关元穴区、胃肠穴区为主。

【验案】

马某，男，43岁，初诊时间未详。

主诉：反复腹痛、腹泻2年。

现病史：患者诉腹胀、腹泻2年余，每次发作伴左下腹疼痛、大便黏滞不爽、如厕后大便不易冲净，每于进食油腻食物后发作，大便日十余次，有黏液，无脓血。查体：左下腹轻压痛，无反跳痛及肌紧张，肠鸣音亢进，无金属音及气过水声，舌苔厚腻偏黄，脉滑数。

诊断：泄泻。

辨证：胃肠湿热，气机阻滞。

治法：清热利湿，行气止痛。

排瘀方法：①刺络拔罐。祛湿行气，取脾俞、三焦俞、大肠俞、天枢、曲池、合谷、足三里、上巨虚、阴陵泉、三阴交等，3日1次。②中药。清热利湿，行气止痛，方选葛根芩连汤合加味化滞汤加减：生杭芍30g，当归15g，生山楂20g，焦山楂20g，炒莱菔子20g，葛根20g，黄芩15g，黄连15g，黄柏15g，诃子15g，甘草

6g，川木香 15g，白头翁 20g，鸡内金 20g，茯苓 15g，陈皮 15g，山药 30g。5 剂。

患者二诊腹泻次数减少，腹痛减轻，后给予该方加减 50 余剂治愈，嘱口服参苓白术散合金匮肾气丸固本。

【调护】

①饮食不宜寒凉，宜温热、软烂、清淡，避免过饥过饱，注意营养，且精而少，日常生活注意个人卫生。

②居室宜偏温暖而干燥，注意休息，适当活动，避免劳累。

（王梦南）

（二十）便秘

【概述】

西医学认为，本病是以大便秘结不通，排便周期或时间延长；或周期不长，但粪质干结，排出艰难；或粪质不硬，虽频有便意，但排便不畅为主要表现的病证。便秘可见于多种急、慢性疾病，如药物性便秘、内分泌及代谢性疾病所导致的疾病。

中医学认为，本病属"脾约""秘结"范畴，多因饮食不节、情志失调、病后体虚、阴阳气血不足，导致大肠失于传导，邪壅肠腑，阻滞不通或肠道失于滋润，推动无力，糟粕内停，大便排出困难。

【辨证论治】

1. 热秘

证候：大便干结，腹痛或腹胀，口干口臭，面红心烦，或有身热，小便短赤，舌红，苔黄燥，脉滑数。

治法：泄热导滞，行气通便。

排瘀方法：①刺络放血。取耳尖、耳垂、大椎、大肠俞、天枢、曲池、支沟、委中、上巨虚、内庭等。②中药。麻子仁丸加减：麻子仁 10g，芍药 10g，枳实 10g，大黄 10g，厚朴 10g，杏仁 10g，甘草 6g。③拔罐、刮痧。在小肠经与背部的膀胱经循经拔罐或刮痧。

2. 冷秘

证候：大便艰涩，腹痛拘急，胀满拒按，胁下偏痛，手足不温，苔白腻，脉弦紧。

治法：温里散寒，通便止痛。

排瘀方法：①刺络放血。取脾俞、大肠俞、天枢、关元、命门、气海、支沟、足三里、上巨虚、三阴交等。②中药。温脾汤加减：制附子 10g，党参 10g，大黄

10g，干姜 10g，甘草 6g。③拔罐。以足三里、大肠俞为重点进行拔罐治疗。④艾灸。药物铺灸部位以背俞下穴区、关元穴区、胃肠穴区为主；艾条灸可取脾俞、大肠俞、天枢、关元、命门、气海、支沟、足三里、上巨虚、三阴交等腧穴。

【验案】

张某，女，28 岁，2020 年 1 月 4 日初诊。

主诉：排便困难 5 年余，加重 1 个月。

现病史：患者 5 年前无明显诱因出现排便困难，2~5 日一行，便干，量少，常服用番泻叶以助排便，并间断于外院开服中西药物治疗，疗效不佳。刻下症见：脘腹胀满，伴右下腹疼痛，咽干口渴，口干口苦，嗳气，纳眠可，小便可，舌淡，少苔，脉沉细数。

诊断：便秘。

辨证：热邪伤津，津亏肠燥。

治法：滋阴润燥，理气通腑。

排瘀方法：中药。麻子仁丸合增液承气汤加减：白芍 30g，火麻仁 15g，大黄 10g，玄参 15g，麦冬 15g，生地黄 30g，枳实 15g，厚朴 10g，黄芩 10g，太子参 15g，炙甘草 6g。7 剂，水煎服，每日 1 剂，1 日 2 次。

二诊（2021 年 1 月 13 日）：患者服药后诸症均明显缓解，现大便 2 日一行，先稀后干，伴嗳气，自觉腹部有游走性气体，咽干、口苦较前缓解，咳痰，舌淡，苔白，脉沉细。初诊方去黄芩，加紫苏子 15g，山药 30g，川芎 10g，桔梗 10g，瓜蒌仁 20g，炙甘草增量为 10g。7 剂。

三诊（2021 年 3 月 22 日）：患者大便 1~2 日一行，质可，咽干、口苦明显改善，余症消失。继守二诊方加减。

后随访，经调治月余，患者愈。

【调护】

①合理膳食，以清淡为主，避免过食辛辣厚味或饮酒无度，勿过食寒凉生冷，多食用粗粮、果蔬，多饮水。对于习惯性便秘患者，可食用黑芝麻、松子仁等润肠通便的食物或使用外治法通便。

②养成定时排便的习惯，排便时不可过力努挣，排便时间不可过长，以免诱发痔疮、便血及直立性低血压。

③注意活动锻炼，避免久坐少动，以疏通气血，同时保持心情舒畅，避免过度精神刺激。

④不可长期服用或滥服泻药，避免造成对泻药的依赖性、耐药性，甚至产生副

作用，加重便秘，对身体产生不利影响。

（王梦南）

（二十一）肾囊肿

【概述】

肾囊肿是指肾脏内出现单个或多个囊性病变，多为良性。肾囊肿多无明显症状，出现症状者可能有血尿、腰腹痛、发热、高血压等。肾囊肿的具体病因尚未完全明了，可能与遗传、环境等因素有关。无症状及并发症者可不治疗；囊肿直径≥4cm或有症状者，可采取药物或手术治疗。

本病根据临床表现，可归于中医"腰痛""积聚""尿血"等范畴。腰为肾之府，肾主骨生髓，肾精亏损，则腰脊失养，不荣则痛。《诸病源候论》曰："肾主腰脚，肾经虚损，风冷乘之，故腰痛也。"张仲景曰："积者，脏病也，终不移。"单纯性肾囊肿病位在肾，位置固定，按张仲景所言，当属"积"之范畴。

【辨证论治】

1. 湿热蕴肾证

证候：肢体浮肿，小便不利，灼热刺痛，色黄或红，腰背胀痛，口腻纳呆，渴不欲饮，身胀困重，舌红，苔黄腻，脉濡数。

治法：清利湿热，活血行气。

排瘀方法：①刺络放血。取肾俞、三焦俞、膀胱俞、阴陵泉、三阴交、太溪等。②中药。疏凿饮子合八正散加减：商陆10g，茯苓皮10g，泽泻10g，赤小豆20g，车前子10g，瞿麦10g，萹蓄10g，滑石20g，木通10g，大腹皮10g，槟榔10g，栀子10g，甘草6g。③拔罐、刮痧。对背部膀胱经，尤其是肾俞、三焦俞、膀胱俞，进行重点闪罐、留罐与刮痧。

2. 脾肾阳虚水停证

证候：浮肿明显，面色苍白，畏寒肢冷，腰腿酸软，神疲乏力，纳呆或便溏，小便短少或清长，少腹可触及水囊样包块，舌嫩淡胖，苔白滑，脉沉细，或沉迟无力。

治法：健脾益肾，行气利水。

排瘀方法：①刺络放血。取肾俞、膀胱俞、三焦俞、脾俞、阴陵泉、三阴交。②中药。济生肾气丸合真武汤加减：炮附子10g，肉桂10g，山茱萸10g，淮山药10g，熟地黄10g，白芍10g，白术10g，茯苓10g，泽泻10g，车前子10g，大腹皮10g，牛膝10g，炙甘草6g。③拔罐、刮痧：对背部膀胱经，尤其是肾俞、三焦俞、膀胱俞，进行重点闪罐、留罐与刮痧。

3. 肾虚血瘀水聚证

证候：肢体浮肿，小便短少，腰膝酸软，耳鸣，口唇色暗，眼眶发黑，指甲紫暗，腰胀痛或刺痛，小腹包块有压痛，舌淡暗，脉细涩。

治法：活血行气，利水散结。

排瘀方法：①刺络放血。取膈俞、肾俞、三焦俞、膀胱俞、血海、阴陵泉、三阴交。②中药。济生肾气丸合桃红四物汤加减：肉桂10g，山茱萸10g，淮山药10g，熟地黄10g，茯苓10g，泽泻10g，车前子10g，大腹皮10g，牛膝10g，桃仁10g，红花10g，川芎10g，白芍10g，炙甘草6g。③拔罐、刮痧。对背部膀胱经，尤其是肾俞、三焦俞、膀胱俞，进行重点闪罐、留罐与刮痧。

4. 肾虚火旺证

证候：小便短赤带血，头晕耳鸣，神疲，颧红潮热，口干咽燥，腰膝酸软，舌红，脉细数。

治法：滋阴降火，行气活血。

排瘀方法：①刺络放血。取肾俞、三焦俞、膀胱俞、三阴交、太溪、太冲。②中药。知柏地黄汤合小蓟饮子加减：知母10g，黄柏10g，牡丹皮10g，泽泻10g，茯苓10g，麦冬10g，山茱萸10g，熟地黄20g，淮山药10g，黄芪30g，牛膝10g，生地黄10g，小蓟10g，滑石10g，蒲黄10g，栀子10g，淡竹叶10g，当归10g，甘草6g。③刮痧。以肾俞、阴陵泉、阴谷、委中为主进行刮痧疗法，可用于以上各型患者。

【验案】

高某，女，58岁，2020年9月初诊。

主诉：腰部疼痛半个月。

现病史：患者半个月前无明确诱因出现腰部疼痛，有酸胀感，劳则加重，患者诉出现血尿1次，量少，痰多，质黏清稀，神疲乏力，言语低微，睡眠差，记忆力减退，尿频、尿急，肢体浮肿，小便短少，大便尚可。腹部CT提示右肾囊肿1.6cm×2.2cm，左肾小囊肿直径约0.4cm。肾功能、尿常规未见异常。舌暗，苔薄白，脉沉细滑无力。

诊断：腰痛。

辨证：肾虚血瘀水聚。

治法：活血行气，利水散结。

排瘀方法：①刺络放血。取膈俞、肾俞、三焦俞、膀胱俞、血海、阴陵泉、三阴交。②中药。济生肾气丸合桃红四物汤加减：肉桂 10g，山茱萸 10g，淮山药 10g，熟地黄 10g，茯苓 10g，泽泻 10g，车前子 10g，大腹皮 10g，牛膝 10g，桃仁 10g，红花 10g，川芎 10g，白芍 10g，炙甘草 6g。共 7 剂。③刮痧。以肾俞、三焦俞、血海、膈俞、阴陵泉、委中为主进行刮痧疗法，1 周治疗 1 次。

二诊（2020 年 9 月）：患者诉症状明显缓解，精神状态较前明显好转，疼痛减轻，睡眠尚可，故继予原方 6 剂，每日 1 剂，水煎分 3 次饭前温服，每次 100mL。

后患者以此方加减治疗 3 个月。

三诊（2020 年 12 月）：患者诸症基本消失，行双侧肾脏 B 超示右肾囊肿 0.6cm×1.0cm，左肾小囊肿消失。

半年后随访，患者未诉特殊不适。

【调护】

①囊肿小且无症状、无并发症者可不治疗，定期复查；囊肿直径超过 4cm 或者有症状者，要及时治疗。

②控制蛋白摄入量，适量食用优质蛋白，尽量减少植物蛋白的摄入，低盐、低脂饮食，少食含钾高的食物，多饮水，避免憋尿；避免剧烈运动。

③合并其他疾病，如高血压、糖尿病等要积极治疗，避免加重肾损害。

（李丽）

（二十二）甲状腺结节

【概述】

西医学认为甲状腺结节是指在甲状腺内的肿块，可因吞咽动作随甲状腺而上下移动，是临床常见的病证，可由多种病因引起。临床上有多种甲状腺疾病如甲状腺退行性变，以及炎症、自身免疫及新生物等都可以表现为甲状腺结节。甲状腺结节可以单发，也可以多发，多发结节比单发结节的发病率高，但单发结节甲状腺癌的发生率较高。

中医学认为本病属于中医"瘿病"范畴，基本病机是情志内伤、饮食及水土失宜，致气滞、痰凝、血瘀壅结颈前，引起颈前喉结两旁结块肿大。本病初期多为气机郁滞，津凝痰聚，痰气搏结颈前，日久则可引起血脉瘀阻，进而气、痰、瘀三者合而为患。

【辨证论治】

1. 气郁痰阻证

证候：颈前喉结两旁结块肿大，质软不痛，颈部觉胀，胸闷，喜太息，或兼胸胁窜痛，病情常随情志波动，苔薄白，脉弦。

治法：理气化痰解郁。

排瘀方法：①刺络放血。取肝俞、膈俞、三焦俞、膻中、天突、期门、丰隆、太冲、阿是穴等。②中药。柴胡疏肝散合四海舒郁丸加减：柴胡 10g，郁金 10g，陈皮 10g，川芎 10g，枳壳 10g，芍药 10g，香附 10g，海蛤粉 10g，海带 10g，海藻 10g，海螵蛸 10g，昆布 10g，木香 10g，炙鳖甲 30g，牡蛎 30g，夏枯草 10g，连翘 10g，胆南星 10g 等。③刮痧、拔罐。可对以上腧穴或大椎—三焦俞进行刮痧疗法。笔者在临床中常用相对穴（大椎对天突）进行艾灸、刺络拔罐、刮痧，有良效。

2. 痰结血瘀证

证候：颈前喉结两旁结块肿大，按之较硬或有结节，肿块经久未消，胸闷，纳差，舌暗或紫，苔薄白或白腻，脉弦或涩。

治法：理气化痰，活血化瘀。

排瘀方法：①刺络放血。选取天突、水突、扶突、膻中、曲池、内关、丰隆、阿是穴等。②中药。海藻玉壶汤加减：海藻 10g，昆布 10g，海带 10g，半夏 10g，陈皮 10g，青皮 10g，连翘 10g，贝母 10g，当归 10g，川芎 10g，独活 10g，炙鳖甲 30g，牡蛎 30g，夏枯草 10g，连翘 10g，胆南星 10g，甘草 6g 等。③刮痧、拔罐、艾灸。可对大椎—三焦俞进行刮痧；选择大椎、心俞、肝俞、胆俞、膈俞、三焦俞进行拔罐；艾灸可用药物铺灸疗法，部位以背俞中穴区为主。

3. 肝火旺盛证

证候：颈前喉结两旁轻度或中度肿大，一般柔软光滑，烦热，容易出汗，性情急躁易怒，眼球突出，手指颤抖，面部烘热，口苦，舌红，苔薄黄，脉弦数。

治法：清肝泻火。

排瘀方法：①刺络放血。取耳尖、耳垂、肝俞、大椎、曲池、委中、太冲、侠溪等。②中药。栀子清肝汤或消瘰丸加减：栀子 10g，牡丹皮 10g，柴胡 10g，当归 10g，白芍 10g，茯苓 10g，川芎 10g，牛蒡子 10g，鳖甲 30g，牡蛎 30g，夏枯草 10g，连翘 10g，胆南星 10g，甘草 6g。③刮痧、拔罐。对大椎—三焦俞进行刮痧疗法；对大椎、心俞、肝俞、胆俞、膈俞、三焦俞进行拔罐。

【验案】

马某，女性，44 岁，2019 年 8 月 31 日初诊。

主诉：颈前不适，咽部堵塞 1 周。

现病史：患者平素急躁易怒，纳少，1 周前与家人发生矛盾后出现颈前不适，咽部堵塞 1 周，于某院查甲状腺彩超示：右叶中极见 1 个囊性为主结节，大小为 0.39cm×0.24cm，甲功 5 项示：游离三碘甲状腺原氨酸（FT₃）、游离甲状腺素（FT₄）、促甲状腺激素（TSH）、抗甲状腺球蛋白抗体（TGAB）、甲状腺过氧化酶抗体（TPOAB）均正常，现来就诊，刻下见：急躁易怒，纳少，食后胃脘易胀满，寐不实，梦多，纳呆，平素月经周期正常，量少，无痛经，二便如常，舌偏红，苔白腻，脉细弦。

诊断：瘿病。

辨证：肝气郁结，痰湿阻滞。

治法：疏肝解郁，行气化痰。

排瘀方法：①刮痧。对肝俞、膈俞、三焦俞、膻中、天突、期门、丰隆、太冲、阿是穴等相关腧穴进行刮痧疗法，3 日 1 次。②拔罐。大椎—三焦俞相关腧穴进行拔罐，隔日 1 次。③中药。疏肝解郁，行气化痰，方选柴胡疏肝散合四海舒郁丸加减，药用沉香 10g，木香 10g，郁金 10g，厚朴 10g，夏枯草 10g，合欢皮 10g，陈皮 10g，柴胡 10g，鳖甲 30g，连翘 15g，海螵蛸 10g，昆布 10g，牡蛎 30g，山茱萸 15g，甘草 10g。共 14 剂，水煎服，每日 1 剂。嘱患者保持心情愉快，防止情志内伤。

二诊（2019 年 9 月 16 日）：自述情绪较之前好转，咽部堵塞感减轻，纳食较之前增多，睡眠仍时醒，梦仍多。处方：上方加合欢皮至 15g，加酸枣仁 10g。20 剂，水煎服。

1 个月后，患者复查甲状腺彩超，甲状腺形态正常且未发现结节。随访至今，未再复发。

【调护】

①食用高蛋白、高热量、高维生素类食物，注意碘摄入，食用无碘盐，减少海产品摄入。

②注意起居规律，劳逸结合，保持心情舒畅，避免情绪激动。

（王梦南）

（二十三）甲状腺功能亢进症

【概述】

西医学认为甲状腺功能亢进症是以血液循环中甲状腺激素水平增加、作用增强为特征的一种内分泌疾病，是内分泌系统的常见病、多发病。临床上以甲状腺肿大、高代谢症候群、突眼等为主要表现。其病程缠绵，易反复发作。

本病属于中医学"瘿病""心悸""郁证""自汗"等范畴，是由情志内伤、饮食及水土失宜所致。初期多为实证，如肝郁气滞、肝火旺盛、痰气郁结；日久则由实转虚，虚实夹杂，以阴虚火旺为主。

【辨证论治】

1. 痰气郁结证

证候：烦热，手指颤动，颈前肿大，两目外突，急躁易怒，胸闷胁痛，精神抑郁，双乳胀痛，女子月经不调，心悸，多食易饥，恶热汗出，舌红，苔黄或黄腻，脉弦或弦数。

治法：行气化痰，疏肝解郁。

排瘀方法：①刺络放血。取肝俞、三焦俞、气海俞、丰隆、足三里、阴陵泉等。②中药。丹栀逍遥散加减：牡丹皮 10g，栀子 10g，柴胡 10g，白术 10g，白芍 10g，当归 10g，茯苓 10g，薄荷 6g，干姜 10g，甘草 6g 等。③拔罐、刮痧。取大椎、心俞、肝俞、胆俞、膈俞进行拔罐，可对大椎—三焦俞进行刮痧疗法。

2. 肝火旺盛证

证候：烦躁易怒，恶热汗出，多食易饥，恶热汗出，面部烘热，烦躁失眠，手颤，眼突颈胀；常伴口苦咽干、头晕目眩；或口渴饮冷，大便秘结；或心悸胸闷，失眠；女子月经量少或延期；舌红，苔黄，脉弦或弦数。

治法：清肝泻火。

排瘀方法：①刺络放血。取耳尖、耳垂、大椎、肝俞、胆俞、解毒穴、曲池、阳陵泉、委中、大敦、行间等。②中药。龙胆泻肝汤合黄连上清汤加减：柴胡 10g，龙胆草 10g，栀子 10g，生地黄 10g，黄芩 10g，黄连 10g，桔梗 10g，连翘 10g，菊花 10g，薄荷 10g，甘草 6g。③拔罐、刮痧。同本病"痰气郁结证"。

3. 阴虚火旺证

证候：颈前肿大或不肿大，质地软，起病缓慢，心悸不宁，心烦少寐，易出汗，手指颤动，眼干，目眩，倦怠乏力，舌红，苔少或无苔，脉弦细数。

治法：滋阴降火。

排瘀方法：①刺络放血。取耳尖、耳垂、大椎、肝俞、厥阴俞、肾俞、曲池、阴郄、阴陵泉、委中、三阴交、太溪、太冲等。②中药。六味地黄汤合一贯煎加减：生地黄 24g，山药 12g，山茱萸 12g，茯苓 9g，泽泻 9g，牡丹皮 9g，川楝子 9g，当归 9g，沙参 12g，枸杞子 9g，麦冬 12g。③拔罐、刮痧。同本病"痰气郁结证"。

4. 气机壅滞，湿浊内阻

证候：颈前肿大，质地软，起病缓慢，烦躁易怒，或性情忧郁，多食易饥，失眠，手颤，眼突颈胀，常伴嗳气、头晕目眩或心悸胸闷，女子月经量少或延期，舌红，苔白腻，脉滑。

治法：行气化湿。

排瘀方法：①刺络放血。取肺俞、解毒穴、肾俞、三焦俞、膀胱俞、膻中、气海、天枢、水道、血海、阴陵泉、三阴交、太冲等。②中药。疏凿饮子合五苓散加减：商陆 10g，黑牵牛 10g，木通 10g，青皮 10g，泽泻 10g，茯苓 10g，槟榔 10g，生大黄 6g。③拔罐、刮痧。取肺俞、解毒穴、肾俞、三焦俞、膀胱俞、膻中、气海、天枢、水道、血海、阴陵泉、三阴交、太冲等进行拔罐，可在少腹部与背部膀胱经刮痧。

【验案】

王某，女，51 岁，2020 年 6 月 3 日初诊。

主诉：原发性甲状腺功能亢进 10 月余。

现病史：患者 10 个月前确诊为原发性甲状腺功能亢进症，现服用甲巯咪唑片 10mg，早晚各 1 次。现症见：突眼，自觉乏力，纳呆，易腹泻，心慌、汗出，无明显手抖症状。小便正常，眠差，舌红，苔白腻，脉滑数。查体皮肤潮湿，甲状腺Ⅰ度肿大，脉搏 90 次 / 分。患者既往有抑郁症，长期服用药物治疗，具体不详。已绝经。

诊断：瘿病。

辨证：痰气郁结。

治法：疏肝解郁，行气化痰。

排瘀方法：①中药。行气开郁，方选丹栀逍遥散加减：牡丹皮 10g，栀子 10g，柴胡 10g，白术 10g，白芍 10g，当归 10g，茯苓 10g，薄荷 6g，竹叶柴胡 12g，干姜 10g，甘草 6g，茯神 15g，石菖蒲 15g，川牛膝 30g。共 3 剂，水煎服，1 日 1 剂，1 天 2 次。②拔罐。取大椎、心俞、肝俞、胆俞、膈俞进行拔罐。③刮痧。在大椎—三焦俞进行刮痧。

二诊（2020 年 6 月 24 日）：患者服药后，心慌、汗出明显好转，运动后心慌明显。纳一般，大便成形，夜间难以入睡，易感冒，易上火，手足心发热，眼干涩，偶有嗳气，无反酸、呕吐。舌暗红，苔腻，脉滑数。原方竹叶柴胡改为北柴胡 3g，茯神易为酒黄连 10g，肉桂 5g，加车前子 30g，蒲公英 20g，姜厚朴 15g，仙鹤草 30g，胆南星 10g，槟榔 15g，桃仁 10g。共 5 剂，水煎服，1 日 1 剂，1 天 3 次。其余治疗同前。

后随访，上述症状明显减轻。

【调护】

①食用高蛋白、高热量、高维生素类食物，注意碘摄入，食用无碘盐，减少海

产品摄入。

②注意起居规律，劳逸结合，保持心情舒畅，避免情绪激动。

（王梦南）

（二十四）新冠后遗症

【概述】

新冠后遗症又称新冠长期症状。据全球研究结果，新冠后遗症包括乏力或疲倦、思维障碍或不能集中精力、呼吸急促或困难、头痛、头晕、心跳加速、胸口疼痛、咳嗽、关节或肌肉疼痛、抑郁或焦虑、发热、嗅觉或味觉丧失等。这些症状可以持续数周、数月甚至更长时间。

新型冠状病毒感染属于中医学"疫病"范畴。"邪之所凑，其气必虚"，特别是转阴后，身体还处于"余邪未尽""正气未复"的状态，所以很多人在"阳康"后出现了"虚"的症状，表现为疲劳、乏力、出汗、心慌、疼痛、呼吸困难、脑雾等症状。

【辨证论治】

何氏排瘀方法主要针对本病痰湿蕴肺证，以下仅讨论该证型的排瘀治疗。

痰湿蕴肺证

证候：咳嗽反复发作，痰多，痰黏腻或者稠厚成块，色白或带灰色，胸闷脘痞，纳差，体倦，大便时溏，舌苔白腻，脉滑。

治法：燥湿化痰，理气止咳。

排瘀方法：①刺络放血。取大椎、肺俞、肝俞、脾俞、委中、解毒穴、少商。②中药。二陈平胃散合三子养亲汤加减：苍术10g，厚朴10g，紫苏子10g，橘皮10g，半夏10g，当归10g，前胡10g，厚朴10g，肉桂10g，甘草6g，生姜10g，炒莱菔子10g，炒白芥子10g。③拔罐、刮痧、灸法。拔罐以背部膀胱经为主，尤其对肺俞、肝俞、脾俞等，以及大椎进行重点闪、拔罐，同时还可对任脉膻中进行拔罐；刮痧对大椎—肺俞、天突、膻中进行重点刮痧；以胸脊穴区、背俞上穴位为主进行药物铺灸疗法。

【调护】

①避风寒，衣着增减适宜，避免呼吸道感染。

②增强体质，适度运动。

（万小英）

三、妇科、儿科、男科病证

（一）乳腺增生症

【概述】

西医学认为，乳腺增生症是一种常见的乳腺良性病变，以乳腺小叶、小导管及末端导管高度扩张形成的囊肿为特征，伴有乳腺结构不良病变的疾病，又称为乳腺囊性病、乳腺纤维囊性改变。本病多发于30~50岁女性，病因尚未明确，以乳腺疼痛为首发症状，可伴有乳腺结节或肿块，少数还有乳头溢液。大多数患者具有周期性疼痛的特点，月经前期发生或加重，月经后减轻或消失。乳房肿块大多为双侧多发，肿块大小不一。现在一般认为本病的发生与卵巢内分泌的刺激有关。

中医学认为本病属"乳癖"范畴。《疡科心得集·辨乳癖乳痰乳岩论》云："有乳中结核，形如丸卵，不疼痛，不发寒热，皮色不变，其核随喜怒消长，此名乳癖。"此病多由情志不遂，郁怒伤肝，肝郁气滞，气血凝结乳络；思虑伤脾，痰浊内生，气滞、痰凝、瘀血结聚，形成乳房肿块；或冲任失调，使气血瘀滞，或阳虚痰湿内结，经脉阻塞，导致乳房结块。

【辨证论治】

1. 肝郁痰凝证

证候：多见于青壮年女性，常有情志不畅于前，随之发现乳房胀痛不适或乳房出现结节。乳房肿块随喜怒消长，伴有胸闷胁胀，善郁易怒，情绪急躁焦虑或抑郁，失眠多梦，心烦口苦，苔薄黄，脉弦滑。

治法：疏肝解郁，化痰散结。

排瘀方法：①刺络放血。取肝俞、胆俞、膈俞、解毒穴、期门、膻中、血海、丰隆、三阴交、行间。②中药。柴胡疏肝散合温胆汤加减：柴胡10g，白芍10g，郁金10g，香附10g，半夏10g，陈皮10g，炙鳖甲30g，牡蛎30g，三棱10g，莪术10g，延胡索10g，川芎10g，王不留行10g，路路通10g，胆南星10g，茯苓6g，甘草6g。③艾灸、刮痧。艾灸选择药物铺灸疗法，以乳腺增生部位、背俞中穴区为主涂乳癖膏，然后按铺灸法常规施灸；可选择乳腺增生处及周围与背部膀胱经刮痧依次进行刮拭。

2. 气滞血瘀证

证候：肿块质地软硬不等或质地较硬、肿块大小不等、形态不规则，乳腺疼痛性质多为胀痛、刺痛，伴胸胁胀满、烦躁易怒、月经量少色暗或有血块、经行腹痛，舌暗或有瘀点、瘀斑，苔薄白，脉弦或弦涩。

治法：疏肝理气，活血化瘀。

排瘀方法：①刺络放血。取肝俞、膈俞、肩井、期门、三阳络、内关、阳陵泉、血海、丰隆、合谷、太冲。②中药。柴胡疏肝汤合桃红四物汤加减：柴胡10g，白芍10g，郁金10g，香附10g，陈皮10g，熟地黄15g，桃仁10g，莪术10g，延胡索10g，川芎10g，丹参10g，川楝子10g，鳖甲10g，红花6g，甘草6g。③艾灸、拔罐、刮痧。药物铺灸疗法以乳腺增生部位、背俞中穴区、太冲穴区为主；取膻中、肝俞、膈俞、膈俞、期门、三阴交、血海等穴行单纯火罐法；对乳腺增生处及周围与背部膀胱经依次进行刮拭。

【验案】

马某，女，21岁，2020年7月21日初诊。

主诉：发现左侧乳腺包块1个月。

现病史：患者自诉1个月前与家人争吵后逐渐出现左侧乳腺无痛性包块，约核桃大小，每于月经前、劳累后加重，月经结束后有减轻，近期月经紊乱，遂就诊于我院门诊。现症见：左侧乳腺包块，伴有胸闷胁胀，夜寐可，但夜间梦多，饮食可，二便调。舌红，苔薄黄，舌下脉络迂曲，脉弦滑。辅助检查：乳腺彩超示双侧乳腺增生，左侧乳腺实性结节，超声分级 BI-RADS Ⅲ级。查体：左乳外下象限可触及约3cm×2cm大小肿物，边界清晰，活动度好，与皮肤无粘连，无明显压痛，双侧腋窝淋巴结未触及肿大。

诊断：乳癖。

辨证：肝郁痰凝。

治法：疏肝解郁，化痰散结。

排瘀方法：①刺络放血。取肝俞、胆俞、膈俞、解毒穴、期门、膻中、血海、三阴交、行间。2日1次。②中药。化痰散结排毒，方用柴胡疏肝汤合桃红四物汤加减：柴胡10g，白芍10g，郁金10g，香附10g，陈皮10g，熟地黄15g，桃仁10g，莪术10g，延胡索10g，川芎10g，川楝子10g，鳖甲10g，红花6g，甘草6g。共7剂，水煎服，每日1剂，1日2次。③刮痧。对乳腺增生处及周围与背部膀胱经依次进行刮拭，2日1次。

二诊（2020年7月30日）：述其左侧仍有乳腺包块，胸闷胁胀减轻，夜间梦多，饮食可，二便调，舌红，苔薄黄，脉弦滑。在前方基础上，加茯神15g，远志15g。继用10剂，水煎分服，配合刺络放血法、刮痧疗法。

三诊（2020年8月13日）：自诉胸闷、胁胀基本消失，夜寐安，饮食可，二便调，舌红，苔薄黄，脉弦滑。故停中药汤剂，行刮痧治疗，2 日 1 次。

患者经治疗 7 次后，增生包块稍减小，14 次后左乳外下方核桃样包块已大部分消散，各症俱消，经检查已痊愈，随访 1 年未复发。

【调护】

①乳腺增生症患者应每 3~6 个月复查 1 次，当局限性乳腺增生肿块明显时，应及时就诊。

②少数患者可能出现乳头溢液，此时应注意及时清洗乳房及更换内衣，避免引起乳腺及乳房皮肤的感染或理化刺激性皮肤病。

③注意均衡营养，培养规律、健康的饮食习惯。

（尚辉）

（二）继发性闭经

【概述】

女子超过 18 岁仍未来月经，或来月经又突然停止 3 个月以上者（妊娠、哺乳、绝经期除外），称为闭经。本病多因受寒饮冷，或情志抑郁，气机不畅，或素体亏虚，久病体弱等引起。西医学认为本病常与内分泌、神经、精神因素有关。

闭经在临床上分为原发性和继发性两种。女子已过青春期而未来月经称为原发性闭经；曾有月经，后因病理性停经 3 个月以上称为继发性闭经。以下主要讨论继发性闭经。

【辨证论治】

1. 肝郁气滞证

证候：胸胁胀满，乳房胀痛，郁闷善怒，少腹胀痛，失眠多梦，舌暗红边有瘀点，脉弦涩。

治法：疏肝解郁。

排瘀方法：刺络放血。主穴：阴陵泉、阴谷、腰阳关、曲泽、夹阴、子宫、太阳；配穴：肝俞、脾俞、肾俞、关元、八髎、血海、三阴交、太冲。每次选取 4~5 组穴搭配放血，间隔 1 周 1 次。

2. 寒湿凝滞证

证候：心悸胸闷，面色萎黄，食欲不振，嗜睡懒动，舌淡胖，边有齿痕，脉多微细。

治法：散寒利湿。

排瘀方法：同本病"肝郁气滞证"。

【验案】

李某，女，30岁，2021年3月1日初诊。

主诉：闭经1年余。

现病史：患者1年余前出现闭经，自感头昏头胀，失眠多梦，烦躁易怒，腰困，小腹隐痛，胸胁胀满，咽部异物感，舌尖舌边红，苔薄黄，脉弦细。

诊断：闭经。

辨证：肝郁气滞。

治法：疏肝解郁。

排瘀方法：刺络放血。取肝俞、肾俞、曲泽、腰阳关、八髎（取明显瘀络点）、夹阴、子宫、太冲、太阳。刺八髎区，血喷射而出，血色暗紫，总出血量100mL左右。

二诊（2021年3月15日）：患者诉经以上治疗后腰已不困，睡眠质量提高，自觉身体轻松，7天后月经即至，经色暗紫，量少，行经3天，唯感经期小腹胀痛，舌淡红，苔薄白，脉和缓。继刺肝俞、腰阳关、阴陵泉、阴谷、关元、夹阴、子宫，出血血色暗紫，总出血量60mL左右。

三诊（2021年4月1日）：诸症均减。饮食睡眠正常，心情愉快，唯偶有头昏头胀，刺曲泽、太阳、腰阳关、八髎，总出血量60mL左右。

经以上治疗，患者月经如期而至，未再出现色黑、量少症状，嘱其注意饮食营养均衡，多参加户外运动，保持心情舒畅。

（万小英）

（三）痛经

【概述】

痛经是就女性在月经期间或其前后发生的腹痛而言，临床上可分为原发性和继发性两种。凡月经初潮即发生痛经，生殖器官无明显病变者，称为原发性痛经，多见于少女，往往生育后缓解或消失。如月经初潮时并无痛经，以后因生殖器官有器质性病变，如生殖器炎症、子宫内膜异位症、子宫内膜粘连、盆腔炎、子宫肌瘤等导致痛经者，称为继发性痛经，多见于已婚、已育或中年女性。疼痛一般发生在月经来潮前数小时，呈阵发性痉挛性疼痛，常伴有面色苍白、出冷汗、手足发凉、恶心、呕吐、腹泻、腰酸等症状。痛经之严重者，可致昏厥。

【辨证论治】

1. 气滞血瘀证

证候：经前或者经期小腹胀痛拒按，月经量比较少，行经不畅，或者有血块，血块排下之后疼痛减轻，舌色比较紫暗或者有瘀点。

治法：活血化瘀止痛。

排瘀方法：刺络放血。主穴：腰阳关、八髎、中极、关元、子宫、夹阴、血海；配穴：肝俞、阴陵泉、三阴交、委中、太冲。

2. 寒凝血瘀证

证候：经前或者经期小腹冷痛拒按，得热则减，月经可以推后、量少、有血块，面色青白，肢冷畏寒，舌苔白，脉沉紧。

治法：散寒化瘀止痛。

排瘀方法：同本病"气滞血瘀证"。

3. 湿热瘀阻证

证候：经前或者经期小腹疼痛，有灼热感或是痛连腰骶。平时会伴有经期的延长或者月经量多，白带增多，黄稠，小便黄，舌红，苔黄腻，脉滑数等。

治法：清热利湿，化瘀止痛。

排瘀方法：同本病"气滞血瘀证"。

【验案】

张某，女，34岁，2020年7月8日初诊。

主诉：痛经3年。

现病史：患者3年前出现痛经，每逢行经即小腹急痛。来诊时手抚小腹，诉疼痛难忍，平时心烦易怒、胸闷，舌色青紫，脉沉涩。

诊断：痛经。

辨证：气滞血瘀。

治法：活血化瘀止痛。

排瘀方法：①刺络放血。查其尾骶骨区域瘀络点明显，遂取三棱针刺血拔罐，暗紫色血喷射而出，出血量60mL左右。②刺络拔罐。取肝俞、中极、关元、子宫，用采血笔刺血拔罐。

患者经治疗，取罐即述疼痛缓解，高兴异常，在下一次经前1周再放血1次，前后共2次，痛经再未发作。嘱患者调畅情志，注意少吃寒凉之物，多参加户外运动。

（万小英）

（四）输卵管堵塞

【概述】

输卵管不通是一种妇科疾病。主要病因为炎症、先天因素、人为手术。症状表现为输卵管通而不畅、闭塞不通、完全不通等。

【辨证论治】

1. 肝郁气滞证

证候：月经不规律，月经量少，夹紫色血块，月经前乳胀，月经期间腹部两侧疼痛，舌暗，脉弦涩。

治法：疏肝行气。

排瘀方法：刺络放血。主穴：腰阳关、曲泽、肝俞、肾俞、八髎、夹阴、子宫；配穴：阴陵泉、三阴交、丰隆、中极、关元、血海、太阳。

2. 湿热下注证

证候：月经早期或闭经，月经量多或淋沥不尽，带黄色或腥味，少腹痛，同房时加重，舌红，苔黄腻，脉细数。

治法：清热利湿。

排瘀方法：同本病"肝郁气滞证"。

3. 痰瘀阻络证

证候：体形丰满，月经延后或闭经，月经色浅红，月经量少，味道大，性欲淡漠，舌体肥胖，苔薄白，脉滑。

治法：祛痰化瘀。

排瘀方法：同本病"肝郁气滞证"。

【验案】

刘某，女，32 岁，已婚育，2020 年 10 月 8 日初诊。

主诉：检查见输卵管阻塞。

现病史：患者诉因计划生二孩，检查出输卵管堵塞。现症见：月经失调，色暗不鲜，有血块，经前乳胀，心情抑郁不舒，舌暗，弦涩。

诊断：输卵管阻塞。

辨证：肝郁气滞。

治法：疏肝行气。

排瘀方法：刺络放血。取穴心俞、肝俞、腰阳关、丰隆、夹阴、子宫、中极、关元刺络出血，血色暗红，出血量 100mL 左右。

二诊（2020 年 10 月 15 日）：患者诉未做检查，自觉刺血后身体轻松，睡眠沉实。取腰阳关、曲泽、阴陵泉、三阴交、太冲刺络出血，血色暗红，出血量 60mL 左右。

三诊（2020 年 10 月 30 日）：患者诉诸多不适均已缓解，按以上针方加减巩固治疗。

1 个月后，患者反馈检查结果正常。

（万小英）

（五）卵巢囊肿

【概述】

卵巢囊肿是女性生殖系统的常见肿瘤，有各种不同的性质和形态，如一侧性或双侧性、囊性或实性、良性或恶性，其中以囊性多见。卵巢囊肿有一定的恶性比例。

中医学认为女性的卵巢囊肿，是体内痰湿积聚而导致的有形之物。本病属于中医学"癥瘕""积聚"范畴。

【辨证论治】

1. 气郁痰结证

证候：小腹胀满，积块不坚，固定不移，按之柔软，脘腹满闷，胸口不舒，嗳气，烦躁不安，精神抑郁，或体形肥胖，口腻多痰，小腹胀满，带下亦多，质黏稠如痰，舌略暗，舌苔白腻或黄腻，脉沉滑。

治法：行气解郁，化痰消积。

排瘀方法：刺络放血。主穴：长强、腰俞、腰阳关、八髎、夹阴、子宫、中极、关元；配穴：委中、阴陵泉、三阴交、丰隆、太冲。

2. 痰瘀互结证

证候：下腹包块时有疼痛，按之柔软，脘腹痞闷，时欲呕恶，带下量多，色白质黏稠，经行愆期，甚或闭而不行，舌淡胖，苔白腻，脉弦滑。

治法：活血化瘀，化痰消积。

排瘀方法：同本病"气郁痰结证"。

3. 痰阻血瘀证

证候：小腹积块，按之不柔软，积块增大，则活动欠佳，或时隐痛，或月经不调，月经量多、色紫红，少腹有较大包块，口干不欲饮，唇燥心烦，大便不畅，舌紫暗，或舌边有瘀点，苔白，脉弦涩。

治法：行气活血，化痰消积。

排瘀方法：同本病"气郁痰结证"。

【验案】

徐某，女，32岁，已婚育，2021年4月10日初诊。

主诉：右少腹有包块半个月。

现病史：患者半个月前于右少腹触及鸡蛋大包块，脘腹满闷，心烦失眠，口苦口干，舌略暗，舌苔黄腻，脉弦。

诊断：癥瘕。

辨证：气郁痰结。

治法：行气解郁，化痰消积。

排瘀方法：刺络放血。取肝俞、脾俞、腰阳关、丰隆、夹阴、子宫、中极、关元、包块处阿是穴。刺络出血，血色暗紫。

二诊（2021年4月18日）：患者诉经治疗身体轻松，睡眠好转，触及包块有明显缩小。取尾骶瘀络、夹阴、子宫、中极、关元、三阴交、阴陵泉、丰隆、太阳。刺络出血。

后继以上针方加减，前后治疗5次，包块消失，诸症皆解，嘱其调畅情志，注意饮食睡眠，适当运动。

（万小英）

（六）子宫肌瘤

【概述】

西医学认为子宫肌瘤由子宫内平滑肌细胞和部分纤维结缔组织增生分化而成，是女性生殖系统最常见的良性肿瘤，多发生于35~50岁，又称为子宫平滑肌瘤、子宫纤维瘤。临床上常见症状为经期延长、经量增多、白带增多、下腹部包块及压迫症状、下腹坠胀感、腰背酸痛；继发症状有贫血、习惯性流产，甚则不孕。其确切病因不明，多与体内雌激素水平过高、长期受雌激素刺激有关。子宫肌瘤大小不等，多少不一，可为单个球形实性肿块或多个散在性分布，小者直径仅为数毫米，最常见如鸡卵或鹅卵大小，一般不超过儿头大小，可生长于子宫任何部位。多数患者无症状，仅在盆腔检查或超声检查时偶被发现。

中医学认为其属"癥瘕"范畴。癥与瘕，病变性质有所不同。癥，病属血分，坚硬成块，固定不移，推揉不散，痛有定处；瘕，病属气分，痞满无形，时聚时散，推揉转动，痛无定处。但就其临床所见，每先因气聚，日久则血瘀成瘕，因此不能把它们截然分开，故每以"癥瘕"并称。本病多因脏腑不和，气机阻滞，瘀血内停，气聚为癥，血结为瘕，以气滞、血瘀、痰湿及毒热为多见。

【辨证论治】

1. 气滞血瘀证

证候：小腹有包块，积块不坚，推之可移，时聚时散，时感疼痛，痛无定处，小腹胀满，胸闷不舒，精神抑郁，月经延后或淋沥不断，面色晦暗，舌紫暗，苔厚而干，脉沉涩有力。

治法：行气导滞，活血消癥。

排瘀方法：①刺络放血。取肝俞、膈俞、期门、气海、子宫、曲骨、气冲、血海、三阴交、太冲、局部阿是穴。②中药。桃红四物汤加减（经验方）：柴胡10g，郁金10g，香附10g，益母草30g，丹参20g，当归10g，桃仁10g，红花10g，莪术10g，制鳖甲10g，生地黄10g，川芎10g，赤芍10g，枳壳10g，牛膝10g，白花蛇舌草10g，皂角刺10g，路路通10g，王不留行10g，穿山甲（可用替代品）10g，青皮10g，延胡索10g。③艾灸、拔罐。药物铺灸以黄金三角灸为主，加灸太冲穴区；另可选取以上刺络放血腧穴施以艾炷灸；可取局部阿是穴、子宫、中极、关元、气海、三阴交、阴陵泉等穴拔罐。

2. 痰湿郁结证

证候：小腹有包块，按之不坚，或时作痛，带下量多色白质黏稠，胸脘痞满，时欲呕恶，经期延后，甚或闭而不行，舌淡胖，苔白腻，脉弦滑。

治法：理气，化痰，消癥。

排瘀方法：①刺络放血。取脾俞、膈俞、三焦俞、八髎、腰阳关、子宫、夹阴、血海、阴陵泉、行间、局部阿是穴。②中药。桃红四物汤加减（经验方）加白术20g，茯苓10g，泽泻10g。③药物铺灸。以黄金三角灸为主，加灸中脘穴区。

3. 湿热毒瘀证

证候：小腹有包块，拒按，小腹或少腹及腰骶部疼痛，带下量多，色黄或五色杂下，可伴经期提前或延长，经血量多，经前腹痛加重，烦躁易怒，发热口渴，便秘溲黄，舌红，苔黄腻，脉弦滑数。

治法：解毒除湿，破瘀消癥。

排瘀方法：①刺络放血。取脾俞、三焦俞、膈俞、膀胱俞、解毒穴、水道、子宫、曲骨、血海、阴陵泉、阳陵泉、行间。②中药。桃红四物汤加减（经验方）加苍术10g，黄柏10g，薏苡仁30g。③拔罐、刮痧。取脾俞、三焦俞、膈俞、子宫、委中、阴陵泉、丰隆拔罐以清热利湿排毒；对局部与背部膀胱经依次进行刮拭。

【验案】

某患，女，42岁，2019年9月29日初诊。

主诉：下腹部胀痛及腰背困痛2年余。

现病史：患者自述下腹部胀痛及腰背部困痛，伴月经提前，量多，有血块，平时少腹有下坠感。曾用丙酸睾酮2个多月，用药时经量减少，停药如故。末次月经2019年9月26日。现来门诊求治。症见：经量增多伴血块，色暗，夜寐差，梦多，饮食可，二便调。舌红苔暗，脉沉细。B超检查示子宫大小8.8cm×6.0cm×6.6cm，前壁可见2.4cm×1.5cm×1.5cm、2.0cm×1.0cm×15cm两处团状低回声，提示子宫肌瘤。妇科检查示外阴、阴道、宫颈、附件未见异常，宫体前位，子宫如50天妊娠大，质偏硬，活动度好，无压痛。

诊断：癥瘕。

辨证：气滞兼肾虚。

治法：攻补兼施，以消癥散结、活血补肾为主。

排瘀方法：①中药。桃红四物汤加减：柴胡10g，郁金10g，香附10g，益母草30g，丹参20g，当归10g，桃仁10g，红花10g，莪术10g，制鳖甲10g，生地黄10g，川芎10g，赤芍10g，枳壳10g，牛膝10g，白花蛇舌草10g，皂角刺10g，路路通10g，王不留行10g，穿山甲（用替代品）10g，青皮10g，延胡索10g。共10剂，水煎服，每日1剂，1日2次。②刺络放血。选腰阳关、腰$_{4\sim5}$夹脊、子宫、曲骨、水道、关元、委中、三阴交、局部阿是穴。

二诊（2019年11月1日）：述其10月25日月经来潮，量多，有块，6天经净，腹痛、腰痛有所减轻。继用前方10剂，水煎分服，配合刺络放血法。

三诊（2019年11月27日）：述11月24日月经来潮，经量较前明显减少，色红，无血块，故停止点刺放血。腰背及腹痛明显减轻，小腹下坠感缓解，舌红，苔白，脉沉。前方加鸡血藤15g，10剂，水煎分服。

四诊（2020年1月3日）：诸症消失，B超复查提示前壁肌瘤变薄、变小。前方去莪术，加党参25g，白芍15g，嘱其再服10剂。

半年后来医院复查，月经规律，诸症悉除。复查B超示子宫正常，肌瘤消失。

【调护】

①患者可因疾病产生焦虑、恐惧心理和极大的压力，应及时给予心理安慰，使其保持健康心理状态。

②避免长期接触雌、孕激素类制剂、药品或保健品等。

③及时治疗子宫内其他疾病。

④注意经期及性生活卫生。

（尚辉）

（七）盆腔淤血综合征

【概述】

盆腔淤血综合征是盆腔静脉淤血引起的以慢性下腹疼痛为主要症状的一种妇科病证，多因妇科手术、流产、难产、输卵管结扎术等引起，病情缠绵难愈。

根据其临床表现，中医学将其归属于"腹痛""腰痛""月经病""痛经"等范畴。病机多为脾虚气弱，血运无力，或肝郁气滞，血运不畅，或感受邪热，或冲任损伤，下焦瘀滞等，致使脉络瘀血阻滞不通而发病。

【辨证论治】

1. 气滞血瘀证

证候：下腹及腰骶部疼痛，两胁胀满，经前或经期加剧，经前乳房胀痛，性情抑郁烦闷，舌苔薄白，舌暗，或边有瘀斑瘀点，脉细弦或弦涩。

治法：疏肝行气，活血化瘀。

排瘀方法：刺络放血。主穴：长强、腰俞、腰阳关、委中、中极、关元；配穴：肝俞、肾俞、环跳、夹阴、子宫、阴陵泉、三阴交、丰隆、太冲。

2. 气虚瘀阻证

证候：少腹坠胀疼痛，腰骶坠胀酸楚，反复不已，劳累后加剧，伴头晕目眩，神疲乏力，面色不华，阴户及肛门下坠，经期加剧，白带量多色白质稀，舌淡胖大，苔薄白，边有齿印，脉虚弱。

治法：健脾益气活血。

排瘀方法：同本病"气滞血瘀证"。

3. 阴虚血瘀证

证候：下腹疼痛，腰骶酸痛，头晕目眩，手足心热，口干欲饮，饮之不多，月经不调，大便干结，舌红，苔薄少，脉细数无力。

治法：滋阴活血化瘀。

排瘀方法：同本病"气滞血瘀证"。

【验案】

李某，女，32岁，已婚育，2020年11月1日初诊。

主诉：小腹疼痛坠胀、月经不调数月。

现病史：患者诉数月前出现小腹疼痛坠胀，月经不调，月经量少夹暗紫色血块，乳房胀痛，面容憔悴，体倦乏力。舌暗红，边有瘀点，苔薄白，脉弦涩。

诊断：月经病。

辨证：痰湿瘀结。

排瘀方法：刺络拔罐。查其尾骶区域，丰隆区域瘀络点甚是明显，取三棱针刺络拔罐，暗紫色血喷射而出，出血量 100mL 后取罐；又取夹阴、子宫、中极、关元，用采血针刺血拔罐。

患者经治疗后即感疼痛明显缓解，继以上针方加减前后共计治疗 5 次，诸症皆解。嘱其保持心情舒畅，注意饮食寒凉，尽量不搬重物，适当运动。

（万小英）

（八）慢性盆腔炎

【概述】

西医学认为慢性盆腔炎即为女性的盆腔、生殖器官（包括子宫、输卵管、卵巢）、盆腔腹膜和子宫周围的结缔组织等处发生的炎症，在妇科较常见。其临床症状主要如下：下腹部反复坠胀疼痛，腰骶部酸痛，白带增多，可在劳累、同房后及经前加重；可伴有痛经或月经过多、原发或继发不孕等。慢性盆腔炎多为急性盆腔炎治疗不彻底所致，但有时可无急性盆腔炎史。当机体抵抗力降低时，慢性盆腔炎患者可有急性发作。体格检查时，如有输卵管积水或输卵管卵巢囊肿，在子宫的一侧可扪及活动受限的囊性包块。有盆腔结缔组织炎时，子宫的一侧或两侧有片状增厚及压痛，子宫骶韧带增粗、变硬，有压痛。

中医学认为，本病属"妇人腹痛"的范畴。其病机为寒湿凝滞，湿热蕴结，经脉瘀阻，或冲任虚衰，胞脉失养。临证以寒湿凝滞、湿热蕴结、气滞血瘀论治。

【辨证论治】

1. 寒湿凝滞证

证候：小腹冷痛，痛处不移，或坠胀疼痛，经行腹痛加重，得热痛减，经行错后，经血量少，色暗，带下淋沥，色白质稀，神疲乏力，腰骶冷痛，小便频数，面色青白，舌暗红，苔白腻，脉沉迟。

治法：祛寒除湿，活血化瘀。

排瘀方法：①刺络放血。取脾俞、膈俞、关元、子宫、卵巢、夹阴、会阴、命门、八髎、阴陵泉、三阴交。②中药。慢性盆腔炎方：柴胡 10g，郁金 10g，延胡索 10g，川楝子 10g，半枝莲 10g，白花蛇舌草 10g，土茯苓 10g，莪术 10g，丹参 20g，荔枝核 10g，苍术 10g，皂角刺 10g，白芍 10g，牛膝 10g，路路通 10g。加制附子

10g，小茴香 10g。③铺灸、拔罐、刮痧。药物铺灸疗法以黄金三角灸为主，药用暖宫散；同时可于腹部与腰骶部拔罐、刮痧，选穴以脾俞、肾俞、腰眼、腰阳关、八髎、关元、气海、归来为主。

2. 湿热蕴结证

证候：小腹痛伴灼热感，或有积块，带下量多色黄，质稠，胸闷纳呆，口干不欲饮，大便溏，或秘结，小便黄赤，舌体胖大，舌红，苔黄腻，脉弦滑而数。

治法：清热利湿，化瘀止痛。

排瘀方法：①刺络放血。取肝俞、膈俞、三焦俞、膀胱俞、八髎、委中、阳陵泉、阴陵泉、太冲。②中药。慢性盆腔炎方加金钱草 10g，黄柏 10g。③拔罐、刮痧排毒。用火罐法，以天枢、中极、次髎、白环俞、三阴交为主穴；可于腹部疼痛部位与腰骶部依次进行刮痧。

3. 气滞血瘀证

证候：少腹胀痛或刺痛，经行腰腹疼痛加重，经血量多有块，瘀块排出则痛减，或婚久不孕，并伴有月经失调、带下量多，舌紫暗或有瘀点、瘀斑，苔薄，脉弦涩。

治法：活血化瘀，理气止痛。

排瘀方法：①刺络放血。取肝俞、膈俞、三焦俞、期门、气冲、子宫、卵巢、血海、丰隆、太冲。②中药。慢性盆腔炎方加木香 10g。③铺灸、拔罐。药物铺灸，部位以关元穴区、腹股沟穴区、血海穴区、腰骶穴区为主；取穴关元、气海、归来、三阴交、足三里为主穴拔火罐。

【验案】

李某，女，32 岁，2021 年 11 月 10 日初诊。

主诉：下腹疼痛坠胀 3 年余，加重半个月。

现病史：患者自述 3 年前自觉下腹疼痛坠胀反复发作，半个月前因情志不遂而加重，为求进一步规范治疗，前来我科门诊就诊。现症见：下腹疼痛呈针刺感，腰痛，白带多，二便正常。舌稍红有瘀斑，脉细涩。B 超示盆腔有炎性包块。妇科检查双侧附件触及包块，质较软，有压痛。

诊断：腹痛。

辨证：气滞血瘀。

治法：疏肝理气，活血化瘀。

排瘀方法：①刺络放血。取肝俞、膈俞、三焦俞、期门、气冲、子宫、卵巢、血海、丰隆、太冲。②中药。活血化瘀排毒，方用慢性盆腔炎方加减：柴胡 10g，小茴香 6g，延胡索 10g，川楝子 10g，干姜 6g，没药 6g，莪术 10g，木香 10g，丹参

20g，荔枝核 10g，苍术 10g，皂角刺 10g，白芍 10g。

二诊（2021 年 11 月 23 日）：患者述其腹痛减轻，腰痛消失，白带减少。故继用前方 10 剂，停点刺放血法，改用药物铺灸疗法，部位以关元穴区、腹股沟穴区、血海穴区、腰骶穴区为主，共治疗 10 次。

三诊（2021 年 12 月 3 日）：患者述临床症状完全消失。经妇科与 B 超检查未见异常。

随访 3 个月，患者症状未复发。

【调护】

①注重卫生保健，如月经期避免性生活，减少感染的风险。

②患者接受治疗后需注意休息，避免劳累，可采用半卧位姿势以使炎症局限。

③摄入高热量、高蛋白、高维生素食物，加强营养。

（尚辉）

（九）围绝经期综合征

【概述】

西医学认为，围绝经期综合征是女性由壮年向老年过渡时，性腺发生退行性改变，致使下丘脑 – 垂体 – 性腺轴之间的平衡制约关系发生紊乱，进而导致的一系列以自主神经功能紊乱为主的症候群，常以月经紊乱、善怒易哭、烘热汗出、五心烦热、眩晕耳鸣、健忘、心悸不眠、皮肤感觉异常等为主要临床特征，一般在 45～55 岁发病，也有提前、推后或延长者。症状的出现与雌激素分泌减少的速度和程度有关，即雌激素减少越迅速，围绝经期症状就越严重。少数女性症状较严重，甚至影响生活与工作。

围绝经期综合征归属于中医学"绝经前后诸证"，主因女子年过"七七"，肾气由盛渐衰，天癸由少渐至衰竭，冲任二脉气血也随之而衰少，在此生理转折时期，受内外环境的影响，如素体阴阳有所偏盛偏衰，素性抑郁，宿有痼疾，或家庭、社会等环境改变，易导致肾阴阳失调而发病。"肾为先天之本"，又"五脏相移，穷必及肾"，故肾阴阳失调，每易波及其他脏腑，而其他脏腑病变，久则必然累及肾。故本病之本在肾，常累及心、肝、脾等多脏、多经，致使本病证候复杂。

【辨证分型】

何氏排瘀疗法主要用于治疗本病肝阳上亢证，此处只讨论该证型的排瘀方法。

肝阳上亢证

证候：烘热出汗，急躁易怒，头痛头晕，腰酸耳鸣，口干咽燥，大便干结，或月经失调，苔黄，舌干红少津，脉细弦。

治法：滋阴降火，平肝潜阳。

排瘀方法：①刺络放血。取耳尖、耳垂、中冲、大椎、曲池、心俞、肝俞、胆俞、膈俞、三焦俞、阴陵泉、三阴交。②中药。柴胡疏肝散合甘麦大枣汤加减：柴胡 10g，枳壳 10g，香附 10g，郁金 10g，川芎 10g，麦冬 10g，生地黄 10g，山药 10g，大枣 10g，甘草 9g。③拔罐、刮痧。拔罐取穴肝俞、胆俞、脾俞、肾俞、命门、三焦俞、三阴交等；取胸$_{9\sim10}$夹脊穴及背部膀胱经依次进行刮拭。

【验案】

马某，女，51 岁，2019 年 2 月 14 日初诊。

主诉：胸闷、心慌 6 月余，加重 1 周。

现病史：患者自述 6 个月前无明显诱因出现胸闷，无胀痛感，伴心慌、心烦，于当地诊所就诊，给予中药治疗，上述症状未见明显好转。1 周前胸闷加重，无胸痛，伴心慌、心烦，易被惊扰，善太息，头晕，头面部易潮热汗出，素性情急躁，纳可，眠差，多梦易醒，二便调，舌红苔薄黄，脉弦细。

辅助检查：心电图大致正常；血压 132/76mmHg；激素 6 项示促卵泡激素（FSH）18mIU/mL，黄体刺激素（LH）28mIU/mL，催乳素（PRL）20.7ng/mL，雌二醇（E$_2$）69pmol/L，孕酮（P）0.74nmol/L，睾酮（T）0.9nmol/L。

诊断：绝经前后诸证。

辨证：肝肾阴虚，肝阳上亢。

治法：滋阴降火，平肝潜阳。

排瘀方法：①刺络放血。取耳垂、中冲、大椎、曲池、心俞、肝俞、胆俞、肾俞、三焦俞、阴陵泉、三阴交。②中药。滋阴潜阳，方用柴胡疏肝散合甘麦大枣汤加减：柴胡 10g，枳壳 10g，香附 10g，郁金 10g，龟甲（先煎）20g，麦冬 20g，生地黄 15g，山药 10g，浮小麦 30g，煅牡蛎 30g，天麻 10g，钩藤 10g，大枣 10g，甘草 9g。水煎服，每日 1 剂，共 7 剂。

二诊（2019 年 2 月 23 日）：上述症状都有不同程度的改善，胸闷减轻，心慌、心烦改善，汗出减少，情绪稍改善，睡眠较差，上方加玄参 18g，酸枣仁 30g。水煎服，每日 1 剂，共 10 剂。为改善睡眠质量，同时配合刮痧疗法，取胸$_{9\sim10}$夹脊穴、心俞、肝俞、脾俞、肾俞、三焦俞、三阴交等，每 5 天 1 次，共刮 5 次。

三诊（2019 年 3 月 5 日）：上述症状已得到很好的改善，睡眠质量明显提高，情绪得到较好的舒缓，遇事不急躁，服药无明显不适。嘱上方继服 7 剂。

后经随访，患者诸症悉平。

【调护】

①广泛地宣传围绝经期的卫生知识，多关怀围绝经期女性，使围绝经期女性消除不必要的思想顾虑。

②劳逸结合，适当地参加劳动和活动，不可过度安逸少动，要适当地打太极拳、练瑜伽等，锻炼身体，分散注意力，顺利地度过围绝经期。

③慎起居，适风寒，起居生活应有规律，以避免外界邪气的侵袭，调节饮食，禁忌辛辣、耗散之品。

④调节情志因素，日常生活当中，要保持轻松愉快的心情，勿大怒，勿忧思过度，要节制房事，以养精神。

（尚辉）

（十）小儿疳积

【概述】

该病属西医学的营养不良和多种维生素缺乏症及由此引起的并发症。小儿疳积是由多种慢性疾患引起的一种疾病，临床以面黄肌瘦、毛发稀疏枯焦、腹部膨隆、精神萎靡为特征。本病发病无明显季节性，贫困地区发病率较高，多发生于 5 岁以下的婴幼儿。本病常因小儿喂养不当、病后失调、慢性腹泻、肠道寄生虫等引起。目前临床一般根据病程与证候特点将本病分为疳气、疳积、干疳三大证。本病多由乳食无度、饮食不节，壅滞中焦，损伤脾胃，不能消磨水谷而形成积滞，导致乳食精微无从运化，脏腑肢体失养，身体日渐羸瘦，气阴耗损而成疳证；或饮食不洁，感染虫疾而耗夺乳食精微，气血受戕，不能濡养脏腑筋肉，日久成疳。本病病理变化主要在脾胃虚弱，运化失调。本证形成后，日久不愈，又可变生他证。其病位在脾胃，脾胃长期受损、气血津液耗伤为基本病机，病情演变可涉及五脏。

【辨证论治】

何氏排瘀方法主要针对本病脾胃虚弱、虫毒为患证，以下仅讨论这两种情况的排瘀治疗。

脾胃虚弱，虫毒为患

证候：精神疲惫，体形羸瘦，面色萎黄，毛发稀疏干枯。兼见便速、完谷不化、四肢不温、唇舌色淡、脉细无力者，为脾胃虚弱；嗜食无度或喜食异物、脘腹胀大、时有腹痛、睡中磨牙、舌淡、脉细弦者，属虫毒为患。

治法：健运脾胃，补益气血，消积导滞。

排瘀方法：①刺络放血。取四缝、中脘、足三里。食积者，加下脘、腹结；虫积者，加天枢、百虫窝。②割治。部位：大鱼际。操作：将施术皮肤按手术常规消毒，在鱼际与掌骨平行处切一小切口，切口长 0.5~0.8cm、深约 0.2cm，然后用手术剪在切口处剪去冒出的脂肪组织，对好皮肤，即按上酒精棉球，盖上消毒纱布块，用绷带加压包扎。约 1 周后切口愈合，除去敷料。一般割治 1 次即可。③小儿推拿。手法包括清补脾经、揉板门、推四横纹、揉中脘、摩腹、揉天枢、按揉足三里、捏脊。

【验案】

王某，男，4 岁，2020 年 4 月初诊。

主诉：食欲差，面色萎黄半年。

现病史：患者半年前无明显诱因出现食欲差，饭量小，精神不振，体形羸瘦，面色萎黄，毛发稀疏干枯，兼见便秘、完谷不化、四肢不温，唇舌色淡，脉细无力。

治法：健运脾胃，补益气血，消积导滞。

排瘀方法：①刺络放血。取四缝、中脘、足三里、腹结。1 周 1 次。②割治疗法。取鱼际。割治 1 次即可。③小儿推拿。手法有清补脾经、揉板门、推四横纹、揉中脘、摩腹、揉天枢、按揉足三里、捏脊。推拿治疗 1 周后，患者食欲明显增加，面色红润，无便秘。

2 周后，患儿饮食及二便如常。嘱患者家属注意饮食调护。

【调护】

①针刺四缝治疗小儿疳证有极好的近期疗效，主要用于疳气证及疳积证；干疳证则可针药结合治疗。因其他慢性疾病所致者，如肠寄生虫、结核病等，应根治其原发病。

②提倡母乳喂养，注意饮食定时定量，婴儿断乳时给予补充营养。

（师锐玲）

（十一）慢性前列腺炎

【概述】

慢性前列腺炎是好发于中青年男性的一种男科疾病，临床表现有尿频、尿急、尿后滴沥、尿道不适、尿道口滴白等下尿路症状，以及会阴、腰骶、少腹等局部疼痛症状，或伴有性功能障碍、精神情志异常等。由于腺管梗阻、炎性物质无法排出、腺体血液循环障碍、不正规治疗（高额费用、复杂方法）及缺乏整体调理等原因，40% 的慢性前列腺炎患者存在复发现象。

中医学主要根据本病的临床表现来进行诊断和辨证治疗。前列腺炎在急性期主要表现为发热、寒战、会阴部疼痛、尿频、尿急、尿痛和排尿困难、尿道溢出炎症分泌物等，故属于中医学"热淋"范畴；而在慢性期，主要表现为尿频、尿急、排尿不畅或不适、尿道灼热、尿分叉或淋沥不尽、排尿末或大便用力时尿道口有白色分泌物溢出等，故属于中医"精浊""劳淋""白淫""肾虚腰痛"等范畴。中医学认为本病可由湿邪、热邪、血瘀及肾虚等引起，其病机以脾肾亏虚为本，湿热浊毒瘀滞为标。

【辨证论治】

1. 湿热下注证

证候：以尿频尿急、灼热涩痛为主症。

治法：清热利湿，导浊通淋。

排瘀方法：①刺络放血。取中冲、大椎、心俞、肾俞、曲池、地机、三阴交。②中药。前列通汤加减：柴胡 10g，郁金 10g，川楝子 10g，荔枝核 10g，皂角刺 10g，白花蛇舌草 10g，延胡索 10g，炙鳖甲 10g，牡蛎 30g，黄柏 10g，苍术 10g，牛膝 10g，薏苡仁 10g，瞿麦 10g，萹蓄 10g，车前子 10g，芍药 10g，淡竹叶 3g。③拔罐、灸法。取腰阳关、肾俞、命门、三焦俞进行拔罐；灸法选择药物铺灸疗法，施灸部位选择以关元穴区、腹股沟穴区、三阴交穴区、背俞下穴区、骶脊穴区为主。

2. 气滞血瘀证

证候：会阴部或外生殖器区，或小腹，或耻骨区，或腰骶及肛周疼痛坠胀不适，尿后滴沥。

治法：行气活血，化瘀止痛。

排瘀方法：①刺络放血。取太冲、肝俞、肾俞、膈俞、血海。②中药。前列通汤加减：柴胡 10g，郁金 10g，川楝子 10g，荔枝核 10g，皂角刺 10g，白花蛇舌草 10g，延胡索 10g，炙鳖甲 10g，牡蛎 30g，瞿麦 10g，萹蓄 10g，车前子 10g，芍药 10g，桃仁 10g，红花 10g，当归 10g，淡竹叶 3g。③拔罐、灸法。对腰阳关、肾俞、命门、三焦俞进行拔罐；灸法选择药物铺灸疗法，施灸部位以关元穴区、腹股沟穴区、三阴交穴区、背俞下穴区、骶脊穴区为主。

【验案】

王某，男，58 岁，2021 年 8 月初诊。

主诉：尿频、尿痛 3 年，加重 1 周。

现病史：患者 3 年前无明显诱因出现下腹隐痛、夜尿增多、尿等待、早泄等症状，自行口服前列康治疗，效果不明显。1 周前，患者劳累后感尿频、尿痛，遂来我处就诊。查体：肛门指诊双侧前列腺明显增大、压痛、质偏硬，中央沟变浅，肛门括约肌无松弛。前列腺 B 超示前列腺增大。舌红，苔黄腻，脉滑数。

诊断：热淋。

辨证：湿热下注。

治法：清热利湿，导浊通淋。

排瘀方法：①刺络拔罐。取中冲、大椎、心俞、肾俞、曲池、地机、三阴交。上述腧穴先使用气罐拔罐后留罐 5 分钟，以使腧穴局部充血，起罐后用碘伏在上述腧穴进行消毒，采用四头采血笔迅速点刺上述腧穴，并迅速拔罐、留罐，10 分钟后起罐，并用无菌纱布擦拭上述腧穴消毒，3~5 天刺络放血 1 次。②中药。前列通汤加减：柴胡 10g，郁金 10g，川楝子 10g，荔枝核 10g，皂角刺 10g，白花蛇舌草 10g，延胡索 10g，炙鳖甲 10g，牡蛎 30g，黄柏 10g，苍术 10g，牛膝 10g，薏苡仁 10g，瞿麦 10g，萹蓄 10g，车前子 10g，芍药 10g，淡竹叶 3g。水煎服，每日 1 剂，1 日 2 次。③拔罐。对腰阳关、肾俞、命门、三焦俞进行拔罐，每日 1 次，每次 10 分钟。④药物铺灸疗法：施灸部位以关元穴区、腹股沟穴区、三阴交穴区为主，每日 1 次，每次 40 分钟。

治疗 10 日后，患者尿痛明显缓解，尿频症状有所改善。又巩固治疗 1 个疗程后，患者症状明显好转。

【调护】

①畅情志：病前性格加上对疾病的错误认知是慢性前列腺炎发生、发展、加重和难以治愈的主要原因。畅情志是通过改变患者的错误认知，让患者正确看待疾病，只要坚持正规的治疗、严格的饮食生活禁忌及放松心情就能达到治愈的目的。故患者要避免产生过重的心理负担。

②调饮食：即通过均衡饮食来调节机体的整体状态。忌辛辣刺激及热性食物，尤其是热性体质者，应注意忌羊肉、狗肉等热性食物；多食用富含维生素、锌的新鲜蔬菜和水果等。

③慎起居：即做到不熬夜、睡好子午觉、规律性生活等健康生活方式。

④多锻炼：坚持每天适度运动，逐渐增加活动量有助于前列腺炎的康复，如慢跑或快走一万步等。

（曹洁）

（十二）精子不液化

【概述】

精液不液化是一种病理现象，指精液排出体外后超过 30 分钟仍呈胶冻状。精液不液化常见的原因有精囊炎和前列腺炎，致前列腺分泌的纤维蛋白溶解酶不足；微量元素（镁、锌等）缺乏；先天性因素前列腺缺如等。一般认为，前列腺和精囊的分泌物参与了精液的凝固与液化过程，精囊产生的凝固因子引起精液凝固，而前列腺产生的蛋白分解酶、溶纤蛋白酶等精液液化因子使精液液化。一旦精囊或前列腺发生了炎症，可使以上因子的分泌发生障碍，造成凝固因子增多或液化因子减少，形成精液不液化症。

中医学认为精子不液化的原因在于肝、肾。精子不液化多为寒凝、热烁、痰阻、血瘀所致，其病因病机常见以下几种：先天肾阳不足，或后天失养，大病久病，戕伐肾阳，或寒邪外袭，损伤肾阳，均可使精液寒凝，不得液化。酒色房劳过度，频施伐泄，或劳心太甚，或五志化火，皆可损耗肾阴，阴虚火旺，灼烁津液，则精液稠而不化；平素嗜食辛辣、醇甘厚腻，湿热内蕴，或外感湿毒，皆可熏灼津液，精浊不分，使精液黏稠不化；过食寒凉冷饮，损伤脾阳，或他病伤及脾阳，脾虚及肾，或肾阳虚导致脾阳虚，脾肾阳虚，则水湿不得运化，阻而成痰，痰湿结于精窍，气化不利，则精液不得液化；气虚血瘀或血瘀体质，精窍瘀阻，精液亦不液化。

【辨证论治】

1. 肾阳亏耗，虚火炼精

证候：精液不液化，精液量稍少，色黄而稠，性欲旺盛，易兴易泄，头晕耳鸣，失眠健忘，口干目涩，舌红，苔薄黄或少苔，脉细数。

治法：滋阴清热，液化精液。

排瘀方法：①刺络放血。取中冲、心俞、肾俞、肝俞、太溪、三阴交。②中药。活精续嗣汤加减（经验方）：淫羊藿30g，墨旱莲30g，沙苑子20g，菟丝子20g，韭菜子20g，覆盆子20g，女贞子20g，黑枸杞20g，黄芪30g，熟地黄10g，肉苁蓉10g，锁阳10g，鹿茸（冲）10g，海龙（冲）10g，雄蚕蛾10g，牛膝10g，炒白术10g，炒薏苡仁30g，柴胡10g，黄柏10g，甘草6g。③灸法。药物铺灸：施灸部位以关元穴区、腹股沟穴区、三阴交穴区、背俞下穴区、骶脊穴区为主。

2. 湿热内蕴，熏灼精液

证候：精液不液化，黏稠色黄，尿道灼热，或会阴部胀痛不适，或射精疼痛，周身困倦，小便热赤，或尿后有白浊，舌红苔黄腻，脉濡数或滑数。

治法：清热利湿，滋阴降火。

排瘀方法：①刺络放血。取中冲、膀胱俞、肾俞、肝俞、太冲、曲池、三阴交。②中药。活精续嗣汤加减（经验方）：淫羊藿30g，墨旱莲30g，沙苑子20g，菟丝子20g，韭菜子20g，覆盆子20g，女贞子20g，黑枸杞20g，黄芪30g，熟地黄10g，肉苁蓉 10g，锁阳 10g，鹿茸（冲）10g，海龙（冲）10g，雄蚕蛾 10g，牛膝 10g，炒白术 10g，炒薏苡仁 30g，柴胡 10g，黄柏 10g，苍术 10g，甘草 6g。

3. 脾肾阳虚，痰湿内结

证候：精液不液化，量多浊稠，体形肥胖，肢体困重不温，喉中痰多，舌淡苔白腻，脉沉滑。

治法：温补脾肾，化痰除湿。

排瘀方法：①刺络放血。取中冲、脾俞、肾俞、足三里、丰隆、太冲。②中药。活精续嗣汤加减（经验方）：淫羊藿 30g，墨旱莲 30g，沙苑子 20g，菟丝子 20g，韭菜子 20g，覆盆子 20g，女贞子 20g，黑枸杞 20g，黄芪 30g，熟地黄 10g，肉苁蓉 10g，锁阳 10g，鹿茸（冲）10g，海龙（冲）10g，雄蚕蛾 10g，牛膝 10g，炒白术 10g，炒薏苡仁 30g，柴胡 10g，干姜 10g，甘草 6g。③灸法。药物铺灸：施灸部位以关元穴区、腹股沟穴区、三阴交穴区、背俞下穴区、背俞中穴区、骶脊穴区为主。

4. 血瘀精瘀，稠厚不化

证候：精液不液化，小腹及会阴部有固定性疼痛或隐痛，肝肿大或脾肿大，舌紫暗，或有瘀点或瘀斑，脉涩。

治法：活血化瘀，生化精液。

排瘀方法：①刺络放血。取中冲、膈俞、肝俞、肾俞、血海、太冲。②中药。活精续嗣汤加减（经验方）：淫羊藿 30g，墨旱莲 30g，沙苑子 20g，菟丝子 20g，韭菜子 20g，覆盆子 20g，女贞子 20g，黑枸杞 20g，黄芪 30g，熟地黄 10g，肉苁蓉 10g，锁阳 10g，鹿茸（冲）10g，海龙（冲）10g，雄蚕蛾 10g，牛膝 10g，炒白术 10g，炒薏苡仁 30g，柴胡 10g，桃仁 10g，红花 10g，当归 10g，甘草 6g。③灸法。药物铺灸：施灸部位以关元穴区、腹股沟穴区、三阴交穴区、背俞下穴区、背俞中穴区、骶脊穴区为主。

【验案】

郑某，男，30岁，2021年11月初诊。

主诉：婚后不育3年余。

现病史：患者自诉3年前结婚，有正常性生活，未采取避孕措施未孕，其妻子检查无异常。经间断治疗，效果不明显。现症见：尿频、腰酸。患者体形肥胖，常久坐，纳可，多梦，汗多，喉中痰多，舌淡苔白腻，脉沉滑。精液常规示A级精子27%，不完全液化。

诊断：男性不育症，精液不化。

辨证：脾肾阳虚，痰湿内结。

治法：温补脾肾，化痰除湿。

排瘀方法：①刺络拔罐。取中冲、脾俞、肾俞、足三里、丰隆、太冲。取上述腧穴，先使用气罐拔罐后留罐 5 分钟，以使腧穴局部充血，起罐后碘伏消毒上述腧穴，采用四头采血笔迅速点刺上述腧穴，并迅速拔罐、留罐，10 分钟后起罐，并用无菌纱布擦拭上述腧穴消毒，3~5 天刺络拔罐 1 次。②中药。活精续嗣汤加减：淫羊藿 30g，墨旱莲 30g，沙苑子 20g，菟丝子 20g，韭菜子 20g，覆盆子 20g，女贞子 20g，黄芪 30g，熟地黄 10g，肉苁蓉 10g，锁阳 10g，鹿茸（冲）10g，牛膝 10g，炒白术 10g，柴胡 10g，干姜 10g，甘草 6g。10 剂，水煎服，每日 1 剂，1 日 2 次。

二诊（2021 年 11 月 10 日）：患者诉尿频、腰酸症状明显改善，舌淡苔白，脉沉滑，在原方基础上加海龙（冲）10g，雄蚕蛾 10g。15 剂，水煎服，每日 1 剂，1 日 2 次。继续刺络拔罐治疗。

三诊（2021 年 11 月 26 日）：患者诉睡眠差，多梦，去锁阳、干姜，加茯神 10g，首乌藤 30g。10 剂，水煎服，每日 1 剂，1 日 2 次。继续刺络拔罐治疗。

四诊（2021 年 12 月 7 日）：患者诉症状均有改善，体重减轻 10 斤，建议患者在继续治疗 3 个疗程后，进一步复查。

【调护】

①参加锻炼。研究表明，男性身体过度肥胖，会导致腹股沟处的温度升高，损害精子的成长，从而导致不育。因此，体重控制在标准范围内可以提高精子的质量。

②放松心态。精神压力过大也对精子的成长有负面影响，所以男性应适当放松自己。少去桑拿房、蒸气浴室。高温蒸浴会直接伤害精子，还抑制精子生成。

③戒烟戒酒。数据显示，吸烟、饮酒是精子数量、质量下降的最主要因素。要养成科学的饮食习惯，精子不液化患者在日常饮食中要避免吃一些辛辣刺激性食物，比如辣椒、酒、茴香、胡椒等。

④尽量少吃油腻食物。有些精子不液化患者都是湿热体质，尿液颜色比较黄，气味重，同时还会有大便恶臭、口苦、舌苔腻等表现。这类患者除了不能吃辛辣刺激性食物，还不能吃太过的油腻食物。

⑤慎用补药。精子不液化的患者不要在湿热比较重的时候滥服补药，这样不仅不会改善精子的液化情况，还会加重病情。

（曹洁）

（十三）精索静脉曲张

【概述】

精索静脉曲张指精索的静脉回流受阻，瓣膜失效，血液反流而引起血液淤滞，导致蔓状静脉丛扩张、伸长、弯曲。多数人认为精索静脉曲张可以影响精子的发生和精液质量而造成不育，手术治疗后部分人能恢复生育能力。

中医学认为精索静脉曲张病因病机是肝肾不足，外感寒湿，气滞血瘀，筋脉失濡，肝络瘀滞，湿热下注，络脉失和，脾虚气陷，血运无力。而气血运行不畅、瘀血阻滞是本病发病的关键。因此，本病多应从血瘀论治。中医学需要对不同情况进行辨证施治。

【辨证论治】

何氏排瘀方法主要针对本病肝气郁滞证，以下仅讨论该证型的排瘀治疗。

肝气郁滞证

证候：阴囊肿胀偏痛，小腹结滞不舒，缓急无时，每因愤怒而加重。舌淡红，苔薄白，脉弦。

治法：疏肝理气。

排瘀方法：①刺络放血。取中冲、心俞、肝俞、肾俞、三阴交、太冲。②中药。柴胡疏肝散加减：柴胡 10g，郁金 10g，陈皮 10g，枳壳 10g，川芎 10g，芍药 10g，香附 10g，甘草 6g。③拔罐、刮痧。对上述腧穴进行拔罐；对相关背俞穴进行刮痧。

【验案】

张某，男，50 岁，2021 年 12 月初诊。

主诉：发现左侧阴囊蚯蚓样肿物 2 年余。

现病史：患者 2 年前无明显诱因发现左侧阴囊包块，无发热、尿急、尿痛及排尿困难，遂来我处就诊。患者既往体健，平素易怒，舌红，脉弦。

诊断：左侧精索静脉曲张。

辨证：肝气郁滞。

治法：疏肝理气。

排瘀方法：①刺络拔罐。取中冲、心俞、肝俞、肾俞、三阴交、太冲。上述腧穴，先使用气罐拔罐后留罐 5 分钟，以使腧穴局部充血，起罐后碘伏消毒上述腧穴，采用四头采血笔迅速点刺上述腧穴，并迅速拔罐、留罐，10 分钟后起罐，并用无菌纱布擦拭上述腧穴消毒，每 3~5 天刺络放血 1 次。②中药。柴胡疏肝散加减：柴胡 10g，郁金 10g，陈皮 10g，枳壳 10g，川芎 10g，芍药 10g，香附 10g，龙骨 30g，牡蛎 30g，地龙 10g，伸筋草 20g，鸡血藤 20g，甘草 6g。15 剂，水煎服，日 1 剂，早晚分服。

二诊（2021 年 12 月 17 日）：左侧阴囊包块稍有减小，在原方基础上加瓦楞子 10g，路路通 10g，蜂房 10g，15 剂，水煎服，日 1 剂，早晚分服，予以刺络放血治疗。

三诊（2022 年 1 月 5 日）：患者诉包块明显缩小，现不影响日常生活，嘱患者继续治疗 2 个疗程。

【调护】

①合理膳食，三餐规律，定时体育锻炼，避免抽烟、喝酒，避免熬夜。

②经常运动，避免久站，要减少强度大的体力活动。

③避免穿紧身内裤，避免久坐，避免性生活过度。

（曹洁）

（十四）不射精症

【概述】

不射精症通常是指阴茎虽然能正常勃起和性交，但就是达不到性高潮和获得性快感，不能射出精液；或是在其他情况下可射出精液，而在阴道内不射精。

本病临床分为功能性不射精症、器质性不射精症。功能性不射精症：勃起时间能维持很久而不疲软，在性交过程中不能达到性高潮或射精，没有射精动作，也没有精液排出体外，或即使有情欲高潮的感受，但既无射精动作，也无精液排出体外，而平时却有遗精，或非性生活时遗精。器质性不射精症：在性生活时没有射精动作，在任何情况下都不排精，并有与原发疾病相应的症状、体征，如前列腺炎，精囊腺结核或肿瘤引起的精道梗阻。

【辨证论治】

何氏排瘀方法主要针对本病阴虚火旺证，以下仅讨论该证型的排瘀治疗。

阴虚火旺证

证候：性欲亢进，阴茎易举，性交而不射精，心烦少寐，梦遗滑精，头晕耳鸣，颧红盗汗，咽干口燥，舌红少苔，或无苔，脉细弱。

治法：滋阴降火，清心除烦。

排瘀方法：①刺络放血。取中冲、心俞、膈俞、肝俞、肾俞、三阴交、阴陵泉。②中药。知柏地黄丸加减：熟地黄 10g，山药 10g，牡丹皮 10g，泽泻 10g，山茱萸 10g，栀子 10g，知母 10g，黄柏 10g。③拔罐。对腰阳关、肾俞、命门、三焦俞进行拔罐。④艾灸。药物铺灸：施灸部位以关元穴区、腹股沟穴区、三阴交穴区、背俞下穴区、骶脊穴区为主。

【验案】

李某，男，40 岁，2022 年 2 月初诊。

主诉：同房时不射精 1 年余。

现病史：患者自诉 1 年前无明显诱因出现同房时不能射精，近半年逐渐加重，未经治疗，今来我处就诊。现症见：阴茎易勃起，勃起时间持久，心烦，失眠，头晕耳鸣，尿频舌红少苔，或无苔，脉细弱。检查示性激素五项正常。

诊断：阳痿。

辨证：阴虚火旺。

治法：滋阴降火，清心除烦。

排瘀方法：①刺络拔罐。取中冲、心俞、膈俞、肝俞、肾俞、三阴交、阴陵泉，取上述腧穴先使用气罐拔罐后留罐 5 分钟，以使腧穴局部充血，起罐后碘伏消毒上述腧穴，采用四头采血笔迅速点刺上述腧穴，并迅速拔罐、留罐，10 分钟后起罐，并用无菌纱布擦拭上述腧穴消毒，3~5 天刺络放血 1 次。②中药。知柏地黄丸加减：熟地黄 20g，山药 20g，牡丹皮 10g，泽泻 10g，山茱萸 10g，栀子 10g，知母 10g，黄柏 10g，杜仲 10g，雄蚕蛾 10g，牛膝 10g，炒白术 30g，柴胡 10g，甘草 6g。水煎服，日 1 剂，早晚分服，10 天为 1 个疗程。

治疗 5 个疗程后，患者症状明显改善。

【调护】

①调节情志，避免不良精神刺激，保持心情舒畅。

②加强身体锻炼，增强体质。

③饮食有节，不宜过食肥甘厚味及辛辣之品；避免使用有损性功能和易致不射精的药物。

④性生活方面，双方要互相理解、关心、体贴；房事时双方密切配合，不能互相责怪，防止性交中精神过度紧张；避免过频的性生活和手淫习惯；阴茎包皮过长者，应尽早行手术治疗。

（曹洁）

（十五）弱精症

【概述】

弱精症是指精液常规分析中前向运动的精子小于 50% 或 A 级运动的精子小于

25% 的病证。弱精症又称为精子活力低下。精子的运动功能或运动能力的强弱直接关系到人类的生殖能力。精液常规分析中，根据精子活动力可以分为 A、B、C、D 四级。A 级是指快速前向运动的精子比率，B 级是指慢速前向运动的精子比率，C 级是指非前向运动的精子比率，D 级是指极慢或不动的精子比率。

【辨证论治】

何氏排瘀方法主要针对本病肝经湿热证，以下仅讨论该证型的排瘀治疗。

肝经湿热证

证候：起病较急，有睾丸或附睾肿痛，肿块坠胀不适，阴囊肿胀柔软，阴囊外皮肤潮湿，常伴口苦胸闷，小便色黄，舌苔黄或黄腻，脉弦滑。

治法：疏肝解郁，清热利湿。

排瘀方法：①刺络放血。取中冲、肝俞、肾俞、三阴交、太冲。②中药。活精续嗣汤加减（经验方）：淫羊藿 30g，墨旱莲 30g，沙苑子 20g，菟丝子 20g，韭菜子 20g，覆盆子 20g，女贞子 20g，黑枸杞 20g，黄芪 30g，熟地黄 10g，肉苁蓉 10g，锁阳 10g，鹿茸（冲）10g，海龙（冲）10g，雄蚕蛾 10g，牛膝 10g，炒白术 10g，炒薏苡仁 30g，柴胡 10g，黄柏 10g，苍术 10g，甘草 6g。③拔罐、灸法。取腰阳关、肾俞、命门、三焦俞进行拔罐；灸法取药物铺灸，施灸部位以关元穴区、腹股沟穴区、三阴交穴区、背俞下穴区、骶脊穴区为主。

【验案】

黄某，男，33 岁，2022 年 2 月初诊。

主诉：精子活动率差 3 年。

现病史：患者自诉结婚 3 年，未避孕未孕，检查精子活动率 12%，A 级 2%，B 级 5%，C 级 5%，D 级 88%，精子畸形率 45%。平素体倦乏力，腰酸、腰痛，性功能较差，阴囊潮湿，小便黄，舌苔黄腻，脉弦滑。

诊断：重度弱精症。

辨证：肝经湿热。

治法：疏肝解郁，清热利湿。

排瘀方法：①刺络拔罐。取中冲、肝俞、肾俞、三阴交、太冲。取上述腧穴，先使用气罐拔罐后留罐 5 分钟，以使腧穴局部充血，起罐后碘伏消毒上述腧穴，采用四头采血笔迅速点刺上述腧穴，并迅速拔罐、留罐，10 分钟后起罐，并用无菌纱布擦拭上述腧穴消毒，3~5 天刺络放血 1 次。②中药。活精续嗣汤加减：淫羊藿 30g，墨旱莲 30g，沙苑子 20g，菟丝子 20g，韭菜子 20g，覆盆子 20g，女贞子 20g，黑枸杞 20g，黄芪 30g，熟地黄 10g，肉苁蓉 10g，鹿茸（冲）10g，牛膝 10g，炒白术 10g，炒薏苡仁 30g，柴胡 10g，黄柏 10g，甘草 6g。15 剂，水煎服，1 日 1 剂，早晚分服。③艾灸。药物铺灸：施灸部位以关元穴区、腹股沟穴区、三阴交穴区，每日 1 次，每次 40 分钟。

二诊（2022 年 2 月 20 日）：患者诉疲乏无力较前好转，继续原方案治疗。

三诊（2022 年 3 月 8 日）：患者诉腰酸、腰痛、阴囊潮湿症状改善，舌红苔黄，脉弦滑，在原方基础上加海龙（冲）10g，雄蚕蛾 10g，苍术 10g。15 剂，水煎服，日 1 剂，早晚分服。继续配合点刺拔罐法。

【调护】

①要有正常的性生活，不要长期禁欲。

②生活环境要安静、舒适，噪声会影响性功能。

③保持生殖器官的卫生、干净，避免发生感染。

④平时避免长期穿紧身衣裤，睾丸温度升高，不利于精子生成。

⑤戒烟。吸烟是造成男性不育症的重要原因之一，烟草中的尼古丁也容易引起弱精症。

（曹洁）

（十六）睾丸鞘膜积液

【概述】

睾丸鞘膜积液是围绕睾丸的鞘膜腔内液体积聚超过正常量，而形成的囊肿病变，可见于各年龄段，是一种临床常见疾病。临床上按鞘膜积液所在部位及鞘膜突闭锁程度，把鞘膜积液分为 4 种类型：阳性睾丸鞘膜积液、交通性睾丸鞘膜积液、精阜睾丸鞘膜积液、混合型睾丸鞘膜积液。睾丸鞘膜是包在睾丸外面的双层膜，是睾丸从腹腔下降过程中带入阴囊的腹膜。正常情况下，睾丸下降至阴囊后，睾丸鞘膜与腹腔之间的通道即自行闭合，如果闭合不全，腹水下移，就会出现睾丸鞘膜积液。

本病属中医学"水疝"范畴。前阴属肾，如先天不足，肾之气化不利，水液下注前阴则发病。肝脉循少腹，络阴器，若肝气失疏，复受湿邪，郁而化热，致气滞于下，湿热内结，从而导致本病发生。此外，或因外伤、丝虫感染等，致血瘀络阻，水湿不行，也可壅滞而成本病。

【辨证论治】

1. 寒湿下注证

证候：阴囊肿大，重坠而痛，或偏坠、胀痛，囊湿汗出，小便短少，舌苔白腻，脉弦紧。

治法：温阳散寒，利水渗湿。

排瘀方法：①刺络放血。脾俞、肾俞、地机、阴陵泉、三阴交。②中药。温阳利水汤：干姜 10g，姜黄 12g，吴茱萸 10g，姜皮 10g，泽泻 12g，茯苓 15g，猪苓 12g，白术 15g，桂枝 12g，覆盆子 12g，车前子 12g，甘草 6g。③拔罐、灸法。选择膀胱经第一侧线尤其是脾俞、肾俞进行拔罐；灸法可选择药物铺灸，施灸部位以关元穴区、腹股沟穴区、三阴交穴区、骶脊穴区为主。

2. 湿聚热结证

证候：阴囊肿大微红，疼痛明显，小便黄赤，舌红，苔黄腻，脉弦数。

治法：清热散结，利水消肿。

排瘀方法：①刺络放血。取中冲、大椎、曲池、膈俞、肾俞、血海。②中药。四妙散加减：黄柏 10g，苍术 10g，牛膝 10g，薏苡仁 30g。③拔罐。取膈俞、腰阳关、肾俞、命门、三焦俞进行拔罐。

3. 气滞液积证

证候：阴囊胀大，阴囊部坠胀而痛，伴少腹坠胀或胁肋胀痛，纳呆，舌暗淡，苔白滑，脉弦或弦滑。

治法：疏肝行气，散结利水。

排瘀方法：①刺络放血。取中冲、肝俞、膈俞、三阴交、太冲。②中药。疏肝利水汤：柴胡 12g，黄芩 12g，佛手 12g，香附 12g，枳壳 15g，川芎 12g，白芍药 15g，炙甘草 10g，泽泻 12g，茯苓 15g，猪苓 12g，白术 12g，桂枝 12g，滑石 12g，白茅根 30g。③拔罐、灸法。选择肝俞、膈俞、肾俞、命门进行拔罐；灸法可选择药物铺灸，施灸部位以关元穴区、腹股沟穴区、三阴交穴区、骶脊穴区为主。

4. 肾虚液停证

证候：阴囊肿大，动则尤甚，卧则缩小，伴腰痛及腰以下有冷感，少腹拘急，小便不利，舌淡苔白腻，脉弱。

治法：温肾利水。

排瘀方法：①刺络放血。取中冲、肝俞、肾俞、三阴交、阴陵泉。②中药。温肾汤：肉桂 10g，附子 10g，山茱萸 12g，熟地黄 20g，山药 30g，茯苓 15g，泽泻 12g，车前子 12g，牛膝 12g，牡丹皮 12g，补骨脂 12g，覆盆子 12g，车前子 12g，吴茱萸 12g，姜黄 12g，姜皮 12g，大腹皮 12g，甘草 6g。③灸法：选择药物铺灸，施灸部位以关元穴区、腹股沟穴区、三阴交穴区、骶脊穴区为主。

【验案】

王某，男，61 岁，2022 年 4 月初诊。

主诉：发现左侧阴囊包块半年。

现病史：患者半年前无意中发现左侧阴囊较右侧大，表明皮肤无异常改变，用手触摸睾丸大，有囊性感，无疼痛。近 1 个月来，包块逐渐增大，约小拳头大小，影响生活和功能。阴囊肿大，囊湿汗出，小便短少，舌苔白腻，脉弦紧。

诊断：水疝。

辨证：湿热下注。

治法：温阳散寒，利水渗湿。

排瘀方法：①刺络拔罐。取脾俞、肾俞、地机、阴陵泉、三阴交，阿是穴等穴，上述腧穴先使用气罐拔罐后，留罐 5 分钟，以使腧穴局部充血，起罐后上述腧穴碘伏消毒，采用四头采血笔迅速点刺上述腧穴，并迅速拔罐、留罐，10 分钟后起罐，并用无菌纱布擦拭上述腧穴消毒，3~5 天刺络放血 1 次。②中药。温阳利水汤：干姜 10g，姜黄 12g，吴茱萸 10g，姜皮 10g，泽泻 12g，茯苓 15g，猪苓 12g，白术 15g，桂枝 12g，覆盆子 12g，车前子 12g，甘草 6g。10 剂，水煎服，每日 1 剂，早晚分服，10 天为 1 疗程。

治疗 2 个疗程后，患者症状未见明显缓解，建议患者手术治疗。

【调护】

①手术患者：需以高维生素、高热量、高纤维、高蛋白的食物为主，尽可能以流食为主，减轻胃肠负担，忌吃辛辣、刺激性、湿热的食物。

②适宜摄入含有丰富维生素的蔬菜、水果，主食与蔬菜比为 1：1。

（曹洁）

四、外科、伤科病证

（一）颈椎病

【概述】

颈椎病是指颈椎骨质增生、颈项韧带钙化、颈椎间盘萎缩退化等改变，刺激或压迫颈部神经、脊髓、血管而产生的一系列症状和体征的综合征，简称颈椎病。本病发病缓慢，以头枕、颈项、肩背、上肢等部位疼痛及进行性肢体感觉和运动功能障碍为主症。轻者表现为头晕、头痛、恶心、颈肩疼痛、上肢疼痛、麻木无力；重者可导致瘫痪，甚至危及生命。西医将颈椎病分为 6 型，即颈型、神经根型、脊髓型、椎动脉型、交感型和混合型。

本病隶属中医学"痹证""痿证""项强""眩晕"等范畴。中医学认为本病的病因，无外乎外感风寒湿邪、慢性劳损、肝肾亏虚、气血不足、外伤、畸形等几个方面。在内外致病因素的作用下，机体气血瘀滞，经络痹阻不畅，"不通则痛"，随之出现一系列的临床症状。

【辨证论治】

1. 气滞血瘀证

证候：主要表现为颈肩部及上肢刺痛，痛处固定，夜间加重，伴有肢体麻木，舌暗，脉弦。

治法：行气活血，通络止痛。

排瘀方法：①刺络放血。取风府、颈百劳、颈夹脊、大椎、肝俞、膈俞、肩井、曲池、外关、合谷、血海、阳陵泉、太冲等。②中药。桂枝加葛根汤合血府逐瘀汤加减：桂枝 10g，葛根 20g，炒白芍 10g，桃仁 10g，红花 10g，当归 10g，川芎 10g，熟地黄 10g，赤芍 10g，鸡血藤 20g，伸筋草 20g，柴胡 10g，牛膝 10g，枳壳 10g，甘草 6g。③拔罐。取大椎、颈肩部闪罐，闪罐后再施循经走罐法。④刮痧。选取颈夹脊穴、大椎、肩井、天宗、阿是穴等穴区进行刮痧，再施循经刮痧法。

2. 痰湿阻络证

证候：主要表现为头晕目眩，头重如裹，四肢麻木不仁，纳呆，舌暗红，苔厚腻，脉弦滑。

治法：祛湿化痰，通络止痛。

排瘀方法：①刺络放血。取风池、颈百劳、颈夹脊、脾俞、膈俞、大椎、肩井、肩髃、天宗、三阳络、血海、阴陵泉、丰隆等。②中药。半夏白术天麻汤合桂枝加葛根汤加味：葛根 20g，芍药 10g，桂枝 10g，生姜 10g，半夏 10g，天麻 20g，茯苓 20g，陈皮 10g，白术 20g，甘草 6g。③艾灸。药物铺灸：灸药用颈痛散，施灸部位以颈$_3$～胸$_1$穴区、背俞中穴区、外关穴区、合谷穴区为主。④拔罐。对大椎、颈肩部进行闪罐，闪罐后，再施循经走罐法。

3. 风寒痹阻证

证候：颈肩部、上肢疼痛麻木，以痛为主，头有沉重感，颈部僵硬，活动不利，畏风寒，舌淡红，苔淡白，脉弦紧。

治法：散寒除湿，祛风通络。

排瘀方法：①刺络放血。取风池、颈百劳、颈夹脊、风门、膈俞、肩外俞、肩髃、三阳络、血海、外关、合谷等。②中药。桂枝加葛根汤合五藤饮加减：桂枝 10g，白芍 10g，葛根 20g，青风藤 20g，海风藤 20g，络石藤 20g，鸡血藤 20g，利筋藤 10g，川芎 10g，羌活 10g。③艾灸。药物铺灸：灸药用颈痛散，施灸部位以颈₃～胸₁穴区、背俞中穴区、外关穴区、合谷穴区为主。

4. 气血亏虚证

证候：颈肩部、上肢疼痛麻木，头晕，乏力，少气无力，舌淡，苔薄白，脉细弱。

治法：益气养血，通经活络。

排瘀方法：①中药。颈复排瘀汤（经验方）：桂枝 10g，葛根 20g，炒白芍 10g，桃仁 10g，红花 10g，当归 10g，川芎 10g，木瓜 10g，地龙 10g，羌活 10g，鸡血藤 20g，伸筋草 20g，青风藤 20g，海风藤 20g，络石藤 20g，利筋藤 10g，甘草 6g。②艾灸。药物铺灸：灸药用颈痛散，施灸部位以颈₃～胸₁穴区、背俞中穴区为主。

【验案】

张某，男，45 岁，2020 年 6 月 15 日初诊。

主诉：颈痛 1 年，加重伴左上肢疼痛麻木 1 个月。

现病史：患者自诉 1 年前因长期低头工作出现颈部僵硬、疼痛，未予重视，未进行系统治疗。1 个月前患者因劳累后疼痛症状加重，并出现左上肢放射性疼痛麻木，疼痛部位固定。现患者颈肩部疼痛，活动不利，动则加剧，痛点固定不移，左上肢放射性刺痛，面色晦暗，舌暗，苔薄白，脉细涩。

查体：颈部肌肉僵硬，颈₄～₆椎旁压痛（＋），屈颈试验（＋），臂丛神经牵拉试验（＋）。

诊断：颈椎病。

辨证：气滞血瘀。

治法：行气活血，通络止痛。

排瘀方法：①刺络放血。取风府、颈百劳、颈夹脊、大椎、肝俞、膈俞、肩井、曲池、外关、合谷、血海、阳陵泉、太冲等。②中药。桂枝加葛根汤合血府逐瘀汤加减：桂枝 10g，葛根 20g，炒白芍 10g，桃仁 10g，红花 10g，当归 10g，川芎 10g，熟地黄 10g，赤芍 10g，鸡血藤 20g，伸筋草 20g，柴胡 10g，牛膝 10g，枳壳 10g，甘草 6g。共 7 剂，水煎服，日 1 剂，分早晚温服。③拔罐。对大椎、颈肩部进行闪罐，闪罐后，再施循经走罐法，每周 2 次。④针刺。取颈夹脊、曲池、外关、合谷、天宗、风池、肩贞、臂臑、足三里、三阴交、阳陵泉。每日 1 次。

连续治疗 2 个疗程后，颈部疼痛及左上肢疼痛麻木明显改善，嘱患者避风寒，忌辛辣刺激饮食。

【调护】

①畅情志：向患者客观解释病情，使患者对自己的病情有一定程度的了解；鼓

励患者保持乐观情绪。

②调饮食：宜摄取富有营养、易于消化吸收的食物，增强体质，提高机体的抗病能力。

③慎起居：各型颈椎病患者在急性发作期间，要坚持卧硬板床，休息 2~3 周；此外，应侧重指导保持良好姿势，避免颈部过伸、过屈活动，注意颈部休息。

（刘婵娟）

（二）臂丛神经痛

【概述】

臂丛神经痛是指因臂丛神经根、神经丛或神经干原发或继发性病变所产生的疼痛，又称 Parsonage-Turner 综合征、急性臂丛神经炎、神经源性肌萎缩、臂丛神经病等，主要表现为一侧肩背部及上肢严重疼痛，伴肩胛带或上肢肌肉无力、萎缩及感觉缺失。

该病属于中医学"痹证""筋痹""肩臂痛"等范畴，是因外邪侵袭手三阳经，经脉所过之处气血运行不畅，经气瘀滞，脉络闭阻，不通则痛。邪客小肠经，症见"肩似拔、臑似折""颈肩肘臂外后廉痛"。邪中大肠经，则"肩前痛，大指次指痛不用"。邪中三焦经，则"肩肘臂外皆痛，小指次指不用"。由此可见，臂丛神经痛属于经筋发病，多相当于经络病变中的手太阳小肠经的是动病。其发病机理多为气血失调，营卫不固，致风、寒、湿、热诸邪乘虚而入，导致肩臂经脉、经筋、络脉不通，不通而痛。

【辨证论治】

1. 瘀血阻络证

证候：肩及上肢部位疼痛、麻木及无力感，夜间加重，或有肩、臂、腋部损伤或劳损史，局部压痛明显，舌暗或可见瘀斑，苔薄，脉弦细涩。

治法：疏经通络，活血止痛。

排瘀方法：①刺络放血。取风池、大椎、肝俞、膈俞、极泉、青灵、臂臑、曲池、少海、手五里、三阳络、内关、外关、合谷等。临证时应根据疼痛的部位与经络的走行及神经的分布而循经取穴。外侧痛为主者，多取手三阳经的腧穴；内侧痛为主者，多取手三阴经的腧穴。②中药。通络止疼排瘀汤（经验方）：桃仁 10g，红花 10g，当归 10g，川芎 10g，三七 10g，片姜黄 10g，制川乌 10g，细辛 10g，白芍 20g，鸡血藤 20g，伸筋草 20g，青风藤 20g，海风藤 20g，络石藤 20g，利筋藤 10g，桂枝 10g，甘草 6g。③拔罐。对大椎、颈背部进行拔罐。④艾灸。药物铺灸：施灸

部位以颈 $_{5\sim7}$ 穴区、胸脊上穴区为主。

2. 风寒湿痹证

证候：臂部冷痛，筋脉拘急引痛，或时牵痛，屈伸受限，畏寒，纳呆，肢体沉重感，舌红，苔薄腻，脉浮紧。

治法：祛风散寒，利湿通络。

排瘀方法：①刺络放血。取风池、风门、肩髃、臂臑、曲池、三阳络、手三里、支沟、外关、阳池、合谷等。临证时应根据疼痛的部位与经络的走行及神经的分布而循经取穴。外侧痛为主者，多取手三阳经的腧穴；内侧痛为主者，多取手三阴经的腧穴。②中药。蠲痹汤合羌活胜湿汤加减：羌活 10g，独活 10g，桂枝 10g，防风 10g，秦艽 15g，海风藤 15g，桑枝 15g，川芎 10g，广木香 10g，乳香 10g，甘草 6g。③艾灸。药物铺灸：施灸部位以肩井、手阳明大肠、手太阳小肠经上肢循行线为主。

【验案】

王某，37 岁，2020 年 7 月 10 日初诊。

主诉：左肩臂疼痛 3 个月。

现病史：患者自诉 3 个月前因工作劳累后出现左肩臂轻度疼痛，自服药物治疗（具体不详），症状未见明显缓解，之后病情渐进性加重。现患者肩及上肢部位疼痛，有麻木及无力感，局部压痛明显，活动受限，夜不能眠，舌暗，可见瘀斑，苔薄，脉弦细涩。

查体：左肩胛、肩周、臂疼痛如折，冈上肌、冈下肌、三角肌肌肉轻度萎缩，颈 $_{3\sim5}$ 棘突旁有按压痛，活动受限，生理反射存在，病理反射未引出。

诊断：痹证。

辨证：瘀血阻络。

治法：疏经通络，活血止痛。

排瘀方法：①刺络放血。取风池、大椎、肝俞、膈俞、极泉、青灵、臂臑、曲池、少海、手五里、三阳络、内关、外关、合谷等。每周 2 次。②中药。通络止疼排瘀汤：桃仁 10g，红花 10g，当归 10g，川芎 10g，三七 10g，片姜黄 10g，制川乌 10g，细辛 10g，白芍 20g，鸡血藤 20g，伸筋草 20g，青风藤 20g，海风藤 20g，络石藤 20g，利筋藤 10g，桂枝 10g，甘草 6g。共 7 剂，水煎服，日 1 剂，分早晚温服。③拔罐。取大椎、颈背部进行拔罐，每周 2 次。④针刺。取极泉、臑俞、肩外俞、天宗、曲垣、后溪、外关、肩贞、阿是穴。每日 1 次。

二诊（2020 年 7 月 18 日）：患者肩臂疼痛明显减轻，麻木及无力感减轻，活动仍感受限，舌暗，苔薄，脉弦细涩。调整上方：去白芍、海风藤，加葛根 15g，路路通 10g，白术 10g。继续给予刺络放血、中药、拔罐、针刺等综合治疗。

连续 2 个疗程的治疗后，患者肩臂疼痛及活动受限均明显好转，继续治疗 1 个疗程后肩臂疼痛及活动受限消失。

【调护】

①畅情志：向患者客观解释病情，让患者了解治疗方法、神经的恢复时间及预后；鼓励患者保持乐观情绪。

②调饮食：宜富含营养且 B 族维生素丰富的饮食。

③体位：患肢处于功能位。

④功能锻炼：被动活动患肢，对损伤处进行理疗，加强主动和被动功能练习，预防肌肉萎缩、关节挛缩。

（刘婵娟）

（三）肩周炎

【概述】

肩关节周围炎简称肩周炎，以昼轻夜重的肩周疼痛和肩关节僵硬为主要表现，随病情进行性加重，可引起肌肉萎缩、痉挛和疼痛加重，难以入眠。在西医学中，肩周炎是指关节囊、肌腱、韧带或肩关节周围肌肉等并发退行性变和慢性非特异性炎症，临床表现以肩关节周围疼痛及其功能活动障碍为主。其病理改变为肩关节周围筋肉组织的退行性病变、痉挛、挛缩、粘连，腱鞘肿胀，肥厚肌腱与关节囊紧密结合，限制了肩关节的正常功能活动。本病好发于 40~50 岁，女性多于男性。

中医学将肩周炎归为"痹证"之"肩痹"范畴，又称"肩凝风""露肩风""五十肩"。本病的形成，多因年老体虚，气血不足，筋失濡养；或因汗出当风，睡卧露肩，感受风寒湿邪，经脉拘急；慢性劳损或外来暴力所致的急性损伤（气血瘀滞），未做彻底治疗等因素。本病后期可出现肩部肌肉萎缩和肩关节严重粘连，其运动由肩胛骨所代替。

【辨证论治】

1. 风寒阻络证

证候：肩关节酸痛，或痛有定处，或游走不定，关节屈伸不利，重着不举，活动不便，舌淡红，苔薄白，脉浮或浮数。

治法：祛风散寒，除湿通络。

排瘀方法：①刺血疗法。取风池、颈夹脊穴、肩髃、肩贞、肩外俞、大杼、膈俞、外关、合谷、阳陵泉、血海、昆仑等。②中药。桂枝加葛根汤合五藤饮加减：

桂枝 10g，葛根 20g，炒白芍 20g，防风 10g，鸡血藤 20g，伸筋草 20g，青风藤 20g，海风藤 20g，络石藤 20g，桑枝 20g，羌活 10g，川芎 10g，延胡索 10g，片姜黄 10g，细辛 3g，木瓜 10g，地龙 10g，甘草 10g。③艾灸、拔罐、刮痧。艾灸选择药物铺灸，灸药用风湿痹痛散，施灸部位取肩上穴区、肩前穴区、肩后穴区、肩臂穴区；对肩周与相关经络腧穴进行拔罐、刮痧，亦可取效。

2. 湿热痹阻证

证候：肩关节疼痛，局部灼热红肿，得冷稍舒，痛不可触，可兼有发热、恶风、口渴、烦闷不安等全身症状，舌红，苔黄燥，脉滑数。

治法：清热通络，祛风除湿。

排瘀方法：①刺络放血。取风池、肩井、肩髎、大椎、膈俞、曲池、外关、合谷、阴陵泉、阳陵泉、血海等。②中药。羌活胜湿汤合五藤饮与四妙散加减：黄柏 10g，苍术 10g，薏苡仁 30g，牛膝 10g，桂枝 10g，葛根 20g，鸡血藤 20g，伸筋草 20g，羌活 10g，青风藤 20g，海风藤 20g，络石藤 20g，桑枝 20g，川芎 10g，延胡索 10g，片姜黄 10g，细辛 3g，木瓜 10g，地龙 10g，甘草 6g。③拔罐、刮痧。对肩周与相关经络腧穴进行拔罐、刮痧，亦可取效。

3. 气血瘀滞证

证候：肩部肿胀，疼痛拒按，以夜间为甚，舌暗或有瘀斑，苔白或薄黄，脉弦或细涩。

治法：活血化瘀，行气止痛。

排瘀方法：①刺络放血。取颈夹脊穴、肩井、肩贞、肩髎、膈俞、血海、三阳络、内关、合谷等。②中药。桃红四物汤合五藤饮加减：桃仁 10g，红花 10g，当归 10g，川芎 10g，熟地黄 10g，赤芍 10g，鸡血藤 20g，伸筋草 20g，青风藤 20g，海风藤 20g，络石藤 20g，桑枝 20g，羌活 10g，延胡索 10g，片姜黄 10g，细辛 3g，木瓜 10g，地龙 10g，延胡索 10g，三七 10g，甘草 6g。③艾灸、拔罐、刮痧。艾灸选择药物铺灸，灸药用风湿痹痛散，施灸部位取肩上穴区、肩前穴区、肩后穴区、肩臂穴区；对肩周与相关经络腧穴进行拔罐、刮痧，亦可取效。

【验案】

高某，男，52 岁，1990 年 10 月 10 日初诊。

主诉：左肩疼痛 50 余天。

现病史：患者夏末外出途中劳累，出汗较多，加之乘车敞窗受风，回家后即觉周身酸楚，右肩背痛甚，伴胃脘胀满。经多方医治，无明显效果，工作、生活均受影响。查右肩轻度肿胀，压痛明显，上举、平伸、外展、外旋功能受限。舌暗淡、苔薄白，脉浮弦大。

诊断：肩痹。

辨证：风寒痹阻。

治法：益气活血，调和营卫，疏利经脉。

排瘀方法：①刺血疗法。取患侧阿是穴、大椎、颈，夹脊穴、肩井、尺泽、肩髎、肩内陵、肩贞、天宗。②中药。桂枝加葛根汤合五藤饮加减：桂枝 10g，葛根 20g，炒白芍 20g，防风 10g，鸡血藤 20g，伸筋草 20g，青风藤 20g，海风藤 20g，络石藤 20g，桑枝 20g，羌活 10g，川芎 10g，延胡索 10g，片姜黄 10g，细辛 3g，木瓜 10g，地龙 10g，甘草 10g。日 1 剂，水煎服。③拔罐。对颈肩背部、天宗进行拔罐。④刮痧。取三角肌压痛点至曲池，肩胛部天宗、秉风、曲垣一带，肩井至肩峰。⑤艾灸。选择药物铺灸，施灸部位以肩上穴区、肩后穴区、肩前穴区、肩臂穴区为主。

5 剂后，右肩痛完全消失，活动自如，余症亦减。继以玉屏风散合四物汤加减调理收功。

【调护】

①畅情志：要保持良好的情绪及心态。

②调饮食：避免饮用可乐、茶水及咖啡等含咖啡因类饮品，忌辛辣刺激类食物。

③慎起居：患者应重视劳逸结合，做好保暖工作。

④功能锻炼：早期可做抬高手臂训练。功能锻炼应循序渐进，以不感疲劳为宜。

a. 俯身前后内外摆动：肩部放松，上肢做钟摆运动。

b. 俯身画圈：弯腰空手画圈，顺时针、逆时针交替。

c. 内旋外展：动作宜缓。

d. 上举高爬：患者面对并靠近墙壁站立，双手同时从低处向高处沿墙壁上移爬高，使患臂充分上举，连做 10~20 次。

⑤中医药调护：少量饮服虎骨酒、补益肝肾的中药及药膳等。

（陈海霞）

（四）肱骨外上髁炎

【概述】

肱骨外上髁炎俗称网球肘。该病多因前臂旋转用力不当，而引起肱骨外上髁桡侧伸肌腱附着处劳损，是常见的肘部慢性损伤。本病多见于常旋转前臂，屈伸肘、腕关节和肘部长期受震荡的劳动者，如网球运动员、打字员、木工、钳工、矿工等。

本病是以肘部疼痛、关节活动障碍为主症的疾病，属于中医学"肘劳"的范畴，一般起病缓慢，常反复发作，无明显外伤史，因日常劳作多用右臂，故右侧多于左侧。《黄帝内经》中有"久行伤筋"之说，可见劳力过度容易引起肌肉、肌腱的慢性损伤。《灵枢·经脉》曰："小肠手太阳之脉……是主液所生病者……肘臂外后廉痛；三焦手少阳之脉……是主气所生病者……肩臑肘臂外皆痛。"说明上肢有关经脉发生疾病，气血运行不畅，可以引起肘臂疼痛。本病中药内服治疗的记载较少，但针灸治疗肘劳，在《针灸甲乙经》中有诸多记载。如"肘痛，尺泽主之；肩肘中痛……手不可举，腕重急，曲池主之"等。《备急千金要方》《针灸资生经》和《针灸大成》也对针灸治疗本病有详尽的记述。此外，肘劳还可见于西医学的肱骨内上髁炎（高尔夫球肘）和尺骨鹰嘴炎（学生肘）等。

【辨证论治】

1. 寒湿凝滞，气滞血瘀

证候：新病，肘部重着刺痛，疼痛剧烈，持续性疼痛，劳作后加重，不能旋臂，提物困难，舌紫暗有瘀斑，苔白腻，脉细涩。

治法：散寒祛湿，活血通络。

排瘀方法：①刺络放血。取肝俞、膈俞、脾俞、至阳、手三里、手五里、曲池、尺泽、小海、少海、三阳络。②中药。肘劳汤（经验方）：制川乌10g，细辛3g，川芎10g，桂枝10g，桑枝10g，苍术10g，鸡血藤20g，伸筋草20g，络石藤10g，青风藤10g，松节10g。③艾灸、拔罐、刮痧。可选择上述腧穴进行拔罐、刮痧；灸法可选择雀啄灸或者药物铺灸疗法。

2. 肝肾不足，气血两虚

证候：久病，肘部隐痛不舒，疼痛较轻，反复发作，缠绵难愈，入夜尤甚，无力持重，伴头晕目眩，腰酸耳鸣，舌红少苔，脉细弱。

治法：补益肝肾，兼调气血。

排瘀方法：①刺络放血。取肝俞、肾俞、膈俞、曲池、尺泽、小海、少海、肘髎、手三里、手五里、内关、合谷、三阴交、太溪。②中药。肘劳汤加杜仲10g，续断10g，地龙10g。③艾灸、拔罐、刮痧。可选择上述腧穴进行拔罐及刮痧；灸法可选择雀啄灸或者药物铺灸疗法。

【验案】

陈某，男，43岁，2021年8月初诊。

主诉：右肘关节疼痛、活动受限1周。

现病史：患者近期因装修，长期反复劳作后逐渐出现右肘关节疼痛，明显时拧毛巾不能，遇风寒加重，舌暗，苔白腻，脉滑。

诊断：肘劳。

辨证：气滞血瘀。

治法：行气活血止痛。

排瘀方法：①刺络放血。取患侧肝俞、膈俞、脾俞、至阳、手三里、手五里、曲池、尺泽、小海、少海、三阳络，隔日1次。②灸法：上述肘关节局部腧穴进行回旋灸，每日1次。

连续治疗3天后，患者肘关节疼痛改善，活动受限改善，持续治疗7天后治愈。

【调护】

①避免关节长期反复进行同一动作。

②关节保暖。

（冯喜莲）

（五）腱鞘炎

【概述】

腱鞘炎，或称狭窄性腱鞘炎，是常见的手部疾患，多发于手腕桡骨茎突部及拇指与中指，发生于拇指、中指的拇长屈肌腱和屈指肌腱的狭窄性腱鞘炎又称"弹响指"或"扳机指"。本病多由腕、指部过劳或运动损伤，使肌腱在腱鞘隧道中频繁活动，长期磨损，以及寒凉刺激等因素，使肌腱与腱鞘发生炎性改变、水肿，久之机化，肌腱肿胀变粗。临床表现主要为腕部桡骨茎突部慢性疼痛，进行性加重，可放射至全手、肩部和肘部；拇指无力，拇指及腕部活动障碍；桡骨茎突部轻度肿胀，局限性压痛，皮下可触及一豌豆大小如软骨硬度之肿物，狭窄严重时可触及摩擦感；少数拇指、中指可变为弹响指。

该病属于中医学"筋痹""筋凝""伤筋"等病证范畴，《素问·宣明五气》中说"久坐伤肉，久立伤骨，久卧伤气，久行伤筋"，故长期频繁屈伸腕、指部，必造成肌腱过度摩擦，损伤腱鞘。同时，劳累、外伤、劳损、寒冷刺激等也是导致本病的原因，经络伤损，进而导致局部气血运行受阻，经络失和，从而发生疼痛、功能受限。

【辨证论治】

1. 气滞血瘀证

证候：主要表现为关节活动不灵活，关节肿胀，严重时关节绞锁在屈曲或伸直位，关节不能伸直或屈曲，舌暗红或有瘀斑，苔薄白，脉弦涩。

治法：理气散结，疏调经筋。

排瘀方法：①刺络放血。取肝俞、膈俞、曲池、三阳络、支沟、外关、阳池、合谷、血海、八邪。②中药。通鞘化瘀散结汤（经验方）加味：莪术 10g，制鳖甲 20g，桂枝 10g，桑枝 10g，川芎 10g，伸筋草 20g，鸡血藤 20g，络石藤 20g，路路通 10g，乳香 10g，没药 10g，羌活 10g，木香 10g，陈皮 10g，三七 10g。③艾灸。三阳开泰灸：即阳池穴隔姜灸，施术者双手各持 1 根艾条，同时对准阳溪与阳谷穴悬灸，然后对患处的阿是穴施雀啄灸。

2. 寒湿凝滞证

证候：局部沉重、疼痛，活动受限，畏风恶寒，遇寒痛重，得温痛缓，舌苔薄白或白腻，脉弦或紧。

治法：散寒除湿，通经活络。

排瘀方法：①刺络放血。取三阳络、偏历、阳池、阳溪、阳谷、合谷、八邪、阿是穴等。②中药。通鞘化瘀散结汤基础上加半夏 10g，陈皮 10g，茯苓 10g，胆南星 10g。③艾灸。三阳开泰灸：即阳池穴隔姜灸，施术者双手各持 1 根艾条，同时对准阳溪与阳谷穴悬灸，然后对患处的阿是穴施雀啄灸。

【验案】

丁某，男，49 岁，2019 年 8 月 12 日初诊。

主诉：右侧拇指屈曲疼痛 2 个月。

现病史：患者自诉 2 个月前无明显诱因出现右侧拇指屈曲时疼痛，患者未予重视，近期症状逐渐加重，并伴有关节活动不灵活、肿胀，关节不能伸直或屈曲，舌暗红或有瘀斑，苔薄白，脉弦涩。查体：右侧拇指肿胀，且有微红、微热，局部压痛阳性，握拇指尺侧屈抗阻力试验阳性。

诊断：筋痹。

辨证：气滞血瘀。

治法：理气散结，疏调经筋。

排瘀方法：①刺络放血。取肝俞、膈俞、曲池、三阳络、支沟、外关、阳池、合谷、血海、八邪。1 周 2 次。②中药。采用通鞘化瘀散结汤加味：莪术 10g，制鳖甲 20g，桂枝 10g，桑枝 10g，川芎 10g，伸筋草 20g，鸡血藤 20g，络石藤 20g，路路通 10g，乳香 10g，没药 10g，羌活 10g，木香 10g，陈皮 10g，三七 10g，甘草 10g。6 剂，每日 1 剂，水煎分 2 次口服。③艾灸。三阳开泰灸：即阳池穴隔姜灸，施术者双手各持 1 根艾条，同时对准阳溪与阳谷穴悬灸，然后对患处的阿是穴施雀啄灸。每周 2 次。

二诊（2019 年 8 月 20 日）：患者自诉右侧拇指屈曲疼痛较前减轻，肿胀减轻。继续给予刺络放血、中药、艾灸等治疗。

连续治疗 2 个疗程后，患者拇指屈曲疼痛明显缓解，肿胀消失，继续前方案治疗 1 个疗程后疼痛消失，关节活动自如。3 个月后，随访无不适，病情无复发。

【调护】

①尽量减少手指特别是拇指的重复性活动，防止肌腱过度摩擦劳损。

②预防手指外伤，尤其是拇指过伸性扭伤。

③积极治疗手指类风湿关节炎，减轻滑膜炎及增生。

④功能锻炼：早期可旋转手腕，做抬高手臂训练；功能锻炼应循序渐进，以不感疲劳为宜。

（刘婵娟）

（六）腱鞘囊肿

【概述】

腱鞘囊肿是发生于关节部腱鞘内的囊性肿物，内含有无色透明或淡黄色、橙色的浓稠黏液。本病多发于腕背和足背部及指、趾附近。

腱鞘囊肿属中医学"筋结""筋瘤"范畴，其发生常与患部关节过度活动、慢性劳损、外伤等因素有关。本病病位在筋，属经筋病。基本病机为经筋劳伤，气津凝滞。

【辨证论治】

何氏排瘀方法主要针对本病气滞血瘀证，以下仅讨论该证型的排瘀治疗。

气滞血瘀证

证候：腕背部或足背部出现半球形囊性肿物，高出皮肤，触之有弹性或质地坚韧，边界清楚，活动度好，无明显自觉症状，压之稍有酸痛感，关节功能不受限或轻度受限。

治法：理气散结，疏调经筋。

排瘀方法：①刺络放血。取囊肿处、阳池，也可循经取合穴、井穴。②艾灸、拔罐、刮痧。选择药物铺灸作用于局部，亦可取囊肿部位进行刺络拔罐与刮痧。

【验案】

陈某，女，21 岁，2021 年 11 月初诊。

主诉：右手腕背部出现一肿物 5 天。

现病史：5 天前患者发现右手腕背部出现一肿物，触之有弹性，压之酸痛，边界清楚，活动度好，腕关节轻度受限。

诊断：筋结。

辨证：气滞血瘀。

治法：理气散结，疏调经筋。

排瘀方法：①刺络放血。局部囊肿处、阳池、商阳、曲池。②艾灸、拔罐、刮痧。选择药物铺灸疗法作用于局部，亦可取囊肿部位进行刺络拔罐与刮痧。

治疗 3 次后，肿物明显缩小，1 周后临床症状消失。

【调护】

避免过度劳累。

（冯倩）

（七）肋间神经痛

【概述】

肋间神经痛是指以一根或几根肋间神经支配区的经常性疼痛为主要临床表现的脊神经疾病，是胸神经根由于不同原因的损害产生的压迫、刺激而出现的一组症状，疼痛可放射至背部，有时呈带状分布，在咳嗽、打喷嚏时加剧。中医学将其归属为"胁痛"范畴。

【辨证论治】

1. 肝气郁结证

证候：胁肋胀痛，走窜不定，甚则连及胸肩背，情志不舒则痛增，胸闷，善太息，得嗳气则舒，饮食减少，脘腹胀满，舌苔薄白，脉弦。

治法：疏肝解郁。

排瘀方法：①刺络放血。取肝俞、膈俞、胸夹脊穴、期门、内关、阳陵泉、太冲。②中药。逍遥散：柴胡 15g，白芍 15g，当归 15g，白术 15g，茯苓 15g，甘草 12g，薄荷 6g。③刮痧、拔罐。可对肝俞、膈俞、胆俞进行拔罐、刮痧。

2. 瘀血阻络证

证候：胁肋刺痛，痛处固定而拒按，疼痛持续不已，入夜尤甚，或胁下有积块，或面色晦暗，舌紫暗，脉沉弦。

治法：化瘀通络。

排瘀方法：①刺络放血。取肝俞、膈俞、胸夹脊、三阳络、内关、合谷、血海、行间。②中药。膈下逐瘀汤：五灵脂 6g，当归 10g，川芎 10g，桃仁 10g，牡丹皮 10g，赤芍 10g，乌药 10g，延胡索 10g，香附 10g，红花 10g，枳壳 10g，甘草 6g。

③刮痧、拔罐。可对膈俞、血海进行拔罐、刮痧。

3. 湿热蕴结证

证候：胁肋胀痛，触痛明显而拒按，或引及肩背，伴有脘闷纳呆、恶心呕吐、厌食油腻、口干口苦，腹胀尿少，或有黄疸，舌苔黄腻，脉弦滑。

治法：利湿通络。

排瘀方法：①刺络放血。取肝俞、胆俞、膈俞、脾俞、大椎、曲池、阴陵泉、太冲。②中药。膈下逐瘀汤合四妙散加减：五灵脂6g，当归10g，川芎10g，桃仁10g，牡丹皮10g，赤芍10g，乌药10g，延胡索10g，香附10g，红花10g，枳壳10g，黄柏10g，苍术10g，薏苡仁30g，牛膝10g，甘草6g。③拔罐。可对背部膀胱经，尤其是肝俞、脾俞进行拔罐。

【验案】

杨某，女，71岁，2021年4月初诊。

主诉：胁肋部疼痛1天。

现病史：患者1天前因姿势不当致使胁肋部疼痛，呼吸则加重，行X线检查未见骨折，按压则出现放射性疼痛，痛处固定而拒按，疼痛持续不已，入夜尤甚，舌紫暗，脉沉弦。

诊断：胁痛。

辨证：瘀血阻络。

治法：化瘀通络。

排瘀方法：①刺络放血。取肝俞、膈俞、胸夹脊、三阳络、内关、合谷、血海、行间。每周2次。②中药。膈下逐瘀汤：五灵脂6g，当归10g，川芎10g，桃仁10g，牡丹皮10g，赤芍10g，乌药10g，延胡索10g，香附10g，红花10g，枳壳10g，甘草6g。水煎分2次口服，每6日为1个疗程。③拔罐。对膈俞、血海进行拔罐。每日1次，注意拔罐力度。

患者治疗1天后，胁肋部疼痛稍有改善，连续治疗1个疗程后，症状较前进一步改善。

【调护】

①多进行体育锻炼，但需要劳逸结合。

②注意天气变化，随天气增减衣物。

（李永玉）

（八）腰椎间盘突出症

【概述】

腰椎间盘突出症是指由于某些原因造成纤维环破裂，髓核突出，压迫或刺激神经根或硬膜囊产生的以腰痛、下肢放射痛为主要症状的疾病。本病多见于 20~50 岁的青壮年及体力劳动者，男性多于女性。是临床上常见的腰腿痛疾病。发病部位在腰 $_{4~5}$、腰 $_5$~ 骶 $_1$ 间隙者占大多数。

中医学将腰椎间盘突出症归属于"腰痛""腰腿痛"或"痹证"的范畴，认为气血、经络与脏腑功能的失调和腰痛的发生有密切的关系。引发本病的原因，一是外伤；二是劳损；三是肾气不足，精气衰微，筋脉失养；四为风、寒、湿、热之邪流注经络，使经络困阻，气滞血瘀，不通则痛。

【辨证论治】

1. 气滞血瘀证

证候：青壮年多见，有明显的外伤病史，腰腿痛如刺拒按，痛处固定，昼轻夜甚，腰部强硬，旋转俯仰受限，舌紫暗，间见瘀点、瘀斑，脉弦紧或涩。

治法：活血行气，通络止痛。

排瘀方法：①刺络放血。取肝俞、膈俞、腰阳关、腰俞、环跳、血海、委中、阳陵泉等。②中药。桃红四物汤合五藤饮加减：桃仁 10g，红花 10g，当归 10g，川芎 10g，延胡索 10g，鸡血藤 20g，青风藤 20g，海风藤 20g，络石藤 20g，利筋藤 10g，伸筋草 20g，巴戟天 10g，炙淫羊藿 10g，杜仲 10g，狗脊 10g，千年健 10g，牛膝 10g，桑寄生 10g，断续 10g，独活 10g，甘草 6g。③拔罐、刮痧、灸法。可对腰部局部、委中进行拔罐；取肾俞、腰阳关、委中进行刮痧；灸法以药物铺灸为主，施灸部位以腰脊穴区、骶脊穴区、背俞下穴区为主。

2. 湿热下阻证

证候：腰腿疼痛，肢体无力，疼痛处有热感，遇热或雨天疼痛加重，恶热，口渴，小便短赤，脉弦数或濡数，舌苔黄腻。

治法：清热祛湿，通络止痛。

排瘀方法：①刺络放血。取大椎、脾俞、膈俞、膀胱俞、腰阳关、腰俞、委中、昆仑等。②中药。羌活胜湿汤合四妙散与五藤饮加减：杜仲 10g，牛膝 10g，桑寄生 10g，断续 10g，巴戟天 10g，独活 10g，黄柏 10g，苍术 10g，薏苡仁 30g，延胡索 10g，青风藤 20g，海风藤 20g，络石藤 20g，甘草 6g。③拔罐、刮痧。在背部督脉与膀胱经拔罐与刮痧，重点在腰部与委中。

3. 寒湿阻络证

证候：腰腿疼痛，有沉重感，自觉四肢湿冷，症状随天气变化，脊柱侧弯，椎旁压痛或放射痛，喜暖恶寒，舌淡红，苔白腻，脉沉迟。

治法：温经散寒，化湿通络。

排瘀方法：①刺络放血。取风门、膈俞、腰阳关、腰俞、肾俞、风市、阳陵泉、阴陵泉、昆仑等。②中药。独活寄生汤加五藤饮加减：独活 25g，桑寄生 20g，秦艽 10g，防风 10g，细辛 6g，当归 10g，芍药 10g，川芎 10g，熟地黄 10g，杜仲 20g，牛膝 20g，茯苓 10g，伸筋草 20g，青风藤 20g，海风藤 20g，络石藤 20g，利筋藤 10g。③艾灸。药物铺灸，药用风湿痹痛散，铺灸腰骶穴区。

4. 肝肾亏虚证

证候：腰腿疼痛久治不愈，症状反复发作，患者筋骨痿软，按压疼痛处症状有所缓解，劳累后症状明显加重，侧卧时症状减轻，有时腿部发麻时伴有耳鸣耳聋，舌淡苔白，脉弦细，尺脉弱。

治法：补益肝肾，扶正排瘀。

排瘀方法：①刺络放血。取膈俞、肾俞、命门、腰阳关、血海、三阴交、太溪等。②中药。金匮肾气汤合独活寄生汤加减：独活 25g，桑寄生 20g，秦艽 10g，防风 10g，细辛 6g，当归 10g，芍药 10g，川芎 10g，熟地黄 20g，杜仲 20g，牛膝 20g，山药 20g，肉桂 10g，山茱萸 10g，甘草 6g。③灸法。选择药物铺灸，药用腰突散，对腰骶穴区、背俞下穴区施灸。

【验案】

刘某，女，56 岁，2020 年 9 月初诊。

主诉：腰部疼痛 2 个月，加重伴右下肢放射痛 1 周。

现病史：患者自诉 2 个月前因劳累、受凉后出现腰部酸胀疼痛，位置固定，呈阵发性，活动后疼痛加剧，自行口服药物治疗（具体不详），症状未见明显缓解，此后症状间断发作。1 周前患者因劳累后感腰部疼痛加剧，并伴有右下肢放射性痛。现患者腰部疼痛，右下肢疼痛、麻木，活动不利，面色晦暗。腰椎 CT 示腰 $_{3\sim4}$ 椎间盘膨出；腰 $_{4\sim5}$、腰 $_5\sim$ 骶 $_1$ 椎间盘突出合并腰 $_{4\sim5}$ 椎管狭窄。舌紫，苔薄，脉弦细。

诊断：腰痛。

辨证：气滞血瘀。

治法：活血行气，通络止痛。

排瘀方法：①刺络放血。取肝俞、膈俞、腰阳关、腰俞、环跳、血海、委中、阳陵泉等，每周 2 次。②中药。桃红四物汤合五藤饮加减：桃仁 10g，红花 10g，当归 10g，川芎 10g，延胡索 10g，鸡血藤 20g，青风藤 20g，海风藤 20g，络石藤 20g，利筋藤 10g，伸筋草 20g，巴戟天 10g，炙淫羊藿 10g，杜仲 10g，狗脊 10g，千年健 10g，牛膝 10g，桑寄生 10g，断续 10g，独活 10g，甘草 6g。共 7 剂，水煎服，日 1 剂，分早晚温服。③拔罐、刮痧、艾灸。可对腰部局部、委中进行拔罐，每周 2 次；选择肾俞、腰阳关、委中进行刮痧，每周 1 次；灸法以药物铺灸为主，施灸部位以腰脊穴区、骶脊穴区、背俞下穴区为主，每周 2 次。

二诊（2020 年 9 月 8 日），患者诉腰部疼痛及右下肢疼痛麻木均减轻，活动受限好转，寐差，食纳尚可，二便调。舌暗，苔薄，脉弦细。调整上方：去炙淫羊藿，加白术 15g，远志 10g，合欢皮 10g，首乌藤 10g。继续给予刺络放血、中药、拔罐、刮痧、艾灸等综合治疗。

连续治疗 2 个疗程后，患者腰部疼痛及右下肢放射痛明显好转，继续治疗 1 个疗程后，腰部疼痛及下肢放射痛消失。3 个月后随访，患者无不适，病情无复发。

【调护】

①畅情志：鼓励患者保持乐观情绪，使气血、经络通畅。

②调饮食：饮食宜清淡均衡，少食肥厚、油腻、生冷之物。

③慎起居：起居有常，劳逸结合，避风寒，防外感。急性期绝对平卧硬板床，指导正确的翻身姿势，躯干保持上下一致，症状减轻后佩戴护腰下床活动。

④功能锻炼：在急性期过后，尽早指导患者开展腰背肌锻炼，以保持和增强腰背肌功能。指导患者正确、持续、适度地进行康复锻炼。

（刘婵娟）

（九）急性腰扭伤

【概述】

急性腰扭伤是指腰部肌肉、筋膜、韧带、椎间小关节、腰骶关节的急性损伤，多因姿势不正确、剧烈运动、负重不当、用力过度及不慎跌仆、外伤等引起。其临床症状主要为腰痛、活动受限，严重影响患者的生活质量。

该病属于中医学"闪腰""岔气""伤筋"等范畴。《丹溪心法·腰痛》言："腰痛主湿热，肾虚，瘀血，挫伤，有痰积。"《证治准绳》也指出："有风，有湿，有寒，有闪挫，有痰积。"《素问·刺腰痛论》曰："衡络之脉令人腰痛，不可以俯仰，仰则恐仆，得之举重伤腰，衡络绝，恶血归之……"由此可见，历代医家认为外伤闪挫与外感风寒湿之邪气是腰痛发病的主要原因。本病病因虽多，但不离气血，即不荣则痛，不通则痛。《素问·逆调论》指出卫气营血不足导致腰痛，日久则病及肾脏，故补益气血、肝肾以扶正祛邪。急性腰扭伤的病机是经脉闭阻，导致气血运行不畅，久之则伤及腰府。病因为感受风寒湿邪或跌仆闪挫、内伤劳损。

【辨证论治】

1. 气滞血瘀证

证候：腰部有外伤史，腰痛剧烈，痛有定处，刺痛，痛处拒按，腰部板硬，活动困难，舌暗紫，或有瘀斑，舌苔薄白或薄黄，脉沉涩。

治法：活血化瘀，行气止痛。

排瘀方法：①刺络放血。取耳尖、耳垂、膈俞、腰阳关、腰俞、血海、腰痛穴、后溪穴、阿是穴等。亦可先取腰痛穴行运动针法（即医者针刺行平补平泻时，让患者同时活动腰部），针刺后再取腰部的压痛点行刺络放血。②中药。桃红四物汤合五藤饮加减（桃红五藤排瘀汤）：桃仁10g，红花10g，当归10g，川芎10g，熟地黄10g，赤芍10g，延胡索10g，鸡血藤20g，伸筋草20g，青风藤20g，海风藤20g，络石藤20g，利筋藤10g，杜仲10g，牛膝10g，桑寄生10g，断续10g，独活10g，甘草6g。③拔罐、刮痧、灸法。对腰部局部、委中可进行拔罐疗法；对肾俞、腰阳关、委中进行刮痧；灸法以腰脊穴区、骶脊穴区、背俞下穴区为主进行药物铺灸疗法。

2. 湿热内蕴证

证候：伤后腰痛，痛处伴有热感，或见肢节红肿，口渴不欲饮，小便短赤，或大便里急后重，舌红，苔黄腻，脉濡数或滑数。

治法：清热利湿，化瘀止痛。

排瘀方法：①刺络放血。取耳尖、耳垂、膀胱俞、腰阳关、腰俞、腰痛穴、委中、后溪等。②中药。四妙散加味：杜仲10g，牛膝10g，桑寄生10g，断续10g，独活10g，黄柏10g，苍术10g，薏苡仁30g，延胡索10g，三七10g，伸筋草20g，鸡血藤20g，乳香10g，没药10g，甘草6g。③拔罐、刮痧。对腰部局部、委中可进行拔罐；对肾俞、腰阳关、委中进行刮痧。

【验案】

吕某，男，35岁，2021年4月8日初诊。

主诉：腰部疼痛伴活动受限1日。

现病史：患者自诉1日前搬重物时不慎扭伤腰部，腰部疼痛，站立、行走困难，翻身、咳嗽时疼痛加剧。查体示腰部肌肉僵硬，腰$_{4\sim5}$椎体旁压痛（＋），直腿抬高试验（＋）。舌紫暗，苔薄，脉弦涩。

诊断：伤筋。

辨证：气滞血瘀。

治法：活血化瘀，行气止痛。

排瘀方法：①刺络放血。取耳尖、耳垂、膈俞、腰阳关、腰俞、血海、腰痛穴、后溪穴、阿是穴等。每周 2 次。②中药。桃红四物汤合五藤饮加减：桃仁 10g，红花 10g，当归 10g，川芎 10g，熟地黄 10g，赤芍 10g，延胡索 10g，鸡血藤 20g，伸筋草 20g，青风藤 20g，海风藤 20g，络石藤 20g，利筋藤 10g，杜仲 10g，牛膝 10g，桑寄生 10g，断续 10g，独活 10g，甘草 6g。共 7 剂，水煎服，日 1 剂，分早晚温服。③拔罐、刮痧、灸法。对腰部局部、委中可进行拔罐，每周 2 次；对肾俞、腰阳关、委中进行刮痧，每周 1 次；以腰脊穴区、骶脊穴区、背俞下穴区为施灸部位进行药物铺灸疗法，每周 2 次。

治疗 3 日后，腰痛及活动受限明显减轻，连续治疗 1 个疗程后，疼痛及活动受限消失。1 个月后随访，患者无不适，病情无复发。

【调护】

①畅情志：向患者客观解释病情，使患者对自己的病情有一定程度的了解；鼓励患者保持乐观情绪。

②调饮食：饮食宜清淡均衡，少食肥厚、油腻、生冷之物；禁烟慎酒。

③慎起居：起居有节，注意保暖，谨防腰部受寒；卧硬板床，枕头高低适中。

④功能锻炼：疼痛缓解后即开始指导患者进行腰背肌功能锻炼，如五点支撑法、三点支撑法、四点支撑法等。早晚各 1 次，每次 10~20 分钟。

（刘婵娟）

（十）梨状肌综合征

【概述】

梨状肌综合征是指梨状肌急性或慢性损伤，产生肿胀、炎症刺激，在骨盆出口处压迫、刺激坐骨神经干引起的临床综合症状。该病的典型症状为患侧臀部疼痛，常为慢性，也可急性发作，久坐或久站后症状加重，活动后可部分缓解。体格检查可有梨状肌、骶髂关节、坐骨结节部位的压痛，患侧臀部可触及条索状或腊肠状物，牵拉患肢后疼痛可部分缓解。慢性患者可出现臀肌萎缩、患肢短缩，部分患者可代偿性地出现颈、胸、腰椎的压痛及活动范围缩小。

中医学把梨状肌综合征归属为"痹证""伤筋""腰腿痛"范畴。正如《素问·痹论》记载："风寒湿三气杂至，合而为痹。"认为风为百病之长，其病机在于正气不足，邪气乘虚而入。《济生方·痹》云："皆因体虚，腠理空疏，受风寒湿气而成痹也。"并认为本病多为本虚标实之证，以肝肾不足，气血亏虚，血不养筋，筋脉失养为本，以外伤、复感外邪，痹阻经络，经脉不通为标。而梨状肌所处的解剖部位大致是足太阳膀胱经、足少阳胆经循行经过的部位，如足太阳及少阳经出现气血不利，津液不能输布，以致经脉失于濡养，故出现一侧臀部酸胀、疼痛，伴大腿后侧或小腿后外侧放射性疼痛，甚至活动受限等不适。

【辨证论治】

1. 气滞血瘀证

证候：多因外伤引起，症见臀部疼痛剧烈，固定不移，拒按，痛如针刺刀割，入夜尤甚，肌肉坚硬，肢体拘挛，活动不便，舌暗红或有瘀斑，苔薄白，脉弦涩。

治法：活血化瘀，理气止痛。

排瘀方法：①刺络放血。取局部阿是穴、环跳、委中。②中药。桃红四物汤合五藤饮加减（桃红五藤排瘀汤，为何氏经验方）：桃仁 10g，红花 10g，当归 10g，川芎 10g，熟地黄 10g，赤芍 10g，延胡索 10g，鸡血藤 20g，伸筋草 20g，青风藤 20g，海风藤 20g，络石藤 20g，利筋藤 10g，杜仲 10g，牛膝 10g，桑寄生 10g，断续 10g，独活 10g，甘草 6g。③艾灸、拔罐。艾灸以腰脊穴区、骶脊穴区、环跳穴区为主；拔罐以腰部局部、委中等部位为主。

2. 风寒湿阻证

证候：臀腿疼痛，屈伸受限。偏寒者得寒痛增，肢体发凉，畏冷，舌淡，苔薄腻，脉沉紧；偏湿者肢体麻木，酸痛重着。舌淡苔白腻，脉濡缓。

治法：温经散寒，祛湿通络。

排瘀方法：①刺络放血。取局部阿是穴、环跳、委中。②中药。肾着汤合薏苡仁汤加减：炮姜 10g，甘草 6g，茯苓 10g，白术 10g，薏苡仁 30g，独活 10g，羌活 10g，制川乌 10g，川芎 10g，乳香 10g，没药 10g，当归 10g，苍术 10g，防风 10g，桂枝 10g，杜仲 10g，牛膝 10g，断续 10g，桑寄生 10g，白芍 10g，肉桂 10g。③艾灸、拔罐。艾灸部位以腰脊穴区、骶脊穴区、环跳穴区为主；拔罐部位以腰部局部、委中等为主。

3. 湿热蕴蒸证

证候：臀腿灼痛，腿软无力，关节重着，口渴不欲饮，尿黄赤，舌红，苔黄腻，脉滑数。

治法：清利湿热，通络止痛。

排瘀方法：①刺络放血。取大椎、环跳、秩边（双侧）、委中（双）、丰隆（双侧）、阿是穴。②中药。四妙散加味：杜仲 10g，牛膝 10g，桑寄生 30g，断续 10g，独活 10g，黄柏 10g，苍术 10g，薏苡仁 30g，忍冬藤 30g，伸筋草 20g，鸡血藤 20g，甘草 6g。③拔罐。拔罐部位以腰部局部、委中等部位为主。

【验案】

沈某，女，61 岁，2020 年 3 月初诊。

主诉：腰臀部反复疼痛 1 年，加重伴右下肢痹痛 1 周。

现病史：患者自诉 1 年前劳累后出现腰臀部疼痛伴右下肢痹痛，遂至当地医院就诊，诊断为腰椎间盘突出症，内服、外用药物后疼痛症状稍减。1 周前，患者因劳累后出现腰臀部疼痛加重，伴右下肢痹痛，夜间疼痛加剧，呈烧灼样痛，关节重着，口渴不欲饮，尿黄赤，行走困难，间歇性跛行，神疲乏力，汗多，寐差，大便调。舌红，苔黄腻，脉滑数。查体示右下肢直腿抬高试验 40°（＋），梨状肌紧张试验（＋），右侧梨状肌压痛（＋），右臀梨状肌侧可触及散在条索状改变。

诊断：痹证。

辨证：湿热蕴蒸。

治法：清利湿热，通络止痛。

排瘀方法：①刺络放血。取大椎、环跳、秩边（双侧）、委中（双）、丰隆（双侧）、阿是穴。每周 2 次。②中药。四妙散加味：杜仲 10g，牛膝 10g，桑寄生 30g，断续 10g，独活 10g，黄柏 10g，苍术 10g，薏苡仁 30g，忍冬藤 30g，伸筋草 20g，鸡血藤 20g，甘草 6g。共 7 剂，水煎服，日 1 剂，分早晚温服。③拔罐。以腰部局部、委中等部位为主进行拔罐，每周 2 次。

二诊（2020 年 3 月 8 日）：腰臀部疼痛及右下肢痹痛减轻，间歇性跛行较前好转，无口干、口苦，寐差，二便正常，舌红，苔黄腻，脉滑数。调整上方：加首乌藤 20g，白术 10g，远志 10g。继续给予刺络放血、中药、艾灸、拔罐等综合治疗。

连续治疗 2 个疗程后，患者腰臀部疼痛及右下肢痹痛明显好转，行走略感不适，继续前方案治疗 1 个疗程后，腰臀部疼痛及右下肢痹痛消失，间歇性跛行消失。3 个月后随访，患者自诉无不适，病情未复发。

【调护】

①畅情志：向患者客观解释病情，使患者对自己的病情有一定程度的了解；鼓励患者保持乐观情绪。

②调饮食：多食高蛋白、高纤维食物，忌食辛辣、生冷食物。

③慎起居：患肢保暖，多休息，少活动，避免久坐。

④功能锻炼：对梨状肌综合征患者予以理筋复位后，应当嘱其注意修整并加强功能锻炼。减轻疼痛后进行持续性髋关节、腰部的功能锻炼，防止肌肉萎缩，促进

血液循环。

（刘婵娟）

（十一）股骨头坏死

【概述】

股骨头坏死又称为股骨头缺血性坏死或股骨头无菌性坏死，是由于不同病因破坏了股骨头的血液供应，导致骨细胞及骨髓成分坏死，继而又自行修复，最终造成股骨头结构改变、塌陷、关节功能障碍的一种疾病。

本病在中医学中属于"骨痹""骨蚀""骨痿"等疾病范畴。《素问·长刺节论》指出："病在骨，骨重不可举，骨髓酸痛，寒气至，名曰骨痹。"中医学认为，股骨头坏死是由于机体肝肾亏损，气血两虚，继而产生痰、湿、瘀等有形产物阻滞筋脉，最终导致气滞血瘀、气血亏虚，股骨头失养而坏死。本病病位主要在肾、肝、脾三脏。肾主骨生髓，肾病则致骨髓失养，骨病筋伤；肝藏血主疏泄，且与肾同源，肝病可致气血运行不畅，骨因缺血而坏死；脾则为后天之本，脾病则气血生化无源，骨失濡养而病变。总而言之，股骨头坏死的中医学病机不外乎气滞血瘀、肝肾亏虚、痰瘀蕴结。

【辨证论治】

1. 气滞血瘀证

证候：髋部疼痛，夜间痛剧，刺痛不移，关节屈伸不利，舌暗或有瘀点，苔黄，脉弦或沉涩。

治法：行气活血，化瘀止痛。

排瘀方法：①刺络放血。取居髎、肾俞（双）、关元俞（双）、委中（双）、膈俞（双）。②中药。身痛逐瘀汤加减：秦艽10g，川芎10g，桃仁10g，红花10g，羌活10g，没药10g，香附10g，牛膝10g，地龙10g，当归10g，甘草6g。③灸法。可选择药物铺灸疗法，施灸部位以腰骶穴区、背俞穴区、环跳穴区、绝骨穴区等为主；亦可选择温灸盒进行艾灸。

2. 肾虚血瘀证

证候：髋痛隐隐，绵绵不休，关节僵硬，伴心烦失眠，口渴咽干，面色潮红，舌红，苔燥黄或黄腻，脉细数。

治法：补益肝肾，行气活血。

排瘀方法：①刺络放血。取居髎、肾俞（双）、关元俞（双）、腰阳关（双）。②中药。独活寄生汤加减：桑寄生10g，鸡血藤20g，杜仲10g，续断10g，牛膝

10g，川芎 10g，当归 10g，骨碎补 10g，补骨脂 10g，桃仁 10g，红花 10g，生地黄 10g，酸枣仁 10g，栀子 10g，甘草 6g。③灸法。选择药物铺灸疗法，施灸部位以腰骶穴区、背俞穴区、环跳穴区、绝骨穴区等为主。

3. 痰瘀蕴结证

证候：髋部沉重疼痛，痛处不移，关节漫肿，屈伸不利，肌肤麻木，体形肥胖，舌灰，苔腻，脉滑或濡缓。

治法：祛湿化痰，活血化瘀。

排瘀方法：①刺络放血。取大椎、肺俞（双侧）、膈俞（双侧）。②中药。二陈汤合桃花四物汤加味：制半夏 10g，陈皮 10g，茯苓 10g，炒白术 30g，当归 10g，川芎 10g，白芍 10g，熟地黄 10g，桃仁 10g，红花 10g，桂枝 10g，鸡血藤 20g，炙甘草 6g。③灸法。选择药物铺灸疗法，施灸部位以腰骶穴区、背俞穴区、环跳穴区、绝骨穴区等为主。

【验案】

吕某，男，49 岁，2019 年 10 月 12 日初诊。

主诉：反复右髋部酸痛 2 年，伴右下肢活动受限 2 周。

现病史：患者自诉 2 年前因过度劳累后出现右髋部酸痛，次日于我院门诊查髋关节 MR 示右髋关节内少量积液，余未见明显异常。经对症治疗后症状缓解，后未予重视，仍从事重体力活动，其间右髋部酸痛时有反复。2 周前，患者下班回家后发现右下肢活动受限，遂来我院查 X 线片示右侧股骨头无菌性坏死，股骨头变形，新月征形成，左侧无明显骨质异常。血常规示白细胞计数（WBC）10.39×10^9/L，C 反应蛋白示 14.70mg/L。查体示右髋部稍肿胀，肤色及皮温无异常，右髋部向右膝放射痛，右侧髋关节功能障碍，内旋、外展明显受限。患者髋部沉重疼痛，痛处不移，体形肥胖，时有胸中烦闷，夜间汗多黏腻，舌灰，苔腻，脉滑。

诊断：骨蚀。

辨证：痰瘀蕴结。

治法：祛湿化痰，活血化瘀。

排瘀方法：①刺络放血。取大椎、肺俞（双侧）、膈俞（双侧）。②中药。二陈汤合桃红四物汤加减：制半夏 10g，陈皮 10g，茯苓 10g，炒白术 30g，当归 10g，川芎 10g，熟地黄 10g，桃仁 10g，红花 10g，桂枝 10g，鸡血藤 20g，炙甘草 6g。每日 1 剂，水煎分 2 次口服，每 6 日为 1 个疗程，依据症状调整处方。③艾灸。选择药物铺灸疗法，施灸部位以腰骶穴区、背俞穴区、环跳穴区、绝骨穴区等为主。1 周 3 次，1 周为 1 个疗程。

2周后，患者诉髋部酸痛减轻，偶有反复，活动较前改善不明显，胸中烦闷、盗汗好转，舌红，苔薄黄，脉微弦。

【调护】

①畅情志：向患者介绍本病的发生、发展及转归，取得患者理解和配合；介绍成功病例，树立战胜疾病的信心。

②调饮食：饮食宜清淡均衡，少食肥厚、油腻、生冷之物；禁烟慎酒。

③慎起居：疼痛较甚时卧床休息，下床时扶拐或坐轮椅。

④功能锻炼：采用立位抬腿法、扶物下蹲法、内旋外展法、坐位分合法、卧位抬腿法等进行锻炼。

（刘婵娟）

（十二）强直性脊柱炎

【概述】

强直性脊柱炎早期仅表现为病变处关节出现炎性疼痛，但随着疾病的发展，渐渐出现病变处关节活动受限，到晚期则会出现脊柱僵硬、弯曲，躯体呈弓形。西医学认为本病是一种慢性、进行性的免疫性疾病，以中轴关节炎症为特点，发病与遗传密切相关，男性多于女性，发病多在青年，可发生在任何季节。

本病与中医学"肾着""腰痛""胯痛"相似，属于中医学"痹证"范畴。根据脊柱强直弯曲、关节变形肿大、活动屈伸不利等临床表现，又将其称为"鼓槌""龟背""鹤膝风"等。中医学认为本病病机为肾虚督亏、寒湿热痹阻、脉络瘀阻，病理因素主要包括痰浊、瘀血，为本虚标实之证。其病因以肾阳虚衰、外邪入侵和病理产物蓄积为主；内因为肾督阳虚；外因为寒、湿、热、风邪，外因中寒邪入侵尤为关键。

【辨证论治】

1. 湿热阻络证

证候：腰骶、脊柱、髋部酸痛，僵硬，重着，活动不利，或伴膝、踝等关节红肿疼痛，或见烦热，口苦，胸脘痞闷，小便黄赤，舌红，苔黄腻，脉濡滑而数。

治法：清热解毒，利湿通络。

排瘀方法：①刺络放血。取耳尖、耳垂、大椎、中冲、曲池、肝俞、膈俞、筋缩、阳陵泉、阴陵泉、血海、丰隆、三阴交。②中药。四妙散加减：黄柏10g，苍术10g，牛膝10g，薏苡仁10g，杜仲10g，断续10g，桑寄生10g。

2. 寒湿阻络证

证候：腰骶、脊柱、髋部疼痛较剧，甚至不可屈伸，遇冷痛甚，得热则减，痛处多固定，亦可游走，皮色不红，触之不热，苔薄白，脉弦紧。

治法：温经散寒，祛风除湿。

排瘀方法：①刺络放血。取肝俞、膈俞、筋缩、脾俞、阴陵泉、血海、丰隆、三阴交。②中药。薏苡仁汤加减：薏苡仁 30g，独活 10g，羌活 10g，川芎 10g，制川乌 10g，当归 10g，麻黄 10g，桂枝 10g，生姜 10g，细辛 3g，防风 10g，甘草 6g。③灸法。选择药物铺灸疗法，施灸部位以胸脊至骶脊穴区为主。

3. 瘀血阻络证

证候：腰背疼痛剧烈，固定不移，转摇不能，夜间尤甚，有时需下床活动后才能重新入睡，晨起肢体僵硬明显，或有关节屈曲变形，舌暗或有瘀点或瘀斑，苔薄白或薄黄，脉弦色。

治法：活血祛瘀，通络止痛。

排瘀方法：①刺络放血。取与病变脊柱相对应的棘间隙、横突间隙，病变的骶髂关节部位脊柱、腰骶周围及腘窝等，以及阿是穴、血海、大椎、至阳、肺俞、膈俞、肾俞、秩边、命门、腰阳关、腰眼。②中药。身痛逐瘀汤加减：秦艽 10g，川芎 10g，桃仁 10g，红花 10g，羌活 10g，没药 10g，香附 10g，牛膝 10g，地龙 10g，当归 10g，甘草 6g。

【验案】

李某，男，38 岁，2009 年 3 月 12 日初诊。

主诉：脊柱强直、疼痛 5 年余。

现病史：患者 5 年前被诊断为强直性脊柱炎。现症见：脊柱强直，不能弯腰，颈椎疼痛僵硬，不能大幅度转动，痛苦面容，小便黄，大便黏滞。舌苔白，脉滑濡。

诊断：痹证。

辨证：湿热阻络。

治法：补肾活血，清热利湿。

排瘀方法：①刺络放血。取耳尖、耳垂、大椎、身柱、灵台、筋缩、脊中、命门、腰阳关、长强、脾俞、肾俞、阴陵泉、三阴交等。②中药。通督强脊汤加四妙散治之：黄芪 18g，当归 9g，丹参 18g，杜仲 9g，没药 9g，地龙 9g，苏木 9g，泽兰叶 9g，狗脊 12g，鹿角片 18g，威灵仙 15g，白芥子 3g，苍耳 4.5g。日 1 剂，水煎服。③艾灸、拔罐、刮痧。艾灸用药物铺灸疗法，药用通督强脊散，在督脉施灸；拔罐部位在督脉的大椎至尾椎，膀胱经的大杼至白环俞，先走罐，后排罐、留罐；

对督脉与膀胱经进行循经刮痧。

治疗 5 次后，患者诉颈部僵硬疼痛缓解。

【调护】

①应避免强力负重，使病变加重。避免长时间维持一个姿势不动。若要久坐，至少每小时站起来活动 10 分钟。勿用腰背束缚器（会减少活动），使脊柱炎恶化。

②睡眠时避免垫枕头，不睡软床，睡觉时最好是平躺姿势，保持背部直立。

③清晨起床感背脊僵硬时，可以热水浴来改善。热敷对于缓解局部疼痛亦有部分疗效。

④慎防外伤，开车时一定系上安全带，尽量不要开机动车。

⑤在寒冷、潮湿季节中，更应防范症状复发。

⑥胃肠道及泌尿道的感染常诱发脊椎炎，故应该注意饮食卫生，多喝开水，多吃蔬菜、水果，避免憋尿及便秘。

⑦注意其他家族成员有无强直性脊柱炎的症状，如下背酸痛、晨间僵硬等。若有，应尽早就医。

（陈海霞）

（十三）坐骨神经痛

【概述】

坐骨神经痛是指沿坐骨神经通路及其分布区（腰、臀、大腿后侧、小腿后外侧及足外侧）以放射性疼痛为主症的疾病，通常分为根性坐骨神经痛和干性坐骨神经痛两种，临床上以前者多见。坐骨神经痛多见于腰椎间盘突出症、感染性疾病、脊柱肿瘤、骨盆病变、腰骶软组织劳损等部分内科疾病中。

坐骨神经痛属于中医学"痹证""腰腿疼"等范畴，其发生常与感受外邪、跌仆闪挫有关。本病病位在足太阳、足少阳经。基本病机是经络不通，气血瘀滞。凡感受风寒湿邪，痹阻经脉，或腰部跌仆闪挫，损伤筋脉，均可导致本病。坐骨神经痛为腰部、下肢经络阻滞，气血运行不畅所致。该病病因病机错综复杂，与体质强弱、生活环境及气候条件等密切相关。

【辨证论治】

1. 风寒湿痹阻证

证候：腰腿冷痛，上下走窜，屈伸不便，遇阴雨寒冷气候加重，或伴下肢肿胀，苔薄白或白腻，脉浮紧或沉。

治法：舒筋活络，行血止痛。

排瘀方法：①刺络放血。取风门、膈俞、八髎、腰阳关、环跳、风市、委中、阳陵泉、阴陵泉、承山、昆仑等。②中药。舒筋通络止疼汤（经验方）加味：川续断 10g，杜仲 10g，牛膝 10g，桑寄生 10g，独活 10g，延胡索 10g，三七 10g，桑枝 10g，桂枝 10g，络石藤 20g，甘草 6g，制川乌 10g，细辛 3g，肉桂 10g。③艾灸、拔罐、刮痧。艾灸选药物铺灸疗法，灸药用风湿痹痛散，在腰部、骶穴区、环跳穴区及疼痛部位的穴区施灸，或在腰骶部、膀胱经及胆经循经灸；亦可参照以上取穴与经脉，施拔罐、刮痧等法。

2. 湿热流注证

证候：腰腿呈烧灼样痛，伴口渴，心烦，便秘，小便黄赤，舌红，苔黄腻，脉濡数或弦数。

治法：清热利湿，舒筋活络。

排瘀方法：①刺络放血。取脾俞、膀胱俞、腰阳关、环跳、殷门、委中、阳陵泉、阴陵泉、昆仑、太冲等。②中药。舒筋通络止疼汤（经验方）加黄柏 10g，忍冬藤 20g，生薏苡仁 30g，苍术 10g。③拔罐、刮痧。在腰部、骶穴区、环跳穴区及疼痛部位的穴区拔罐、刮痧。

3. 痰瘀阻络证

证候：腰腿痛持续，咳嗽、如厕、行走均会使疼痛加剧，坐卧、屈膝则痛稍减，疼痛如刺，痛处拒按，下肢麻木或如有物覆盖，日久不愈，兼见头眩目胀，咳多白痰，胸闷泛恶，纳减，舌淡暗或瘀点，苔白腻，脉沉滑或涩。

治法：化痰散结，活血止痛。

排瘀方法：①刺络放血。取脾俞、膈俞、八髎、腰俞、环跳、殷门、血海、阳陵泉、委中、承山、昆仑等。②中药。舒筋通络止疼汤（经验方）加半夏 10g，陈皮 10g，茯苓 10g，苍术 10g，胆南星 10g。③艾灸、拔罐、刮痧。艾灸选药物铺灸疗法，灸药用风湿痹痛散，在腰部、骶穴区、环跳穴区及疼痛部位的穴区施灸，或在腰骶部、膀胱经及胆经循经灸；亦可参照以上取穴与经脉，施拔罐、刮痧等法。

4. 气滞血瘀证

证候：腰腿痛，咳嗽、如厕、行走均使疼痛加剧，疼痛如刺，痛处拒按；兼见头眩目胀，纳减，舌淡暗或瘀点，苔薄白，脉涩。

治法：行气化瘀，通络止痛。

排瘀方法：①刺络放血。取肝俞、膈俞、腰俞、环跳、殷门、血海、阳陵泉、委中、承山、昆仑等。②中药。舒筋通络止疼汤（经验方）加木香 10g，天麻 10g，丹参 30g，桃仁 10g，红花 10g。③艾灸、拔罐、刮痧。艾灸选药物铺灸疗法，灸药用风湿痹痛散，在腰、骶穴区、环跳穴区及疼痛部位的穴区施灸，或在腰骶部、膀胱经及胆经循经灸；亦可参照以上取穴与经脉，施拔罐、刮痧等法。

【验案】

某患，男，33岁，2020年6月8日初诊。

主诉：左下肢疼痛、乏力2月余。

现病史：患者于2个月前因受凉后出现腰痛伴左下肢疼痛，于外院行推拿、拔罐治疗后，腰痛缓解，仍有左下肢疼痛，渐出现下肢沉重、无力。现症见左下肢疼痛伴拘急感，以后、外侧为重，伴左下肢沉重、无力，弯腰活动受限，直腿抬高试验40°（＋），加强试验（＋），大便溏，小便可，舌淡暗，边有齿痕，苔白腻，脉沉。否认其他病史。未行相关影像学检查。

诊断：腰腿痛。

辨证：寒湿阻络。

治法：散寒除湿，通络止痛。

排瘀方法：①中药。舒筋通络止疼汤（经验方）加味：川续断10g，杜仲10g，牛膝10g，桑寄生10g，独活10g，延胡索10g，三七10g，桑枝10g，桂枝10g，络石藤20g，制川乌10g，细辛3g，肉桂10g，甘草6g。7剂，水煎服，日1剂，早晚分服。

二诊（2020年6月16日）：诉服药3剂后双腿沉重较前加重，7剂尽服，诸症较前减轻，予原方7剂，配合针灸治疗。

患者继服7剂，配合针刺治疗后，诸症消失。半年后随访，患者症状未复发。

【调护】

①卧床休息，定时更换体位，尽量放松腹部，预防褥疮。

②功能锻炼。取仰卧位，双大腿并拢与腹壁呈90°，固定双膝，左右摆动30~50次，2~3次/日，双肩后仰，双膝向前，双手放置后腰，紧收臀部，1次10分钟，2~3次/日。

③避免不良姿势，避免单脚持重站立，注重腰部防寒、保暖、防潮，锻炼腰背肌。

④心理干预。积极与患者沟通，建立友善、和谐的沟通渠道，积极开展心理安慰，使其明确配合的重要性。

⑤饮食饮水干预。科学搭配饮食，指导其选择清淡、易消化的食物，多食用新鲜蔬菜、水果；指导其多饮水，预防泌尿系感染。

（陈海霞）

（十四）退行性膝关节病

【概述】

退行性膝关节病是指关节软骨出现原发性或继发性退行性改变，并伴有软骨下骨质增生，从而使关节逐渐被破坏及产生畸形，影响膝关节功能的一种退行性疾病。本病表现为髌骨下疼痛，可有摩擦感，上下楼梯或于坐位起立时明显；关节肿胀，积液可自行消退，又反复发作；关节活动减少，疼痛加重，关节出现僵硬、不稳、屈伸活动范围减少的现象。病情逐渐发展可产生骨缘增大，出现膝内翻或膝外翻畸形。

退行性膝关节病属中医学"痹证""骨痹"范畴，其发生常与劳伤、行走过多或跑跳跌撞等因素有关。病位在膝部筋骨，属本虚标实之证。基本病机是气血瘀滞，筋骨失养。

【辨证论治】

1. 风寒痹阻证

证候：膝关节酸痛，屈伸不利，遇寒痛增，得热稍减，四肢冷感昼轻夜重，神疲倦怠，舌淡苔白，脉沉细缓。

治法：散寒除湿，温经通络。

排瘀方法：①刺络放血。取风门、膈俞、脾俞、风市、鹤顶、膝眼、膝关、血海、阳陵泉、阴陵泉等。②中药。强筋壮骨活络汤（经验方）加味：川续断10g，牛膝10g，桑寄生30g，补骨脂10g，透骨草10g，煅龙骨30g，独活10g，桂枝10g，桑枝30g，伸筋草20g，鸡血藤20g，松节10g，川芎10g，苍术10g，地龙10g，当归10g，白芍10g，威灵仙10g，桃仁10g，红花10g，制川乌10g，细辛3g。③艾灸、拔罐、刮痧。艾灸选药物铺灸，灸药用风湿痹痛散，取膝前、膝后、膝外、膝内穴区施术；在膝眼、委中、阴陵泉刺络拔罐，可拔出瘀血积液；亦可选取上述穴位刮痧后艾灸，均有良效。

2. 瘀血阻络证

证候：膝关节疼痛剧烈，痛如针刺，痛处固定不移，夜间加重，伴有外伤史，舌紫暗，或有瘀斑，脉涩。

治法：活血化瘀，通络止痛。

排瘀方法：①刺络放血。取风门、膈俞、脾俞、风市、鹤顶、膝眼、膝关、血海、阳陵泉、阴陵泉等。②中药。强筋壮骨活络汤（经验方）基础上加丹参30g，三七10g，延胡索10g。③艾灸、拔罐、刮痧。艾灸选药物铺灸，灸药用风湿痛散，取膝前、膝后、膝外、膝内穴区施术；在膝眼、委中、阴陵泉刺络拔罐，可拔出瘀血积液；亦可选取上述穴位刮痧后艾灸，均有良效。

3. 肝肾亏损证

证候：膝关节膝酸软无力、肿痛，耳鸣耳聋，舌淡，苔薄白，脉细弱。

治法：滋补肝肾，补髓填精。

排瘀方法：①刺络放血。取肝俞、肾俞、血海、梁丘、膝眼、阳陵泉、阴陵泉、委中、三阴交、太溪等。②中药。金匮肾气汤合独活寄生汤加减：桂枝10g，制附子6g，熟地黄15g，山茱萸15g，山药15g，茯苓15g，牡丹皮10g，泽泻15g，独活25g，桑寄生20g，秦艽10g，防风10g，细辛6g，当归10g，芍药10g，川芎10g，杜仲20g，牛膝20g，肉桂10g，山茱萸10g，甘草6g。③艾灸、拔罐、刮痧。艾灸选药物铺灸，灸药用风湿痹痛散，取膝前、膝后、膝外、膝内穴区施术；在膝眼、委中、阴陵泉刺络拔罐，可拔出瘀血积液；亦可选取上述穴位刮痧后艾灸，均有良效。

【验案】

王某，女，70岁，2012年7月14日初诊。

主诉：左膝关节疼痛7日。

现病史：患者7日前出现左膝关节处疼痛不适，起初有转筋感、发紧，随即疼痛加重，遇寒甚，屈膝、下楼痛甚，甚则难以入睡。自行外用扶他林、伤湿止痛膏于患处，疼痛轻微好转，效果不显。患者平素脑鸣，偶感头晕，纳少。小便昼频，大便调。口唇红，舌红，有舌缨线，苔薄，脉弦细数，左关微大，尺弱。

诊断：痹证。

辨证：肝肾亏虚，寒湿壅滞。

治法：滋补肝肾，散寒除湿。

排瘀方法：①中药。用强筋壮骨活络汤（经验方）加味，共6剂，1日1剂，分2次口服。②艾灸。取犊鼻、膝阳关、血海和鹤顶，以及膝盖下方的阴陵泉、阳陵泉。距穴位20mm处悬灸，每次20分钟，每日1次，连续14天为1个疗程。③艾灸。于梁丘、血海、阳陵泉、阴陵泉、足三里等穴处施灸，每穴2~3壮。隔日1次，10次为1个疗程。

【调护】

①休息。急性发作过程，应将患病关节放在床上休息，以便关节囊和韧带松弛，从而减少关节面的压迫。

②关节运动。为了防止关节囊挛缩，每天进行关节全运动范围的运动数次。大

多数剧烈的运动将导致关节面明显受压的可能，必须避免。

③可扶拐或由人扶，避免受累关节持重。

④可于关节对侧使用手杖，以减少重力来减轻持重关节的垂直负荷。

（陈海霞）

（十五）类风湿关节炎

【概述】

类风湿关节炎是一种以对称性多关节炎为主要临床表现的自身免疫性疾病，以关节滑膜慢性炎症、关节的进行性破坏为特征。本病主要表现为对称性关节肿痛，晚期可有关节强直或畸形，功能严重受损。目前发病原因不明，可能与感染遗传、雌激素水平等有关，环境因素（如寒冷、潮湿等）、劳累、营养不良、外伤、精神刺激等可以诱发本病。

该病属于中医"痹证""历节""尪痹"等范畴。临床上大致分为活动期和缓解期。活动期以寒热，或湿热，或寒热夹杂，痹阻经脉为常见；缓解期为痰瘀互结，或正气不足为主要表现。辨证总属邪实正虚。活动期多以邪实为主，治疗应以祛邪为主。缓解期或中晚期多属正虚邪恋或虚实夹杂，正虚多为肝肾亏虚、气血不足，邪实则多见痰浊、瘀血等，治疗宜扶正祛邪。

【辨证论治】

1. 风湿热痹证

证候：多关节红肿、疼痛，关节灼热，得冷则缓，得热则痛，伴有不同程度活动受限，屈伸不利，恶风，口渴，小便黄，烦躁，舌偏黄或红，舌苔偏黄腻，脉滑数或浮数。

治法：清热通络，祛风除湿。

排瘀方法：①刺络放血。取阿是穴、大椎、委中、阴陵泉、阳陵泉、大杼、内膝眼、外膝眼。②中药。风湿痹痛汤（经验方）加味：防风10g，追地风10g，羌活10g，独活10g，青风藤20g，海风藤20g，络石藤20g，鸡血藤20g，桂枝10g，桑枝20g，威灵仙10g，川芎10g，当归10g，地龙10g，豨莶草10g，伸筋草10g，甘草6g，苍术10g，黄柏10g，生薏苡仁30g，忍冬藤20g。③拔罐、刮痧。取大椎、委中、阴陵泉、风市等穴拔罐、刮痧。

2. 痰瘀痹阻证

证候：关节肿胀刺痛，或疼痛夜甚，关节屈伸不利，晨僵，关节畸形，皮下硬结，关节局部肤色晦暗，肌肤干燥无光泽，或肌肤甲错，女性月经量少或闭经，舌质紫暗，有瘀斑或瘀点，脉沉细涩。

治法：活血祛瘀，化痰通络。

排瘀方法：①刺络放血。取委中、阴陵泉、阳陵泉、大杼、内膝眼、外膝眼。②中药。风湿痹痛汤（经验方）加半夏10g，陈皮10g，茯苓10g，炒白术20g，车前子10g，胆南星10g。③拔罐、刮痧、灸法。拔罐、刮痧取穴以大椎、膈俞、血海、委中、阴陵泉、风市为主；灸法选择药物铺灸疗法，上肢为主者，选择背俞上穴区、背俞中穴区、上肢相应穴区；下肢为主者，选择背俞下穴区、腰骶穴区、下肢相应穴区。

3. 寒湿阻络证

证候：肢体关节冷痛，肿胀或重着，局部皮色不红，触之不热，晨僵，屈伸不利，畏寒肢冷，夜间及阴雨天疼痛加重，舌淡，苔白，脉弦紧。

治法：温阳散寒，祛邪扶正。

排瘀方法：①刺络放血。取委中、阴陵泉、阳陵泉、大杼、内膝眼、外膝眼。②中药。风湿痹痛汤（经验方）加制川乌10g，细辛10g，透骨草10g。③拔罐、刮痧、灸法。拔罐、刮痧取穴以大椎、膈俞、血海、委中、阴陵泉、风市为主；灸法选择药物铺灸疗法，上肢为主者，选择背俞上穴区、背俞中穴区、上肢相应穴区；下肢为主者，选择背俞下穴区、腰骶穴区、下肢相应穴区。

【验案】

患者，女，53岁，2020年8月11日初诊。

主诉：全身多关节肿胀疼痛3年，加重1周。

现病史：患者既往有类风湿关节炎，双手手指变形，双肩部、双肘部、双膝关节疼痛，行走、活动受限，需他人搀扶行走，天气变凉、劳累后加重。患者平素规律服用艾拉莫德片、来氟米特片。近1周来因劳累及天气阴雨连绵，上述症状加重，查类风湿因子升高，遂来就诊。舌淡，苔白，脉弦紧。

诊断：痹证。

辨证：寒湿阻络。

排瘀方法：①中药。风湿痹痛汤加减：防风10g，追地风10g，羌活10g，独活10g，青风藤20g，海风藤20g，络石藤20g，鸡血藤20g，桂枝10g，桑枝20g，威灵仙10g，川芎10g，当归10g，地龙10g，豨莶草10g，伸筋草10g，炙甘草6g，苍术10g，生薏苡仁30g。共5剂，日1剂，水煎服。②艾灸。可用药物铺灸疗法，灸药风湿痹痛散，施灸部位选择背俞上穴区、背俞中穴区、背俞下穴区、合谷穴区。每日1次，每周5次。③刺络放血。腧穴选择大椎、膈俞、委中、阴陵泉、阳陵泉。

隔日 1 次。

治疗 5 次后，患者疼痛、活动受限有明显改善。继续治疗 2 个疗程后，症状较前缓解。

【调护】

①患者教育。使患者正确认识疾病，树立信心和耐心，能够与医生配合治疗。

②一般治疗。关节肿痛明显者应强调休息及关节制动，在关节肿痛缓解后应注意早期开始关节的功能锻炼。

③功能锻炼。必须强调，功能锻炼是类风湿关节炎患者关节功能得以恢复及维持的重要方法。一旦肿痛改善，应在不增加患者痛苦的前提下进行功能活动。对无明显关节肿痛，但伴有可逆性关节活动受限者，应鼓励其进行正规的功能锻炼。

（陈海霞）

（十六）外伤性截瘫

【概述】

外伤性截瘫是由外力而致的脊髓横断性损伤。临床上多见于胸椎、腰椎压缩性骨折，粉碎性骨折或合并脱位后脊髓受损。主要临床表现为脊髓受累平面以下出现运动、感觉、括约肌功能及皮肤营养障碍，如患者运动功能下降、感觉功能减弱、生理反射减退或消失、病理反射亢进、肌肉发生萎缩、二便出现障碍等。

外伤性截瘫属于中医学中的"痿证"范畴，其发生因外伤而致脊髓损伤，进而使督脉受损，气乱血逆，瘀阻经络，气血不能温煦濡养肢体。本病病位在脊髓，与肾经、督脉关系密切。基本病机是脊髓受损，筋脉失养。督脉贯脊、络肾，入络于脑而督诸阳。故督脉受损累及肾，而致二便功能障碍；督脉受损，则不能总督诸阳而致血瘀络阻、经脉不通，出现肢体麻木，感觉、运动功能障碍。

【辨证论治】

何氏排瘀方法主要针对本病经脉瘀阻证，以下仅讨论该证型的排瘀治疗。

经脉瘀阻证

证候：损伤肢体肌肉松弛，痿废不用，麻木不仁，二便不通，舌紫暗，脉涩。

治法：舒筋通络，益肾填髓。

排瘀方法：①刺络放血。损伤脊柱上、下 1~2 个棘突的督脉穴及其夹脊穴、环跳、委中、阳陵泉、足三里、悬钟、涌泉、三阴交、合谷、膈俞。②中药。圣愈汤合补阳还五汤加减：党参 10g，黄芪 10g，当归 10g，白芍 10g，熟地黄 10g，川芎

10g，桃仁 10g，地龙 10g，赤芍 10g，红花 10g，甘草 6g。③灸法。选择何氏药物铺灸疗法，上肢选择颈 $_{5\sim7}$ 穴区、胸脊上穴区，并配合病变相应穴区；下肢选择腰脊穴区、骶脊穴区，并配合病变相应穴区。

【验案】

张某，女，62 岁，2019 年 4 月 13 日初诊。

主诉：双下肢瘫痪 2 月余。

现病史：患者于今年 2 月不慎跌倒，颈部着地后发现双下肢不能活动，随即赴附近医院治疗，经 CT 等检查确诊为枕部硬膜下血肿，通过局部抽吸引流，血肿已吸收，但双下肢仍不能站立，伴夜尿频多，1 小时 1 次，遂来我科门诊。现症见：轮椅入室，双下肢无力，不能站立，神识清楚，面色红赤，言语清晰，思维正常。询问其偶有头晕，昼日嗜睡，饮食正常，饮水不呛，夜来尿频，1 小时 1 次，大便 2 日一行，舌红苔薄，脉虚弦尺弱。

诊断：痿证。

辨证：经脉瘀阻。

治法：补肾填精，培元通窍，活血祛瘀，通络散结。

排瘀方法：①刺血。取风府、大椎、身柱、至阳、中枢、筋缩、命门、腰阳关、腰俞、膈俞、肝俞、委中、血海等。②中药。复元活血汤、孔圣枕中丹化裁：桃仁 15g，红花 10g，当归 15g，天花粉 15g，柴胡 10g，皂角刺 10g，龙骨（先煎）30g，醋龟甲（先煎）30g，石菖蒲 15g，制远志 12g，炙甘草 6g。日 1 剂，水煎服。③拔罐、艾灸、刮痧。艾灸用药物铺灸疗法，药用风湿痹痛散或通督强脊散，施灸部位在督脉；在督脉的大椎至尾椎、膀胱经的大杼至白环俞，先走罐，后排罐、留罐；在督脉与膀胱经循经刮痧。

服药 7 剂后，患者症状同前，自诉双下肢较前有力，能床上抬腿，下床仍无法站立，舌脉未变。

【调护】

①调畅情志：向患者介绍本病的发生、发展及转归，取得患者理解和配合；介绍成功病例，树立战胜疾病的信心。

②调饮食：饮食宜清淡均衡，少食肥厚、油腻、生冷之物，保持大便通畅；禁烟慎酒。

③坚持康复功能锻炼。

（陈海霞）

（十七）血栓闭塞性脉管炎

【概述】

血栓闭塞性脉管炎是一种中小动静脉的周期性、节段性、慢性炎症病变，是以血管腔发生闭塞，引起局部组织缺血，最后坏死，致肢体末端脱落为病变过程的疾病。

本病属中医学"脱疽"范畴。中医学认为本病的基本病机是血脉瘀阻，在内由于脾肾阳气不充、气血虚亏或肝肾阴虚，在外则由于烟毒及寒湿损伤。病理产物有瘀血、痰饮、寒浊及热毒。脾肾阳气不足，不能温养四肢，复受寒湿之邪，则气血凝滞，经络阻塞；脾虚生湿酿痰，痰湿重浊黏腻，最易损伤阳气，阻遏气机，致血运失其畅达，久则湿邪化热，湿痰热互结，亦可瘀阻经脉，使血脉滞而不通；肝肾亏虚，阴虚热盛津伤，可致血脉涩滞；气血不足则血行无力，致血脉瘀阻，四肢气血不充，失于濡养则皮肉枯槁，坏死脱落。总之，本病的发生以脾肾亏虚为本，寒湿外伤为标，气血凝滞、经脉阻塞为其主要病机。

【辨证论治】

1. 寒湿阻络证

证候：患趾（指）喜暖怕冷，麻木，酸胀疼痛，多走则疼痛加剧，稍歇痛减，皮肤苍白，触之发凉，趺阳脉搏动减弱，舌淡，苔白腻，脉沉细。

治法：温阳散寒，活血通络。

排瘀方法：①刺络放血。取上肢［大椎、肩三针、尺泽/曲泽/曲池（轮刺）、阳池、八邪、手井穴/十宣/四缝（轮刺）］、下肢［腰阳关、三焦俞、肾俞、委中/阴陵泉/阳陵泉（轮刺）、解溪、丰隆、八风、足井穴/气端（轮刺）］、阴陵泉、肾俞。②中药。附子汤合身痛逐瘀汤加减：制附子20g，党参10g，茯苓10g，炒白术30g，白芍10g，秦艽10g，羌活10g，地龙10g，桃仁10g，红花10g，当归10g，香附10g，灵脂10g，川芎10g，牛膝10g，炙甘草6g。③灸法。选择药物铺灸疗法，施灸部位，上肢选择颈$_{5\sim7}$穴区、胸脊上穴区，并配合病变相应穴区；下肢选择腰脊穴区、骶脊穴区，并配合病变相应穴区。

2. 血脉瘀阻证

证候：患趾（指）酸胀疼痛加重，夜难入寐，步履艰难，患趾（指）皮色暗红或紫暗，下垂更甚，皮肤发凉干燥，肌肉萎缩，趺阳脉搏动消失，舌暗红或有瘀斑，苔薄白，脉弦涩。

治法：活血化瘀，通络止痛。

排瘀方法：①刺络放血。取上肢［大椎、肩三针、尺泽／曲泽／曲池（轮刺）、阳池、八邪、手井穴／十宣／四缝（轮刺）］、下肢［腰阳关、三焦俞、肾俞、委中／阴陵泉／阳陵泉（轮刺）、解溪、丰隆、八风、足井穴／气端（轮刺）］、血海、膈俞。②中药。活络效灵丹加减：当归10g，丹参20g，乳香10g，没药10g，川芎10g，地龙10g，鸡血藤20g，路路通10g，牛膝10g，甘草6g。③灸法。选择药物铺灸疗法，施灸部位，上肢选择颈₅～₇穴区、胸脊上穴区，并配合病变相应穴区；下肢选择腰脊穴区、骶脊穴区，并配合病变相应穴区。

3. 湿热毒盛证

证候：患肢剧痛，日轻夜重，局部肿胀，皮肤紫暗，浸淫蔓延，溃破腐烂，肉色不鲜，身热口干，便秘溲赤，舌红，苔黄腻，脉弦数。

治法：清热利湿，解毒活血。

排瘀方法：①刺络放血。取上肢［大椎、肩三针、尺泽／曲泽／曲池（轮刺）、阳池、八邪、手井穴／十宣／四缝（轮刺）］、下肢［腰阳关、三焦俞、肾俞、委中／阴陵泉／阳陵泉（轮刺）、解溪、丰隆、八风、足井穴／气端（轮刺）］、大椎、丰隆。②中药。四妙丸合四妙勇安汤加减：黄柏10g，苍术10g，薏苡仁30g，牛膝10g，丹参20g，鸡血藤20g，络石藤20g，威灵仙10g，金银花20g，玄参10g，当归10g，甘草6g。③拔罐、刮痧。本证有热，一般不适宜艾灸，可取以上腧穴刺络拔罐与刮痧。

4. 热毒伤阴证

证候：皮肤干燥，毫毛脱落，趾（指）甲增厚变形，肌肉萎缩，趾（指）呈干性坏，口干欲饮，便秘溲赤，舌红，苔黄，脉弦细数。

治法：清热解毒，养阴活血。

排瘀方法：①刺络放血。取上肢［大椎、肩三针、尺泽／曲泽／曲池（轮刺）、阳池、八邪、手井穴／十宣／四缝（轮刺）］、下肢［腰阳关、三焦俞、肾俞、委中／阴陵泉／阳陵泉（轮刺）、解溪、丰隆、八风、足井穴／气端（轮刺）］、解毒穴、曲池。②中药。四妙勇安汤合青蒿鳖甲汤加减：金银花30g，玄参30g，当归10g，制鳖甲30g，青蒿10g，生地黄10g，知母10g，牡丹皮10g，甘草10g。③拔罐、刮痧。本证有热，一般不适宜艾灸，可取以上腧穴刺络拔罐与刮痧。

【验案】

芦某，男，65岁，2020年4月初诊。

主诉：左侧小腿酸痛1年余。

现病史：患者1年前出现左侧小腿酸胀疼痛，现加重，夜难入寐，步履艰难，左侧小腿皮色暗红或紫暗，皮肤发凉，肌肉萎缩，趺阳脉搏动消失，舌暗红或有瘀斑，苔薄白，脉弦涩。

诊断：脱疽。

辨证：血脉瘀阻。

治法：活血化瘀，通络止痛。

排瘀方法：①刺络放血。取腰阳关、三焦俞、肾俞、委中 / 阴陵泉 / 阳陵泉（轮刺）、解溪、丰隆、八风、气端、大椎、丰隆。②中药。附子汤合身痛逐瘀汤加减：制附子 20g，党参 10g，茯苓 10g，炒白术 30g，白芍 10g，秦艽 10g，羌活 10g，地龙 10g，桃仁 10g，红花 10g，当归 10g，香附 10g，五灵脂 10g，川芎 10g，牛膝 10g，炙甘草 6g。水煎服，日 1 剂，早晚分服。③拔罐、刮痧。本证有热，一般不适宜艾灸，可取以上腧穴刺络拔罐与刮痧。

患者治疗 14 次后，左侧小腿疼痛减轻，肤温逐渐恢复，1 个月后复诊时，症状明显好转。

【调护】

①戒烟，并远离吸烟环境，少食辛辣刺激的食物。

②冬季户外工作时注意保暖，鞋袜宜宽大舒适，每天用温水泡洗双足。避免足部的外伤或感染。

③患侧肢体运动锻炼可促进患肢侧支循环形成。方法：患者仰卧，抬高下肢成 45°~60°，保持 20~30 分钟，然后两足沿床边下垂 4~5 分钟，同时两足及足趾向下、上、内、外方向运动 10 次，再将下肢平放 4~5 分钟，每日运动 3 次。坏疽感染时禁用此法。

（冯倩）

（十八）下肢静脉曲张

【概述】

下肢静脉曲张是外科常见疾病之一，是指下肢浅表静脉发生扩张、隆起、迂曲成团状，严重者伴有皮肤肿胀、色素沉着、皮下结节，可合并湿疹、溃疡，甚至引起急性出血。本病主要表现为下肢皮肤出现肉眼可见的青紫色静脉凸起，部分患者会合并沉重、酸胀不适的感觉。随着时间延长可出现皮肤营养性变化：色素沉着、水肿、皮炎、湿疹、皮下脂质硬化和溃疡形成等。

本病属于中医学"筋瘤"范畴。中医学认为下肢静脉曲张乃因先天禀赋不足，筋脉薄弱，加之久行久立，过度劳累，进一步损伤筋脉，以致经脉不合，气血运行不畅，血壅于下，瘀血阻滞脉络，扩张充盈，日久交错盘曲，日久成类似瘤体之状。亦有因远行、劳累之后，涉水淋雨、遭受寒湿，寒凝血脉，瘀滞筋脉络道而为病。瘀久不散，化生湿热，流注于下肢经络，复因搔抓、虫咬等诱发，则腐溃成疮，日久难收敛。此病多见于长期从事站立负重工作者，或劳倦伤气，气虚而血运不畅，加之筋脉松弛薄弱，血壅于下而致筋脉过度充盈结成筋瘤。

【辨证论治】

1. 外伤瘀滞证

证候：下肢皮肤出现肉眼可见的青紫色静脉凸起；青筋盘区，状如蚯蚓，色青紫；舌暗红，苔白，脉涩。

治法：活血化瘀，和营消肿。

排瘀方法：①刺络放血。下肢合穴、静脉曲张附近细小瘀络（注：不可直刺静脉怒张血管）、血海。②中药。通脉汤加减：红花10g，桃仁10g，当归10g，丹参20g，川芎10g，牛膝30g，苍术10、薏苡仁30g，木瓜10g，桑枝30g，威灵仙10g。③艾灸、拔罐、刮痧。本证可用药物铺灸疗法，亦可取以上腧穴刺络拔罐与刮痧。

2. 寒湿凝筋证

证候：下肢皮肤出现肉眼可见的青紫色静脉凸起；下肢轻度肿胀，伴形寒肢冷；舌红，苔白腻，脉弦紧。

治法：暖肝散寒，益气通脉。

排瘀方法：①刺络放血。取下肢合穴、静脉曲张附近细小瘀络（注：不可直刺怒张静脉）、丰隆、腰阳关、肾俞。②中药。通脉汤加减：制附子10g，红花10g，桃仁10g，当归10g，丹参20g，川芎10g，牛膝30g，苍术10g，薏苡仁30g，木瓜10g，桑枝30g，威灵仙10g。③艾灸、拔罐、刮痧。本证可用药物铺灸疗法，亦可取以上腧穴刺络拔罐与刮痧。

【验案】

曹某，女，55岁，2019年11月初诊。

主诉：双下肢酸胀、沉重10余年。

现病史：双下肢酸困、沉重，双下肢小腿中段处可见静脉迂曲，伴青紫团块聚集，舌暗红，苔白，脉涩。

诊断：筋瘤。

辨证：外伤瘀滞。

治法：活血化瘀，和营消肿。

排瘀方法：①刺络放血。取委中、静脉曲张附近细小瘀络（注：不可直刺怒张静脉）、血海。②中药。通脉汤加减：红花 10g，桃仁 10g，当归 10g，丹参 20g，川芎 10g，牛膝 30g，苍术 10g，薏苡仁 30g，木瓜 10g，桑枝 30g，威灵仙 10g。③艾灸、拔罐、刮痧。本证可用药物铺灸疗法，亦可取以上腧穴刺络拔罐与刮痧。

患者治疗 3 次后，下肢静脉迂曲明显改善，2 周后临床症状痊愈。

【调护】

①戒烟，降脂，并远离吸烟环境，少食辛辣刺激、高盐、高脂的食物。

②冬季户外工作时要注意保暖，鞋袜宜宽大舒适，每天用温水泡洗双足。避免足部的外伤或感染。

③患侧肢体运动锻炼可促进患肢侧支循环形成。方法：患者仰卧，抬高下肢成 45°~60°，保持 20~30 分钟，然后两足沿床边下垂 4~5 分钟，同时两足及足趾向下、上、内、外等方向运动 10 次，再将下肢平放 4~5 分钟，每日运动 3 次。坏疽感染时禁用此法。

（冯倩）

（十九）胆结石

【概述】

胆结石大部分由慢性胆囊炎发展而成，病因与慢性胆囊炎大致相同，为肝郁气滞、肝胆湿热、气滞血瘀，致胆气郁结，久熬成石。本病的治疗方法可参考"慢性胆囊炎"一节，在刺络、中药、拔罐、刮痧时，则需增加具有利胆排石作用的腧穴与中药。

【辨证论治】

1. 肝郁气滞证

证候：胁肋痛或绞痛时牵扯背部疼痛，口苦咽干，心烦易怒，脘腹胀满，不欲饮食，或呃逆嗳气，舌暗红苔薄白，脉弦。

治法：疏肝理气，排石止痛。

排瘀方法：①刺络放血。取肝俞、胆俞、期门、日月。②中药。柴胡疏肝散加减：柴胡 10g，白芍 10g，川芎 10g，枳壳 10g，香附 10g，陈皮 10g，郁金 10g，金钱草 30g，鸡内金 20g，海金沙 20g，延胡索 10g，川楝子 10g，青皮 10g，木香 10g，砂仁 10g，甘草 6g。③拔罐、刮痧。对背部膀胱经，尤其是肝俞、胆俞进行拔罐、刮痧。

2. 胆火炽盛证

证候：胁肋及脘腹灼热疼痛，痛连肩背，口苦咽干，恶心，便干，或有黄疸，舌红苔黄干，脉弦滑或弦数。

治法：清热泻火，利胆排石。

排瘀方法：①刺络放血。取肝俞、胆俞、期门、日月、膈俞。②中药。疏肝利胆排石汤（经验方）：柴胡 10g，郁金 10g，枳壳 10g，佛手 10g，茵陈 20g，金钱草 30g，鸡内金 20g，滑石 30g，制鳖甲 20g，莪术 10g，厚朴 10g，延胡索 10g，川楝子 10g，青皮 10g，赤芍 20g，木香 10g，砂仁 10g，黄芩 10g，甘草 6g。③拔罐、刮痧。对背部膀胱经，尤其是肝俞、胆俞进行拔罐、刮痧。

3. 湿热内蕴证

证候：胁肋胀闷疼痛，背部酸沉疼痛，口苦而黏，恶心欲呕，厌油腻，周身困倦，大便不畅或便溏，目黄身黄，尿黄，舌红胖，苔黄腻，脉弦滑数。

治法：清热祛湿，利胆排石。

排瘀方法：①刺络放血。取肝俞、胆俞、期门、日月。②中药。龙胆泻肝汤加味：龙胆草 10g，黄芩 10g，栀子 10g，车前子 10g，泽泻 10g，木通 6g，当归 10g，生地黄 10g，柴胡 10g，金钱草 30g，鸡内金 20g，海金沙 10g，延胡索 10g，川楝子 10g，甘草 6g。③拔罐、刮痧。对背部膀胱经，尤其是肝俞、胆俞重点拔罐、刮痧。

【验案】

姜某，女，38 岁，2020 年 8 月 11 日初诊。

主诉：间歇性右胁肋部胀痛 3 年。

现病史：患者既往有胆囊结石，口服消炎利胆片。近期患者生气后疼痛较明显，遂来就诊。舌暗红，苔薄白，脉弦。

诊断：胁痛。

辨证：肝郁气滞。

排瘀方法：①刺络放血。取肝俞、胆俞、膈俞、阳陵泉、期门、日月 . 隔日 1 次，每周 3 次。②中药。柴胡疏肝散加减：柴胡 10g，白芍 10g，川芎 10g，枳壳 10g，香附 10g，陈皮 10g，郁金 10g，金钱草 30g，鸡内金 20g，海金沙 20g，延胡索 10g，川楝子 10g，青皮 10g，木香 10g，砂仁 10g，甘草 6g。共 5 剂，日 1 剂，水煎服。③拔罐。选择背部膀胱经，尤其是肝俞、胆俞进行闪罐、留罐。每日 1 次，每周 6 次。

经综合治疗 3 次后，患者症状改善，1 周后患者症状已不明显。

【调护】

①饮食规律，不宜辛辣刺激、生冷、高脂肪饮食；避免摄入含酒精饮品。

②调畅情绪。

（李丽）

（二十）肠梗阻

【概述】

西医学认为肠梗阻指各种原因引起的肠道内容物不能正常运行、顺利通过肠道，是外科常见疾病。肠梗阻不但可引起肠管本身解剖和功能上的改变，还可导致全身性的生理功能紊乱，严重时可危及生命，临床表现复杂多变。

本病属于中医学"关格""腹痛""结症""积聚"范畴，多为急病。其病机为气血虚弱、阴虚肠燥、寒凝固结、瘀血滞留、食积阻肠、蛔虫聚阻或燥热内结等，致肠道运化传导功能失职，通降失调。临床表现有腹痛、腹胀、呕吐、便闭、无排气等。

【辨证论治】

1. 寒凝固结证

证候：自觉脘腹部局部畏寒、怕风，腹部胀痛走窜，局部喜温喜按，遇寒痛胀闭加重，或痛引少腹，时聚时散，大便秘结，矢气减少，伴呃逆、嗳气等，舌淡，苔白厚，脉沉紧或沉弦。

治法：温里散寒止痛。

排瘀方法：①刺络放血。取大肠俞、小肠俞、天枢、气海、关元、阴陵泉、上巨虚、合谷、太冲等。②中药。温脾汤、良附丸、正气天香散加减：高良姜10g，香附10g，乌药10g，陈皮10g，紫苏10g，干姜10g，制附子10g，党参10g，大黄10g，甘草6g。③艾灸。选择药物铺灸，施灸部位以胃肠穴区、背俞下穴区、背俞中穴区、关元穴区为主。

2. 气滞血瘀证

证候：脘腹疼痛，或刺痛，痛有定处，时发时止或痛无休止，腹部胀满，腹中转气增多，辘辘有声或转气减少，肛门无或少量矢气排出，伴恶心呕吐、胸闷、烦躁等，舌暗或有瘀点斑，脉弦涩。

治法：活血化瘀，行气止痛。

排瘀方法：①刺络放血。选取中脘、足三里、天枢、上巨虚、血海、膈俞、气海俞、大肠俞等。②中药。桃核承气汤或复方大承气汤加减：桃仁10g，大黄10g，桂枝10g，芒硝10g，甘草6g。③拔罐、灸法。拔罐取穴以背部膀胱经第一侧线腧穴为主；灸法选择药物铺灸疗法，施灸部位以胃肠穴区、背俞下穴区、背俞中穴区、关元穴区为主。

3. 热毒瘀结证

证候：腹痛，按之尤甚，时作时止，腹部胀满、大便秘结，间有矢气，腹中雷鸣、转气或辘辘有声，或见腹部有痞块或肠型，伴恶心、呕吐，舌暗红或伴有瘀点斑，苔黄或黄燥，脉弦涩或沉弦。

治法：较轻者，峻下热结；严重者，解毒凉血，峻下热结。

排瘀方法：①刺络放血。取膈俞、大肠俞、天枢、关元、中极、血海、上巨虚、合谷、太冲等。②中药。桃核承气汤合清瘟败毒饮加减：桃仁10g，大黄10g，芒硝10g，枳实10g，厚朴10g，生石膏10g，生地黄10g，玄参10g，犀角（水牛角替代）10g，黄连10g，栀子10g，桔梗10g，知母10g，连翘10g，甘草6g，牡丹皮10g，淡竹叶10g，黄芩10g等。③拔罐、刮痧。在背部膀胱经循经刮痧或拔罐，选督脉及双侧膀胱经，重点刮拭肝区、脾区等，在大肠俞、小肠俞、脾俞、胃俞等穴位周围触及小结节时亦应重点刮拭。

4. 湿热壅滞证

证候：腹部胀痛，痞满拒按，口干口臭，大便秘结，或有身热，烦渴引饮，或伴有恶心、呕吐等，小便短赤，舌红，苔黄腻或黄燥，脉滑数。

治法：清热祛湿，行气止痛。

排瘀方法：①刺络放血。选取耳尖、耳垂、中冲、中脘、足三里、天枢、上巨虚、血海、膈俞等。②中药。小承气汤加减：酒大黄12g，枳实10g，厚朴6g，白芍12g，黄芩12g，木香9g，大腹皮9g，半夏9g，陈皮9g，生姜6g，甘草6g。③拔罐、刮痧。在背部膀胱经循经刮痧或拔罐。

【验案】

袁某，男，55岁，2018年3月6日初诊。

主诉：直肠癌术后腹胀半年。

现病史：患者2016年于某省级医院诊断为直肠癌后行术前同步放化疗。2017年3月8日行腹腔镜直肠癌根治术＋肛门成形术，术后1周出现腹盆腔感染，遂行剖腹探查，行肠粘连松解＋回肠造瘘术，术后恢复一般。2017年8月30日行回肠造口还纳术。术后患者自觉腹胀，腹中肠鸣矢气，见肠型，时而泄泻，时而便秘，嗳气频频，纳差、眠差，舌暗或有瘀点斑，脉弦涩。遂来就诊。

诊断：肠梗阻。

辨证：气滞血瘀。

治法：行气祛瘀，通腑下气。

排瘀方法：①刺络放血。选取中脘、足三里、天枢、上巨虚、血海、膈俞、气海俞、大肠俞等。3日1次。②中药。活血化瘀，行气止痛，选用桃核承气汤加减：大黄（后下）18g，枳壳12g，桃仁9g，赤芍15g，川厚朴15g，炒莱菔子15g，丹参、当归各30g，太子参45g，甘草3g。

二诊（2018年9月27日）：患者仍有腹胀，腹中肠鸣，见肠型，剑突下气逆较前减轻，大便次数减少，日3次，胃纳有改善，舌淡，苔薄白，脉沉细。改方为太子参、丹参各30g，柴胡、枳壳、川厚朴、桃仁、赤芍各12g，生大黄（后下）6g，甘草3g。

其后复诊2次，原方加减后症状好转。

【调护】

①进食之后避免剧烈运动以防止肠扭转的发生。

②禁食，胃肠减压。

③采取半卧位，勤翻身，防止并发症。

（王梦南）

（二十一）肾结石

【概述】

肾结石是指发生于肾盏、肾盂，以及肾盂与输尿管连接部的结石，是肾脏内部形成的矿物质和盐类构成的固体。本病常见病因有身体代谢异常、尿路梗阻、感染、异物、药物等。肾结石属于上尿路结石，是晶体物质（如钙、草酸盐、尿酸盐等）从尿液中析出并沉积于肾脏，部分可与有机物质相结合。本病最常见的表现是腰痛和血尿。

肾结石，中医学谓之"石淋"，临床表现以小便排出砂石为主症，或排尿时突然中断，尿道窘迫疼痛，或腰腹绞痛难忍。"淋"之名，首见于《内经》，书中指出淋证为小便淋沥不畅，甚或闭阻不通之病证。巢元方在《诸病源候论》中将淋证的病机高度概括为"肾虚而膀胱热也"，指出淋证的基本病机是以肾虚为本，膀胱热为标，也就是，湿热蕴结下焦，肾与膀胱气化不利。其病因可归纳为外感湿热、饮食不节、情志失调、禀赋不足或劳伤久病。

【辨证论治】

1. 湿热蕴结证

证候：尿中有时夹有砂石，小便艰涩，或排尿时突然中断，尿道窘迫刺痛，尿频尿急，小腹拘急，尿液混浊或黄赤，舌偏红，舌苔薄黄或黄腻，脉滑数或细数。

治法：软坚散结，利尿排石。

排瘀方法：①刺络放血。取肾俞、膈俞、膀胱俞、委中。②中药。八正散合三金排石汤加减：滑石10g，木通10g，萹蓄10g，瞿麦10g，车前子10g，栀子10g，大黄10g，金钱草30g，鸡内金20g，海金沙20g，赤芍20g。③拔罐、刮痧。对背部膀胱经第一侧线，尤其是上述刺络放血腧穴进行重点闪罐、留罐及刮痧。

2.气滞血瘀证

证候：腰部酸胀刺痛，甚则绞痛难忍，痛引胁腹，并向少腹或骶尾部放射；腰痛之后可见尿血，色淡红或暗红，偶有排出血丝或血块，舌淡红苔薄白或薄黄，脉沉弦或脉细弦数。

治法：行气活血排石。

排瘀方法：①刺络放血。取肾俞、膈俞、膀胱俞、肝俞、血海。②中药。小蓟饮子加减：生地黄10g，小蓟10g，滑石10g，通草10g，炒蒲黄10g，藕节10g，当归10g，栀子10g，甘草6g，淡竹叶6g。③拔罐、刮痧。以肾俞、膈俞、膀胱俞为主进行重点拔罐、刮痧疗法；灸法可选择药物铺灸，施灸部位以背俞下穴区、骶脊穴区、关元穴区为主。

【验案】

张某，男，36岁，2018年5月初诊。

主诉：反复血尿4周。

现病史：患者2018年3月查尿常规示隐血（＋），红细胞12~30个/UL，B超示双肾结石，未引起重视。此后患者反复出现血尿，予以休息，中成药口服后症状缓解，每次持续3~4天。劳累或者运动后血尿复发。平素易疲劳，纳可，寐安，大便调，舌淡，苔薄腻，脉沉细。

诊断：血淋。

辨证：湿热蕴结，热伤血络。

治法：软坚散结，利尿排石。

排瘀方法：①刺络放血。取肾俞、膈俞、膀胱俞、委中。②中药。八正散合三金排石汤加减：滑石10g，木通10g，萹蓄10g，瞿麦10g，车前子10g，栀子10g，大黄10g，金钱草30g，鸡内金20g，海金沙20g，赤芍20g。③刮痧。以肾俞、膈俞、膀胱俞为主进行刮痧，1周治疗1次。

二诊（2018年6月18日）：服药后病情平稳，活动后未见血尿，右侧腰部时有隐痛，舌淡，苔薄腻，脉沉细。上方续服14剂。

2018年7月11日，患者晨解小便时尿道疼痛，随后排出米粒大小结石1枚。

2018 年 7 月 12 日复查 B 超示右肾积水无，右侧输尿管无明显扩张，右肾结石，最大约 6mm；左肾结石，最大约 4mm。嘱继续服用中药巩固。

【调护】

①应积极去除病因，排出结石，保护肾功能。

②针对结石成分及代谢状态合理饮食，限制钠盐、蛋白质的过量摄入，增加水果、蔬菜、粗粮摄入；多饮水，适度活动，避免久坐；定期复查。

（李丽）

（二十二）尿路结石

【概述】

尿路结石是指泌尿系统各种成分聚积成结石，并引起一系列病变的疾病，是人体异常矿化的表现，与全身细胞活动、新陈代谢及泌尿系统（尤其是肾脏）有密切的关系。80% 的患者无明显的解剖及生理异常，称为原发性结石。小儿缺少乳类，蛋白质不足和营养不良易生膀胱结石。经济及营养情况的改善可使膀胱结石减少而促进上尿路结石发生。先天性尿路梗阻性疾病也是产生尿石症的重要原因之一。尿路结石引起的病理改变，最终会造成肾功能的损害。

尿路结石是泌尿外科的常见病、多发病，绝大多数是发于膀胱和肾脏的结石，少数是原发于尿道内的结石，常继发于尿道狭窄或尿道憩室。尿路结石的相关症状在《黄帝内经》和华佗的《中藏经》中已有记载，被称为"淋""石淋""砂淋"，表示经尿道排出砂石，其辨证施治方剂至今仍用于临床。

【辨证论治】

1. 下焦湿热证

证候：突然出现腰部或侧腹部绞痛或剧痛，向阴部放射，尿频，尿急，尿痛，尿热，口苦，心烦。舌苔黄腻，脉滑数。

治法：清热，利湿，通淋。

排瘀方法：①刺络放血。取中冲、心俞、肾俞、膀胱俞、太溪、地机、三阴交。②中药。四妙散加减：黄柏 10g，苍术 10g，牛膝 10g，薏苡仁 30g，柴胡 10g，郁金 10g，金钱草 20g，海金沙（包）10g，石韦 10g，滑石 10g，鸡内金 10g，王不留行 10g，路路通 10g，鳖甲 20g，泽兰 10g，赤芍 10g，大黄 10g，淡竹叶 6g。③拔罐。对背腰部膀胱经，特别是三焦俞、肾俞、膀胱俞进行闪罐、留罐。

2. 热伤血络证

证候：大量血尿，肉眼可见，或尿检发现大量红细胞，舌红苔黄，脉弦细数。

治法：清热利湿，通淋排石。

排療方法：①刺络放血。取中冲、大椎、肾俞、膀胱俞、阴陵泉、三阴交。②中药。小蓟饮子加减：生地黄10g，小蓟10g，滑石10g，通草10g，炒蒲黄（包）10g，藕节10g，当归10g，栀子10g，淡竹叶6g，甘草6g。③拔罐。对背腰部膀胱经，特别是膈俞、三焦俞、肾俞、膀胱俞，以及大椎、血海等腧穴进行重点闪罐、留罐。

【验案】

赵某，男，35岁，2021年10月初诊。

主诉：腹部绞痛，向阴部放射1天。

现病史：患者诉昨日突然出现侧腹部绞痛，向阴部放射，尿频，尿急，尿痛，尿热，口苦，心烦。自行口服止痛药治疗，效果不明显。查体示右腰部叩击痛，下腹部压痛（＋），反跳痛，大量血尿，肉眼可见。尿常规示尿红细胞计数（＋＋）。泌尿系彩超示右侧输尿管结石伴肾积水。舌红，苔黄，脉滑数。

诊断：尿路结石。

辨证：热伤血络。

治法：清热利湿，通淋排石。

排療方法：①刺络放血。取中冲、大椎、肾俞、膀胱俞、阴陵泉、三阴交。取上述腧穴，先使用气罐拔罐后，留罐5分钟，以使腧穴局部充血，起罐后用碘伏消毒上述腧穴，采用四头采血笔迅速点刺上述腧穴，并迅速拔罐、留罐，10分钟后起罐，并用无菌纱布擦拭上述腧穴消毒，3~5天刺络放血1次。②中药。小蓟饮子加减：生地黄10g，小蓟10g，滑石10g，通草10g，炒蒲黄（包）10g，藕节10g，当归10g，栀子10g，淡竹叶6g，甘草6g。水煎服，每日1剂，1日2次。③体外冲击波碎石。

患者经体外冲击波碎石后，行刺络放血、中药治疗，结石排出体外，临床痊愈。

【调护】

①多喝水，不憋尿。多喝、多尿有助于细菌、致癌物质和易结石物质快速排出体外，减轻肾脏和膀胱受损的机会。

②少喝啤酒。有人认为啤酒能利尿，可防止尿结石的发生。其实用于酿造啤酒的麦芽汁中含有钙、草酸、鸟核苷酸和嘌呤核苷酸等酸性物质，他们相互为用，可使人体内的尿酸增加，成为尿结石的重要诱因。

③动物内脏要少吃。要控制肉类和动物内脏的摄入量，因为肉类代谢会产生尿酸，动物内脏是高嘌呤食物，分解代谢也会导致高血尿酸，而尿酸是形成结石的成

分。因此，日常饮食应以素食为主，多食含纤维素丰富的食品。

④不宜多吃糖。吃糖后尿中的钙离子浓度、草酸及尿的酸度均会增加，尿酸度增加，可使尿酸钙、草酸钙易于沉淀，促使结石形成。

⑤晚餐要早吃。人的排钙高峰期常在进餐后 4~5 小时，若晚餐过晚，当排钙高峰期到来时，人已上床入睡，尿液便潴留在输尿管、膀胱、尿道中，不能及时排出体外，致使尿中钙不断增加，容易沉积下来形成小晶体，久而久之逐渐扩大形成结石。

⑥避免吃高盐食物。高盐食物可促使尿钙增加，同时减少枸橼酸盐的排泄，由此增加尿结石的发病率，故在日常膳食中烹调时要少放盐，要少吃咸菜、腊肉和煎炸食品，以保持饮食清淡。同时注意多喝水，以预防尿结石的发生与复发。

（曹洁）

（二十三）痔疮

【概述】

痔疮是直肠末端黏膜下和肛管皮肤下的静脉丛发生扩大曲张所形成的柔软静脉团，又称疮、痔核，以便血、脱出、肿痛为临床特点，男女皆可发病。据国内流行病学调查，痔的发病率占肛肠疾病的 87.25%，居首位，故古有"十人九痔"之说，且多见于 20 岁以上的成年人。根据其发病部位的不同，临床上可分内痔、外痔和混合痔。

中医称本病为"痔"。中医学认为本病发生多因脏腑本虚，兼因久坐久立，负重远行，或长期便秘，或泻痢日久，或临厕久蹲，或饮食不节，过食辛辣醇酒厚味，都可导致脏腑功能失调，风湿燥热下迫大肠，瘀阻魄门，瘀血浊气结滞不散，筋脉懈纵而成痔。日久气虚，中气下陷，不能摄纳则痔核脱出。

【辨证论治】

1. 湿热下注证

证候：便血色鲜，量较多，肛内肿物外脱，可自行回缩，肛门灼热；舌红，苔黄腻，脉弦数。

治法：清热利湿止血。

排瘀方法：①刺络放血。取委中、长强、承山、大肠俞、小肠俞、膀胱俞、曲池、大椎。②中药。凉血地黄汤：黄柏 10g，知母 10g，青皮 10g，生地黄 10g，槐花 20g，当归 10g，栀子 10g，天花粉 10g，车前子 10g，泽泻 10g，地榆炭 10g，甘草 6g。③拔罐、刮痧。可取以上腧穴刺络拔罐与刮痧。

2. 气滞血瘀证

证候：肛内肿物脱出，甚或嵌顿，肛管紧缩，坠胀疼痛，甚则肛缘水肿、血栓形成，触痛明显；舌红或暗红，苔白或黄，脉弦细涩。

治法：清热利湿，祛风活血。

排瘀方法：①刺络放血。取委中、长强、承山、大肠俞、小肠俞、膀胱俞、膈俞、血海。②中药。止痛如神汤：秦艽10g，桃仁10g，皂角子10g，苍术10g，黄柏10g，防风10g，当归尾10g，泽泻10g，槟榔10g，酒大黄10g。③拔罐、艾灸、刮痧。先取以上腧穴进行刺络拔罐，然后进行艾灸，灸法选择药物铺灸疗法，施灸部位以关元穴区、腹股沟穴区、三阴交穴区、背俞下穴区、骶脊穴区为主，并对病变部位与背部膀胱经循经刮痧。

【验案】

张某，男，70岁，2018年7月初诊。

主诉：便后肛门肿物脱出伴便血1年余，加重伴疼痛2天。

现病史：肛内肿物脱出，肛管紧缩，坠胀疼痛，触痛明显，舌暗红，苔黄，脉弦细涩。

诊断：内痔。

辨证：气滞血瘀。

治法：清热利湿，祛风活血。

排瘀方法：①刺络放血。取委中、长强、承山、大肠俞、小肠俞、膀胱俞、膈俞、血海。②中药。清热利湿，祛风活血，方用止痛如神汤：秦艽10g，桃仁10g，皂角子10g，苍术10g，黄柏10g，防风10g，当归尾10g，泽泻10g，槟榔10g，酒大黄10g。水煎服，日1剂，早晚分服。③拔罐、艾灸、刮痧。先取以上腧穴进行刺络拔罐，然后进行艾灸，灸法选择药物铺灸疗法，施灸部位以关元穴区、腹股沟穴区、三阴交穴区、背俞下穴区、骶脊穴区为主，并对病变部位与背部膀胱经循经刮痧。

治疗1周后无肿物脱出，疼痛明显缓解，治疗3周后临床症状暂无复发。

【调护】

①注意蹲厕时间不宜过久。

②注意饮食，多食蔬菜、水果，少食辛辣刺激食物。

③避免久坐，多做锻炼肛门括约肌的动作。

（冯倩）

五、皮肤科病证

（一）神经性皮炎

【概述】

神经性皮炎是一种皮肤状如牛项之皮，厚而且坚的慢性瘙痒性皮肤病。《外科正宗》说："牛皮癣如牛项之皮，顽硬且坚，抓之如朽木。"其临床特点是皮损多是圆形或多角形的扁平丘疹融合成片，搔抓后皮损肥厚，皮沟加深，皮嵴隆起，形成苔藓样变，呈阵发性瘙痒。

中医学称本病为"牛皮癣"。中医学认为本病初起为风湿热之邪阻滞肌肤，或硬领等外来机械刺激；病久耗伤阴液，营血不足，血虚生风、生燥，皮肤失去濡养而成。肝火郁滞，情志不遂，郁闷不舒，或紧张劳累，心火上炎，致气血运行失职，凝滞肌肤，每易成为诱发的重要因素，且致病情反复。

【辨证论治】

1. 肝郁化火证

证候：皮疹色红，伴心烦易怒，失眠多梦，眩晕，心悸，口苦咽干，舌边尖红，脉弦数。

治法：疏肝理气，泻火止痒。

排瘀方法：①刺络放血。取皮损处阿是穴、大椎、心俞/肺俞/膈俞/肝俞（选取2~3个轮刺）、局部血络分支上下、循经上下肢合穴、血海、相关经脉井穴/十宣/四缝（轮刺）、耳尖、耳背、太阳、行间。②中药。柴胡疏肝散加味：柴胡10g，白芍10g，川芎10g，枳壳10g，陈皮10g，香附10g，牡丹皮10g，赤芍10g，蝉蜕10g，地肤子10g，白鲜皮10g，蒺藜10g，甘草6g。③拔罐、刮痧。本证有热，一般不适宜艾灸，可取以上腧穴刺络拔罐与刮痧。

2. 风湿蕴肤证

证候：皮损呈暗红或淡褐色片状，粗糙肥厚，剧痒时作，夜间尤甚，舌淡红，苔薄白或白腻，脉濡缓。

治法：祛风除湿，清热止痒。

排瘀方法：①刺络放血。取皮损处阿是穴、大椎、心俞/肺俞/膈俞/肝俞（选取2~3个轮刺）、局部血络分支上下、循经上下肢合穴、血海、相关经脉井穴/十宣/四缝（轮刺）、耳尖、耳背、太阳、风市、阴陵泉。②中药。消风散加减：当归10g，生地黄10g，荆芥10g，防风10g，蝉蜕10g，牛蒡子10g，薄荷3g，石膏10g，知母 10g，苦参 10g，胡麻 10g，苍术 10g，甘草 6g。③艾灸、拔罐、刮痧。选择药物铺灸疗法，施灸部位以背俞上穴区、背俞中穴区、背俞下穴区、血海穴区、曲池穴区为主，亦可取以上腧穴刺络拔罐与刮痧。

3. 血虚风燥证

证候：皮损色淡或灰白，状如枯木，肥厚粗糙似牛皮，心悸怔忡，失眠健忘，女子月经不调，舌淡，苔薄，脉沉细。

治法：养血润燥，息风止痒。

排瘀方法：①刺络放血。取皮损处阿是穴、大椎、心俞/肺俞/膈俞/肝俞（选取 2~3 个轮刺）、局部血络分支上下、循经上下肢合穴、血海、相关经脉井穴/十宣/四缝（轮刺）、耳尖、耳背、太阳、风市、阴陵泉。②中药。三痒汤加减（自拟方）：土茯苓 30g，苦参 20g，萆薢 10g，金银花 20g，紫花地丁 10g，大红藤 10g，赤芍 10g，牡丹皮 10g，莪术 10g，地肤子 10g，蝉蜕 10g，木贼 10g，炙鳖甲 10g，炒薏苡仁 30g，苍术 10g，车前草 10g，甘草 6g。③拔罐。可对刺络放血腧穴进行拔罐。

【验案】

刘某，男，55 岁，2021 年 11 月初诊。

主诉：全身多发红色丘疹 12 年余，加重伴瘙痒 5 天。

现病史：全身皮损呈暗红或淡褐色片状，粗糙肥厚，剧痒时作，夜间尤甚，舌淡红，苔白腻，脉濡缓。

诊断：牛皮癣。

辨证：风湿蕴肤。

治法：祛风除湿，清热止痒。

排瘀方法：①刺络放血。取皮损处阿是穴、大椎、肺俞、膈俞、局部血络分支上下、尺泽、血海、相关经脉井穴/十宣/四缝（轮刺）、耳尖、耳背、太阳、风市、阴陵泉。②中药。祛风除湿，清热止痒，用自拟方治之：土茯苓 30g，苦参 20g，萆薢 10g，金银花 20g，紫花地丁 10g，大红藤 10g，赤芍 10g，牡丹皮 10g，莪术 10g，地肤子 10g，蝉蜕 10g，木贼 10g，炙鳖甲 10g，炒薏苡仁 30g，苍术 10g，车前草 10g，甘草 6g。水煎服，日 1 剂，早晚分服。③艾灸、拔罐、刮痧。选择药物铺灸疗法，施灸部位以背俞上穴区、背俞中穴区、背俞下穴区、血海穴区、曲池穴区为主，亦可取以上腧穴刺络拔罐与刮痧。

治疗 1 周后皮损颜色变浅，治疗 1 个月后症状暂未复发。

【调护】

①发病期间畅情志，忌发怒，注意休息。

②忌食肥甘厚味、发物、辛辣刺激等，饮食宜清淡，多食水果、蔬菜。

③贴身衣物应柔软、宽松舒适。

④切勿搔抓，忌用碱性强的肥皂止痒。

（冯倩）

（二）银屑病

【概述】

银屑病是一种以红斑、丘疹、鳞屑损害为主要表现的慢性复发性炎症性疾病。本病初发季节性明显，多冬重夏轻，但部分患者可相反，数年后季节性不明显。

中医称本病为"白疕"。中医学认为本病多为素体营血亏虚，血热内蕴，化燥生风，肌肤失养所致。初起，多因内有蕴热，复感风寒或风热之邪，阻于肌肤，蕴结不散而发；或机体蕴热偏盛，或性情急躁，心火内生，或外邪入里化热，或恣食辛辣肥甘及荤腥发物，伤及脾胃，郁而化热，内外之邪相合，蕴于血分，血热生风而发。病久，耗伤营血，阴血亏虚，生风化燥，肌肤失养；或加之素体虚弱，气血不足，病程日久，气血运行不畅，致经脉阻塞，气血瘀结，肌肤失养而反复不愈；或热蕴日久，生风化燥，肌肤失养；或流窜关节，闭阻经络，或热毒炽盛，气血两燔而发为本病。

【辨证论治】

1. 血热内蕴证

证候：皮疹多呈点滴状，发展迅速，颜色鲜红，层层鳞屑，瘙痒剧烈，刮去鳞屑有点状出血，伴口干舌燥，咽喉疼痛，心烦易怒，便干溲赤，舌红，苔薄黄，脉弦滑或数。

治法：清热凉血，解毒消斑。

排瘀方法：①刺络放血。取皮损处阿是穴、大椎、心俞/肺俞/膈俞/肝俞（选取2~3个轮刺）、局部血络分支上下、循经上下肢合穴、血海、相关经脉井穴/十宣/四缝（轮刺）、耳尖、耳背、太阳、曲池。②中药。犀角地黄汤合五味消毒饮加减：犀角（水牛角替代）20g，生地黄10g，赤芍10g，牡丹皮10g，地肤子10g，白鲜皮10g，蒺藜10g，金银花30g，野菊花10g，蒲公英10g，紫花地丁10g。③拔罐、刮痧。本证有热，一般不适宜艾灸，可取以上腧穴刺络拔罐与刮痧。

2. 气血瘀滞证

证候：皮损反复不愈，皮疹多呈斑块状，鳞屑较厚，颜色暗红，舌紫暗有瘀点、瘀斑，脉涩或细缓。

治法：活血化瘀，解毒通络。

排瘀方法：①刺络放血。取皮损处阿是穴、大椎、心俞 / 肺俞 / 膈俞 / 肝俞（选取 2~3 个轮刺）、局部血络分支上下、循经上下肢合穴、血海、相关经脉井穴 / 十宣 / 四缝（轮刺）、耳尖、耳背、太阳。②中药。桃红四物汤加减：当归 10g，白芍 10g，川芎 10g，熟地黄 10g，桃仁 10g，红花 10g，牡丹皮 10g，赤芍 10g，丹参 20g，鸡血藤 20g，蝉蜕 20g，甘草 6g。③艾灸、拔罐、刮痧。选择药物铺灸疗法，施灸部位以背俞上穴区、背俞中穴区、背俞下穴区、血海穴区、曲池穴区为主，亦可取以上腧穴刺络拔罐与刮痧。

3. 湿毒蕴积证

证候：皮损多发生在腋窝、腹股沟等皱褶部位，红斑糜烂有渗出，痂屑黏厚，瘙痒剧烈，或表现为掌跖红斑、脓疱、脱皮，或伴关节酸痛、肿胀，下肢沉重，舌红，苔黄腻，脉滑。

治法：清利湿热，解毒通络。

排瘀方法：①刺络放血。取皮损处阿是穴、大椎、心俞 / 肺俞 / 膈俞 / 肝俞（选取 2~3 个轮刺）、局部血络分支上下、循经上下肢合穴、血海、相关经脉井穴 / 十宣 / 四缝（轮刺）、耳尖、耳背、太阳、阴陵泉。②中药。萆薢渗湿汤加减：萆薢 30g，薏苡仁 30g，龙胆草 20g，栀子 10g，牡丹皮 10g，滑石 30g，黄柏 10g，茯苓 10g，泽泻 10g，车前子 10g，通草 6g，白鲜皮 10g，蒺藜 10g，地肤子 10g，地龙 10g，甘草 6g。③拔罐、刮痧。本证有热，一般不适宜艾灸，可取以上腧穴刺络拔罐与刮痧。

4. 风寒湿痹证

证候：皮疹红斑不鲜，鳞屑色白而厚，抓之易脱，关节肿痛，活动受限，甚至僵硬畸形，伴形寒肢冷，舌淡，苔白腻，脉濡滑。

治法：祛风除湿，散寒通络。

排瘀方法：①刺络放血。取皮损处阿是穴、大椎、心俞 / 肺俞 / 膈俞 / 肝俞（选取 2~3 个轮刺）、局部血络分支上下、循经上下肢合穴、血海、相关经脉井穴 / 十宣 / 四缝（轮刺）、耳尖、耳背、太阳、风市、阴陵泉。②中药。独活寄生汤合桂芍知母汤加减：独活 10g，桑寄生 30g，杜仲 10g，牛膝 10g，细辛 6g，秦艽 10g，茯苓 20g，肉桂 6g，防风 10g，川芎 10g，党参 20g，当归 10g，芍药 20g，熟地黄 10g，桂枝 10g，知母 10g，炙甘草 6g。③艾灸、拔罐、刮痧。选择药物铺灸疗法，施灸部位以背俞上穴区、背俞中穴区、背俞下穴区、血海穴区、曲池穴区为主，亦可取以上腧穴刺络拔罐与刮痧。

5. 火毒炽盛证

证候：全身皮肤潮红、肿胀，大量脱皮，或有密集小脓疱，伴局部灼热痒痛，壮热畏寒，头身疼痛，口渴欲饮，便干溲赤，舌红绛，苔黄腻，脉弦滑数。

治法：清热泻火，凉血解毒。

排瘀方法：①刺络放血。取皮损处阿是穴、大椎、心俞/肺俞/膈俞/肝俞（选取2~3个轮刺）、局部血络分支上下、循经上下肢合穴、血海、相关经脉井穴/十宣/四缝（轮刺）、耳尖、耳背、太阳、曲池、委中。②中药。三痒汤（自拟方）：土茯苓30g，苦参20g，萆薢10g，金银花20g，紫花地丁10g，大红藤10g，赤芍10g，丹皮10g，莪术10g，地肤子10g，蝉蜕10g，木贼10g，炙鳖甲10g，炒薏苡仁30g，苍术10g，车前草10g，甘草6g。③拔罐、刮痧。本证有热，一般不适宜艾灸，可取以上腧穴刺络拔罐与刮痧。

【验案】

李某，女，53岁，2019年11月初诊。

主诉：躯干及双下肢散在肥厚红斑伴少许鳞屑10年，加重半年。

现病史：患者10年前躯干及双下肢出现肥厚红斑，并伴少许鳞屑，反复发作，近半年加重。现症见：皮疹红斑不鲜，鳞屑色白而厚，抓之易脱，关节肿痛，活动受限，伴形寒肢冷。舌淡，苔白腻，脉濡滑。

诊断：白疕。

辨证：风寒湿痹。

治法：祛风除湿，散寒通络。

排瘀方法：①刺络放血。取皮损处阿是穴、大椎、心俞/肺俞/膈俞/肝俞（选取2~3个轮刺）、局部血络分支上下、尺泽、血海、相关经脉井穴/十宣/四缝（轮刺）、耳尖、耳背、太阳、风市、阴陵泉。②中药。祛风除湿，散寒通络，方用独活寄生汤合桂芍知母汤：独活10g，桑寄生30g，杜仲10g，牛膝10g，细辛6g，秦艽10g，茯苓20g，肉桂6g，防风10g，川芎10g，党参20g，当归10g，芍药20g，熟地黄10g，桂枝10g，知母10g，炙甘草6g。水煎服，日1剂，早晚分服。③艾灸、拔罐、刮痧。选择药物铺灸疗法，施灸部位以背俞上穴区、背俞中穴区、背俞下穴区、血海穴区、曲池穴区为主，亦可取以上腧穴刺络拔罐与刮痧。

患者治疗1周后，红斑颜色变浅，治疗1月后，症状明显好转，半年后随访，症状好转暂未复发。

【调护】

①畅情志，忌发怒，注意休息。

②忌食肥甘厚味、发物、辛辣刺激等，饮食宜清淡，多食水果蔬菜。

③预防感冒，避免外伤。

④忌用刺激性强的药物，忌用热水沐浴。

（冯倩）

（三）白癜风

【概述】

白癜风是指以皮肤出现大小不同、形态各异的白斑为主要临床表现的后天性局限性色素缺失性皮肤病。其临床特点是皮肤白斑可发生于任何部位、任何年龄，单侧或对称，大小不等，形态各异，与周围正常皮肤的交界处有色素沉淀圈，边界清楚；亦可泛发全身。本病为慢性疾病，易诊难治。本病深肤色人群较浅肤色者发病率高。

中医称本病为"白驳风"。中医学认为，本病为气血失和，脉络瘀阻所致。肝郁气滞，情志内伤，肝气郁结，气机不畅，复感风邪，搏于肌肤；肝肾不足，素体肝肾虚弱，或亡精失血，伤及肝肾，致肝肾不足，外邪侵入，郁于肌肤；气滞血瘀，跌打损伤，化学灼伤，络脉瘀阻，毛窍闭塞，肌肤失养，酿成白斑。

【辨证论治】

1. 肝郁气滞证

证候：白斑散在渐起，数目不定，伴有心烦易怒，胸胁胀痛，夜寐不安，女子月经不调，舌色正常或淡红，苔薄，脉弦。

治法：疏肝理气，活血祛风。

排瘀方法：①刺络放血。取皮损处阿是穴、大椎、心俞/肺俞/膈俞/肝俞（选取2~3个轮刺）、局部血络分支上下、尺泽、血海、相关经脉井穴/十宣/四缝（轮刺）、耳尖、耳背、太阳、风池、风府、太冲。②中药。柴胡疏肝散加减：柴胡10g，白芍10g，川芎10g，枳壳10g，陈皮10g，香附10g，防风10g，鸡血藤20g，炙甘草6g。③拔罐、艾灸、刮痧。先取以上腧穴进行刺络拔罐，然后进行艾灸，并对病变部位与背部膀胱经循经刮痧。

2. 气血瘀滞证

证候：多有外伤，病史缠绵，白斑局限或泛发，边界清楚，局部可有刺痛，舌紫暗或有瘀斑、瘀点，苔薄白，脉涩。

治法：活血化瘀，通经活络。

排瘀方法：①刺络放血。取皮损处阿是穴、大椎、心俞/肺俞/膈俞/肝俞（选取 2~3 个轮刺）、局部血络分支上下、尺泽、血海、相关经脉井穴 / 十宣 / 四缝（轮刺）、耳尖、耳背、太阳、风池、风府、膈俞。②中药。桃红四物汤加减：当归 10g，川芎 10g，白芍 10g，熟地黄 10g，桃仁 10g，红花 10g，丹参 20g，鸡血藤 20g，甘草 6g。③拔罐、艾灸、刮痧。先取以上腧穴进行刺络拔罐，然后进行艾灸，并对病变部位与背部膀胱经循经刮痧。

【验案】

周某，男，29 岁，2022 年 7 月初诊。

主诉：面部白斑 5 年余。

现病史：患者 5 年前出现面部白斑，被诊断为白癜风，经治疗效果不明显。现症见：左颊部可见 1 块鸡蛋黄大小的白斑，鼻梁部可见大拇指甲大小一块白斑，乳白色，境界清楚，边缘褐色，皮损区内毛发变白，伴有心烦易怒，胸胁胀痛，夜寐不安，舌淡红，苔薄，脉弦。

诊断：白驳风。

辨证：肝郁气滞。

治法：疏肝理气，活血祛风。

排瘀方法：①刺络放血。取皮损处阿是穴、大椎、心俞 / 肺俞 / 膈俞 / 肝俞（选取 2~3 个轮刺）、局部血络分支上下、尺泽、血海、相关经脉井穴 / 十宣 / 四缝（轮刺）、耳尖、耳背、太阳、风池、风府、太冲。②中药。疏肝理气，活血祛风，方用柴胡疏肝散：柴胡 10g，白芍 10g，川芎 10g，枳壳 10g，陈皮 10g，香附 10g，防风 10g，鸡血藤 20g，炙甘草 6g。水煎服，日 1 剂，早晚分服。③艾灸、拔罐、刮痧。先取以上腧穴进行刺络拔罐，然后进行艾灸，并对病变部位与背部膀胱经循经刮痧。

患者治疗 3 周后，白斑范围缩小，治疗 2 个月后，症状明显缓解。

【调护】

①畅情志，建立信心。

②多晒太阳，注意照射时间及强度。

③多食豆制品。

④避免滥用涂擦类药物，避免二次伤害。

（冯倩）

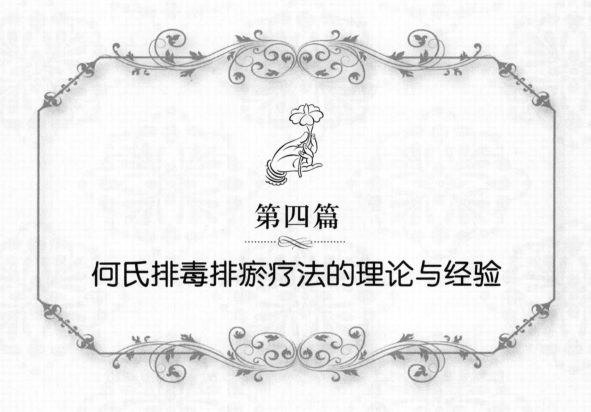

第四篇

何氏排毒排瘀疗法的理论与经验

第十章　毒瘀源候论

吾从医五十余年，熟读四大经典著作与各种中医文献，用以指导中医临床，治疗患者数以万计，现回顾与总结之，发现毒、瘀引起的病众多，其死亡率也最高。毒与瘀对人类健康危害巨大，应高度重视之。

一、毒为百病之源

（一）毒从何来，病之源起

1. 环境污染

现代人饱受环境污染的困扰。空气污染，如雾霾、浮尘、烟尘、汽车尾气等；粮食、蔬菜农药残留，垃圾食品等；化学有害物质，如甲醛等；还有水质污染等。凡此种种，举不胜举。这些污染因素都可称为毒，影响人们的身体健康。由此可见，毒邪已成为各种病证的发病源头。

2. 百病生于毒

毒邪侵入人体，可引起种种疾病，故"百病生于毒"。毒邪为病，轻者可以致病，重者可毒发身亡。毒邪对人体生命健康危害甚大，所以排毒至关重要。

（二）什么是毒

毒即有害物质，也就是毒素；毒侵犯人体即为毒邪或病毒，为致病因素。毒邪，一是由外而来，如各种毒邪由口、鼻等五官九窍、皮肤侵入人体，或自然界的六淫（风、寒、暑、湿、燥、火）过盛化为毒邪；二是由内而生，如人之七情（喜、怒、忧、思、悲、恐、惊）过及而生；三是各种疾病的病理产物所致，如痰、热、火、寒、湿、瘀、堵等。

（三）毒邪种种，致病各不相同

风毒：致风湿病、痛风、皮肤病等。

湿毒：致皮肤溃烂、瘙痒、流脓水、疮疹、肿胀、带下等。

热毒：致红肿热痛、发热、咽喉肿痛、肛门脓肿、脓肿急性期等。

火毒：致疖腮、丹毒、缠腰火丹等。

寒毒：致寒性脓肿、寒痹、局部疼痛而寒冷等。

痰毒：致瘰疬、痰核、瘿瘤、肿块、癫痫、结节、痰多等。

血毒：致败血症、白血病、高脂血症等。

尿毒：致尿毒症、腹水、各种积液、泌尿系感染、尿路结石、癃闭等。

便毒：致肠梗阻、部分便秘、面部色斑、痤疮等。

脏毒：各脏器因毒邪而致的病证，如肺脓肿、肺炎、慢性阻塞性肺疾病、硅肺、病毒性心肌炎、心包积液、肝炎、肝硬化、肝脓肿、肝囊肿、脾肿大、肾炎、肾功能衰竭、肾囊肿等。

烟毒：长期吸烟或吸入厨房油烟，引起咳喘、痰多、哮喘、咽炎。

酒毒：长期嗜酒，引起肝硬化、酒精肝、酒精中毒，而致各种病证。

虫、蛇毒：虫、蛇咬伤引起的中毒等。

（四）排毒人群

因为空气与水质等污染，粮食、蔬菜、瓜果中的农药残留，食品添加剂超标等，毒素每天都在侵害人们的身体。所以很多现代人身体里都有毒邪，严重影响人们的健康。

儿童需要排毒：因小儿玩具有害物超标，食用垃圾食品，又容易饮食不节或不洁，故体内存在毒邪，需要定期排毒。

青少年需要排毒：因青少年火热较盛，饮食、作息不规律，易生热积毒，导致痤疮、便秘、尿黄等，故需要排毒。

中老年需要排毒：因人到了中老年，新陈代谢变慢，体内积存的毒邪较多，因毒邪而致的病证也增多，故需要排毒。

女性需要排毒：因女性的生理结构的特点，湿热瘀毒易侵入胞宫，从而影响女性健康，故需要排毒。

男性需要排毒：部分男性吸烟、嗜酒，致烟毒、酒毒侵害机体，从而影响健康，故需要排毒。

（五）毒邪致病有哪些临床表现

毒邪致病的范围较广，临床表现有共同的特点，但因疾病的不同，症状也有不同。

共性表现：如局部的红、肿、热、痛，包块、囊肿、发热、皮肤斑疹与溃烂、痤疮、口舌生疮、女性带下腥臭、大便秘结、尿赤黄、舌红、苔黄腻、脉洪大与滑数等。

不同表现：各种毒邪致病的不同，临床表现也不相同。

（1）风毒：风湿病与痛风等导致关节肿痛、抽动、皮肤瘙痒等。

（2）湿毒：局部肿胀、浮肿、皮肤溃烂、舌苔厚腻、脉滑等。

（3）热毒：发热、红肿、疮疡、舌红、脉数。

（4）火毒：发热、红肿较甚、面红、目赤、腮部红肿、咽喉红肿、缠腰火丹、口干、舌红、苔黄燥、脉数等。

（5）寒毒：肢寒怕冷、寒性肿胀、肿块、疮疡不愈、寒性便秘、舌淡苔白、脉沉迟等。

（6）痰毒：咳嗽痰多、肥胖、瘰疬痰核、瘿瘤、囊肿、瘢痕、舌苔白腻、脉滑等。

（7）血毒：高热不退、神昏抽搐、血常规检查结果异常、脓毒血症、白血病、舌绛红、脉象洪大等。

（8）尿毒：肾功能衰竭而致的浮肿、尿少、癃闭、腹水等。

（9）脏毒：各脏腑因毒邪聚积而引起的各种临床表现。

（10）糖毒：糖类乃碳水化合物，是人体必需的热量与营养物质。人体因糖类的代谢功能障碍，引起血糖升高而成为一种致病毒邪，称为糖毒，常引起糖尿病与糖尿病并发症等。临床表现：口干、多饮、多尿、消谷善饥、消瘦乏力等；糖尿病并发症导致的视物不清、手足麻木、四肢无力、足部生疮溃烂而久不愈合等。

（11）宫毒：女性的生理结构是以子宫为中心，附属卵巢、输卵管等附件，并与外界相通，易受病邪与毒邪的侵入；又因生理功能的不同，如月经、孕育、生产等，易损伤气血而致免疫力下降，病邪乘虚而入，如停留宫腔不除而瘀积为宫毒。如宫毒不除，常可导致多种妇科疾病的发生，如宫颈糜烂、子宫内膜炎、子宫肌瘤、卵巢囊肿、输卵管阻塞、慢性盆腔炎等，症见少腹坠痛、带下、月经不调、痛经、不孕、尿频、尿急、尿痛等。

（12）癌毒：癌症的发病因毒邪而致，癌症发病后也会产生毒素，从而引起各种临床症状，如肿块、疼痛、发热、乏力、消瘦等。

（13）烟毒：烟毒一是指烟中含有的尼古丁等有毒物质，长期吸烟的人身体中必有烟毒，久之可致咳喘、肺气肿、肺源性心脏病、肺癌、糖尿病、末梢神经与血管疾病。

（14）虫毒：如蛇虫咬伤引起的局部肿痛等。

（六）排毒的途径与通路

1. 脏腑排毒

毒邪在肺者，宜宣降之。因肺主宣发、肃降，又主皮毛，通调水道，下输膀胱，与大肠相表里。通过宣肺使毒邪散发于外，通过肃降而使毒邪下降膀胱与大肠而排出体外。毒邪在心者，宜清泻之。因心火易亢，应及时清泻；心与小肠相表里，通过清泻小肠，使毒邪排出体外。毒邪在肝者，宜疏利之。因肝为人体最大的解毒器官，肝主疏泄，疏肝才能使毒邪得以疏泄与代谢；又肝与胆相表里，胆汁排泄，可使毒邪外出。毒邪在脾者，宜运降之。因脾主运化，运化正常而毒邪才能运行而化；又脾与胃相表里，胃气以下降为顺，胃气下降则毒邪才能排出体外。毒邪在肾者，宜通降之。因肾主气化，升清降浊，肾气盛才能使清气上升而浊气下降；又肾主水液，与膀胱相表里，毒邪可随水液排出体外。

排毒的通路：选择与外界相通的排毒通路，才能因势利导，事半功倍，将毒邪直接排出体外，取得更好的排毒效果。

2. 发汗排毒

病邪在表，可汗而发之，适应于毒邪在表的病证，可应用具有发汗作用的中药内服，或选取有发汗排毒的腧穴，进行刺络、拔罐、刮痧等。

3. 通窍排毒

选择头面、五官与外界相通的部位与窍道排毒，如头面、眼、鼻、耳、口、咽喉等。可应用中药，或选取病变部位的腧穴，用刺络、拔罐、刮痧等方法。本法适应于头面五官的病证。

4. 通便排毒

正常的排便规律为 1~2 天 1 次。人们通过排便，可将体内代谢后的糟粕与毒素排出体外，如果肠腑不通，则排便不畅或大便秘结，就会产生毒邪而致的病证。故大小肠是人体代谢与排毒的重要通道。可应用各种排毒的方法，通过排便进行排毒以治疗毒邪而致病证。

5. 利尿排毒

排尿是人体的又一重要代谢功能，它通过肾与膀胱将代谢后的水液与产物，通过尿液排出体外。如排尿功能失调或排尿不畅，水液与毒邪就会在体内蓄积，从而危害人体健康，导致肾炎、尿毒症等。各种利尿排毒的方法，可以治疗尿毒而致的各种病证。

6. 经络排毒

人体以五脏六腑为中心，通过经络的联系将人组成一个整体，经络遍布周身，无处不到，故人体有病，都可以通过调整经络而得到治疗。排毒排瘀疗法也是以腧穴作为重点，以经络为通路，应用排毒排瘀的方法，适应于各种病证与各个部位的毒邪，达到排毒以治疗疾病之目的。

7. 泄热排毒

体内火热过盛，日久便成热毒，甚则为火毒，此时当清热排毒。其方法首选刺络，取热毒炽盛部位的腧穴及具有清热泻火作用的腧穴，如大椎、解毒穴、曲池、委中、十宣等，进行刺络清热解毒；也可服用清热解毒的中药组成方剂，如黄连解毒汤、清瘟败毒饮等，清热解毒与排毒；亦可配针刺、拔罐、刮痧等法治之。

8. 祛寒排毒

体内寒邪聚积，日久成为寒毒，治疗方法首选刺络，取病变部位的腧穴与具有温阳散寒作用的腧穴，如关元、命门、阳池、阳谷、阳溪等；也可服用具有温阳散寒作用的中药组成的方剂，如附子理中汤、四逆散等；艾灸具有很好的温阳散寒排毒作用，可选病变部位的腧穴与具有温阳散寒作用的腧穴而灸之；亦可配拔罐等法。

9. 化痰排毒

痰湿在体聚积日久，可成为痰毒而致多种病证，治法首选刺络，取病变部位的腧穴与具有化痰作用的腧穴，如肺俞、脾俞、丰隆等；也可服用由具有健脾、清肺、化痰作用的中药组成的方剂，如二陈汤、温胆汤、礞石化痰丸；亦可配合针灸等法以治之。

10. 清血排毒

毒邪在血中停滞，可变为血毒，如热毒而致败血症等病；痰湿在血中聚积，可成为高脂血症等病。此时应清血排毒，治法首选刺络，取具有清血与活血作用的腧穴，如心俞、膈俞、血海、曲池等；再针对病因的不同，取相应的腧穴，如丰隆、三阴交等，以治病求本；也可服用具有清营凉血与活血化瘀作用的中药，配针对病因的中药组成的方剂或成药，如清营汤配温胆汤、清血十八味胶囊等；亦可配针灸、刮痧等法以治之。

11. 清宫排毒

子宫是女性独有的器官，毒邪易于在此积聚，又其与外相通，毒邪易于侵入，从而引起多种妇科病证。此类病证应清宫排毒，治疗首选刺络，取子宫、卵巢、曲骨、会阴、八髎穴、阴陵泉、三阴交、太冲；根据辨证的不同，也可服用相关中药组成的方剂，如清宫汤、艾附暖宫丸、逍遥丸配四妙散、生化汤等；亦可配针灸、拔罐、刮痧等治之。

12. 降糖排毒

糖类乃人体需要的基本营养物质，若糖类代谢障碍致血糖过高，可成为糖毒，引起糖尿病及其并发症，此时应降糖排毒，首选刺络，取具有降糖排毒作用的腧穴，如肝俞、脾俞、肾俞、膀胱俞、三阴交、然谷、太溪、太冲等；也可服用具有降糖排毒作用的中药组成的方剂，笔者在临床中自拟降糖排毒汤（山药、葛根、天花粉、芦根、生石膏、生地黄、玄参、黄芪、黄连、大黄、丹参、淡竹叶等），有一定的效果；亦可配用针灸、推拿、刮痧等法治之。

13. 戒烟排毒

烟毒乃长期吸烟与吸入有害烟雾而成，可引起很多病证或并发症，此类人群应及时戒除或避免烟毒的吸入，并经常排毒。具体治法：一可刺络，取肺俞、脾俞、曲池、列缺、戒烟穴、内关、合谷、三阴交、太冲穴；二可服用有戒烟排毒作用的中药方剂，笔者在临床中用自拟的戒烟排毒汤（黄芪、炒白术、沙参、半夏、陈皮、茯苓、桔梗、杏仁、细辛、炒枣仁、厚朴花、三七花、大黄等），有一定疗效；三可应用针灸、推拿、拔罐、刮痧等，亦有一定的作用。

14. 驱虫排毒

体内的蛔虫、囊虫、绦虫、血吸虫等，外来毒虫咬伤，均可产生虫毒。此时应及时排除虫毒，治法首选刺络，取病变部位的腧穴或阿是穴，行刺络放血；可服用有驱虫排毒或解毒与排毒作用的中药方剂，如乌梅丸，虫毒咬伤服黄连解毒汤等；可应用或配合针灸、拔罐、外敷等法治之。

二、瘀为百病之根

（一）什么是瘀

瘀是一种病邪，是一组症候群，是以瘀堵为病理，以瘀滞为主要临床表现一种的病证。其代表的临床病证有多种，如脑梗死、脑淤血、冠心病，严重危害人体的身体健康。

（二）为什么要排瘀

致瘀的病因很多，不论外因或内因，人们随时都可能受病邪的侵袭而致瘀，经常排瘀可减少瘀堵的发生；瘀滞所致病证甚多，故百病因瘀而致。一般的瘀证随处可见，如局部肿胀、疼痛等，应及时排瘀，小瘀不排，必致大瘀；严重的瘀证可危及生命，如心、脑血管疾病等；人人需要排瘀，从瘀的发病率来看，不同年龄段的人群都可发病，特别中老年人普遍都存在瘀证，故经常排瘀，可预防或减少瘀证的发生，如有瘀证应及时排瘀，以防疾病加重，降低危害性（如脑梗死）；健康人群经常排瘀，如同定期清理体内的垃圾，有养生保健的功效。

（三）瘀的临床表现

瘀导致的病证很多。这些病证因瘀而病，故有一些共性特征，但病情不同，其临床表现也各有不同。

1. 共性表现

大多数病证病程较长（久病入络，久病必瘀），临床表现有局部肿胀、各种包块、疼痛、刺痛、面色晦暗、口唇青紫、肌肤甲错、舌紫暗、瘀斑瘀点、伸舌试验阳性（舌自然伸出，十秒钟变色）、脉象沉迟等。

2. 不同表现

（1）气郁（瘀）：如胸闷、长太息、咽喉如有梗物、嗳气、胁肋胀痛、胃脘胀痛、腹部胀痛、腹满便秘、疼痛走窜不定等。

（2）血瘀：涉及血瘀的病证非常多，各个部位的瘀证，有着不同的临床表现。

①脑梗死、脑出血，是血瘀导致的严重病证之一，急性期可有神志昏迷，死亡率高；后期大部分患者留有半身不遂、口眼㖞斜、语言不利等后遗症。

②冠心病、心肌梗死，也是血瘀导致的严重病证之一，如不及时治疗，可危及生命。本病发作时，"心痛彻背，背痛彻心"，面色青，呼吸急促；患者平素可见胸闷气短、心悸心慌、失眠易惊、面色不华、口唇青紫、舌暗、瘀斑瘀点、脉沉涩等。

③肺心病是典型的血瘀证，本病多为慢性咳嗽、哮喘，引起肺失宣降，气虚血瘀，继而累及心脏，形成心肺血瘀，症见咳喘、气促，甚则端坐呼吸、不能平卧、心悸、面色黧黑、口唇发绀、尿少、浮肿，舌有瘀斑、瘀点，脉象沉迟或细弱。

④肝脾肿大、肝硬化为肝脾血瘀，症见胁肋胀痛、胸腹肿满、青筋暴露、腹水、尿少、面色青黑，唇舌紫暗，脉象迟涩。

⑤慢性肾病与肾功能衰竭为肾虚血瘀，症见腰膝无力，或腰部与尿道刺痛、尿

少，或尿血、浮肿、面色黧黑，舌青紫，有瘀斑、瘀点，脉象沉迟细弱。

⑥神经性头痛、三叉神经痛、神经性耳聋耳鸣，病久不愈者必有瘀，乃经脉瘀阻不通所致。除以上症状外，还可见耳郭内青筋、隆起点、压痛点、舌暗，有瘀斑等。

⑦颈椎病、腰椎病，均为督脉、膀胱经瘀阻不通所致。颈椎病者，颈项强痛、僵硬，头晕，上肢麻木；腰椎者，腰痛而活动受限，压迫严重者，有下肢疼痛或麻木等。

⑧妇科瘀血证最为常见，如月经量少、色黑有血块，痛经，闭经，少腹坠痛（盆腔淤血综合征），以及输卵管堵塞、卵巢囊肿、子宫肌瘤、乳腺增生等。这些病证无不与血瘀有关。

⑨各种肿瘤、囊肿、包块、瘰疬、痰核、瘿瘤、结石等有形病灶，均与血瘀有关，临床症状虽各不相同，但均有瘀血的征象，临证时应细辨之，均是排瘀之适应证。

⑩静脉曲张与血栓闭塞性脉管炎，是最常见的血瘀证。前者症见静脉迂曲如蚯蚓状，下肢肿胀、浮肿；后者见四肢麻木、肢凉畏寒、足背动脉搏动消失，严重者肢端色紫黑或出现坏疽等。

（3）痰瘀：一指痰多、痰液黏稠而不易排出，导致瘀滞的病证，表现为咳喘痰多、呼吸不畅、胸闷、肺脓疡、肝脓肿等；二指因痰瘀而致的一些病证，如癫痫症见神昏、抽搐、牙关紧闭、喉中痰鸣、口舌青紫等；三指痰湿积聚而致的肿块、硬结、瘿瘤、痰核、囊肿等有形病证；四指因痰湿内停而致的一些病证，如肥胖、脂肪肝、高脂血症等。

（4）精瘀：是指精液瘀滞的一些病证，如前列腺病证，少腹睾丸坠痛，精子不液化，精液黏稠、有瘀块，不射精症，精索静脉曲张等。

（5）毒瘀：是因毒邪瘀滞较长而致，其既有毒邪的特点，又有瘀证的临床表现。

（四）排瘀的途径与通道

根据瘀的种类与部位的不同，可选择不同的方法与途径，因势利导，以排出各种瘀滞，而达到治疗的目的。

1. 刺络排瘀

在临床中因瘀血而致的病证非常多见，如脑梗死、脑出血、眼底血管堵塞、血管神经性头痛、神经性耳聋、甲状腺结节、颈动脉斑块、肺心病、肝硬化、子宫肌瘤、各种肿瘤、静脉曲张等，都为血瘀而致或与血瘀有关。故刺络放血而排瘀是治疗血瘀诸证的首选。根据血瘀部位的不同，可取病变部位的腧穴与具有活血化瘀作用的腧穴，行刺络排瘀。

2. 通窍排瘀

本法适用于头面五官科疾病，因头为清窍，五官七窍均在此。临床常见的如脑梗死、脑出血、头痛、癫痫、耳鸣耳聋、鼻塞、咽喉不利等都可用此法治疗。应用刺络通窍排瘀方法治疗疾病时，应根据病变部位的不同而取穴，如脑梗死、脑出血，选病变部位的顶颞前斜线、顶颞后斜线、枕后正中线、枕下旁线等，进行刺络排除瘀血，并配以血海、膈俞（血会）等活血化瘀，直达病所，功效显著；又如癫痫，多因痰瘀而致，取百会、四神聪，常配丰隆、脾俞、太冲等，以化痰排瘀；再如耳聋耳鸣，取耳前三穴（耳门、听宫、听会）、翳风、肝俞、膈俞、肾俞、外关、中渚、阳陵泉、丰隆、太溪、太冲等；亦可选择配合中药、针灸、刮痧、拔罐等法，以达排瘀之目的。

3. 脏腑排瘀

人体以脏腑为中心，脏腑瘀滞的病证最为常见，如慢性阻塞性肺疾病、肝硬化、脾肿大、肾囊肿、肾结石等，都可选用适宜的排瘀方法，不仅可以治疗脏腑疾病，还可治疗脏腑相关组织器官的疾病。五脏瘀滞不通时，可选择刺络，取其邻近的腧穴与每个脏腑在膀胱经的背俞穴，再配相关肢体腧穴。"六腑以通为用"，当六腑瘀滞不通时，亦可应用此法，以治六腑瘀滞的病变。也可根据中医辨证的结果，应用具有相应作用的中药组成的方剂治之，亦可配针灸、拔罐、刮痧等法治之。

4. 行气排瘀

中医学认为，气行则水行，气行则血行，气滞则血瘀，故气有推动水液代谢与气血运行的作用。若气郁，则会引起水停与血瘀的诸多病证，如小便不利、尿潴留、水肿、脑梗死、肺淤血、肝硬化、脾肿大、肾功能衰竭等，治疗当以行气化瘀并重。一可选用刺络，取具有行气化瘀作用的腧穴，如肝硬化腹水者，取肝俞、膈俞、脾俞、期门、天枢、水道、血海、三阴交、太冲；二可服用具有行气活血作用的中药方剂，如柴胡疏肝散加五苓散等；三可配针灸、拔罐、刮痧等法治之。

5. 化痰排瘀

因痰瘀而致的病证也很常见，如癫痫、咳嗽、痰喘、高脂血症、瘰疬、囊肿、肿块等，都属痰瘀所致，均可选用化痰排瘀法治之。一可选择刺络，取病变部位的腧穴与具有化痰排瘀作用的腧穴，如囊肿、肿块，取局部腧穴配肺俞、脾俞、血海、丰隆、三阴交等；二可内服化痰排瘀的中药方剂，笔者在临床中自拟化痰排瘀汤（半夏、陈皮、茯苓、枳实、竹茹、胆南星、制鳖甲、牡蛎、瓜蒌、浙贝母、莪术、连翘、川芎等），有很好的疗效；三可应用针灸、推拿、拔罐、刮痧配合治之。

6. 散寒排瘀

中医学认为，寒邪收引凝滞，主疼痛。很多瘀证都因寒邪而致，如寒痹、风湿、部分痛风、宫寒、血栓闭塞性脉管炎、末梢神经炎、强直性脊柱炎等。寒邪所致瘀证有瘀滞症状，同时兼有四肢逆冷、局部发凉等临床表现。瘀因寒而发，治疗当以温阳、散寒排瘀。一可刺络，取病变部位的腧穴配具有散寒作用的腧穴，如宫寒，取中极、子宫、卵巢、曲骨，配关元、命门、八髎、阴陵泉等；二可内服具有散寒排瘀作用的中药方剂，如少府逐瘀汤合艾附暖宫丸；三可应用针刺、艾灸、推拿、拔罐等配合治之。如刺络后再艾灸，其效更佳。

7. 利湿排瘀

中医学认为，湿性黏腻，容易湿停为瘀，可导致湿瘀病证，表现为湿痹、身体困重、脘痞闷胀、不思饮食、疲劳无力、小便不利、肢体浮肿、大便溏稀、舌苔白腻、脉滑濡等。治宜利湿排瘀，湿不去则瘀难除。一可选用刺络，取具有利湿与排瘀作用的腧穴，如脾俞、肾俞、膀胱俞、血海、阴陵泉、三阴交、水道等，以利湿排瘀；二可服用具有利于排瘀作用的中药组成的方剂，吾常用四君子汤合四物汤配四妙散治之；三可应用针灸、推拿、拔罐、刮痧等法。

8. 活精排瘀

精指男性之精，为肾所藏，但精也是活动的，由睾丸生成，通过精囊与输精管运行而排泄，若精瘀，也会引起一些病证，如精子不液化、死精症、弱精症、睾丸炎、精囊炎、输精管堵塞、慢性前列腺炎、男性不育症等。此类病证乃精瘀所致，治疗当以活精化瘀为法。一可应用刺络，取脾俞、肝俞、肾俞、八髎穴、夹阴、重阴、血海、太冲等；二可内服具有活精化瘀作用的中药组成的方剂，笔者自拟活精汤（柴胡、郁金、延胡索、川楝子、川芎、丹参、水蛭、王不留行、路路通、牛膝、雄蚕蛾、菟丝子等）治之，每每获效；三可用针灸、拔罐、刮痧等配合治之。

9. 通便排瘀

此便指二便（大小便），若大小肠与膀胱功能失调，可导致便秘与小便不利等病证。久病必瘀，病久入络，必生瘀阻，治当通便排瘀，因势利导。治法首选刺络，便秘者取脾俞、大肠俞、小肠俞、支沟、血海、上巨虚、下巨虚、三阴交等，小便不利者，刺络取肾俞、膀胱俞、水道、三阴交等；可口服具有通便排瘀作用的中药组成的方剂，便秘轻者麻仁滋脾丸合四物汤，重者小承气汤合四物汤，小便不利中药内服用八正散加当归、川芎、王不留行、路路通等，或五苓散加当归、川芎、王不留行、路路通等；三可配合针灸等法治之。

10. 经络排瘀

《灵枢·经脉》曰："经脉者，所以能决死生，处百病，调虚实，不可不通。"经络是人体气血运行的通道，联络人体各个组织器官，对人体有重要的调节作用，若经络失调或不通，就会产生诸多病证，以不通与瘀阻为主要表现，经络又是排瘀的重要通道，故治疗当首选刺络，取心俞、肝俞、膈俞、曲池、委中、三阳络、合谷、太冲等；可内服具有通络排瘀作用的中药组成的方剂，笔者常用自拟的通络排瘀汤（黄芪、当归、川芎、王不留行、路路通、丝瓜络、络石藤等）；还可应用针刺、艾灸、推拿、拔罐、刮痧疗法，也会取效。

（何天有）

第十一章　在中医学理论指导下进行辨证排毒、辨证排瘀

中医的疗法都应以中医学理论为指导，排毒排瘀也不例外，否则就不能称为中医排毒排瘀。故学习本法要先懂得中医的基本知识，才能更好地应用本法，如阴阳、五行、脏腑、经络、气血津液、辨证论治等。

一、阴阳

阴阳者，天地之道也。人体也是如此，阴阳平衡，才能维持人体的健康；阴阳失调，就会产生疾病。就毒邪而言，也是阴阳失调的结果。阳胜则热，而生热毒；阴胜则寒，则生寒毒；其他毒邪，无不与阴阳失调有关。故想排出毒邪，治疗毒邪而致的病证，应调整阴阳。就瘀证而言，也与阴阳有关。阴阳失调，则气血逆乱，就会产生气郁与血瘀；阳胜生热，则生热瘀；阴胜生寒，则生寒瘀，寒则血凝而瘀。故排毒排瘀，治疗毒、瘀而致的疾病，应以阴阳为指导，以阴阳为纲，以调整阴阳为法。

二、五行

应掌握五行相生与相克、制化与胜复、相乘与相侮、母子相及的基本知识，用以说明毒与瘀的病理机制，指导其临床应用。掌握五行理论，一可构建天人一体的整体观，正确理解毒与瘀的整体与局部关系；二可认识五行与脏腑之间的关系，以说明毒和瘀与其之间的密切联系及相互影响；三可应用母子相及的理论，确立虚则补其母、实则泻其子的治疗方法，并在排毒排瘀疗法中应用；四可根据药物的色、味、归经，按照五行归属以指导脏腑用药，以更好地发挥中药在排毒排瘀中的作用；五可按照五行生、克、乘、侮的规律，确定毒与瘀的治疗原则，有效控其传变，指导刺络、针灸、拔罐、刮痧在排毒排瘀中的应用。

三、脏腑

人体以五脏六腑为中心，通过经络将人体各组织器官、四肢百骸、皮毛筋肉，有机地联系在一起，成为一个有机整体，维持人体正常的生理功能。如脏腑功能失调，就会产生疾病。而引起脏腑功能失调的病因有很多，毒邪与瘀滞就是导致脏腑疾病的重要病因病机。如果毒邪内侵脏腑，不仅可致常见病与多发病，而且还会引起严重病证，如五脏之肺炎、肺脓肿、心包炎、心肌炎、心衰、肝炎、肝脓肿、肝硬化、脾肿大、肾炎、肾功能衰竭等，六腑之胃炎、胆结石、黄疸、肠炎、肠梗阻、膀胱炎、尿毒症等。如果毒邪郁久，则可积毒成瘀，或因体内疾病而产生病理产物，如痰湿、气滞、血瘀等，均可致脏腑瘀堵。其轻者致病，数不胜数；重者如脑梗死、脑出血等，致死率甚高。故要充分认识毒、瘀对人体健康的危害，重视排毒、排瘀疗法的重要性，要以中医的脏腑理论为指导，才能正确应用排毒排瘀疗法，提高其水平。

四、气血津液

气血津液是人体的精微物质，对人体的功能起推动与滋养作用。气血运行不息，从而维持了人体正常的生理功能。如果气血不足，则生理功能虚弱，体内代谢功能不足，人体的病理产物与毒邪就会堆积而致病；如气血运行不畅，就会气滞、血瘀，产生瘀滞的病变；津液亏虚，则脏腑与组织器官濡润不足；津液运行不利而内停，则会成为病邪，日久瘀滞为病。所以排毒排瘀疗法，也应以气血津液的理论为指导，正确认识气血津液在毒、瘀致病中的病因病机，才能更好地应用本疗法。

五、经络

经络者，内属于脏腑，外络于肢节。它将人体的五脏六腑、四肢百骸、五官九窍、皮肉筋骨等组织器官有机地联系在一起，使机体内外上下保持着协调统一，完成正常的生理功能活动。经络又是人体气血运行的通路，具有运行气血、濡养周身、抗御外邪、保卫机体的作用。

如果经络功能失调，不能抵御外邪，毒邪就会侵入人体而致病，还会引起脏腑等功能失调，毒邪内生而致病。如经络不通，气血运行不畅，就会产生各种瘀滞的病变，脏腑等失养而致功能失调，故各种疾病的产生都与经络密切相关。中医学认识疾病与治疗疾病，都离不开经络，排毒排瘀疗法也是如此，故应用本疗法应以经络理论为指导，通过经络而排毒，以疏通经络为法而排瘀，以达治疗疾病之目的。

六、辨证论治

辨证论治是中医学的精华与特色，排毒排瘀疗法也应在辨证论治的指导下进行。所谓辨证，就是通过望、闻、问、切所获得的临床资料，辨别疾病的性质，如虚、实、寒、热等。其具体包括八纲辨证、脏腑辨证、卫气营血辨证、六经辨证等。所谓论治，就是根据辨证的结果，确立治则与治法，如实则泻之、虚则补之、寒则热之、热则寒之、扶正祛邪等治则；又如汗、吐、下、和、温、清、消、补等治法；再如针灸学有实则泻之，虚则补之，不盛不虚者，以经取之，即针灸的泻法、补法、平补平泻手法。因此，只有遵循辨证论治的法则，才能实现中医理、法、方、药的一线贯通。中医的排毒排瘀疗法也是如此，应把辨证论治贯穿治疗始终。

辨证论治是中医的精华与特点，也是理、法、方、药在临床中的具体应用，是一切中医疗法必须遵循的原则，排毒排瘀疗法也是如此。现在排毒排瘀疗法在社会上应用很广，但有些疗效不高，为什么呢？究其原因，主要是没有进行辨证论治，只有在辨证论治的指导下，做到辨证排毒与辨证排瘀，才能使本项技术得到更好的推广应用。

（一）辨证排毒

毒邪有风、寒、湿、热、痰之不同，临证时必须辨证清楚，才能按中医的治则"寒则热之，热则寒之，虚则补之，实则泻之"。只有辨证清楚了，才能正确应用不同的排毒方法，针对不同的病证而达排毒效果。

（二）辨证排瘀

瘀证的种类有很多，病因病机也不尽相同，故排瘀时也要辨证论治，才能提高排瘀的临床疗效。如气郁者，应行气排瘀；气滞血瘀者，应行气活血；气虚血瘀者，应益气化瘀；血瘀者，因瘀滞的部位不同，排瘀时应根据不同的证型与病因病机，应用不同的排瘀方法，分类治之；痰瘀者，应先查清生痰之源，以治其本，再根据各痰瘀的特点而化痰排瘀；精瘀者，是指男性精液与排精通道瘀滞的病证，多与肝郁、湿热、经脉瘀阻有关，故辨证排瘀非常重要；毒瘀者，毒瘀并存，但病有前后；先毒邪致病而后瘀者，或毒重而瘀轻者，先排毒而后排瘀；若先瘀滞而生毒邪者，或瘀重而毒轻者，应先排瘀而后排毒；如毒、瘀症均明显者，应排毒排瘀同时并重。

（何天有）

第十二章 淋巴排毒在排毒排瘀疗法中的应用

一、淋巴系统的组成与作用

淋巴系统由淋巴管、淋巴器官和淋巴组织组成，淋巴结的淋巴窦与淋巴管内含有淋巴液。淋巴系统的主要功能是产生淋巴细胞、滤过淋巴和参与免疫反应等。

二、淋巴是排毒排瘀的通道

淋巴参与了体内的新陈代谢，是淋巴液循环的通路，也是一个排毒排瘀的重要通道。若邪毒侵犯淋巴系统，就会造成淋巴疾病，如淋巴结炎、淋巴管炎、淋巴水肿等；若毒邪瘀滞，就会导致淋巴结肿大、淋巴肿瘤等。故毒与瘀是造成淋巴疾病的病因病机，应用排毒排瘀疗法，具有良好的疗效。

三、排毒排瘀疗法在淋巴系统疾病中的应用

（一）淋巴结炎

淋巴结炎是淋巴结所属引流区域的急、慢性炎症累及淋巴结引起的非特异性炎症，常见有头部的下颌淋巴结炎、颏下淋巴结炎，颈部的颈外淋巴结炎、锁骨上淋巴结炎，胸部的肺淋巴结炎、气管支气管淋巴结炎，上肢的腋淋巴结炎，下肢的腹股沟淋巴结炎，腹部的腰淋巴结炎、腹腔淋巴结炎、肠系膜淋巴结炎，盆部的髂内淋巴结炎、髂外淋巴结炎、髂总淋巴结炎等。

1. 急性淋巴结炎

本病有红、肿、热、痛等急性炎症特点，起病急，常伴发热，肿大的淋巴结柔软，有压痛，无粘连等。本症的治疗，以清热排毒为主。刺络排毒时，取具有清热排毒作用的腧穴，如大椎、解毒穴、肝俞、心俞、曲池、委中、阴陵泉、合谷、太冲、井穴；中药排毒时，可用黄连解毒汤加味，多加生石膏、知母、金银花、板蓝

根、蒲公英、紫花地丁、赤芍等；拔罐排毒时，多选刺络排毒中所取腧穴，在背部的督脉与膀胱经闪罐或走罐；刺络后拔罐，效果更好。刮痧排毒时，多选刺络排毒中所取腧穴，背部膀胱经、肾经是重点刮痧部位。同时根据淋巴结炎的部位与所属的经络，配合局部取穴、邻近取穴、循经取穴，在刺络、拔罐、刮痧时应用。

2. 慢性淋巴结炎

本病病程长，症状轻，淋巴结较硬，压痛不明显，可活动。关于本病的治疗，以排瘀为主，辅以排毒。刺络排毒时，取具有祛瘀解毒作用的腧穴，如耳尖、耳垂、大椎、膈俞、血海、三阳络、三阴交、中冲、太冲等；中药排毒时，笔者常用自拟的化瘀排毒汤（当归、赤芍、川芎、桃仁、红花、王不留行、路路通、忍冬藤、板蓝根、半枝莲、连翘、夏枯草等）。拔罐、刮痧的排毒与排瘀方法，参照"急性淋巴结炎"。

（二）淋巴管炎

本病是致病原（包括微生物、寄生虫）经皮肤、黏膜裂伤、手术切口及感染病灶等，经淋巴间隙进入淋巴管所致。

1. 急性淋巴管炎

急性淋巴管炎表现为病变部位或邻近出现一条或多条红线，局部红肿或硬肿，并有压痛，或伴有发热、恶寒、乏力等全身临床表现。排毒排瘀时，可参考"急性淋巴结炎"的治疗方法，并根据淋巴管与经络的走行，取相关腧穴进行施治。

2. 慢性淋巴管炎

慢性淋巴管炎多由急性淋巴管炎反复发作而引起，临床表现为皮肤、皮下组织或筋膜增厚，成为永久性肥厚样、纤维样变。排毒排瘀时，可参考"慢性淋巴结炎"的治疗方法，并根据本病的特点，配具有活血化瘀与软坚散结作用的腧穴与中药施治。

（三）淋巴水肿

本病是淋巴回流受阻引起的病证，临床表现为水肿、肢体增粗、皮肤增厚与粗糙，或坚韧如象皮，亦称"象皮肿"。治疗时以利水消肿、排毒化瘀为主。刺络、拔罐时，取肺俞、脾俞、膀胱俞、水道、阴陵泉、三阴交、丰隆、血海、合谷、太冲等；用中药者，常用五苓散合四物汤治之；刮痧者，除取上述腧穴外，还可刮拭背部的膀胱经、肾经。

（四）淋巴瘤

本病是淋巴系统的恶性肿瘤，好发于淋巴结，又根据淋巴分布的特点，既有局部症状，又有全身症状。本病主要表现为无痛性淋巴结肿大、肝脾肿大，全身组织受累，伴有发热、盗汗、消瘦、瘙痒等全身症状。治疗方法可参考本书癌毒与瘀毒及有关癌症的相关章节，正确应用排毒排瘀疗法。艾灸有很好的抗癌作用，刮痧亦有较好的排毒疗效，均可选用或配合应用。癌症的一大特点是正虚邪实，在应用各种疗法时，应重视扶正祛邪，才能达到治病求本与标本兼治之目的。

（何天有）

第十三章 关于排毒排瘀疗法中的 血液、罐印、痧痕的辨识

对刺络放血后排出的血液、拔罐后的罐印、刮痧后的痧痕进行辨识，有助于反映病情，协助诊断，判断预后。

一、对刺络放血后排出的血液，从血色、血质、出血量等几个方面进行辨识

血色乌黑者，多为瘀血内停日久，瘀血阻络。

血色淡者，多为初病、新病。

血色清淡而不易凝结者，多为血虚、贫血等。

血色紫红者，多为热证、血热，或热入营血，或新伤疼痛。

血色乌红而质稠者，多为血瘀、气滞血瘀、高脂血症等。

血色青紫者，多为寒证、寒湿夹杂，或主阳虚。

血色红中带黄者，多为湿热、黄疸等。

血中带有水泡者，多为湿重、湿痹、水肿等。

血中带有泡沫样物质者，多为风邪、风痹。

血中带有洗肉水样物质者，多为血瘀、体内有瘀血性或出血性损伤。

血中夹水者，多为水湿内停、风湿病、水肿等。

血中夹有黏液或果冻样物质者，多为湿毒，或痰毒瘀滞日久。

血中夹有脓液者，多为血败肉腐而化脓的病证。

出血缓慢、量少、质清者，多为初病、轻病，或气虚亏虚。

出血快、量多、质稠者，多为久病、重病，说明邪气较盛，正气不虚。

二、对拔罐后的罐印与肌肤情况进行辨识

罐印平、皮肤微红者，主健康，为平和体质。

罐印平、皮肤鲜红者，主热证、热毒、血热等。

罐印微凸，肤色青紫者，主血瘀、瘀血阻络日久等。

罐印较凸，肤色紫黑者，主寒湿、寒毒、体内蓄血等。

罐印较凸，肌肤有硬结者，主瘀滞阻络、筋结不通等。

罐印凸起，皮肤起水疱者，主湿重、水湿内停、水肿等。

罐印凸起、皮肤出疹或瘙痒者，主风邪、风毒等。

三、对痧痕的形态与皮肤的颜色进行辨识

痧痕鲜红，呈点状，多为表证。其病程短、病情轻、预后良好。

痧痕暗红，呈片状或瘀块，多为里证。其病程长、病情重、预后差。

出痧快，痧痕红，多为热证。

出痧慢，痧痕紫暗，多为寒证。

痧痕呈花点，或青斑块，触之略有阻碍或隆凸感，多为血瘀阻络等。

随着刮痧治疗次数的增加，痧痕由暗变红，由斑块变成散点，说明病情正在好转，治疗有效。

（何天有）

第十四章　特色刺络排毒排瘀疗法

一、常规排毒排瘀疗法

1. 取穴

耳尖、耳垂、大椎、中冲。

2. 方法

对以上腧穴依次进行刺络放血。

3. 适应证

此为各种病证的排毒排瘀的基本方。各种病证在此基础上，再辨证配穴。如痤疮，在以上述基本方刺络后，配太阳、肝俞、解毒穴、曲池、委中、太冲，行刺络放血。

4. 作用

耳尖可治上半身病证；耳垂可治下半身病证；大椎为人体气血运行之通道，是排毒排瘀之要穴；中冲为心包经之井穴，毒瘀可由井穴排出。故四穴作为排毒排瘀的基本方，适用于各种病证，再根据具体情况而辨证配穴，有相辅相成之功。

二、俞募配穴排毒排瘀法

1. 取穴

肺俞—中府、肝俞—期门、脾俞—章门、肾俞—京门、心俞—巨阙；胆俞—日月、心包—膻中、胃俞—中脘、三焦俞—石门、大肠俞—天枢、小肠俞—关元、膀胱俞—中极。

2. 方法

病在脏者，先刺募穴，后刺背俞穴；病在腑者，先刺背俞穴，后刺募穴。因五脏为阴，六腑为阳，募穴主五脏之疾，背俞穴主六腑之病。在俞募配穴刺络后，再根据情况辨证配穴刺血。

3. 适应证

五脏六腑病证，或五脏六腑相关组织器官与经脉的病证。

4. 作用

（1）五脏六腑之背俞穴，均在背部膀胱经，五脏六腑通过背俞穴与膀胱经相连接；刺络其穴可排除水湿等病邪，将脏腑中积聚的病邪与瘀毒排出，背俞穴不单能补，还能泻，扶正祛邪，共奏其效；五脏六腑之募穴，均在胸腹部，与背俞穴相应，同时刺络，调节脏腑功能，排毒排瘀，双效合一。

（2）背俞穴在背部，属阳经，募穴在胸腹，属阴经，阴阳相应，可从阴引阳，从阳引阴，使阴阳恢复平衡。

（3）俞募配穴刺络后，再根据情况辨证配穴刺络，整体与局部相结合，可提高疗效。

三、原络配穴排毒排瘀法

1. 取穴

（1）原穴：太渊、偏历、冲阳、公孙、神门、支正、京骨、大钟、大陵、外关、丘墟、蠡沟。

（2）络穴：列缺、合谷、丰隆、太白、通里、腕谷、飞扬、太溪、内关、阳池、光明、太冲。

2. 方法

正虚邪实者，先刺原穴，后刺络穴；邪实正虚者，先刺络穴，后刺原穴。

3. 适应证

主要用于正虚邪实，邪实正虚，或虚实夹杂之病证。

4. 作用

（1）原穴有扶正作用，络穴有祛邪作用，二穴同时刺络可扶正祛邪，以治疗正虚邪实或虚实夹杂之证。

（2）在原络配穴刺络后，再根据情况辨证刺络，有局部与整体治疗作用。

四、相对穴排毒排瘀法

1. 取穴

（1）四肢躯干部相对穴：大陵对阳池，少府对中渚，鱼际对合谷，通里对养老，内关对外关，间使对支沟，郄门对三阳络，曲池对少海，肩髃对极泉，血海对梁丘，曲泉对膝阳关，阳陵泉对阴陵泉，丰隆对漏谷，地机对足三里，筑宾对阳交，蠡沟对光明，复溜对跗阳，悬钟对三阴交，昆仑对太溪，申脉对照海，然谷对金门，公孙对京骨，陷谷对涌泉。

（2）头颈部相对穴：水沟对风府，哑门对廉泉，天突对大椎。

（3）胸腹背部相对穴：膺窗对膏肓，膻中对神道，鸠尾对至阳，上脘对筋缩，中脘对中枢，神阙对命门，关元对腰阳关。

2. 方法

（1）单独刺络：阴病取阴经腧穴刺络，阳病取阳经腧穴刺络。

（2）循经刺络：阴病取阳经腧穴刺络，阳病取阴经腧穴刺络。

（3）相对刺络：同时取阴经与阳经刺络，如大陵、阳池同时刺络等。

（4）病先起于阳经者，先刺其阳经，后刺其阴经；病先起于阴经者，先刺其阴经，后刺其阳经。

3. 适应证

脏腑功能失调的病证，阴阳平衡失调的病证，腧穴分布部位的病证。

4. 作用

（1）沟通表里：上肢与下肢的大部分相对穴属表里相对，如内关、外关分别属手厥阴心包经与手少阳三焦经，心包经与三焦经相表里；血海、梁丘分别属足太阴脾经与足阳明胃经，脾经与胃经相表里；太溪、昆仑分别属足少阴肾经与足太阳膀胱经，肾经与膀胱经相表里。刺络可沟通表里两经，排出瘀毒，起表里同治作用。

（2）协调阴阳：相对穴，一穴位于阴经，一穴位于阳经，在相对穴上刺络，能同时激发阴经与阳经经气，使阴阳相接，恢复阴阳平衡，排除在阴经与阳经的毒与瘀，具有调和阴阳的作用。

（3）从阴引阳，从阳引阴：因人体的气血内外上下相交贯通，刺络能够调节相对一方经脉的虚实，排出毒瘀之病邪；因相对穴一穴位于阴经，另一穴位于阳经，刺络可"从阴引阳，从阳引阴"，使病邪毒瘀从阴阳两经引出，因势利导，起到双向调节与治疗的作用。

五、围刺排毒排瘀法

1. 取穴

取病灶部位周围的阿是穴与腧穴，病灶顶部的阿是穴。

2. 方法

用刺血针从病灶四周边缘向病变部位斜向刺络，然后对病灶顶部直刺，并在病变部用抽气罐拔罐，拔出黏液与瘀血，起罐后局部消毒即可。亦可取相关腧穴刺络拔罐，以增强疗效。

3. 适应证

囊肿、结节、肿块、疖肿、良性纤维瘤等。

4. 作用

（1）围刺法可"围而剿之"，通经活络，活血化瘀，消肿散结，排出病邪。

（2）局部围刺后，可根据辨证配穴刺络，局部与整体相结合，以图根治。

六、大接经排毒排瘀法

《灵枢·终始》云："凡刺之道，毕于终始，明知终始，五脏为纪，阴阳定矣。"

1. 取穴

十二井穴：少商（肺经）、商阳（大肠经）、厉兑（胃经）、隐白（脾经）、少冲（心经）、少泽（小肠经）、至阴（膀胱经）、涌泉（肾经）、中冲（心包经）、关冲（三焦经）、足窍阴（胆经）、大敦（肝经）。

2. 方法

按照十二经输注顺序，点刺放血，每穴出血3~5滴。阴证自少商始至大敦止；阳证自至阴始至少泽止，依次刺络放血。

3. 适应证

十二经脉气血不通，筋骨不荣，而致中风、偏瘫、痿软不用，以及其阴证与阳证。

4. 作用

十二井穴刺络放血，可沟通十二经脉气血，使十二经脉气血阴阳相交，正常运行。阴证刺络可温阳散寒，阳证刺络可泄热通络。

第十五章　排毒排瘀疗法在临床中的应用

一、毒、瘀病证分类

（1）根据毒、瘀的临床表现，以毒为主的采用排毒疗法，以瘀为主的采用排瘀疗法，毒、瘀并见者，按发病的先后与病情轻重选择治疗方式。

（2）按病变的部位进行分类，如头、面、颈、项、肩、四肢等。

（3）按疾病的科别进行分类，如内科、外科、妇科、儿科、骨伤科、五官科等。

这样对毒、瘀病证进行分类后，便于学习、便于临床、便于总结与提高。

二、排毒排瘀疗法，应在中医学理论指导下进行

中医的疗法都应以中医学理论为指导，排毒排瘀疗法也不例外，否则就不能称为中医排毒排瘀。故学习本法要先懂得中医学的基本知识，才能更好地应用本法，如阴阳、五行、脏腑、经络、气血津液、辨证论治等。相关内容见第十一章。

三、对中医排毒排瘀疗法的正确理解

对于中医排毒排瘀疗法，现在临床流行的主要方法为刺络放血，殊不知这只是一个方面，是不全面的，中医的排毒排瘀疗法还应包括中药、针刺、艾灸、拔罐、刮痧、推拿等，它们都有很好的排毒排瘀效果。对于刺络放血，普通大众一听说"放血"，就有顾虑与惧怕，甚至不愿接受本法，实际上它排出的大部分为瘀血，其中还有黏液等病邪。其实，把刺络放血改为刺络排毒排瘀更为恰当，但它也不能代表排毒与排瘀的全部，故本书书名用"排毒排瘀疗法"，意在全面论述刺络、中药、针刺、艾灸、拔罐、刮痧等在排毒排瘀中的应用，较全面提高本法的技术水平，提高临床疗效。

四、关于刺络排毒排瘀

刺络排毒排瘀就是应用刺络的工具在病变部位、腧穴或在相关配穴处刺血，排出瘀血与病邪，以达治疗之目的。在操作时要注意以下几点要素。

（1）在中医辨证的指导下，根据不同的病证取穴，组成有效的排毒排瘀处方。其辨证是关键，配穴是基础，即有何证取何穴。如毒邪致病者，取解毒穴与有排毒作用的大椎、曲池、委中、肩井等；毒在脏腑者，配各相关脏腑的背俞穴（毒在肺者取肺俞，毒在大肠者取大肠俞，以此类推）；毒在经络者，依经取之（如毒在手太阴肺经者，取手太阴肺经之穴）；再根据毒邪种类不同而配穴，如风毒者配风穴（风池、翳风、风门、风府、风市等），痰毒者配化痰穴（如丰隆等），血毒者配活血化瘀穴（如膈俞、血海等），湿毒者配利湿穴（如阴陵泉等），凡此种种，以此为法；又根据排毒的途径与通道，配通利的腧穴如水道、血海，人体末端的十宣穴，因势利导，有利于毒邪的排出。瘀邪致病者，首选活血化瘀的腧穴，如膈俞、血海等；瘀在脏腑者，配各脏腑的俞穴；瘀在经络者，依经配穴；又根据瘀证的种类不同，配相应的腧穴。这样才能针对病情，利用有效的排毒排瘀处方，提高临床疗效。

（2）组成处方后，可选择适宜的刺络工具进行刺络，掌握好出血量，并做好善后调理。

五、关于中药排毒排瘀

首先要掌握常用排毒排瘀的中药，并根据四气五味与归经的理论，按照君、臣、佐、使的配方原则，进行配方。要根据中医辨证论治与整体观的特点，辨证立法，以法处方，因方用药，使理、法、方、药，一线贯通，才能组成有效的排毒排瘀方剂，以达其效果。

（一）常用的排毒中药

具有排毒作用的中药有很多，现根据不同的排毒方法，分类论述。

解表排毒药：中医学有"其在表者，汗而发之"的理论，即通过透表发散的作用而排毒，又肺主皮毛，与大肠相表里，所以皮毛、膀胱也是重要的排毒途径与通道。故本类药多归肺经，常用的有紫苏、荆芥、柴胡、麻黄等。

祛风排毒药：具有祛风排毒的作用，常用于风毒之病，常用的有防风、追地风、海风藤、青风藤、羌活、徐长卿、豨莶草等。

祛寒排毒药：具有温阳散寒的作用，可用于寒毒证，常用的有生姜、干姜、附子、肉桂等。

清暑排毒药：具有清暑排毒的作用，可用于暑毒之证，常用的有薄荷、藿香、佩兰、荷叶、西瓜皮等。

利湿排毒药：具有利湿排毒作用，可用于湿毒之证，常用的有苍术、茯苓、薏苡仁、萆薢等。

泄热排毒药：有泄热、泻火排毒的作用，可用于热毒、火毒之证，常用的有生石膏、知母、黄连、黄芩、黄柏、栀子、地骨皮、天花粉等。

凉血排毒药：具有凉血化瘀排毒作用，可用血热、血毒之证，常用的有生地黄、牡丹皮、赤芍、水牛角、白茅根、大蓟、小蓟、地榆等。

化痰排毒药：具有化痰散结、排毒的作用，可用于痰毒而致的病证，常用的有半夏、陈皮、瓜蒌、贝母、杏仁、胆南星等。

行气排毒药：具有行气排毒的作用，可用于气郁、气滞而致的毒瘀诸证，常用的有木香、檀香、沉香、香附、枳壳、枳实、佛手等。

化瘀排毒药：具有活血化瘀排毒作用，可用于各种瘀血、瘀毒诸证，常用的有丹参、当归、川芎、桃仁、红花、水蛭、三七等。

通络排毒药：具有通经活络的作用，可用于经络不通而致的诸证，常用的有络石藤、丝瓜络、王不留行、路路通、乳香、没药、冰片等。

降糖排毒药：具有降糖排毒的作用，可用于糖尿病与糖尿病并发症，常用的有葛根、山药、天花粉、芦根、玉竹、车前草、通草等。

泻下排毒药：有泻下排毒的作用，可用于热结、热毒、便秘等证，常用的有大黄、芒硝、番泻叶、郁李仁、火麻仁等。

利尿排毒药：有利尿排毒的作用，可用于小便不利与瘀滞不通引起的诸证，常用的有车前子、木通、瞿麦、猪苓、泽泻、玉米须、淡竹叶等。

逐水排毒药：有逐水排毒的作用，可用于水液瘀结、小便不通、水肿等证，常用的有大戟、甘遂、芫花、巴豆、牵牛子等。

驱虫排毒药：有驱虫排毒的作用，可用于虫毒引起的诸证，常用的有槟榔、使君子、乌梅、南瓜子等。

抗癌排毒药：具有抗癌排毒的作用，可用于癌症与癌毒引起的诸证，常用的有莪术、白花蛇舌草、半枝莲、山慈菇、制鳖甲等。

（二）常用的排毒方剂

透表排毒方：本类方剂通过透表发散、发汗的作用，以排出在表与在外的毒邪，常用的有荆防败毒散、麻黄汤、桂枝汤、葛根汤等，可治疗外感、头痛、颈项强痛等证。

祛风排毒方：本类方剂有祛风排毒的作用，常用于风毒炽盛的病证，常用方剂有川芎茶调散、消风散、防风通圣丸等，可治疗风邪头痛、皮肤瘙痒、风疹、湿疹等。

祛寒排毒方：本类方剂有祛寒排毒的作用，用于寒毒郁结的病证，常用方剂有四逆汤、附子理中汤、回阳救逆汤等，可治疗四肢逆冷、脾胃虚寒、寒邪淫盛与阳气衰微而致的身冷寒战、虚汗淋漓、休克等重症。

清暑排毒方：本类方剂有清暑排毒的作用，常用方剂有香薷散、藿香正气散、清暑益气汤等，可用治中暑昏厥、暑湿外感、暑热伤津等证。

祛湿排毒方：本类方剂有祛湿、利湿、排毒的作用，常用方剂有甘露消毒丹、萆薢分清饮、四妙散等，可治疗湿毒致病的湿温时疫，下焦寒湿引起的小便不清、膏淋、白浊、乳糜尿，湿热导致的淋浊、带下、浮肿等。

泻火排毒方：本类方剂具有泻火排毒、清上泻下的作用，常用方剂有凉膈散、黄连解毒汤等，可用治火郁生热诸证，如面赤唇焦、口舌生疮、胸膈烦躁、缠腰火龙、咽肿吐衄、发热烦躁、热盛发斑、痈疡疔毒等。

清热排毒方：本类方剂有清热排毒的作用，常用方剂有千金苇茎汤、仙方活命饮、普济消毒饮等，可用于治疗热毒壅滞而致的肺痈、吐脓血臭痰、各种疮疡疔毒、红肿焮热、大头瘟、丹毒等。

化痰排毒方：本类方剂有化痰排毒的作用，常用方有二陈汤、温胆汤、清气化痰丸等，可用治痰湿壅肺而致的咳喘痰多、胸膈闷痞、肢体困重、头痛头晕等。

清脏排毒方：本类方剂有清脏排毒的作用，常用方有清燥救肺汤、龙胆泻肝汤等，可用治燥热伤津而致的身热烦渴、干咳咽痛，肝火上炎而致胸满胁痛、头疼目赤、口苦、耳聋耳鸣等。

通腑排毒方：本类方剂有通腑排毒的作用，常用的有大承气汤、麻子仁丸、调胃承气汤、茵陈蒿汤、大黄牡丹皮汤等，可用治肠腑热结而致的脘腹胀痛、大便不通、肠梗阻，热结肉腐而致的肠痈，胆腑不利而致的黄疸等。

降糖排毒方：本方有降糖排毒的作用，为何氏自拟经验方，可用治糖尿病与糖尿病并发症。

清宫排毒方：本方具有清宫排毒的作用，为何氏经验方，可用治子宫瘀毒而致的妇科病证，如宫寒、子宫肌瘤、子宫内膜炎、附件炎、盆腔炎、卵巢囊肿、输卵管堵塞与积水、带下、不孕症等。

清血排毒方：本方具有清血排毒的作用，为何氏自拟经验方，可用治血液病、高血压、高脂血症等。

抗癌排毒方：本方有抗癌排毒的作用，为何氏自拟经验方，可用治各种肿瘤及肿瘤并发症。

利尿排毒方：本类方剂具有利尿排毒的作用，常用方有五苓散、八正散等。五苓散可治膀胱气化不利而致蓄水证，如小便不利、水入即吐、脐下动悸、头目眩晕、小便不利；八正散可治湿热淋证，如尿频尿急、溺时涩痛、淋沥不畅、尿黄等。

涌吐排毒方：本类方剂有涌吐排毒的作用，代表方如瓜蒂散，可用治痰涎、宿食，如胸中满痞硬、欲吐不出、气上冲喉不得息等。

杀虫排毒方：本类方剂有杀虫排毒的作用，常用方有乌梅丸、化虫丸。乌梅丸可治蛔厥证，症见腹痛时作、手足厥冷、呕吐等；化虫丸可治诸虫证，症见腹痛、吐蛔等。

（三）常用的排瘀中药

行气排瘀药：本类药有行气排瘀的作用，可用治气滞血瘀而致的病证，常用的有川芎、郁金、延胡索、川楝子、木香、沉香、小茴香、乌药、青皮等。

活血化瘀药：本类中药具有活血化瘀的作用，可用治血瘀而致各种病证，在应用其他排瘀药时，适量加入本类药，亦可提高排瘀的效果，常用的有丹参、当归、桃仁、红花、乳香、没药、赤芍、血竭、三七、玫瑰花等。

破血逐瘀药：本类中药有较强的破血逐瘀作用，适应于瘀血较重的病证，如闭经、产后瘀阻、肿瘤、痈疽不溃、瘕块等，常用的有三棱、莪术、水蛭、虻虫、斑蝥、土鳖虫等。

通络排瘀药：本类中药有通络排瘀的作用，适用于经脉不畅或经络不通而致各种病证，常用的有麝香、冰片、全蝎、桃仁、红花、王不留行、路路通、丝瓜络等。

软坚逐瘀药：本类中药有软坚散结逐瘀的作用，适用于瘿瘤、瘰疬、甲状腺肿大、肿瘤、各种肿块、各种结节、囊肿等，常用的有制鳖甲、牡蛎、海藻、昆布、急性子、黄药子等。

扶正排瘀药：本类中药有扶正排瘀的作用，适用于正虚兼有瘀证的病证，常用的有黄芪、人参、白术、当归、丹参、鸡血藤等。

化痰排瘀药：本类中药有化痰排瘀的作用，适用于痰血瘀滞的病证，常用的有半夏、陈皮、贝母、枇杷叶、瓜蒌、百部、胆南星等。

清热排瘀药：本类中药有清热排瘀的作用，适用于热证兼有瘀象的病证，常用的有牡丹皮、赤芍、忍冬藤、秦艽、淡竹叶等。

活精排瘀药：本类中药具有活精排瘀的作用，适用于精瘀而致的病证，如精子不液化、死精症、无精症、弱精症、精囊炎、输精管阻塞、前列腺病证等，常用的有黄芪、熟地黄、雄蚕蛾、鹿茸、海龙、急性子、菟丝子、韭菜籽、川牛膝等。

散寒排瘀药：本类中药有散寒排瘀的作用，适用于因寒凝血瘀而致的病证，常用温阳散寒药配活血化瘀药。

（四）常用的排瘀方剂

行气排瘀方：本类方剂行气排瘀的作用，常用的有逍遥散等，可用治气滞血瘀而致的病证，如胸胁胀满、腹痛、嗳气、月经不调、痛经等。

活血排瘀方：本类方剂有活血化瘀的作用，常用方有血府逐瘀汤、少府逐瘀汤等，可用治胸痛、胁痛、腹痛、头痛、痛如针刺而有定处、月经不调、少腹瘀血积块等。

通络排瘀方：本类方剂有通络排瘀的作用，常用的有身痛逐瘀汤等，可用治经络不通而致的头痛、颈痛、肩臂痛、腰痛，或周身疼痛，或肢体麻木等。

破血逐瘀方：本类方剂有破血逐瘀的作用，常用的有大黄䗪虫丸等，可用治五劳虚极、干血内停而致体形羸瘦、腹痛拒按、腹满食少、肌肤甲错、目眶暗黑、舌有瘀斑。

散寒排瘀方：本类方剂有散寒排瘀的作用，常用的有生化汤、温经汤等，可用治寒凝血瘀而致的产后恶露不行、少腹冷痛，或经血淋沥不畅、漏下不止、血色暗而有块等。

软坚排瘀方：本类方剂有软坚排瘀的作用，常用的有鳖甲煎丸等，可用治各种癥瘕包块、瘰疬痰核等。

攻下逐瘀方：本类方剂有攻下排瘀的作用，常用的有桃核承气汤等，可用治下焦蓄血而致的少腹急结、神志如狂、烦躁谵语、闭经、痛经等。

扶正排瘀方：本类方剂有扶正排瘀的作用，常用的有补阳还五汤等。可用治气虚血瘀而致的中风后遗症，如半身不遂、口眼㖞斜、语言不利、流涎、尿失禁等。

化痰排瘀方：本类方剂有化痰排瘀的作用，常用的有化痰排瘀汤，由二陈汤与四物汤组成，可用治痰湿瘀滞而致的咳嗽痰多或痰中带血、哮喘、胸闷心悸、口唇青紫、舌有瘀斑等。

活精排瘀方：本类方剂有活精排瘀的作用，如活精排瘀汤（自拟经验方），可用治精瘀而致的各种男性病证。

六、关于艾灸排毒排瘀

艾灸具有调节阴阳、调理脏腑、通经活络、祛风散寒、利湿排毒、活血化瘀、回阳救逆、养生保健等作用。艾灸利用这些功效，可治疗毒、瘀而致的各种病证。

（一）艾灸排毒

1. 根据毒邪的性质，选取不同的腧穴与配穴，应用不同的艾灸方法以排毒。

风毒者，取风池、风府、翳风、风门、风市等具有祛风作用的腧穴；配解毒穴、血海、曲池、委中、井穴等具有解毒与排毒作用的腧穴。可选择不同的艾灸方法，如艾条灸（如悬起灸、雀啄灸、循经灸、回旋灸）、艾炷灸（直接灸、隔物灸）、药物铺灸等。

寒毒者，取阳池、阳谷、阳溪、关元、命门等具有温阳散寒作用的腧穴；配具有解毒、排毒作用的腧穴（如解毒穴、血海、阴陵泉、三阴交）。选用不同艾灸方法，如艾条灸、艾炷灸、药物铺灸等法施灸。

湿毒者，取具有利湿作用的腧穴，如脾俞、阴陵泉、三阴交、水道等；配具有祛瘀排毒作用的腧穴，如膈俞、血海、曲池、委中、太冲等。选用不同的艾灸方法施灸。

热毒者，取具有清热作用的腧穴，如大椎、合谷、曲池、委中等；配具有化瘀排毒作用的腧穴，如肝俞、心俞、血海、解毒穴、太冲等。选用不同的艾灸方法施灸，或先刺络放血而后艾灸，或配以中药清热排毒。

痰毒者，取具有化痰利湿作用的腧穴，如肺俞、脾俞、阴陵泉、丰隆、三阴交等；配具有化瘀排毒作用的腧穴，如合谷、血海、太冲等。对以上腧穴，参考不同的艾灸方法施灸。

血毒者，取具有清血、活血作用的腧穴，如心俞、肝俞、大椎、曲池、委中等；配排毒通络作用的腧穴，如解毒穴、三阳络、血海、合谷、太冲等。选不同的艾灸方法，对以上腧穴进行施灸，亦可先刺络放血，然后艾灸。

糖毒者，取具有降糖作用的腧穴，如肝俞、脾俞、肾俞、三阴交、然谷、太溪等；配具有解毒化瘀作用的腧穴，如解毒穴、血海、合谷、太冲等。应用不同的艾灸方法，对以上腧穴施灸。

烟毒者，取具有排毒作用的腧穴，如解毒穴、肺俞、肝俞、脾俞、膀胱俞、列缺、戒烟穴、合谷、太冲等。选用相应的艾灸方法施灸。

癌毒者，取具抗癌解毒作用的腧穴，如五脏六腑的背俞穴、解毒穴、膻中、关元、气海、血海、阴陵泉、丰隆、合谷、太冲等。选用不同的艾灸方法施灸。

中医学认为，肿瘤的发病机制为"阳化气，阴成形"，艾灸为纯阳之火，可化阴寒凝结，长期艾灸有很好的效果。一可扶正祛邪，防癌抗癌；二可排除癌毒，减轻癌毒对人体的危害，并可防止肿瘤的转移与扩散。

2. 根据毒证的部位，选取不同的腧穴与配穴，应用不同的灸法，进行排毒。

（二）艾灸排瘀

根据病证与辨证的不同，取相关的腧穴，应用不同的补泻手法，以达到排瘀的作用。

寒瘀者，取关元、命门、阴陵泉、三阳络、解溪、昆仑穴等。施艾灸补法或平补平泻法治之，以温阳散寒排瘀。

气郁者，取肝俞、期门、气海、内关、太冲。施艾灸平补平泻法，以行气排瘀。

血瘀者，取膈俞、心俞、血海等。施艾灸泻法，以活血化瘀。

痰瘀者，取肺俞、脾俞、丰隆等。施艾灸补泻兼施法，以化痰排瘀。

湿瘀者，取脾俞、膀胱俞、阴陵泉、三阴交穴等。施艾灸平补平泻法，以利湿排瘀。

热瘀者，取大椎、曲池、合谷、太冲等。施艾灸泻法，以清热化瘀。

精瘀（精液瘀滞）者，取肝俞、膈俞、曲骨、丰隆、行间等。施艾灸泻法，以活精化瘀。

癌瘀者，取肺俞、心俞、肝俞、膈俞、脾俞、肾俞、血海、丰隆、合谷、太冲等。施艾灸补泻兼施法，以扶正排瘀。

（何天有）

第十六章　如何提高排毒排瘀的临床疗效

一、以中医学理论为指导

（一）阴阳

（1）掌握阴阳的基本特性，认识人体的组织结构与生理功能，分析病机变化，指导疾病的诊断、治疗，把病证分为阳证与阴证，阳证多为毒，阴证多为瘀。

（2）以阴阳的相对性与规律性分析疾病的特征，如明亮、温暖、向上、趋外、兴奋、亢进、发散的属阳，晦暗、寒冷、向下、内敛、沉静、衰弱、凝聚的属阴。

（3）以阴阳的相互对立与相互消长，来分析疾病发生与变化，如毒热日久可转化为寒瘀，阴寒郁久可化热；有的病证初为毒、后为瘀，或毒瘀并见。

（4）以阴阳平衡的理论指导排毒排瘀，因为人体阴阳平衡则健康，阴阳失调则为病，治疗疾病则以平衡阴阳为法。如阳病治阴、阴病治阳、善治阳者阴中求阳、善治阴者阳中求阴、滋阴降火等。排毒排瘀也是如此。

（二）五行

（1）将五行归类法与五色的青、赤、黄、白、黑相结合，为排毒排瘀提供辨证的依据；与五味的酸、苦、甘、辛、咸相结合，选用相关的中药进行排毒、排瘀。

（2）根据五行与脏腑、五官等相关的理论，应用中医的整体观，判断毒证、瘀证的病位与病性，可正确制订相关排毒排瘀的方法。

（三）脏腑

（1）人体以脏腑为中心，毒、瘀病证也以脏腑为重点，故应在脏腑理论的指导下进行排毒排瘀疗法，才能取得好的临床疗效。如肺部疾病中药用清肺排毒汤、宣肺化瘀汤；刺络放血选肺俞、中府；亦可选用肺经腧穴进行艾灸、拔罐、刮瘀等。

（2）脏腑是重要的排毒排瘀的通道与途径，从脏腑排毒排瘀，是治疗脏腑病证的有效方法。如肝主疏泄，与胆相表里，肝胆疾病，可选用具有疏肝利胆与解毒功效的中药，组成排毒排瘀方剂，或选用肝俞、胆俞、解毒穴、阳陵泉、太冲，以治疗肝、胆的毒、瘀的病证。

（3）根据脏腑相关的理论，治疗脏腑相关组织器官的病证，如肺开窍于鼻，肝开窍于目等，选取脏腑相关腧穴和局部腧穴，整体与局部相结合以治疗各组织器官的疾病。

（4）应用排毒排瘀疗法时，应重视脏腑之间的关系。因脏腑相表里，脏腑病证互为影响，互为因果，故排毒排瘀时可脏腑同治。如中药治疗肝胆病时，柴胡、茵陈同用；刺络放血时用表里经取穴法等。

（5）排毒排瘀疗法应重视脏与脏之间相互关系，因肺、心、肝、脾、肾五脏，既各司其职，又存在着密不可分的联系，在疾病的发生与发展中也相互影响。如心与肺，心主血、肺主气，主要表现为气血方面的病证，治疗应肺心同治，中药排毒以黄芩（泻肺毒）、黄连（泻心毒）同用；刺络放血取肺俞、心俞同用，以活血化瘀。又如心与脾在血液的生成与运行中相互为用，临床以血虚与血瘀为表现；心与肝主要表现为血液运行与情志方面的病证；心与肾主要表现为水火与精神互用方面的病证；肺与脾主要表现为气与水液代谢方面的病证；肺与肾主要表现为气与水液代谢方面的病证；肝与脾主要表现为疏泄与运化方面的病证；脾与肾主要表现为水液代谢方面的病证。以上种种，多先后或同时发病，故排毒排瘀时应分清主次，治有先后，或同时治疗，正确选用排毒排瘀的方法，才能取得好的临床疗效。

（四）经络

（1）首先要根据经络的循行，认识毒、瘀的病证在何经，制订排毒排瘀的方案与方法。

（2）依据辨证，选用相关脏腑、经络的中药与腧穴进行排毒排瘀，或配合艾灸、拔罐、刮瘀等法。

（3）经络是排毒排瘀的重要途径与通道。应用中药排毒排瘀时，除选用相关排毒排瘀的药物外，配伍适量的引经药，有利于毒、瘀之邪从经络排出。刺络放血排毒排瘀时，一般多取阳经的腧穴以排毒，取阴经的腧穴以排瘀；另外，根据穴性配穴，排毒时选用具有排毒作用腧穴，如耳尖、耳垂、大椎、曲池、委中、井穴；排瘀时选用具有排瘀作用的腧穴，如风池、大椎、风门、解毒穴、血海、太冲等。

二、选用正确的排毒排瘀的方法

1. 如艾灸适用于以寒毒、寒瘀为主的病证，拔罐适用于以热毒、热瘀为主的病证；若毒、瘀病证兼有正气不足时，配具有扶正作用的中药与腧穴以扶正祛邪，以达标本兼治之效。

2. 排毒排瘀的方法有中药、刺络放血、艾灸、拔罐、刮痧等，根据病证选用不同的治法，做到因人、因时、因病制宜，或配合应用，可提高排毒排瘀的疗效。

3. 提高排毒排瘀的疗效，最重要的是要坚持辨证论治的原则，做到辨证排毒、辨证排瘀尤为关键，即辨证与辨病相结合，整体与局部相结合，使理、法、方、药一线贯通。

4. 寻找瘀络，在瘀络点进行排毒排瘀，可收事半功倍的效果。瘀络即毒、瘀疾病在体表的反应点，如结节、囊肿、肿胀、血管的迂曲、青紫、隆起、丘疹、压痛点、舌下静脉血栓、静脉曲张、压痛点等，对以上部位进行刺络放血、艾灸、拔罐、刮痧，可提高临床效果。

5. 掌握刺络排毒排瘀的常规方与三点一线的排毒排瘀方法。

（1）常规方：耳尖、耳垂、大椎、中冲。耳尖可治上半身疾病，耳垂可治疗下半身病证，大椎、中冲可治疗毒、瘀而致的各种病证。该方常作为刺络放血的基本方，在此基础上配其他腧穴，在治疗疾病与养生保健中广泛应用。

（2）刺络排毒、排毒时，应以经络为主线寻找腧穴点、瘀络点、疼痛点，作为排毒排瘀的重要部位而施术；亦可根据神经、血管、淋巴为主线，寻找腧穴点、瘀络点、疼痛点进行排毒排瘀，均能取得很好的临床疗效。

（3）要熟练掌握排毒排瘀技术操作，中药的用量、刺络放血的出血量，艾灸、拔罐、刮痧治疗量的多少，与疗效都有一定的影响。对排毒排瘀后的血常规检查结果、罐印、灸痕、痧痕，都要细心地观察，这些情况能反映病情、协助诊断，以判定预后与疗效。

三、做好排毒排瘀后的调护

（1）治疗与调护相合，可提高疗效、巩固疗效。如寒性的毒、瘀病证，要注意保暖，慎防风寒再次入侵；忌食生冷食品，亦可服食温热的药食两用之品，如生姜、肉桂、乳鸽、羊肉等。

（2）根据疾病的轻重确定排毒排瘀的疗程。养生保健时10日1次，1个月为1个疗程；病情较轻者1周1次，3次为1个疗程；病情较重者5日1次，6次为1个疗程。

（3）对排毒排瘀后有身倦乏力者，可配黄芪、当归泡茶服用。

（何天有）

第十七章　刺络排毒排瘀与其他疗法的配合应用

排毒排瘀的方法，主要有刺络排毒排瘀、中药排毒排瘀、艾灸排毒排瘀、拔罐排毒排瘀、刮痧排毒排瘀法。它们各有所长，术有专攻，临证时可根据病情，可单独应用或配合使用，以增强疗效。

一、刺络与中药的配合应用

刺络后，根据中医辨证论治确定排毒排瘀的中药处方，以增强疗效。如治疗痤疮，在刺络排毒排瘀后服用五味消毒饮等中药处方，起局部与整体的治疗作用，以图根治。

有些病证中医辨证用药有优势时，先服用中药治疗，后配合刺络；特别是一些病证有正虚邪实时，先配合中药调理，以扶正祛邪，待正气恢复后再行刺络，有相辅相成之效。

如患者不愿接受刺络时，可选用中药排毒排瘀。

二、刺络与艾灸的配合应用

刺络后可配合艾灸疗法，刺络后艾灸有扶正祛邪、温阳通络等作用，可增强刺络的功效，以轻灸为主，使效果更持久。

艾灸又可促进刺络的创面修复，减少感染。特别是寒毒与寒瘀的病证，更适应艾灸。

有虚实夹杂的病证，应先艾灸再刺络，待正气恢复再刺络，效果更好。

三、刺络与拔罐、刮痧疗法的配合应用

对一些热证或经络不通的病证，应先拔罐与刮痧，多在背部膀胱经施术，或在刺络所选腧穴拔罐与刮痧，然后刺络。

刺络后不宜马上拔罐与刮痧，以免对刺络部位造成损伤，可在刺络后休息期间

进行拔罐与刮痧，以巩固疗效。

四、刺络、中药、艾灸、拔罐、刮痧的配合应用

以上为排毒排瘀的主要方法，到底用何法，应根据病证之不同与优势，辨病与辨证相结合，优选其法，不能千篇一律。

病有先后，治宜不同，以一法为主，他法配合应用；或以刺络为主，配合中药；或以中药为主，配合刺络；或在刺络与中药治疗时，配合艾灸、拔罐、刮痧。不可盲目地将五法同用，以免重复，增加患者的负担。

不论用何法，治疗后都要重视调护，从防风寒保暖、饮食调理、精神调理、保证睡眠、运动康复等方面入手，对康复与预防复发有重要的意义。

（何天有）

第十八章　排毒排瘀疗法在养生保健中的应用

一、毒与瘀是人类健康长寿之大敌

本书中所提到的"毒"是指对人体有危害或能致病的毒邪，它的范围较广。一是人为所造成的，如空气与水质的污染，蔬菜与粮食的农药残留，装修材料中的甲醛，低劣的塑料用具与玩具，不合格的食品添加剂等。这些有毒物质侵袭人体就会成为毒邪，从而危害人体健康。二是指自然界的六淫（风、寒、暑、湿、燥、火），人之七情（喜、怒、忧、思、悲、恐、惊），过盛者或日久瘀滞，则化为毒邪而致病。三是指人体患病所产生的病理产物（如痰、水、瘀血等）。总之，毒在我们生活与身体之中，随时危害着健康。

谈起瘀，对大众来说可能是一个模糊的概念，认为瘀是一种现象，如肿痛、皮下青紫等。但中医学中的瘀有着深刻的含义，一是指瘀的症状与现象，如皮下瘀肿疼痛，青筋暴露，唇舌青紫，有瘀斑、瘀点等；二是指具体的病证与性质，如脑梗死等。

因此，毒与瘀可引起常见病、多发病，发病率很高；毒与瘀的病证多为重症与危症，如肺心病、肝硬化、肿瘤、脑梗死等，病情危重，且死亡率很高。故一定要充分认识毒与瘀对人类健康的危害，正确应用排毒与排瘀疗法，为人类健康服务。

二、排毒与养生

毒邪侵袭人体就会危害健康，日久引起各种病证，使人不能健康长寿。所以，要想健康长寿，必须排毒，就像我们家里经常搞卫生一样，而且还要坚持经常定期与长期排毒，因为每个人体内都会有毒素存在。排除毒素则一身轻松，排出毒则能健康长寿。应提倡全民排毒，才能全民健康。怎样才能排毒养生呢？

在未发病之前经常排毒，以免毒素侵袭人体而致病，倡导中医治未病、养生保健思想。

已病之后应及早及时进行排毒，可防止疾病的发展，减轻疾病的症状，促进其康复。

病后进行排毒，可巩固疗效，预防疾病复发。

根据体质与重点，制订适宜的排毒方案。

（1）中医学认为，人体有九种体质（平和体质、气虚体质、气郁体质、血瘀体质、湿热体质、痰湿体质、阴虚体质、阳虚体质、特禀体质），要根据体质与毒邪种类的不同，辨证排毒，达到养生保健的效果。

（2）排毒要有重点。排毒养生应从脏腑、气血津液、经络入手，以脏腑排毒、气血津液排毒、经络排毒为重点，才能保证机体不受毒邪的侵犯，维持正常的生理状态，达到健康长寿之目的。

（3）应用中医学的整体观念指导排毒养生。中医学认为人体是以脏腑为中心，通过经络将各个组织器官有机地联系在一起，从而维持了人体正常的生理功能。故排毒养生时，除做好脏腑、气血、经络的排毒养生外，还应根据毒邪所在部位的不同，如脑、五官、颈、肩、腰、腿等，应用相关的排毒疗法，辨证排毒，才能取得良好的排毒养生效果。

（4）根据毒邪性质与种类辨证排毒。风毒者，宜祛风排毒；寒毒者，宜散寒排毒；湿毒者，宜利湿排毒；热毒者，宜清热排毒；火毒者，宜泻火排毒；燥毒者，宜润燥排毒；痰毒者，宜化痰排毒；血毒者，宜清血排毒；宫毒者，宜清宫排毒；脏毒者，宜清脏排毒；腑毒者，宜通腑排毒；毒在经络者，宜通络排毒。凡此种种，皆因病性与病位的不同，应用不同排毒方法，才能奏效。

（5）根据季节排毒养生。一年有二十四节气，每个节气的气候都有着不同的特点，人的体质也随之要适应，各种毒邪的性质也随之偏移。遵循中医天人相应与因证论治的学说，在每个节点进行排毒，可收事半功倍的效果。

三、排瘀与养生

瘀堵病证，严重时可危及生命，如脑梗死、心肌梗死，均因心脑血管瘀堵不通而致，如不及时救治，就会危及生命。西医学多以溶栓或手术为主，目的在于去除脑血管与心血管的瘀堵，也就意味着打通了生命通道。中医学的排瘀疗法，也是一种简便有效的治法，如脑梗死时在头部的病灶部放血排瘀，迅速排除瘀堵，并配百会、水沟、极泉、手井穴刺络放血，就有很好的疗效，不但可以用于急救，还能有效促进病情恢复，均归于排瘀通脉之功。中医学的脏腑、经络、血脉都是人体生命的重要通道，正如《灵枢·经脉》曰："经脉者，所以能决死生，处百病，调虚实，不可不通。"也是养生保健的保命之法。怎样做好排瘀养生之法呢？

在未病之前，也就是未瘀之时，要经常排瘀，可增强脏腑、气血、经络的生理功能与气血的运行，预防瘀病的发生，也符合中医治未病的养生保健思想。

瘀滞已发生，瘀病已形成，应尽快、尽早地应用排瘀疗法，可减缓病情的发展，减轻发病症状，促进疾病的恢复。

病情康复后，也应定时排瘀，可巩固疗效，防止病证复发。尤其是中老年人脏腑功能下降，气血运行减弱，血脂增高，血液易黏稠，容易瘀堵，一旦再患瘀病，预后一般不好，故排瘀疗法是此类人群防病治病、养生保健、延年益寿的最佳选择。

根据瘀的性质与病种而辨证排瘀。瘀证有多种，治法亦不同，排瘀时应重视辨证排瘀。如气郁（瘀）者，治以行气排瘀；血瘀者，治以活血排瘀；气虚血瘀者，治以益气排瘀；痰瘀者，治以化痰排瘀；寒湿凝滞者，治以散寒利湿排瘀；精瘀者，治以活精排瘀。凡此种种，不一一列举，应遵循辨证排瘀这一原则，才是大法。

根据季节与节气排瘀养生。一年有四季二十四节气，因为每个季节的气候都不同，人体为了适应气候变化，体质也会有所改变，瘀证的机制也有偏胜，故在排瘀时选择的排瘀方法也不尽相同。这样才符合天人相应的养生观。

四、养生排毒排瘀方法

养生排毒排瘀的方法有很多，比较常用的有以下四种。

1. 刺络放血

刺络放血通过经络、腧穴或瘀堵点、敏感点刺络放血，使毒、瘀排出体外，以达到防病治病与养生保健之目的。其特点是操作简便，安全有效，适应证广，没有毒副作用。

（1）未病时，经常排毒排瘀，可未病先防以预防毒、瘀疾病的发生。

（2）有毒、瘀病证时，应尽快及早地进行排毒排瘀，以防止疾病的传变，减轻临床症状，促进病证的康复。

（3）病证治愈后，继续定期地排毒排瘀，可巩固治疗效果，防止病情复发。

2. 中药

通过中医辨证，因证立法，因法用药，组成合理的以排毒排瘀为主要作用的处方，在防病治病与养生保健应用中，是中医防病治病的主流疗法。其优势是突出了中医论治的特点，治疗病证比较广泛，临床疗效好，服用方便，容易被大众所接受。

（1）在未病时，可经常服用一些具有解毒、排瘀作用的中药，以排除毒邪与瘀滞，防止疾病的发生。笔者在用药时，常加入具有扶正祛邪作用的中药，如玉屏风散中的黄芪、白术、防风等，以提高免疫力。中药的应用有多种方法，如内服、泡茶、外用等，可灵活选用。

（2）在有毒、瘀疾病时，通过辨证应用中药方剂，可以调整人体功能，有效地排除毒素与瘀滞，阻止疾病的发展，减轻临床症状，促进疾病的康复。

（3）在疾病治愈后，可继续应用中药（内服、泡茶、外用）调理，以巩固疗效，并预防疾病的复发。

3. 艾灸

艾灸是通过灸疗经络、腧穴，以起到排毒排瘀的作用，可达到预防与治疗目的。

（1）未病时，取具有扶助正气、提高免疫力、排毒排瘀作用的腧穴进行艾灸，可未病先防，防止毒、瘀病证的发生。

（2）当发生毒、瘀病证时，应用或配合艾灸，可排毒排瘀以防止疾病的发展，减轻临床症状，促进病情的恢复。

（3）病证治愈后继续用艾灸调理，可巩固疗效，防止疾病的复发。

4. 拔罐

拔罐疗法早在我国民间广泛流传，因为它操作方便，安全有效，无任何痛苦与副作用，深受患者的喜爱。拔罐有温经散寒、祛风除湿、通经活络、活血化瘀、排毒排瘀等功效，常在排毒排瘀与养生保健中应用。本疗法常与刺络拔罐、中药、艾灸、刮痧配合应用。

5. 刮痧

本法是涂抹刮痧油或润滑剂后，应用刮痧板等刮痧工具在经络、腧穴或一定的部位进行刮拭的一种方法。它有排毒、散瘀、祛邪、调理的作用，常在养生保健与防治疾病中应用，在排毒排瘀时常与刺络、中药、艾灸、拔罐配合应用。

（何天有）

第十九章　如何学习排毒排瘀疗法

（1）学习了解排毒排瘀疗法的发展历史，才能体会其博大精深，更好地传承、发扬本疗法。

（2）学习中医学基础理论，在中医学理论的指导下，应用阴阳、五行、脏腑、经络学说，分析疾病的病因病机，确立治则与治法，才能提高辨证论治的水平。

（3）学习掌握排毒排瘀疗法的常用腧穴，因为本法中的刺络放血、艾灸、拔罐、刮痧，都是以腧穴为治疗点。

（4）学习掌握排毒排瘀疗法的常用中药与方剂，才能应用中药方剂治疗毒、瘀而致的各种病证。

（5）学习掌握常用的排毒排瘀方法，如中药、刺络放血、艾灸、拔罐、刮痧，针对不同的病证应用不同的治法，熟练掌握操作技术，只有方法得当，操作熟练，才能获得好的临床疗效。

（6）学习毒、瘀常见病与多发病的治疗，主要包括以下几个方面：①认识其病因病机；②辨证分型与临床表现；③以中药方剂、刺络放血为主，配合艾灸、拔罐、刮痧等法。

（7）系统学习何氏排毒排瘀疗法的经验：①毒、瘀的基本概念；②毒、瘀的临床表现；③排毒排瘀途径与通路；④辨证排毒与辨证排瘀；⑤排毒排瘀的临床应用经验；⑥如何提高排毒排瘀的临床疗效；⑦如何学习排毒排瘀疗法；⑧淋巴排毒在排毒排瘀中的应用；⑨排毒排瘀疗法在养生保健中的应用；⑩排毒排瘀疗法的调护与禁忌。

（何天有）

第二十章 排毒排瘀疗法的优势与前景展望

一、排毒排瘀疗法的优势

（1）排毒排瘀疗法是在中医学理论的指导下，从众多的疗法中凝练出行之有效的中医排毒排瘀疗法，以中药方剂与刺络放血为重点，配合艾灸、拔罐、刮痧等法，以治疗以毒、瘀为主的病证的疗法，具有创新性与实用性。

（2）本法应用中医学辨证论治与整体观，突出辨证排毒、辨证排瘀的特点，提高了排毒排瘀的疗效。

（3）本法扩大了毒、瘀疾病的临床应用范围，不仅可治疗常见病、多发病，还可治疗疑难病症。

（4）本法重临床与操作，易学易懂，操作简便，安全有效，便于推广应用，具有重要的实用价值。

（5）本法系统总结了名老中医排毒排瘀的理论与经验，并介绍了其独创的排毒排瘀中药方剂，以及刺络、艾灸、拔罐、刮痧的方法，可提高中医基础理论与临床应用水平。

二、排毒排瘀疗法的前景与展望

（1）本法有很好的发展前景，因为它治疗疾病的范围广，临床疗效好，值得推广应用。

（2）现在毒邪致病因素太多，如空气污染（沙尘、雾霾、汽车尾气）、蔬菜粮食农药残留、垃圾食品、不合格塑料制品、病毒等，如不及时排毒就会产生疾病；毒邪郁结日久就会成瘀，严重时可危及生命。故排毒排瘀对预防疾病发生、维护人体健康，具有深远的意义。

（3）本法是非常好的中医适宜技术，且操作简便，安全可靠，适合各级医疗机构推广普及，可产生很好的社会效益与经济效益。

（4）本法特别适用于亚健康人群，具有治未病与养生保健作用，对提高人类健康水平，推动健康中国建设事业的发展，具有重要的意义。

（5）通过办班培训，普及应用水平，提高临床疗效，可节约医疗资源，推动中医药事业的发展。

（6）加强对本法的进一步科学研究，开发相关产品，以促进产业的发展，前景非常广阔。

（何天有）